アクチュアル
脳・神経疾患
の
臨床

すべてがわかる
神経難病医療

総編集●辻　省次
専門編集●西澤正豊

Actual Approach to
Neurological Practice

中山書店

〈アクチュアル 脳・神経疾患の臨床〉

［総編集］

辻　省次　東京大学

［編集委員］（五十音順）

宇川義一　福島県立医科大学

河村　満　昭和大学

吉良潤一　九州大学

鈴木則宏　慶應義塾大学

祖父江元　名古屋大学

髙橋良輔　京都大学

西澤正豊　新潟大学*

水澤英洋　国立精神・神経医療研究センター病院

＊本巻担当編集

シリーズ刊行にあたって

　近年，さまざまな診療ガイドラインが提供されるようになり，診断の進め方，治療法の選択などにおいて大変参考になるようになっています．このようなガイドラインの作成にあたっては，Evidence-based medicine（EBM）という考え方が積極的に取り入れられ，それがどの程度の根拠に基づくものか，という点が十分に吟味された上で診療ガイドラインに反映されています．このような資料は非常に有用であり，日々の診療に欠かせないものとなっていますが，一方で，一定のマニュアル的な位置づけになりやすく，診断の組み立て，疾患の成り立ち，治療法の機序などについて深く理解するという，本来，プロフェショナリズムの観点から求められることが，十分には達成しにくいという面もあります．

　同じ疾患であっても，患者さん一人一人は，その症状一つを取ってみても多様であるように，必ず特徴（variance）があり，それは，病態に関連する背景因子の個人差などを反映していると考えられます．すなわち，それぞれの患者さんが持っている病態の本質と，その特徴をよく把握して診療にあたることが求められるのです．EBMがgroup-oriented medicineと言われることもあるように，患者集団の平均的なところを把握して診療を進めるような考え方となっているのに対して，実際の診療の場では，患者さん個人の持つvarianceをよく把握して最適な診療を進めることが望まれることになります（individual-oriented medicine）．このような考え方は，医師の裁量部分に適切に反映されるため，われわれは，疾患の症候，病態，診断，治療についての深い理解と，それぞれの患者さんの持つ特徴をよく把握した上で，診療を進めることが必要になります．

　シリーズ《アクチュアル 脳・神経疾患の臨床》は，このような考え方に立って，神経内科医ならびに神経内科専門医を目指す方々，さらには神経内科専門医取得後の生涯教育に役立つシリーズとして企画したものですが，他の診療科の方々でも神経内科疾患の診療に際して参考となるような内容となっています．各巻でテーマを絞り，その"take-home-message"が何であるかを読者にわかりやすいものとして発信するように努め，巻ごとに編集担当者を決めて専門編集体制をとるとともに，随時編集委員会を開催してその企画内容などを十分に吟味検討し，充実した内容を目指しています．各テーマの"focus"としては，できるだけ最新の動向を反映したものとするようにし，特に，"神経内科医としてのプロフェショナリズムを究める"，という立場を重視して，そのような視点に立つ記述を少しでも多く盛り込むようにしました．

構成にあたっては，最新の進歩・知識の全体をバランスよく理解できること，実地診療に役立つように検査，診断，治療などの診療上のノウハウをできるだけ盛り込むことに留意し，さらに必要に応じてその科学的根拠について簡潔に記述するようにしました．冒頭に述べましたように，同じ疾患であっても，患者ごとの病態の特徴をどのようにして把握・理解するか，という視点を記述に含めるようにし，さらに，本文での記載に加えて，「Column」「Case Study」「Lecture」「Memo」「Key words」などの項目の活用やフローチャートやイラストを積極的に取り入れることで，読者が理解を深めやすいように工夫しています．

　本シリーズが，神経内科医のプロフェショナリズムを目指す方々に座右の書として活用されるものとなることを編集委員一同祈念しています．

2011年10月吉日

　　　　　　　　　　　　　　　　　　　　　　東京大学大学院医学系研究科 神経内科学教授
　　　　　　　　　　　　　　　　　　　　　　　　　辻　　省次

序

　本書は，神経難病患者さんとその家族が地域で普通の，あたり前の生活を送るために必要な包括的な支援体制の構築にかかわる神経内科医に向けて，その理念から実践の方法まで詳しく紹介したものです．神経内科医を主な読者と考えていますが，本書の内容には，神経内科医にとどまらず，関係する療法士，看護師・保健師，ソーシャルワーカー，ケアマネジャー，難病相談支援センターの相談支援員など，この分野にかかわる多くの専門職の皆さんにも，有用な情報がたくさん含まれています．

　「神経難病」を，臨床神経学が対象とする脳・神経系の難治性疾患と定義すると，原因が不明で，根治的な治療法が未だ開発されていないアルツハイマー病をはじめとする認知症や難治性のてんかんなども，全て神経難病ということになります．しかし，本書では，厚生労働省が指定する難病の定義である「発症の機構が明らかでなく，治療方法が確立していない，希少な疾病であって，長期の療養を必要とするもの」に従って，希少であること（新しい難病制度では，全人口の0.1％程度までとされました）を要件に加え，これを満たす神経系の疾患を「神経難病」としました．したがって，主な対象は神経・筋の進行性変性疾患となります．

　編者のこの分野での経験の一端は本書の「はじめに」でも紹介しましたが，ALS患者さんの在宅療養支援を始めようとした当初は，訪問看護ステーションもなく，地域に利用できる資源はほとんどないという状況でした．それでも，当事者が地域で生活したいという強い思いを叶えるために，当事者も加わって，関係者みんなで何とか支援チームを作るという経験を積んできたのです．その後，わが国では1993年には障害者基本法，1997年には介護保険法が施行され，最近では地域包括ケアシステムの構築を前提として，2013年には認知症に対するオレンジプラン，2015年1月には新たに施行された難病法に基づく難病対策制度がスタートしました．これらに共通する目標は，地域で当事者とその家族を包括的に支援することです．難病患者さんが在宅生活を実現するための環境は，格段に整備されてきたと言えると思います．その分，今大切なのは，当事者も支援者も，なぜ地域で生活をするのか，そのためには何が必要なのかという原点をもう一度確認することです．当事者と関係する全ての専門職が，地域における包括的な支援に向けて，基本的な理念を共有していることを確かめるプロセスが大切になります．

　臨床の現場では，このような神経難病を想定した包括的なケアシステムは，認知症や脳卒中後遺症などの包括的なケアシステムとしても，直ちに応用できます．この分野では，最も困難の多いALSに対応できれば，他のどのような疾患にも対応できると言われてきましたが，その通りです．難しい神経疾患の患者さんを地域で支える方策を身につけ，経験を重ねておくことが，これからの地域社会には必要なのです．

本書が，これから多職種が連携して神経難病患者さんとその家族を対象とする「地域包括支援ネットワークの構築」に取り組もうとする諸氏のお役に立つことができれば，編集者として望外の喜びです．ご多忙の中，原稿をお寄せいただいた執筆者の皆様に心から感謝致します．また，本シリーズ中に，いささか趣の異なる「神経難病に対する包括的支援」というテーマを敢えて加えてくださった総編集の辻省次教授に感謝致します．

2015 年 4 月

新潟大学脳研究所長・神経内科学分野教授
西澤正豊

アクチュアル 脳・神経疾患の臨床
すべてがわかる神経難病医療
Contents

はじめに
なぜ，神経内科医は神経難病者を地域で支える必要があるのか？ ……… 西澤正豊　2

I. わが国における新たな難病対策制度
わが国における難病対策制度の歴史的展開 ……… 葛原茂樹　8
新たな難病対策制度の概要 ……… 福永秀敏　25
　Column 参議院厚生労働委員会に参考人として呼ばれて　26
　Column 難病との40年，「一日も早く」治療法を　33
神経難病と社会保障制度 ……… 伊藤道哉　35
神経難病と診療報酬 ……… 黒岩義之, 海野　忍, 植松絵里, 田中章景　41
神経難病と医療経済学 ……… 美原　盤, 内田智久　50
難病対策の国際比較 ……… 川島〈児玉〉知子, 水島　洋　58

II. 神経難病患者・家族へのかかわり
いかに伝えるか―説明と合意形成 ……… 成田有吾　66
心理的支援 ……… 後藤清恵, 中島　孝　76
病期に応じた医療のかかわり ……… 下畑享良, 西澤正豊　83
病期に応じた福祉のかかわり ……… 植竹日奈　92
　Column「生きる場所」としての福祉制度　96
　ディベート 治療の選択と福祉―「人工呼吸器をつけますか？」　99
　Column 身寄りのない人を支える　100
　Column 医療のかかわり・福祉のかかわり　101
遺伝性神経難病へのかかわり ……… 澤田甚一, 狭間敬憲, 戸田達史　103

III. 神経難病の医療体制
医療体制 ……… 川田明広　110
在宅医療 ……… 堀川　楊, 竹内亮子　116
レスパイトケア ……… 菊池仁志　127

すべてがわかる神経難病医療
Contents

   ディベート 神経難病患者のレスパイト入院は社会的入院か？　129
   Column レスパイト入院における患者・介護者の QOL　131
 栄養管理と胃瘻 ………………………………………………………………小森哲夫　133
 呼吸管理と在宅人工呼吸器療法 ……………………………………谷田部可奈，川井　充　139
 緩和ケアと看取り ……………………………………………………………荻野美恵子　145
   Column 異状死について　147
   Column 事前指示または Advance Care Planning（ACP）　148
   Column 非がんの緩和ケアにおけるモルヒネの使用　151

IV. 神経難病の看護・介護

 神経難病と看護 ………………………………………………………………中山優季　154
 神経難病の介護とケアマネジャー ……………………………………………小森哲夫　166
 在宅における医療行為と難病ヘルパー ………………………………………小森哲夫　175
 在宅人工呼吸器療法とケア ……………………………………………福留隆泰，松尾秀徳　181

V. 神経難病のリハビリテーション

 神経難病のリハビリテーション ………………………………………………小林庸子　188
   Column LSVT® (Lee Silverman Voice Treatment) BIG / LOUD　190
 脊髄小脳変性症に対する短期集中リハビリテーション ……………………………宮井一郎　196
   Column 小脳性運動失調の臨床的評価　200
 コミュニケーション支援 ………………………………………………………成田有吾　202
   Column 完全閉じ込め状態（TLS）　207
 摂食嚥下リハビリテーション …………………………………………………野﨑園子　211
 呼吸リハビリテーション ………………………………………………………中馬孝容　219
 Brain-Machine Interface 研究の臨床応用 …………………………………神作憲司　226
 ロボットスーツの臨床応用 ……………………………………………………中島　孝　235
   Column サイバニックインターフェース　241

VI. 神経難病の地域支援

地域医療ネットワーク··犬塚　貴 244

難病医療コーディネーターの役割··岩木三保，吉良潤一 248

難病相談支援センターの役割···川尻洋美，岡本幸市 254

  Column 相談事例（障害年金の申請）　259

  Column 難病相談支援センターの全国ネットワーク構築のための試み　262

保健所保健師の役割··小倉朗子 264

神経難病の災害対策─自助··溝口功一 274

  Column 人工呼吸器装着者の電源確保対策　277

神経難病の災害対策─共助・個別避難支援計画······································和田千鶴，豊島　至 280

神経難病の災害対策─公助··宮地隆史 287

VII. 神経難病患者・家族の自立支援

自立支援に向けた理念··大生定義 298

自己決定と事前指示···伊藤博明 303

  Column 日本における神経難病での代理人指名（または代理人同意）型の事前指示の検討　304

  Column 医療チーム　306

  Column DNAR　307

  ディベート 自己決定は「自己」決定か─自由意志をめぐって　309

就労支援···春名由一郎 311

患者会の役割···伊藤たてお，森　幸子，水谷幸司，永森志織 319

  Column 日本の患者会 WEB 版　320

  Column 難病・慢性疾患全国フォーラム　323

  ディベート 難病法と患者会の課題　325

  Column ADL と QOL　326

ピア・サポートの研修と今後の課題···武藤香織 328

すべてがわかる神経難病医療
Contents

Topics　神経難病医療の課題と展望

神経難病の地域ケアカンファレンス………………………………阿部康二, 太田康之, 中村和子 336
就労支援の実際………………………………………………………………戸田真里, 水田英二 341
遺伝カウンセリング……………………………………………………………………吉田邦広 345
日本難病看護学会認定 難病看護師……………………………………………………小長谷百絵 350
　Column 日本難病看護学会の概要　353
人工呼吸器療法の中止…………………………………………………………………板井孝壱郎 355
東日本大震災と神経難病…………………………………………………………………青木正志 362
広域医療搬送……………………………………………………………………中田勝己, 水澤英洋 369
若手神経内科医の難病への取り組み……………………………………………………松井未紗 372
利用できる資源……………………………………………………………永森志織, 菊地誠志 377
　Column 難病患者と身体障害者手帳　380

索引……………………………………………………………………………………………………384

執筆者一覧（執筆順）

西澤　正豊	新潟大学脳研究所臨床神経科学部門　神経内科学分野
葛原　茂樹	鈴鹿医療科学大学看護学部看護学科
福永　秀敏	鹿児島共済会南風病院長　鹿児島県難病相談・支援センター
伊藤　道哉	東北大学大学院医学系研究科医療管理学分野
黒岩　義之	財務省診療所　帝京大学医学部附属溝口病院脳卒中センター
海野　忍	帝京大学医学部附属溝口病院医療相談室
植松　絵里	済生会横浜市南部病院神経内科
田中　章景	横浜市立大学大学院医学研究科神経内科学
美原　盤	脳血管研究所附属美原記念病院院長
内田　智久	脳血管研究所附属美原記念病院医療情報室
川島(児玉)　知子	国立保健医療科学院国際協力研究部　磐田市立総合病院神経内科
水島　洋	国立保健医療科学院研究情報支援研究センター
成田　有吾	三重大学医学部附属病院神経内科　三重大学医学部看護学科基礎看護学講座
後藤　清恵	国立病院機構新潟病院臨床研究部　心理・遺伝カウンセリング研究室
中島　孝	国立病院機構新潟病院神経内科
下畑　享良	新潟大学脳研究所臨床神経科学部門　神経内科学分野
植竹　日奈	国立病院機構まつもと医療センター　中信松本病院相談支援センター
澤田　甚一	大阪府立急性期・総合医療センター神経内科　大阪難病医療情報センター
狭間　敬憲	大阪府立急性期・総合医療センター神経内科
戸田　達史	神戸大学大学院医学研究科神経内科学
川田　明広	東京都立神経病院脳神経内科
堀川　楊	堀川内科・神経内科医院理事長
竹内　亮子	新潟大学脳研究所臨床神経科学部門　神経内科学分野
菊池　仁志	村上華林堂病院理事長
小森　哲夫	国立病院機構箱根病院 神経筋・難病医療センター院長
谷田部可奈	国立病院機構東埼玉病院神経内科
川井　充	国立病院機構東埼玉病院院長・神経内科
荻野美恵子	北里大学医学部附属新世紀医療開発センター　横断的医療領域開発部門包括ケア全人医療学
中山　優季	東京都医学総合研究所　難病ケア看護プロジェクト
福留　隆泰	国立病院機構長崎川棚医療センター神経内科
松尾　秀徳	国立病院機構長崎川棚医療センター神経内科
小林　庸子	国立精神・神経医療研究センター病院　身体リハビリテーション科
宮井　一郎	森之宮病院神経リハビリテーション研究部
野﨑　園子	兵庫医療大学リハビリテーション学部　兵庫医療大学大学院医療科学研究科
中馬　孝容	滋賀県立成人病センターリハビリテーション科
神作　憲司	国立障害者リハビリテーションセンター研究所　脳機能系障害研究部脳神経科学研究室
犬塚　貴	岐阜大学大学院医学系研究科　神経内科・老年学分野
岩木　三保	福岡県難病医療連絡協議会　福岡県重症神経難病ネットワーク

吉良　潤一	九州大学大学院医学研究院神経内科学
川尻　洋美	群馬県難病相談支援センター
岡本　幸市	公益財団法人老年病研究所所長
小倉　朗子	東京都医学総合研究所　難病ケア看護プロジェクト
溝口　功一	国立病院機構静岡富士病院院長・神経内科
和田　千鶴	国立病院機構あきた病院神経内科
豊島　　至	国立病院機構あきた病院神経内科
宮地　隆史	国立病院機構柳井医療センター神経内科
大生　定義	立教大学社会学部社会学科
伊藤　博明	国立病院機構宮城病院臨床研究部（神経内科）
春名由一郎	高齢・障害・求職者雇用支援機構障害者職業総合センター
伊藤たてお	日本難病・疾病団体協議会（JPA）代表理事
森　　幸子	日本難病・疾病団体協議会（JPA）
水谷　幸司	日本難病・疾病団体協議会（JPA）
永森　志織	難病支援ネット北海道
武藤　香織	東京大学医科学研究所公共政策研究分野
阿部　康二	岡山大学大学院医歯薬学総合研究科　神経病態内科学（神経内科）
太田　康之	岡山大学大学院医歯薬学総合研究科　神経病態内科学（神経内科）
中村　和子	岡山県難病医療連絡協議会
戸田　真里	京都府難病相談・支援センター
水田　英二	国立病院機構宇多野病院神経内科
吉田　邦広	信州大学医学部神経難病学講座　神経遺伝学部門
小長谷百絵	昭和大学保健医療学部看護学科
板井孝壱郎	宮崎大学大学院医学獣医学総合研究科　生命・医療倫理学分野
青木　正志	東北大学大学院医学系研究科神経内科学分野
中田　勝己	厚生労働省健康局総務課
水澤　英洋	国立精神・神経医療研究センター病院院長
松井　未紗	国立病院機構刀根山病院神経内科
菊地　誠志	国立病院機構北海道医療センター院長

はじめに

なぜ，神経内科医は神経難病者を地域で支える必要があるのか？

　2012（平成24）年6月に厚生労働省認知症施策検討プロジェクトチームが発表した「今後の認知症施策の方向性について」には，「認知症の人は，精神科病院や施設を利用せざるを得ない」という考え方を改め，「認知症になっても，本人の意思が尊重され，できる限り住み慣れた地域のよい環境で暮らし続けることのできる社会の実現を目指す」と謳われており，これを基に現在わが国における認知症施策の基本となるオレンジプランが策定された．認知症者は今や500万人を超え，予備軍も合わせれば800万人に達するという推計もある現状に鑑みれば，認知症施策を早急に立案することがわが国にとって喫緊の課題であることはいうまでもない．オレンジプランは2015（平成27）年1月，早くも「ニューオレンジプラン」に改訂されたが，認知症者と家族の視点に立った地域包括ケアシステムを実現する方針に変わりはない．しかし，なぜ「本人の意思が尊重され，できる限り住み慣れた地域のよい環境で暮らし続ける社会の実現を目指す」必要があるのか，本当にそのような社会が望ましいと皆が考えているのだろうか．

　一方，2013（平成25）年1月に厚生労働省疾病対策部会難病対策委員会が取りまとめた「難病対策の改革について（提言）」には，改革の基本理念として「難病の治療研究を進め，疾患の克服を目指すとともに，難病患者の社会参加を支援し，難病にかかっても地域で尊厳を持って生きられる共生社会の実現を目指すことを難病対策の基本理念とする」と謳われている．引き続き，「この基本理念に基づいた施策を，広く国民の理解を得ながら行っていくため，以下の4つの原則に基づいて新たな仕組みを構築する」として，①難病の効果的な治療方法を見つけるための治療研究の推進に資すること，②他制度との均衡を図りつつ，難病の特性に配慮すること，③官民が協力して社会全体として難病患者に対する必要な支援が公平かつ公正に行われること，④将来にわたって持続可能で安定的な仕組みとすること，があげられた．この基本的理念は，平成27年1月1日に施行された「難病の患者に対する医療等に関する法律」（難病法）の第2条「基本理念」に，「難病の患者に対する医療等は，難病の克服を目指し，難病の患者がその社会参加の機会が確保されること及び地域社会において尊厳を保持しつつ他の人々と共生することを妨げられないことを旨として，難病の特性に応じて，社会福祉その他の関連施策との有機的な連携に配慮しつつ，総合的に行われなければならない」と書き込まれた．難病の認定患者総数は認知症者のおおよそ1／10の80万人あまりであるが，この理念は認知症者との共生社会の実現を目指すオレンジプランの理念とまったく重なっている．

　これらの施策に共通する理念は何かと問われれば，それはいうまでもなく，完全参加と平等を旨とするノーマライゼーションの理念である．医療依存度，介護依存度が次第に高くなる神経難病者の診療にあたる機会の多い神経内科医にとっては，当然わきまえ

ておくべき理念であるが，医学生教育やその後に続く医師の生涯教育の場で，この理念が強調されることはほとんどなかった．

　国際連合は1981年を国連障害者年と定め，完全参加と平等の実現を目指したキャンペーンを1年間行った．1982年12月の国連総会は，この取り組みを「国連・障害者の10年」としてさらに10年間継続することを決議したのであるが，この決議に最も多くのクレームを唱えたのが日本の国連代表部であったことはよく知られている．欧州にその起源をもつノーマライゼーションの理念を，国連が主導することを根拠にわが国も採用すべきであるのかは別としても，国連が世界に広めようとした理念に対し，われわれ日本人は当時，世界で最もアゲンストの立場にあったことになる．しかし，その10年後の1993年12月に施行され，保健医療福祉分野において最も基本的な法律としての位置を占める「障害者基本法」の基本理念として，ノーマライゼーションの理念が採用されたのは，国際的な流れとはいえ，何とも皮肉なことであった．

　筆者が筋萎縮性側索硬化症（ALS）患者さんの在宅療養支援を始めた平成のはじめの頃，在宅療養への支援を求めて保健所や市役所を訪問したときに再三指摘されたのは，「なぜ病人が地域に帰ってくるのか．病気ならば，病院で面倒をみてもらえばよいではないか」，「家族がいるのであれば，家族が面倒をみればよいではないか．特定の個人に過大な支援をするのは，行政として不公平であり，如何なものか」であった．今からまだ20年あまり前，障害者基本法が施行される直前の出来事である．この経験以来，筆者は「なぜ，そうしなければならないのか？」に拘ってきた．基本的な理念を共有することの大切さを常に意識してきた．基本法に採用されたのであれば，ノーマライゼーションの理念は義務教育の一環として教育されてしかるべきであろうが，そうでなければ，われわれ日本人には馴染みにくい平等観がなかなか定着しないのも無理はない．義務教育の段階から，あらゆる機会をとらえて教育することが重要なのである．

　リハビリテーションの実務を担当するテラピストに対する教育では，ノーマライゼーションの理念は当然の前提として徹底されるが，医学教育では（一般教育でも）大きく取り上げられることはない．その理由はなぜだろうか？　この背景には，日本人と欧州の人々との平等観の違いがあるように思う．われわれ日本人にとっては，皆が同じであることが平等なのであり，同じでさえあれば，定額給付金のような施策に2兆円もかけても文句をつけることはない．しかし，敬老の日に，地域の後期高齢者に一律に1万円のお祝い金を配っても，この人たち全体が1万円分平行移動するだけであって，本当に困っている社会の最底辺の人たちが普通の，あたり前の生活を取り戻すには至らないことは，なかなか理解されない．ノーマライゼーションが目指すのは「生活環境の平等」であり，それが達成されるまでは，コミュニティー全体が責任をもとうとするのに対し，われわれ日本人は他の人たちと同じであることに価値を置く．平等であることの基準が違っているのである．筆者は毎年，「敬老の日に後期高齢者に一律に1万円のお祝い金を支給するのはよい施策か？」という問いかけを医学部学生に繰り返している．最近の学生諸君は皆，「よくない施策である」とは答えるが，では「その理由は？」と問うても，

「ノーマライゼーションの観点から問題があるからだ」という答えが返ってくることはない．

　認知症施策では，近年，地域リハビリテーションとパーソンセンタードケアの重要性が強調されている．後者は Tom Kitwood が提唱するもので，彼は personhood（「その人らしさ」と訳される）という言葉を作り，ケアにおいては第一に personhood を尊重すべきであると説いた．この考え方も難病対策にそのままあてはめることができる．ケアの専門職にはすでによく知られていることであるが，神経内科医にはどうであろうか．

　神経難病の在宅療養支援にかかわるときは，関係する実に多くの職種の専門家（プロフェッショナル）がチームを作り，神経難病の患者さんと家族が「ノーマライズする（地域における生活の主体者として，普通の，あたり前の生活を再構築するプロセス全体を指す）」という目標に向かって，協力しなければならない．どういう人をプロフェッショナルというのかについては，本書の大生論文（VII.「自立支援に向けた理念」p.298）を参照していただくとして，筆者は専門的な知識と技量を備え，その知識と技量を裏づける「矜持」をもっていること（専門職としての使命感，価値観，倫理観などをしっかりと受け継いでいること，と言い換えることもできる）と考えている．では，神経難病の在宅支援体制を構築するために，われわれが共有すべき矜持とは何だろうか？

　現時点では，それはノーマライゼーションの理念であると筆者は考える．「現時点では」というのは，今後もそのままでよいとは限らないからであるが，今はこれ以上の理念を想定することは難しい．さらにいえば，このような理念に依らなければ，社会の最底辺に容易に埋没してしまいかねない重症神経難病の在宅療養者と家族に対しても，一定の社会資源を再配分するべき理由が説明できない．

　ノーマライゼーションの理念は，地域リハビリテーションの実現と言い換えてもよい．リハビリテーションは，運動機能回復訓練だけにとどまらず，障害者の全人間的復権を目指すすべてのプロセスを含むことから，ノーマライゼーションの理念を地域で実現する手段として，目的とするところは同一である．オレンジプランでも，新しい難病医療法でも，強調されているのは地域リハビリテーションの実践と実現に他ならない．

　わが国はこれから世界に類のない超高齢社会を迎えるが，これを支えるための社会資源には，大きな地域格差が存在する．認知症にも神経難病にも対応できるように，何層もの支援ネットワークを構築することは，都市部ではいざ知らず，資源の乏しい地方ではすでに不可能に近い．地方では，あらゆる関係者が参加して，地域で一つの，互いの顔が見える有機的な地域包括ケアシステムを構築し，この支援ネットワークによってあらゆる対象者をカバーするしか道はない．神経難病だけが対象ではないが，神経難病，特に ALS の支援に対応することができれば，他のどのような疾患に対しても十分対応できると考えてよい．神経難病支援ネットワークを構築することは，各地域がそれぞれ今後に備えるための取り組みの先駆けとも位置づけられる．

　最後に，筆者がこの分野で活動を始めて以来，最も多くのことを教えて下さった恩人

であるALS患者Sさんのメッセージを原文のまま引用させていただく．わずかに動く左母趾でトーキングエイドを操作し，支援者会議に集まる多職種の関係者に向けて送られたもので，地域で難病患者さんとその家族を支援するとはどういうことなのかを明確に示してくれている．「普通の人には何でもない，当たり前の平凡な生活をすること」を望まれたSさんのように，自らの生き方を決められる人は，自らが決めたように生きて，そして平穏な最後を迎えられるように（いうまでもないことであるが，決められない人は決めなくてよい），一人ひとりの患者さんの価値観を尊重し，真摯に向き合い，寄り添い，そのQOL（quality of life）を可能な限り高めるという共通の目標に向かって，支援者は心を一つにして支援にあたることが最も大切であると信じる．

「きょうはおいそがしいところわたしのためにおあつまりをいただきましてありがとうございますわたしはじぶんでできるのはまばたきとひだりのあしのおやゆびをすこしうごかすことだけですてもあしもじぶんのいしではすこしもうごかすことができませんでもげんきですたまにかぜをひくぐらいですこれもわたしをかいごしてくださるみなさまのおかげだとこころからかんしゃしていますこんなからだでみなさんにめいわくをかけながらでもわたしはうちにいたいのですあさしんぶんをよみいろいろなたべもののにおいをたのしみかぞくとかいわやけんかをしてれびをみてきせつをはだでかんじることができるふつうのひとにはなんでもないあたりまえのへいぼんなせいかつをすることがわたしのしあわせですこのしあわせなせいかつがみなさまのおかげでにねんかんもあじわうことができましたありがとうございましたわがままをいってもうしわけありませんがあとすこしみなさまがたのおちからをわたしにわけてくださいよろしくおねがいします」

（西澤正豊）

I．わが国における新たな難病対策制度

わが国における難病対策制度の歴史的展開

Point
- 世界に先駆けて始まったわが国の希少難治性疾患克服事業は，昭和30年代に発生し大流行したスモン研究班が，短期間で原因を特定し新規発生を食い止めた成功事例をひな型として開始された．
- 原因不明で有効な治療法がなく，長期にわたって日常生活が障害される疾患の原因・病態・治療法の研究と患者救済という社会保障的内容を組み合わせた特色ある制度で，難病研究推進と患者救済において大きな役割を果たした．
- 事業の拡大と発展に伴い，医学医療の進歩を反映した制度設計，対象疾患限定による不公平の是正，医療費の膨張と都道府県負担増大の是正，診療と登録の内容の質確保などの点で見直しが必要となり，平成25年に改革の提言がまとめられた．
- 提言に基づいて，研究推進と難病の医療費公費負担を持続的安定的に確保することを盛り込んだ難病法案が平成26年5月に成立し，指定難病対象疾患を大幅に増やして，平成27年1月から施行された．研究は政策研究と治療法実現指向研究に分けて実施される．

難病対策の概要

　日本の「難病対策制度」は，世界で初めて"患者数の少ない疾患"（希少疾患：rare disease）に目を向けた国家的政策である．その特徴は，「原因不明，治療方法未確立であり，かつ，後遺症を残すおそれが少なくない疾病でありながら，希少であるが故に社会的注目度が低い疾患に光を当て，国の政策として疾患を指定して，調査研究を行う」ことと，「医療や社会保障面で患者救済を行っていく」という2つの内容が含まれた事業である．したがって，ここで定められている「難病」とは，一定の選定基準が定められた政策用語であり，医学的な意味の希少疾患あるいは難治性疾患（難病）とは意味が異なる．本項では，わが国の難病対策の歴史と変遷，2009年から始まった制度見直しから2013年の「改革への提言」を経て，2014年5月の難病法案成立，2015年1月1日の新法施行までについて概観してみたい．全体の流れは年譜（**1**）として掲げている．

日本における「難病対策」の始まり──スモン対策から難病対策要綱まで

　わが国の"難病"対策のきっかけになったのは，昭和30年代前半（1955年頃）に発生し，1963年頃から各地で大流行した原因不明の"奇病"と恐れられた「スモン」の出現であった．スモンは，下痢や腹痛などの腹部症状に続いて足先からしびれが上行し，重症例では数週間で歩行障害や視力障害，

1 スモン発生から克服までと難病対策事業の歴史 ── 1950年代のスモン発生から2015年難病法施行まで

年	難病対策の歴史	
昭和30年代初期	全国で腹部症状に続発する新奇視神経脊髄炎発生	
1963（昭和38）年頃	全国的に集団発生的に大流行し社会問題に	
1964（昭和39）年	スモンの命名（椿忠雄ら）	
1969（昭和44）年	スモン解明のために大型の研究班―スモン調査研究協議会設置	
1970（昭和45）年	8月，キノホルム原因説提唱（椿忠雄ら） 9月，厚生省，キノホルム販売停止処置 10月から新規患者発生激減	
1971（昭和46）年	患者発生終息．キノホルムを原因と特定	
1971（昭和46）年	難病対策プロジェクトチームが発足 難治性疾患克服研究事業	特定疾患治療研究事業
1972（昭和47）年	「特定疾患調査研究事業」を創設 8疾患が対象	「特定疾患治療研究事業」を創設 4疾患が対象　※「協力謝金」支給
1972（昭和47）年	「難病対策提要」を発表 ※「調査研究の推進」「医療施設の整備」「医療費の自己負担解消」を3本柱とする難病対策	
1973（昭和48）年	20疾患まで対象が拡大	6疾患まで対象が拡大 ※「協力謝金」は「医療費全額助成」へ
1995（平成7）年	「難病対策専門委員会」最終報告	
1997（平成9）年	「特定疾患対策懇談会」特定疾患の選定基準に「希少性」を盛り込むことを決定 ※3本柱に「地域の保健医療福祉の充実」「患者のQOL向上に向けた福祉政策の推進」が加えられる	
1998（平成10）年	48疾患まで対象が拡大	43疾患まで対象が拡大 ※医療費の一部自己負担を導入
1999（平成11）年	66疾患	44疾患
2003（平成15）年	68疾患（※調査研究対象）	45疾患
2009（平成21）年	130疾患	56疾患
2009（平成21）年	9月，難病対策委員会：難病対策事業の見直し審議開始 12月，今後の難病対策の検討にあたって（中間的とりまとめ）	
2011（平成23）年	2月，政府　社会保障・税一体改革大綱閣議決定	
2012（平成24）年	8月，難病対策委員会：今後の難病対策のあり方（中間報告）	
2013（平成25）年	1月25日，難病対策委員会　難病対策の改革について（提言） 1月30日，厚生科学審議会疾病対策部会　提言を承認 これを受けて，難病法案法制化準備開始	
2014（平成26）年	5月23日，「難病法」と「改正児童福祉法」が成立 5月28日，厚生科学審議会 疾病対策部会で法案への対応決定	
2015（平成27）年	1月1日，新法施行	「指定難病」として110疾患を公表．年度内に約300疾患に拡大予定．

赤文字は難治性疾患克服研究事業，青文字は特定疾患治療研究事業を示す．

Keywords
スモン

スモンとは，整腸薬キノホルムによる中毒性神経障害である．スモンがまだ謎の病気であったときに，亜急性に進行し（Subacute），脊髄障害（Myelopathy），視神経障害（Optic Neuropathy），末梢神経障害（Neuropathy）を起こす病気を意味するSubacute Myelo-Optico-Neuropathyと命名され，その頭文字をとってSMON（スモン）と呼ばれるようになった．昭和30年代に突然出現し，日本全国で大きな流行をみた．それまで知られていなかった新興疾患で，伝染病説も出たこともあり大きな社会問題になった．最終的に，キノホルム使用禁止により速やかに新規発生が終焉した．

キノホルム

当時，下痢や腸疾患を適用疾患として日本全国で広く使用されていた「整腸剤」である．腸管からは吸収されない安全性の高い薬と謳われ，手術前の腸管殺菌目的でも大量投与されていた．実際には腸管から吸収されて中枢神経系にも広く分布し，重篤な神経障害を引き起こした．1970年8月にスモンのキノホルム原因説が提唱され，それを受けて厚生省は9月に販売停止処置を取ったところ，スモンの新規発生は急速に減少し消滅した（**2**）．疫学調査から，わが国で多数の患者が発生した最大の要因は，指示文書を無視して大量投与が長期にわたって続けられたことであると推定された．

痙攣などが出現する重篤な神経疾患で，地域や家族内に集団発生したために伝染性疾患の疑いももたれ，自殺者も出て大きな社会問題となった[1,2]．1969年4月には，全国スモンの会が結成され，原因究明，患者救済などの対策を国や自治体に求める運動が展開された．

当時の厚生省（現・厚生労働省）と科学技術庁は，スモンの原因を突き止め流行を食い止めるために，1969年にスモン解明のために大型の研究班—スモン調査研究協議会を発足させた．これは，臨床医学，疫学，ウイルス学，病理学，薬学など，基礎から臨床までの多くの分野の専門家を網羅した学際的研究グループで，多方面からスモンの原因と病態が研究された．そして，1970年8月には，原因として，腹部症状治療薬として広く使用されていた整腸薬のキノホルムの副作用である可能性が指摘され，同年9月に実際に厚生省が販売停止処置を実施した後はスモンの新規発生は急速に減少し，翌年には終焉した．キノホルム投与によりビーグル犬にスモン病変を作製できることが実験的にも確認された．キノホルム使用停止処置を境に新規発生はなくなったが，最終的に発症患者数1万人以上，死者は自殺者も含めて650人以上に上った．スモンが"薬害の原点"と呼ばれるのは，このような経緯による[3,4]．

社会保険審議会（当時）は1970年10月，厚生大臣の諮問（「医療保険制度の抜本的改正について」）に対し，「原因不明でかつ社会的にその対策を必要とする特定疾患については，全額公費負担とすべきである．」との答申を行っている．1971年4月，厚生省（現・厚生労働省）内に難病対策プロジェクトチームが設置され，難病対策の考え方，対策項目などについて検討を行い，1972年10月には「調査研究の推進」，「医療施設の整備」，「医療費の自己負担の解消」を3本柱とする「難病対策要綱」（**3**）がまとめられた．また，1972年4月には，国会において，難病についての集中審議が行われ，ここで述べられた参考人の意見が厚生省の「難病対策要綱」に活かされた．スモンがキノホルムによる副作用であることが判明したことにより，この答申を受ける形でスモン対策費が予算化され，1971年からスモンの入院患者に対して，月額1万円が支給されるようになった．これが，指定難病の医療費公費負担の始まりである[5]．

スモン発生が始まった昭和30年代は，わが国の高度成長期の負の側面として，水俣病に代表される公害被害が多発していた．丁度この頃から，各地の大学では神経内科部門独立の動きが強まり，1960年には日本臨床神経学会が設立され（1963年に日本神経学会と改称），水俣病やスモンの研究と患者救済に，未だ黎明期であった神経内科の医師が多く参加し活躍した[6]．このような状況下で，スモン以外の希少難病（多くは神経疾患と免疫疾患）にも関心が高まり，新たな社会的対応が要望されるようになった．それに応えて始まった新たな難病対策は，スモン調査研究班の成功体験をひな型にして，原因不明の希少難病の調査研究事業を推進すると同時に，調査研究事業の一環として社会保障的な患者救済も実施するという今日の難病対策が始まった．

2 スモン患者月別発生数とキノホルム使用禁止処置後の推移

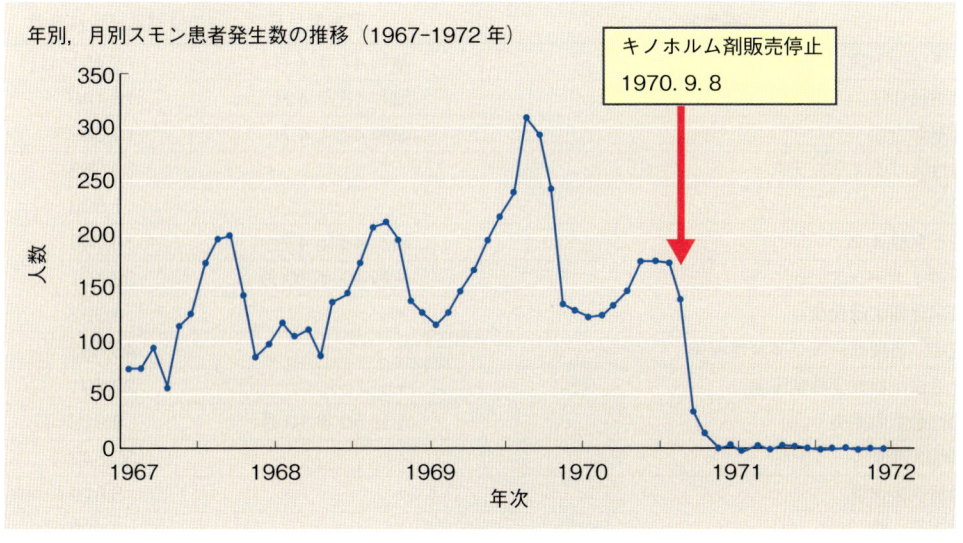

年別，月別スモン患者発生数の推移（1967-1972年）

キノホルム剤販売停止
1970. 9. 8

（スモン調査研究協議会研究報告書 No.8, 1972 を元に筆者作成）

3 難病対策要綱（1972年）

難病対策要綱

47年10月
厚 生 省

　いわゆる難病については、従来これを統一的な施策の対策としてとりあげていなかったが、難病患者のおかれている状況にかんがみ、総合的な難病対策を実施するものとする。
　難病対策として取り上げるべき疾病の範囲についてはいろいろな考え方があるが、次のように整理する。

(1) 原因不明、治療方法未確立であり、かつ、後遺症を残すおそれが少なくない疾病（例：ベーチェット病、重症筋無力症、全身性エリテマトーデス）
(2) 経過が慢性にわたり、単に経済的な問題のみならず介護等に著しく人手を要するために家族の負担が重く、また精神的にも負担の大きい疾病（例：小児がん、小児慢性腎炎、ネフローゼ、小児ぜんそく、進行性筋ジストロフィー、腎不全（人工透析対象者）、小児異常行動、重症心身障害児）

　対策の進め方としては、次の三点を柱として考え、このほか福祉サービスの面にも配慮していくこととする。

(1) 調査研究の推進
(2) 医療施設の整備
(3) 医療費の自己負担の解消

　なお、ねたきり老人、がんなど、すでに別個の対策の体系が存するものについては、この対策から、除外する。

4 「特定疾患治療研究事業」の対象疾患と指定年度, 受給者証所持者数（平成23年4月1日現在）一覧

疾患番号	疾患名	実施年月日	受給者証所持者数
1	ベーチェット病	昭和47年4月	18,451
2	多発性硬化症	昭和48年4月	16,140
3	重症筋無力症	昭和47年4月	19,009
4	全身性エリテマトーデス	〃	59,553
5	スモン	〃	1,608
6	再生不良性貧血	昭和48年4月	10,148
7	サルコイドーシス	昭和49年10月	22,161
8	筋萎縮性側索硬化症	〃	8,992
9	強皮症, 皮膚筋炎及び多発性筋炎	〃	45,833
10	特発性血小板減少性紫斑病	〃	23,791
11	結節性動脈周囲炎	昭和50年10月	8,928
12	潰瘍性大腸炎	〃	133,543
13	大動脈炎症候群	〃	5,829
14	ビュルガー病	〃	7,282
15	天疱瘡	〃	5,085
16	脊髄小脳変性症	昭和51年10月	25,047
17	クローン病	〃	34,721
18	難治性肝炎のうち劇症肝炎	〃	249
19	悪性関節リウマチ	昭和52年10月	6,302
20	パーキンソン病関連疾患		116,536
①	進行性核上性麻痺	平成15年10月	
②	大脳皮質基底核変性症	平成15年10月	
③	パーキンソン病	昭和53年10月	
21	アミロイドーシス	昭和54年10月	1,736
22	後縦靱帯骨化症	昭和55年12月	32,043
23	ハンチントン病	昭和56年10月	846
24	モヤモヤ病（ウイリス動脈輪閉塞症）	昭和57年10月	14,465
25	ウェゲナー肉芽腫症	昭和59年1月	1,834
26	特発性拡張型（うっ血型）心筋症	昭和60年1月	24,386
27	多系統萎縮症		11,797
①	線条体黒質変性症	平成15年10月	
②	オリーブ橋小脳萎縮症	昭和51年10月	
③	シャイ・ドレーガー症候群	昭和61年1月	
28	表皮水疱症（接合部型及び栄養障害型）	昭和62年1月	338
29	膿疱性乾癬	昭和63年1月	1,823
30	広範脊柱管狭窄症	昭和64年1月	4,741

（次頁へ続く↗）

難病対策事業の発足と発展拡大

　1972年に「特定疾患調査研究事業」と「特定疾患治療研究事業」の2事業が創設されたときには, 事業対象は8疾患であり, その中の4疾患（スモン, ベーチェット病, 重症筋無力症, 全身性エリテマトーデス〈SLE〉）が

4 「特定疾患治療研究事業」の対象疾患と指定年度,受給者証所持者数（平成23年4月1日現在）一覧（続き）

疾患番号	疾患名	実施年月日	受給者証所持者数
31	原発性胆汁性肝硬変	平成2年1月	19,054
32	重症急性膵炎	平成3年1月	1,587
33	特発性大腿骨頭壊死症	平成4年1月	14,680
34	混合性結合組織病	平成5年1月	9,939
35	原発性免疫不全症候群	平成6年1月	1,286
36	特発性間質性肺炎	平成7年1月	7,065
37	網膜色素変性症	平成8年1月	26,934
38	プリオン病	平成14年6月統合	506
①	クロイツフェルト・ヤコブ病	平成9年1月	
②	ゲルストマン・ストロイスラー・シャインカー病	平成14年6月	
③	致死性家族性不眠症	平成14年6月	
39	肺動脈性肺高血圧症	平成10年1月	1,969
40	神経線維腫症	平成10年5月	3,414
41	亜急性硬化性全脳炎	平成10年12月	91
42	バッド・キアリ（Budd-Chiari）症候群	〃	261
43	慢性血栓塞栓性肺高血圧症	〃	1,590
44	ライソゾーム病	平成14年6月統合	868
①	ファブリー病	平成11年4月	
②	ライソゾーム病	平成13年5月	
45	副腎白質ジストロフィー	平成12年4月	187
46	家族性高コレステロール血症（ホモ接合体）	平成21年10月	141
47	脊髄性筋萎縮症	平成21年10月	619
48	球脊髄性筋萎縮症	平成21年10月	888
49	慢性炎症性脱髄性多発神経炎	平成21年10月	2,986
50	肥大型心筋症	平成21年10月	2,779
51	拘束型心筋症	平成21年10月	26
52	ミトコンドリア病	平成21年10月	945
53	リンパ脈管筋腫症（LAM）	平成21年10月	439
54	重症多形滲出性紅斑（急性期）	平成21年10月	58
55	黄色靭帯骨化症	平成21年10月	1,632
56	間脳下垂体機能障害（PRL分泌異常症，ゴナドトロピン分泌異常症，ADH分泌異常症，下垂体性TSH分泌異常症，クッシング病，先端巨大症，下垂体機能低下症）	平成21年10月	15,017
	合計		778,178

※出典：衛生行政報告例.
※対象疾患は平成23年4月1日現在における対象疾患である.

（平成25年度 第1回 厚生科学審議会 疾病対策部会 資料〈平成26年1月30日〉より）

治療研究事業指定で「協力謝金」という名目で医療費支給の対象となった．対象疾患は年を追って拡大し，2009（平成21）年10月には「特定疾患調査研究事業」130疾患，その中からの「特定疾患治療研究事業」56疾患となった．別表にそれぞれの対象疾患数の推移（**1**）と「特定疾患治療研究事業」の対象疾患と指定年度（**4**）を示す[7]．

なお，小児の希少難病については，1964年から重症心身障害児，1968年からの進行性筋萎縮症児の公費による治療など対策が始まっており，さらに，

「難病対策要綱」がまとめられた翌々年となる1974年からは，小児（原則18歳未満）を対象とした難病対策として，慢性腎炎や小児ぜんそくなど9疾患群を取り上げた「小児慢性特定疾患治療研究事業」が発足した[8]．

事業の仕組みと研究体制

難治性疾患克服研究事業では対象疾患（群）ごとに調査研究班が設置され，原因究明や治療法確立のための研究が実施された．調査研究事業対象疾患は医療費助成の対象にならなかったのに対して，その中から選定された特定疾患治療研究事業対象疾患では，患者に治療研究への「協力謝金」という名目で実質的な医療費助成が開始された．その後，1973年に対象疾患が難治性疾患克服研究事業で20疾患，特定疾患治療研究事業で6疾患に増加し，「協力謝金」は医療費の全額公費負担に切り替えられ，国と都道府県で負担を折半することになった．この医療費助成には，1998年5月から一部自己負担が導入されたが，対象疾患数と患者数の増大，医療内容の高度化・高額化により医療費補助額が激増した．しかし，医療費補助は，本来，研究事業への協力謝金であるという理由で国の負担額は据え置かれた結果，都道府県の医療費負担割合が増加して70％を超えるようになり，国が本来の財政的責任を果たすことが都道府県からも強く要望された．

難病対策要綱が制定されてから20年以上経過した時点で，「難病対策専門委員会」によって難病対策の現状が検討され，その最終報告が1995年に発表された．この報告では，「地域の保健医療福祉の充実」，「患者のQOL向上に向けた福祉政策の推進」が必要であるとされ，さらに難病の定義に「希少性」が盛り込まれた．この定義の改定を受け，1997年の「特定疾患対策懇談会」で，特定疾患の選定基準に「希少性」が盛り込まれ，その希少性の定義を「概ね国内患者数5万人未満」とした．難病政策の見直しが始まる前の2009年時点で，この選定基準による難治性疾患克服研究事業対象は130疾患で，その中の特定疾患治療研究事業対象は56疾患となっていた[7]．

研究体制への支援では，対象疾患（群）ごとに主任研究者と分担研究者で調査研究班を組織し，研究費助成が行われている．本事業の研究対象は，原因が不明で，根本的な治療法が確立しておらず，かつ後遺症を残す恐れが少なくない「難治性疾患」と，国内患者数が少ない「希少疾患」（おおむね5万人未満），の条件を満たした「いわゆる"政策的希少難病"」であり，医学的な希少難病とは必ずしも一致しない．このような疾患の研究や治療法の開発は，研究機関や民間企業では取り上げられにくいことから，公費を投入して研究推進を図ることがこの研究事業の目標である．対象から原則として除かれている研究領域は，がん，脳卒中，心臓病，進行性筋ジストロフィー，重症心身障害，精神病などのように，すでに他の事業で研究が組織的に行われている疾患である．

現在の難治性疾患克服研究事業[9]は，次に示すように目的ごとに大きく4つの分野に分けられる（**5**）．

Memo

「特定疾患」と「難治性疾患」

かつて，難病対策に取り上げられた疾患はすべて「特定疾患」と呼ばれていた時期があったが，2003（平成15）年度に難病対策の調査研究事業が「難治性疾患克服研究事業」に改編され，特定疾患治療研究事業対象疾患を特定疾患と呼ぶようになったため，「難治性疾患克服研究事業」に取り上げられた疾患全体を指す場合は，「特定疾患」ではなく「難治性疾患」と呼ぶようになった．

5 2014（平成26）年までの難治性疾患克服研究事業

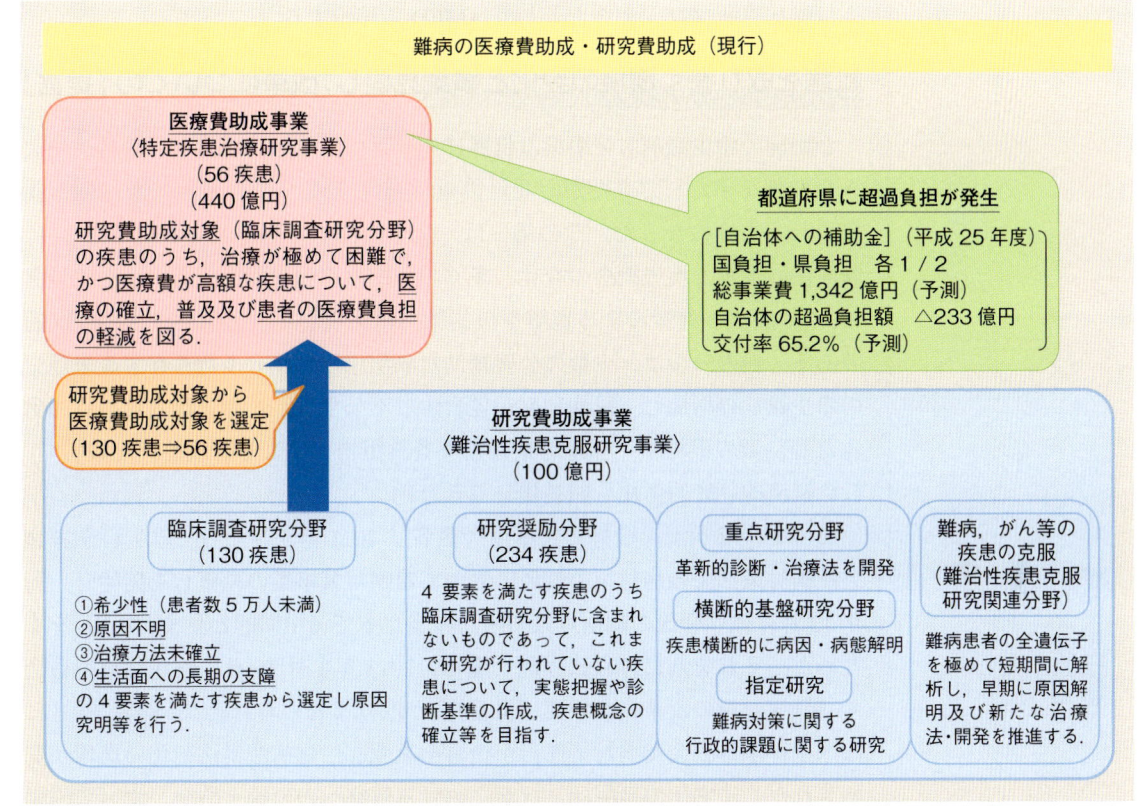

難病の医療費助成・研究費助成（現行）

医療費助成事業
〈特定疾患治療研究事業〉
（56疾患）
（440億円）
研究費助成対象（臨床調査研究分野）の疾患のうち，治療が極めて困難で，かつ医療費が高額な疾患について，医療の確立，普及及び患者の医療費負担の軽減を図る．

都道府県に超過負担が発生
［自治体への補助金］（平成25年度）
国負担・県負担 各1/2
総事業費 1,342億円（予測）
自治体の超過負担額 △233億円
交付率 65.2%（予測）

研究費助成対象から医療費助成対象を選定（130疾患⇒56疾患）

研究費助成事業
〈難治性疾患克服研究事業〉
（100億円）

臨床調査研究分野
（130疾患）
①希少性（患者数5万人未満）
②原因不明
③治療方法未確立
④生活面への長期の支障
の4要素を満たす疾患から選定し原因究明等を行う．

研究奨励分野
（234疾患）
4要素を満たす疾患のうち臨床調査研究分野に含まれないものであって，これまで研究が行われていない疾患について，実態把握や診断基準の作成，疾患概念の確立等を目指す．

重点研究分野
革新的診断・治療法を開発
横断的基盤研究分野
疾患横断的に病因・病態解明
指定研究
難病対策に関する行政的課題に関する研究

難病，がん等の疾患の克服
（難治性疾患克服研究関連分野）
難病患者の全遺伝子を極めて短期間に解析し，早期に原因解明及び新たな治療法・開発を推進する．

（平成25年度 第1回 厚生科学審議会 疾病対策部会 資料〈平成26年1月30日〉より）

①臨床調査研究分野：疾患（群）ごとに研究班を組織し，疾患概念の確立，実態把握と疫学調査，患者の登録，病態解明と診断基準・診療指針の作成を行う．
②横断的基盤研究分野：全国的疫学研究，ゲノム研究，たんぱく質研究，診療の質向上，患者生体試料収集と活用（バイオバンク）など，各疾患を跨ぐ網羅的研究である．
③重点研究分野：最終目標を難病克服のための治療法開発におく研究であり，医薬品，医療材料（再生医療関連材料など），医療機器やロボットなどの開発を目指して，動物実験や化合物スクリーニングなどを行う基礎的研究，臨床治験のための薬品の製造，毒性試験などのステップ1研究，実際に患者を対象に医師主導治験を実施するステップ2研究などが含まれる大型研究である．
④研究奨励分野：疾患概念や診断基準が未確立な希少疾患が対象で，これらを確立して①〜③の研究に繋げるための分野で，数年間で完了するものである．

2015年4月から，医療関係のライフサイエンス研究を統合して設立される日本医療研究開発機構（Japan Agency for Medical Research and Development：AMED）発足に伴い，従来，厚生労働科学研究費として実施されてきた事業

の中で，①と④は引き続き厚生労働省所管事業として残り，大型研究の②と③は難病克服プロジェクトとして AMED に移行する．

難病を取り巻く環境の変化と事業見直し，改革についての「提言」

わが国の希少難病対策事業は世界に先駆けて発足し，研究と患者救済に大きな役割を果たしてきたが，発足後 40 年を経過して，さまざまな問題も指摘されるようになった．その第一は，医学の進歩と医療環境の変化により，診断法の進歩と疾患概念の変化，多くの難病の原因の解明（遺伝子や免疫異常），治療法の進歩による寛解や機能維持の実現など，医学的技術的な問題である．他の一つは，少数の公費補助対象疾患以外にも多数存在する未認定の希少難病の増加と，難病制度が包含する不公平性，疾患登録内容の質の劣化と登録数の不均一，都道府県の医療費負担増大による財政的制度破綻で，社会経済的制度的劣化も顕在化してきた．

このような状況を受けて，厚生労働省は 2011 年 9 月から，厚生科学審議会疾病対策部会難病対策委員会において難病対策事業の見直しを開始し，同年 12 月には「今後の難病対策の検討に当たって（中間的とりまとめ）」をまとめた．それを基にさらに検討を進め，2013 年 1 月 25 日に難病対策委員会で「難病対策の改革について（提言）」が取りまとめられた[7]．同月 30 日には厚生科学審議会疾病対策部会が提言を承認し，難病法案法制化の準備が開始された．法案化の目的は，社会における難病への理解と啓発，すべての難病患者の救済と研究推進，持続可能な社会保障制度の確立による医療費の確保であった．

難病法成立と施行，新制度発足

「難病の患者に対する医療等に関する法律案」（いわゆる難病法）は第 186 回国会に提出され，2014 年 5 月 23 日に「改正児童福祉法」と一緒に参議院で可決成立した．これを受けて 5 月 28 日には厚生科学審議会 疾病対策部会が開催され，法案に則って定められた手続きと新たな疾患認定のための指定難病検討委員会設置などの対応が決定された[9]．本法案の内容は，専門家と患者団体代表を交えて長時間の審議を経た内容を法制化したものであり，ほぼすべての患者団体や医療関係者，有識者からは高い評価を受けるものであった（**6**）．

この新法は，2015 年 1 月 1 日に施行され，第一次指定疾患として指定難病とすべき 110 疾患（従来の指定疾患からスモン，劇症肝炎，重症急性膵炎は除かれた）が公表された（**7**）．2015 年度中にはさらに追加が行われ，最終的には 300 疾患程度が指定される見込みである．

難病に関連のある他の制度

これまでの難病対策と難病新法について述べてきたが，難病と関係のある他の制度についても簡単に触れておく．

6 難病法による「難病の定義」と「指定難病の要件」

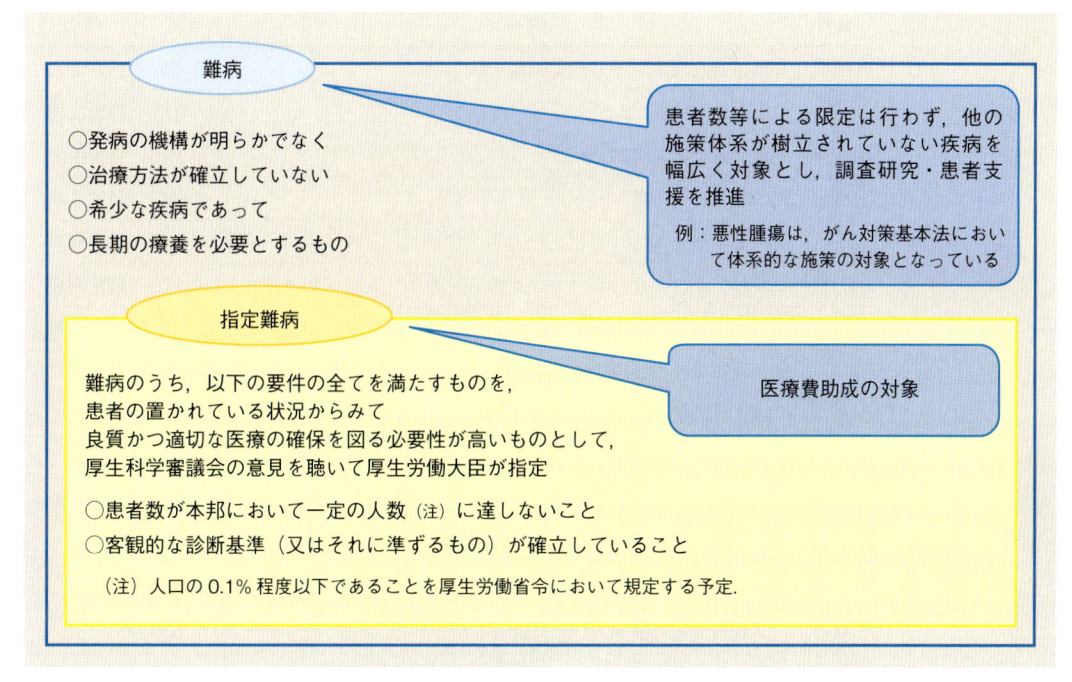

難病
- 発病の機構が明らかでなく
- 治療方法が確立していない
- 希少な疾病であって
- 長期の療養を必要とするもの

患者数等による限定は行わず，他の施策体系が樹立されていない疾病を幅広く対象とし，調査研究・患者支援を推進
例：悪性腫瘍は，がん対策基本法において体系的な施策の対象となっている

指定難病
難病のうち，以下の要件の全てを満たすものを，患者の置かれている状況からみて良質かつ適切な医療の確保を図る必要性が高いものとして，厚生科学審議会の意見を聴いて厚生労働大臣が指定

- 患者数が本邦において一定の人数（注）に達しないこと
- 客観的な診断基準（又はそれに準ずるもの）が確立していること

（注）人口の0.1％程度以下であることを厚生労働省令において規定する予定．

医療費助成の対象

（平成26年度 第2回 厚生科学審議会 疾病対策部会 資料〈平成26年10月8日〉より）

7 第一次指定110疾患（2015年1月1日現在）
（従来の指定疾患からスモン，劇症肝炎，重症急性膵炎は除かれた）

○指定難病とすべき疾病（110疾病）

番号	病名	患者数	備考
1	球脊髄性筋萎縮症	960	特定疾患
2	筋萎縮性側索硬化症	9,096	特定疾患
3	脊髄性筋萎縮症	712	特定疾患
4	原発性側索硬化症	175	
5	進行性核上性麻痺	8,100	特定疾患
6	パーキンソン病	108,803	特定疾患
7	大脳皮質基底核変性症	3,500	特定疾患
8	ハンチントン病	851	特定疾患
9	神経有棘赤血球症	100未満	
10	シャルコー・マリー・トゥース病	6,250	
11	重症筋無力症	19,670	特定疾患
12	先天性筋無力症候群	100未満	
13	多発性硬化症／視神経脊髄炎	17,073	特定疾患
14	慢性炎症性脱髄性多発神経炎／多巣性運動ニューロパチー	3,423	特定疾患
15	封入体筋炎	1,000	
16	クロウ・深瀬症候群	340	
17	多系統萎縮症	11,733	特定疾患

（次頁へ続く↗）

○指定難病とすべき疾病（110疾病，続き）

番号	病名	患者数	備考
18	脊髄小脳変性症（多系統萎縮症を除く）	25,447	特定疾患
19	ライソゾーム病	911	特定疾患
20	副腎白質ジストロフィー	193	特定疾患
21	ミトコンドリア病	1,087	特定疾患
22	もやもや病	15,177	特定疾患
23	プリオン病	475	特定疾患
24	亜急性硬化性全脳炎	83	特定疾患
25	進行性多巣性白質脳症	100未満	
26	HTLV-1関連脊髄症	3,000	
27	特発性基底核石灰化症	200	
28	全身性アミロイドーシス	1,802	特定疾患
29	ウルリッヒ病	300	
30	遠位型ミオパチー	400	
31	ベスレムミオパチー	100	
32	自己貪食空胞性ミオパチー	100未満	
33	シュワルツ・ヤンペル症候群	100未満	
35	神経線維腫症	3,588	特定疾患
36	天疱瘡	5,279	特定疾患
37	表皮水疱症	347	特定疾患
38	膿疱性乾癬（汎発型）	1,843	特定疾患
39	スティーヴンス・ジョンソン症候群	59	特定疾患
40	中毒性表皮壊死症		特定疾患
41	高安動脈炎	5,881	特定疾患
42	巨細胞性動脈炎	700	
43	結節性多発動脈炎	9,610	特定疾患
44	顕微鏡的多発血管炎		特定疾患
45	多発血管炎性肉芽腫症	1,942	特定疾患
46	好酸球性多発血管炎性肉芽腫症	1,800	
47	悪性関節リウマチ	6,255	特定疾患
48	バージャー病	7,109	特定疾患
49	原発性抗リン脂質抗体症候群	10,000	
50	全身性エリテマトーデス	60,122	特定疾患
51	皮膚筋炎／多発性筋炎	19,500	特定疾患
52	全身性強皮症	27,800	特定疾患
53	混合性結合組織病	10,146	特定疾患
54	シェーグレン症候群	66,300	
55	成人スチル病	4,800	

（次頁へ続く↗）

○指定難病とすべき疾病（110疾病，続き）

番号	病名	患者数	備考
56	再発性多発軟骨炎	500	
57	ベーチェット病	18,636	特定疾患
58	特発性拡張型心筋症	25,233	特定疾患
59	肥大型心筋症	3,144	特定疾患
60	拘束型心筋症	24	特定疾患
61	再生不良性貧血	10,287	特定疾患
62	自己免疫性溶血性貧血	2,600	
63	発作性夜間ヘモグロビン尿症	400	
64	特発性血小板減少性紫斑病	24,100	特定疾患
65	血栓性血小板減少性紫斑病	1,100	
66	原発性免疫不全症候群	1,383	特定疾患
67	IgA 腎症	33,000	
68	多発性嚢胞腎	29,000	
69	黄色靭帯骨化症	2,360	特定疾患
70	後縦靭帯骨化症	33,346	特定疾患
71	広範脊柱管狭窄症	5,147	特定疾患
72	特発性大腿骨頭壊死症	15,388	特定疾患
73	下垂体性 ADH 分泌異常症	1,900	特定疾患
74	下垂体性 TSH 分泌亢進症	200	特定疾患
75	下垂体性 PRL 分泌亢進症	2,600	特定疾患
76	クッシング病	600	特定疾患
77	下垂体性ゴナドトロピン分泌亢進症	400	特定疾患
78	下垂体性成長ホルモン分泌亢進症	3,000	特定疾患
79	下垂体前葉機能低下症	8,400	特定疾患
80	家族性高コレステロール血症（ホモ接合体）	140	特定疾患
81	甲状腺ホルモン不応症	3,000	
82	先天性副腎皮質酵素欠損症	1,800	
83	先天性副腎低形成症	1,000	
84	アジソン病	1,000	
85	サルコイドーシス	23,088	特定疾患
86	特発性間質性肺炎	7,367	特定疾患
87	肺動脈性肺高血圧症	2,299	特定疾患
88	肺静脈閉塞症 / 肺毛細血管腫症	100	特定疾患
89	慢性血栓塞栓性肺高血圧症	1,810	特定疾患
90	リンパ脈管筋腫症	526	特定疾患
91	網膜色素変性症	27,158	特定疾患
92	バッド・キアリ症候群	252	特定疾患

（次頁へ続く ↗）

○指定難病とすべき疾病（110疾病，続き）

番号	病名	患者数	備考
93	特発性門脈圧亢進症	900	
94	原発性胆汁性肝硬変	19,701	特定疾患
95	原発性硬化性胆管炎	400	
96	自己免疫性肝炎	10,000	
99	クローン病	36,418	特定疾患
100	潰瘍性大腸炎	143,733	特定疾患
101	好酸球性消化管疾患	5,000	
102	慢性特発性偽性腸閉塞症	1,400	
103	巨大膀胱短小結腸腸管蠕動不全症	100未満	
104	腸管神経節細胞僅少症	100	
105	ルビンシュタイン・テイビ症候群	200	
106	CFC症候群	200	
107	コステロ症候群	100	
108	チャージ症候群	5,000	
109	クリオピリン関連周期熱症候群	100	
110	全身型若年性特発性関節炎	5,400	
111	TNF受容体関連周期性症候群	100未満	
112	非典型溶血性尿毒症症候群	100未満	
113	ブラウ症候群	100未満	

○指定難病の要件を満たさない疾病（3疾患）

番号	病名	患者数	備考
34	スモン	1,524	特定疾患
97	難治性肝炎のうち劇症肝炎	266	特定疾患
98	重症急性膵炎	1,664	特定疾患

注）「患者数」は平成24年度医療受給者証保持者数や，研究班による推計．
（平成26年度 第2回 厚生科学審議会 疾病対策部会 資料〈平成26年10月8日〉より）

小児慢性特定疾患治療研究事業

　国は小児の難病に対して，1964年から重症心身障害児，および1968年からの進行性筋萎縮症児の公費による治療など対策を取り始め，「難病対策要綱」がまとめられた翌々年の1974年に，小児（原則18歳未満）を対象とした難病対策として，「小児慢性特定疾患治療研究事業」を発足させた．対象は慢性腎炎や小児ぜんそくなど「その治療が長期にわたり，医療費の負担も高額となり，これを放置することは児童の健全な育成を阻害することとなる」9疾患群で，医療費が全額負担されることになった．医療費助成はその後，自己負担分の一部が補助に切り替えられた．この事業は，2004年に法制化

され，2005年4月に施行された[8]．2011年現在，11疾患群，514疾病が対象疾患となっていたが，今後は2014年5月に難病法案と一緒に成立した「改正児童福祉法」で扱われる．

障害者総合支援法

2011年の障害者基本法改正に伴い，2013年4月から，「障害者の日常生活及び社会生活を総合的に支援するための法律」（障害者総合支援法）に定める障害児・者を対象に，難病等が加わり，難病患者にも障害福祉サービスが公費負担されるようになった[10]．

障害者総合支援法における難病等の範囲は，当面の措置として，「難病患者等居宅生活支援事業」の対象疾病と同じ範囲として2014年4月から制度を施行したうえで，新たな難病対策における医療費助成の対象疾患の範囲等に係る検討をふまえ，見直しを行うものとするとされている．障害者総合支援法の対象となる難病等による障害の程度（厚生労働大臣が定める程度）についても，「難病患者等居宅生活支援事業」の対象患者の状態に鑑み，「（政令で定める）特殊の疾病による障害により継続的に日常生活又は社会生活に相当な制限を受ける程度」とする，と定められている．

おわりに

世界に先駆けて始まったわが国の希少難病対策事業について，その契機となった1960年代のスモンの大流行と調査研究班の成功体験，1972年の難病対策要綱の策定と研究事業の拡大と発展，その中で発生した問題点，改革への提言を受けての2014年の難病法案成立，そして2015年の新しい難病政策の発足までを概観した．

付表として次頁に「難治性疾患克服研究事業における神経・筋疾患の研究班一覧（1972〜2014年度）」を掲載する．1999（平成11）年度までは文献5のp.18〜19を参考にし，それ以降は厚生労働省公表データ[11]を参考にして筆者が追加作成した．

（葛原茂樹）

付表　難治性疾患克服研究事業における神経・筋疾患の研究班一覧（1972〜2014年度）

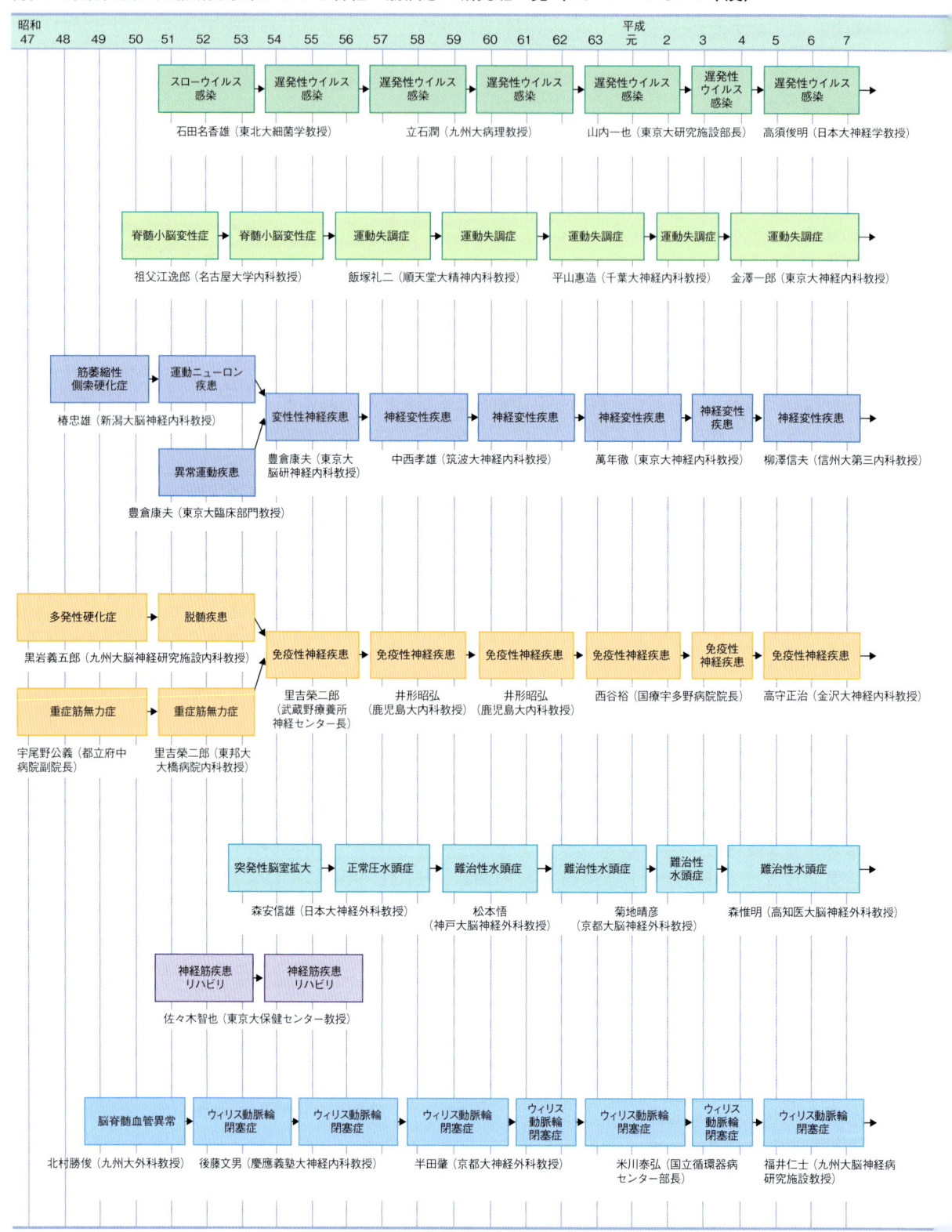

年度	昭和47	48	49	50	51	52	53	54	55	56	57	58	59	60	61	62	63	平成元	2	3	4	5	6	7

スローウイルス感染／遅発性ウイルス感染
- 石田名香雄（東北大細菌学教授）
- 立石潤（九州大病理教授）
- 山内一也（東京大研究施設部長）
- 高須俊明（日本大神経学教授）

脊髄小脳変性症／運動失調症
- 祖父江逸郎（名古屋大学内科教授）
- 飯塚礼二（順天堂大精神内科教授）
- 平山惠造（千葉大神経内科教授）
- 金澤一郎（東京大神経内科教授）

筋萎縮性側索硬化症／運動ニューロン疾患／変性性神経疾患／異常運動疾患／神経変性疾患
- 椿忠雄（新潟大脳神経内科教授）
- 豊倉康夫（東京大臨床部門教授）
- 豊倉康夫（東京大脳研神経内科教授）
- 中西孝雄（筑波大神経内科教授）
- 萬年徹（東京大神経内科教授）
- 柳澤信夫（信州大第三内科教授）

多発性硬化症／脱髄疾患／重症筋無力症／免疫性神経疾患
- 黒岩義五郎（九州大脳神経研究施設内科教授）
- 宇尾野公義（都立府中病院副院長）
- 里吉榮二郎（東邦大大橋病院内科教授）
- 里吉榮二郎（武蔵野療養所神経センター長）
- 井形昭弘（鹿児島大内科教授）
- 井形昭弘（鹿児島大内科教授）
- 西谷裕（国療宇多野病院院長）
- 高守正治（金沢大神経内科教授）

突発性脳室拡大／正常圧水頭症／難治性水頭症
- 森安信雄（日本大神経外科教授）
- 松本悟（神戸大脳神経外科教授）
- 菊地晴彦（京都大脳神経外科教授）
- 森惟明（高知医大脳神経外科教授）

神経筋疾患リハビリ
- 佐々木智也（東京大保健センター教授）

脳脊髄血管異常／ウィリス動脈輪閉塞症
- 北村勝俊（九州大外科教授）
- 後藤文男（慶應義塾大神経内科教授）
- 半田肇（京都大神経外科教授）
- 米川泰弘（国立循環器病センター部長）
- 福井仁士（九州大脳神経病研究施設教授）

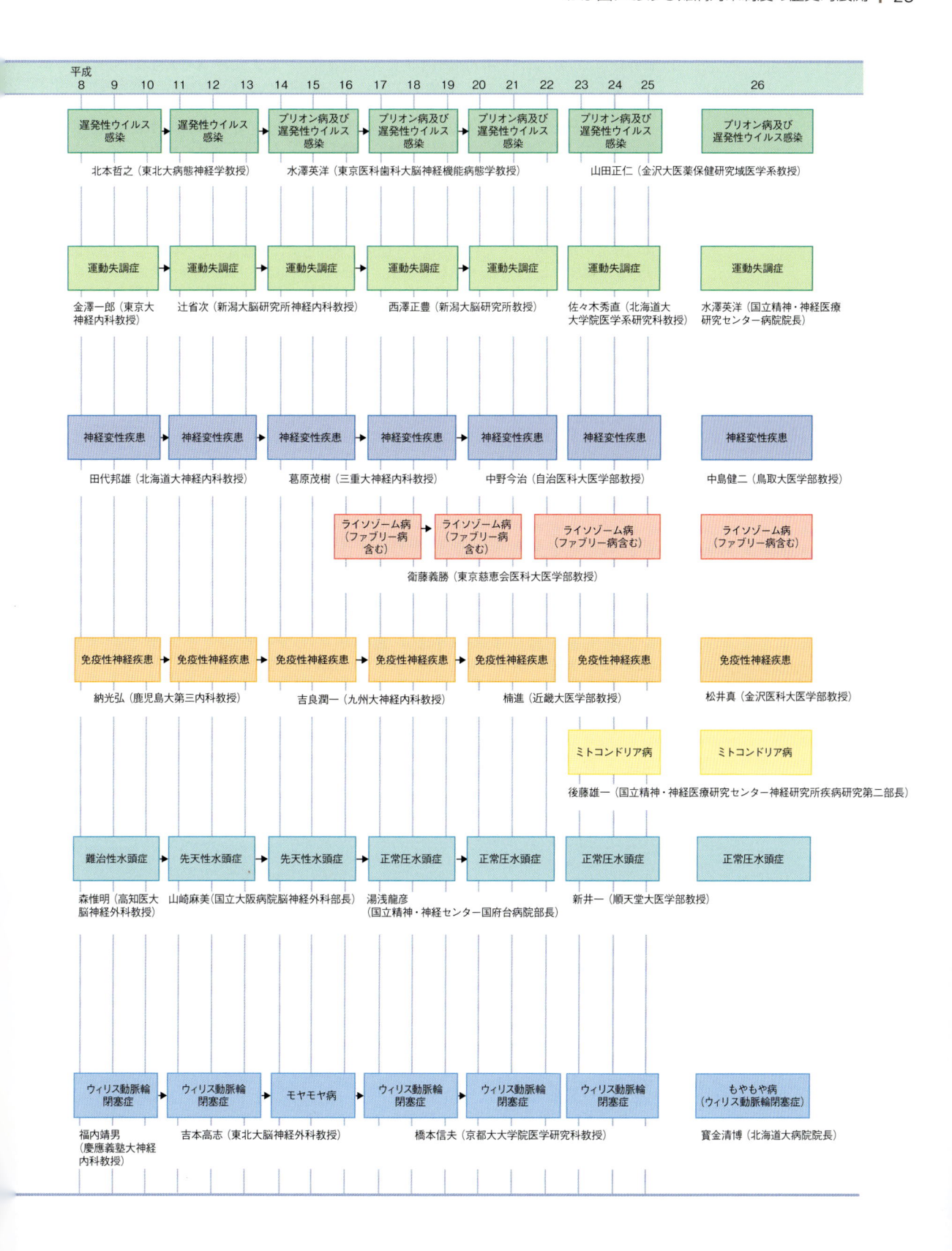

わが国における難病対策制度の歴史的展開

平成	8	9	10	11	12	13	14	15	16	17	18	19	20	21	22	23	24	25	26

遅発性ウイルス感染 (平成8–10)　北本哲之（東北大病態神経学教授）
遅発性ウイルス感染 (平成11–13)
プリオン病及び遅発性ウイルス感染 (平成14–16)　水澤英洋（東京医科歯科大大脳神経機能病態学教授）
プリオン病及び遅発性ウイルス感染 (平成17–19)
プリオン病及び遅発性ウイルス感染 (平成20–22)
プリオン病及び遅発性ウイルス感染 (平成23–25)　山田正仁（金沢大医薬保健研究域医学系教授）
プリオン病及び遅発性ウイルス感染 (平成26)

運動失調症 (平成8–10)　金澤一郎（東京大神経内科教授）
運動失調症 (平成11–13)　辻省次（新潟大脳研究所神経内科教授）
運動失調症 (平成14–16)
運動失調症 (平成17–19)　西澤正豊（新潟大脳研究所教授）
運動失調症 (平成20–22)
運動失調症 (平成23–25)　佐々木秀直（北海道大大学院医学系研究科教授）
運動失調症 (平成26)　水澤英洋（国立精神・神経医療研究センター病院院長）

神経変性疾患 (平成8–10)　田代邦雄（北海道大神経内科教授）
神経変性疾患 (平成11–13)
神経変性疾患 (平成14–16)　葛原茂樹（三重大神経内科教授）
神経変性疾患 (平成17–19)
神経変性疾患 (平成20–22)　中野今治（自治医大医学部教授）
神経変性疾患 (平成23–25)
神経変性疾患 (平成26)　中島健二（鳥取大医学部教授）

ライソゾーム病（ファブリー病含む） (平成14)
ライソゾーム病（ファブリー病含む） (平成15–16)
ライソゾーム病（ファブリー病含む） (平成17–22)
ライソゾーム病（ファブリー病含む） (平成23–26)
衛藤義勝（東京慈恵会医科大医学部教授）

免疫性神経疾患 (平成8–10)　納光弘（鹿児島大第三内科教授）
免疫性神経疾患 (平成11–13)
免疫性神経疾患 (平成14–16)　吉良潤一（九州大神経内科教授）
免疫性神経疾患 (平成17–19)
免疫性神経疾患 (平成20–22)　楠進（近畿大医学部教授）
免疫性神経疾患 (平成23–25)
免疫性神経疾患 (平成26)　松井真（金沢医科大医学部教授）

ミトコンドリア病 (平成23–25)
ミトコンドリア病 (平成26)
後藤雄一（国立精神・神経医療研究センター神経研究所疾病研究第二部長）

難治性水頭症 (平成8–10)　森惟明（高知医大脳神経外科教授）
先天性水頭症 (平成11–13)　山崎麻美（国立大阪病院脳神経外科部長）
先天性水頭症 (平成14–16)
正常圧水頭症 (平成17–19)　湯浅龍彦（国立精神・神経センター国府台病院部長）
正常圧水頭症 (平成20–22)
正常圧水頭症 (平成23–25)　新井一（順天堂大医学部教授）
正常圧水頭症 (平成26)

ウィリス動脈輪閉塞症 (平成8–10)　福内靖男（慶應義塾大神経内科教授）
ウィリス動脈輪閉塞症 (平成11–13)　吉本高志（東北大脳神経外科教授）
モヤモヤ病 (平成14–16)
ウィリス動脈輪閉塞症 (平成17–19)　橋本信夫（京都大大学院医学研究科教授）
ウィリス動脈輪閉塞症 (平成20–22)
ウィリス動脈輪閉塞症 (平成23–25)
もやもや病（ウィリス動脈輪閉塞症） (平成26)　宝金清博（北海道大病院院長）

文献

1) 楠井賢造（司会）ほか．第61回日本内科学会講演会シンポジウム．非特異性脳脊髄炎症．(1) 椿忠雄ほか「腹部症状に続発したSubacute myelo-optico-neuropathyの臨床的並びに病理学的研究」，(2) 高崎浩ほか「東海・北陸・信越地区の疫学的調査並びに本症に対するわたくしたちの考え方」，(3) 早瀬正二ほか「下痢を伴う"非特異性脳脊髄炎症"」，(4) 黒岩義五郎ほか「非特異性脳脊髄炎，特に下痢に伴なえる病型の臨床と病理」，(5) 矢高勲「教室症例の臨床的観察および大阪，奈良，和歌山地方の疫学」特別発言4題．日内会誌 1964；53：775-827.

2) 腹部症状を伴うMyelo-Neuropathy（第11回日本神経学会総会シンポジウム）．1. 堤啓「岡山地方の『腹部症状を伴う脳脊髄症』の剖検例について」，2. 甲野礼作「SMONの原因研究の現段階」，3. 大村一郎ほか「臨床症状―とくに腹部症状について」，4. 豊倉康夫ほか「臨床―とくに神経症状について」，5. 祖父江逸郎ほか「臨床特徴と診断基準」，6.「SMONと類似疾患との鑑別」，7. 星允ほか「治療―とくにATPニコチン酸大量点滴療法について」，8. 池田久男「岡山における『腹部症状を伴うMyelo-Neuropathy―疫学ならびに予後について』」．臨床神経学 1971；11：229-260.

3) 片平洌彦．スモン．高倉公朋ほか（監修），薬物が起こす神経障害．東京：メジカルビュー社；1997, pp.164-177.

4) 高須俊明．第44回日本神経学会総会 シンポジウム7-1：医原性神経疾患と生物化学神経毒による神経障害．スモン―医原病の原点．臨床神経学 2003；43：866-869.

5) 大野良之ほか．総論1．行政施策としての特定疾患（難病）対策の進展と展望．2．難病疫学研究の歴史とここ数年間のまとめ．大野良之ほか（総編集），難病の最新情報―疫学から臨床・ケアまで．東京：南山堂；2000, pp.3-41.

6) 葛原茂樹．スモン．一般社団法人 日本神経学会発行．日本神経学会50年のあゆみ；大きな社会的問題になった疾患と日本神経学会．2000, pp.112-114, 2010.

7) 財団法人 日本予防医学協会発行．難病対策資料集．平成24年度厚生労働科学研究費補助金難治性疾患等克服研究推進事業．（平成23年12月の「中間的な整理」から平成25年1月の「提言」まで，厚生科学審議会疾病対策部会難病対策委員会の資料集）

8) 小児慢性特定疾病情報センター．小児慢性特定疾病対策の概要．
http://www.shouman.jp/about/

9) 金谷泰宏ほか．難病．平野かよ子ほか（編），ナーシング・グラフィカ 健康支援と社会保障（2）公衆衛生，第4版．大阪：メディカ出版；2015, pp.183-196.

10) 厚生労働省資料．「障害者総合支援法」制定までの経緯と概要について．
http://www.wam.go.jp/content/wamnet/pcpub/top/appContents/wamnet_shofuku_explain.html

11) 厚生労働科学研究成果データベース．
http://mhlw-grants.niph.go.jp/

新たな難病対策制度の概要

I. わが国における新たな難病対策制度

Point

- 1972年に制定された難病対策要綱から42年を経て，2014年に「難病法」が法定化された．
- 指定難病が，従来の56疾患から306疾患に拡大されることになった．また，すべての疾患に重症度分類が導入され，一定の重症度以上の患者が医療費助成の対象になる．
- 効果的な治療法の開発と医療の質の向上を図るために，都道府県は難病指定医を指定し，指定医による診断と更新を必要とすることとした．
- 新たな医療供給体制として，新・難病医療拠点病院（総合型）と新・難病医療拠点病院（領域型）が，前者は三次医療圏ごとに原則1か所以上，後者は適切な数を指定することとした．
- 難病相談支援センターの充実と保健所による支援体制が明確化された．
- 難病の新たな医療費助成制度が決められた．

難病の概念も医学・医療の進歩とともに変化していく．戦前の日本では結核が難病の第一位にあげられていたが，抗結核薬の開発で難病とはいえなくなった．また難病対策要綱制定の鍵ともなったスモンも，原因の解明で過去の疾患となっている．それでも「難治性疾患」は後を絶たず，長期の療養のために物心両面での支援を求める人は多い．

日本では1972年に制定された難病対策要綱以来[1]，時代の変化に合わせながら医療費助成の対象になる特定疾患数の拡大など，いくつかの改革を行ってきた．爾来42年が経った今日，いわゆる制度疲労を根本的に見直していこうとする機運が高まり，2014（平成26）年5月23日に，「難病の患者に対する医療等に関する法律」（難病法）が国会で可決成立し，5月30日に公布された．

本稿では，難病法の制定に厚生科学審議会疾病対策部会難病対策委員会の副委員長として関わってきた立場から，難病法案成立の過程と概要について述べることにする[2]．

改革が必要となった背景

1960年代に奇病と恐れられたスモン（多くの研究者の努力で，整腸剤として使用されていたキノホルムによる中毒と判明）に対する国を挙げての原因究明と調査研究，治療対策が契機となり，1972年の難病対策要綱が制定された．これが日本における本格的な難病対策の嚆矢となる．この要綱と対策は世界的にみても，外国の教科書に「NANBYO」と表記されるような誇るべき制度であり，その後の難病の実態把握，治療法の開発，患者の療養環境の改善，難病に対する社会認識の促進などに大きな成果をもたらしたといえる．

Keywords

難病

原因不明の難治性疾患の総称で，欧米における希少疾患とほぼ同義語である．日本では1972（昭和47）年の難病対策要綱でその概念が示されたが，今回の法案では「発病の機構が明らかでなく，かつ，治療方法が確立していない希少な疾病であって，当該疾病にかかることにより長期にわたり療養を必要とすることとなるものをいう」と定義された．

Keywords

スモン

スモン（亜急性脊髄視神経ニューロパチー〈subacute myelo-optico-neuropathy：SMON〉）は1958（昭和33）年に初めて学会報告がなされ，東京オリンピックの開催された1964（昭和39）年頃から日本各地で集団発生した．当初はウイルスなどの感染も疑われ社会問題化した．患者の緑舌や緑尿からキノホルム中毒と断定され，その中止により終息をみた．

> **Column**
>
> ### 参議院厚生労働委員会に参考人として呼ばれて
>
> 　2014年4月23日，参議院委員部厚生労働委員会担当者から突然電話があり，「5月14日，午後の難病法案審査のための参考人をお引き受けいただけないか」というものだった．当初，厚生労働省の疾病対策課の推薦かと思ったが，三権分立の世界，後の資料などから判断すると国会内には調査室なるものがあり，行政府である厚生労働省とは関係なくて独自の調査で依頼してきたようである．
>
> 　その後，参議院議長名で出席の要請があり，当日国会に入ると「参考人」と書かれた緑のリボンを渡された．委員会室は楕円形に椅子が並べられ，中央の高い位置に委員長席が，その両脇に各党の委員が陣取り，参考人は委員長の対面で，その後方が傍聴人席となっていた．あらかじめ担当者から時間厳守と，国会では慣例として委員長が「○○君」と指名するので，「はい」と挙手してから発言するようにと指示を受けた．
>
> 　委員会は13時に始まり3人の参考人（難病対策委員会の委員で，患者会代表の伊藤たておさんも）が15分ずつ陳述を行い，その後各党の質疑者が持ち時間の10分間，次々に質問していく．事前に質問の内容は知らされていないので突拍子もないものだったら困るなと思っていたが，おおむね好意的な質問で安心した．難病患者の事例も紹介しながら，療養生活の大変さとともに，患者の素晴らしい生き方や考え方も強調した．
>
> 　そしてこの法案は5月23日，日本神経学会総会が福岡市で開催されていた日に，全会一致で可決成立して国会を通過した．

　ただ要綱の制定後42年が経つと，さまざまな問題点も指摘されるようになった．

　まず，難病といわれる病気は何千とあるといわれる中で，一部の病気だけが研究事業や医療費助成の対象に選定されているという「疾病間の不公平」の問題，難病対策が特定疾患治療研究事業という位置づけであったために，当初は国と地方自治体の負担割合は半々だったが，次第に医療費助成に係る都道府県の割合が拡大するという「超過負担」の問題，難病に関する普及啓発が不十分なために国民の理解が不十分であるという問題，難病患者の長期にわたる療養と社会生活を支える総合的な対策が不十分であるというような問題が提起されてきた[3]．そこで，これらの課題に対応し，持続可能な社会保障制度の確立を図るための改革の推進に関する法律に基づく措置として，新しい法律の制定が求められた．

法定化への道程

　厚生労働省の厚生科学審議会疾病対策部会難病対策委員会（以下，委員会と略）は2011（平成23）年9月の第13回委員会から難病の法定化に向けての討議に入り，2013（平成25）年12月13日の第35回委員会まで，ワーキンググループの会議を含めると実に29回となる審議を数えた．委員会は患者団体も含めて19人の委員で構成され，委員長に金澤一郎氏，筆者は副委員長という立場で参加したが，神経内科系からは他に葛原茂樹氏が参加した．

　患者の自己負担の問題で暗礁に乗り上げそうになったとき，ある傍聴者が「こんなにも建設的な話し合いをしている審議会があるのか．そしてすべての人にとって100点の答えを出すのは難しいかもしれない．けれども，これまで助成を受けてきた人が切り捨てられることがないように，そして新たに救われる人が一人でも多くなるように，そんな制度になることを祈りたい」

1 研究対象疾患と医療費助成対象疾患の関係（イメージ）

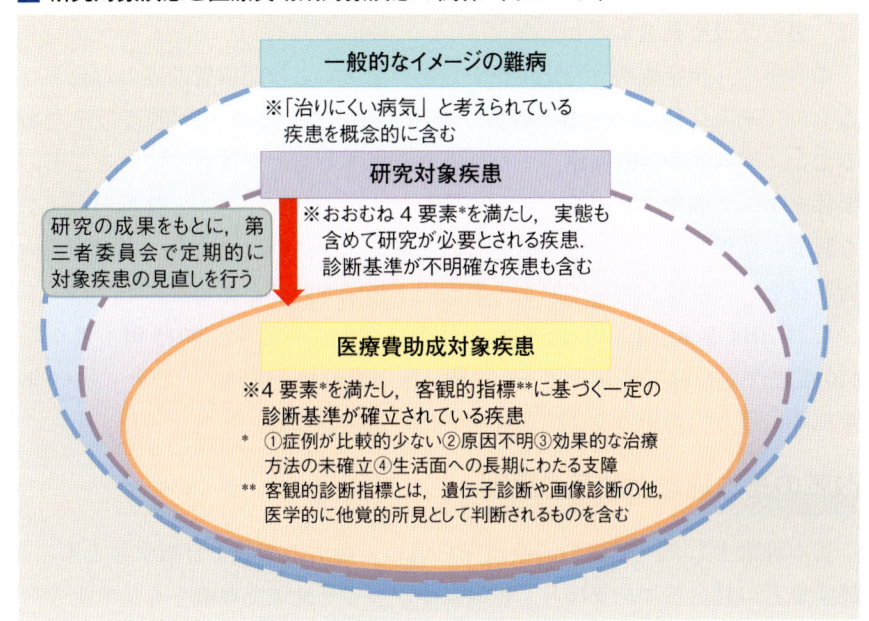

一般的なイメージの難病
※「治りにくい病気」と考えられている疾患を概念的に含む

研究対象疾患
※おおむね4要素*を満たし，実態も含めて研究が必要とされる疾患．診断基準が不明確な疾患も含む

研究の成果をもとに，第三者委員会で定期的に対象疾患の見直しを行う

医療費助成対象疾患
※4要素*を満たし，客観的指標**に基づく一定の診断基準が確立されている疾患
* ①症例が比較的少ない②原因不明③効果的な治療方法の未確立④生活面への長期にわたる支障
** 客観的診断指標とは，遺伝子診断や画像診断の他，医学的に他覚的所見として判断されるものを含む

（厚生労働省健康局疾病対策課資料より）

という感想を述べていた．

　2013年1月の委員会の「難病対策の改革について（提言）」[4]では，「希少・難治性疾患は遺伝子レベルの変異が一因であることが少なくなく，人類の多様性の中で一定の割合で発生することが必然であり，その確率は低いものの国民の誰でも発症する可能性があることから，希少・難治性疾患の患者・家族をわが国の社会が包含し支援していくことが，これからの成熟したわが国の社会にとってふさわしいことを基本的な認識」とした．

　同年8月には社会保障制度改革国民会議報告書が公表され，ここでも難病対策の改革が盛り込まれ，8月16日には「今後の難病対策の在り方（中間報告）」が取りまとめられた[5]．

　そして同年12月13日，「難病対策の改革に向けた取組について」が委員会で了承され，閣議決定された後，2014年2月12日に第186回国会（常会）に提出され，5月23日に可決成立し，5月30日に「難病法」として公布された．なお本稿に掲載される図表はいずれも，難病対策委員会に厚生労働省健康局疾病対策課から会議資料として提示されたものから作成した．

難病の定義と指定難病

　難病はいわゆる"不治の病"に対する社会通念として用いられてきており，その時々の時代背景や医療水準により規定される．1972年の要綱では，原因不明，治療法未確立，後遺症を残すおそれが少なくない疾病，そして経過が慢性にわたり単に経済的な問題のみならず介護等に著しく人手を要するために家庭の負担が重く，また精神的にも負担の大きい疾病と定義された（**1**）．

　今回の定義でも基本的にはこの定義を踏襲しており，患者数等による限定

Memo

難病の特徴（障害者と比較して）
症状が固定せず，常に進行性である．そのため薬物治療などが必要で，生涯にわたり多額の費用を要する．また神経難病などでは介護負担も高くなる．

は行わず，他の施策体系が樹立されていない疾病を幅広く対象とし，調査研究・患者支援を推進するとした．

この中で，指定難病（特定疾患から名称変更）とは医療費助成の対象となるものであり，難病のうち患者数が本邦において人口の0.1％程度以下であること，客観的な診断基準，またはそれに準ずるものが確立していることの要件をすべて満たすものを，患者の置かれている状況からみて良質かつ適切な医療の確保を図る必要性の高いものとして，厚生科学審議会（指定難病検討委員会）の意見を聴いて厚生労働大臣が指定することとした．

なお2014年8月に，指定難病検討委員会が開催され，2015年1月から110疾患が先行して医療費助成の対象（重症度分類も加味）となり，2015年夏以降に残りの疾患（全体で306疾患）が選定されることになった．

改革の基本理念と改革の原則

基本理念として，難病の治療研究を進め，疾病の克服を目指すとともに，難病患者の社会参加を支援し，難病にかかっても地域で尊厳をもって生きられる共生社会の実現を目指すとした．

また改革の原則として，次の4項目をあげた．
①難病の効果的な治療方法を見つけるための治療研究の推進に資すること．
②他制度との均衡を図りつつ，難病の特性に配慮すること．
③官民が協力して社会全体として難病患者に対する必要な支援が公平かつ公正に行われること．
④将来にわたって持続可能で安定的な仕組みとすること．

> **point**
> 制度改革の原則
> ①治療研究の推進
> ②難病の特性に配慮
> ③公平・公正な支援
> ④安定的な仕組み

改革の3つの柱

第一の柱は，効果的な治療方法の開発と医療の質の向上で，難病研究の推進，全国的な難病患者データの登録，治療ガイドラインの作成，医療体制の整備などが含まれる．

第二の柱は，公平・安定的な医療費助成の仕組みの構築で，対象疾患の見直し，認定基準の見直し（症状の程度が重症度分類等で，一定以上で日常生活または社会生活に支障のあるもの），難病指定医による診断，指定難病医療機関による治療，患者負担の見直し等が含まれる．

第三の柱は，国民の理解の促進と社会参加のための施策の充実で，難病相談支援センターの機能強化，福祉サービスの充実，ハローワークと難病相談支援センターの連携強化，障害をもつ子ども等への支援の在り方などが含まれている．

効果的な治療方法の開発と医療の質の向上

難病患者データベースの構築，患者の診療の流れとその支援体制

今回の改革の主要な部分の一つとして，難病の診断基準を確立し，正確な

新たな難病対策制度の概要 | 29

2 効果的な治療方法の開発と医療の質の向上（難病患者データベースの全体像）

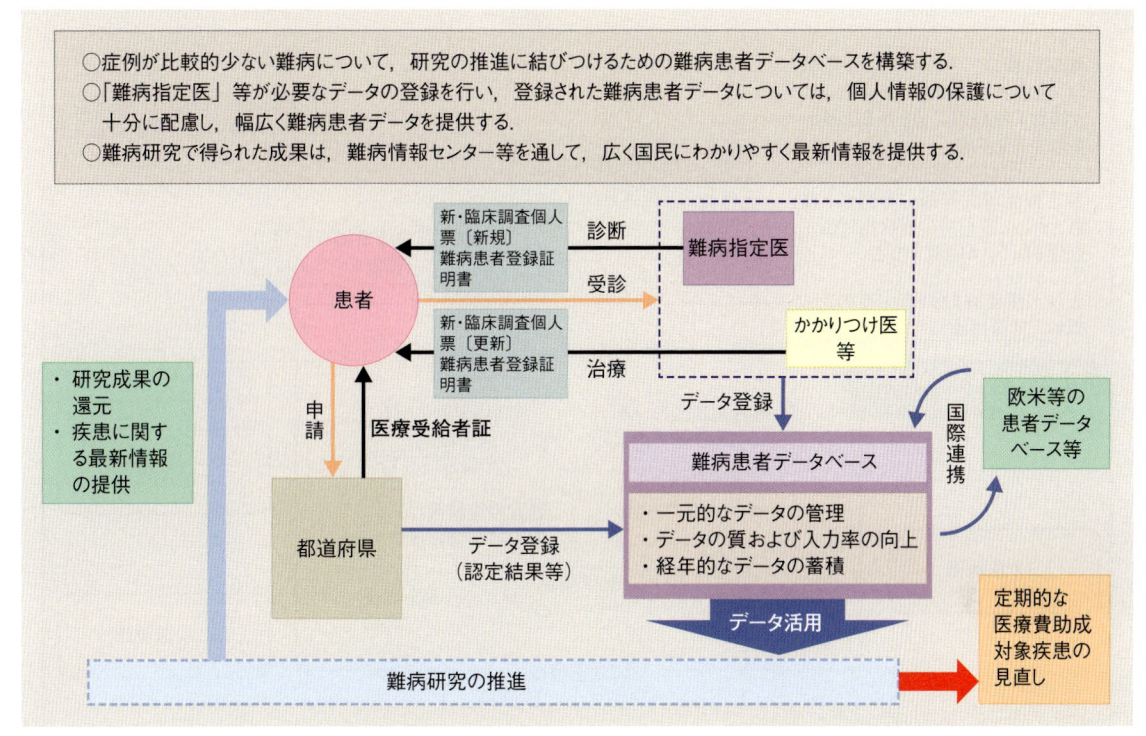

○症例が比較的少ない難病について，研究の推進に結びつけるための難病患者データベースを構築する．
○「難病指定医」等が必要なデータの登録を行い，登録された難病患者データについては，個人情報の保護について十分に配慮し，幅広く難病患者データを提供する．
○難病研究で得られた成果は，難病情報センター等を通して，広く国民にわかりやすく最新情報を提供する．

（厚生労働省健康局疾病対策課資料より）

診断によるデータ登録を行い，新規治療薬・医療機器等の開発を推進していきたいという考えが根底にある．そうすることで欧米等の患者データベースと協調し，国際連携を行うことが可能となり，疫学的情報の収集や病態解明・治療方法の開発研究を推進できるからである．

難病患者のデータベースの構築により研究の推進や医療の質の向上のためには，医療費助成の有無にかかわらず軽症者も含めてすべての指定難病患者が登録可能なシステムを目指している．

医療費助成の支給を受けたいと思う者は，都道府県が指定する医師（難病指定医）の診断書（臨床調査個人票）を添えて，居住地の都道府県に申請する．都道府県は，指定難病患者の病状の程度等を勘案して医療費助成が必要であると認める場合に，支給認定を行う．

すなわち，医療費助成の対象は，対象疾患に罹患している難病患者（指定難病）データベースの登録患者のうち，症状の程度が重症度分類等で一定程度以上である者である．

都道府県による対象患者の認定は，難病指定医が個々の難病患者に対して発行する臨床調査個人票等に基づき，都道府県が設置する難病認定審査会において医療費助成の対象患者を認定する（ 2 ）．

新たな医療供給体制

正しい診断や適切な治療が行える医療供給体制の構築のために，新・難病

Key words

難病指定医
難病指定医は，難病に係る医療に関し専門性を有する医師（専門学会に属し専門医を取得している医師，または専門学会，日本医師会，新・難病医療拠点病院等で実施する一定の基準を満たした研修を受講した医師等）である．

3 新たな医療提供体制のイメージ

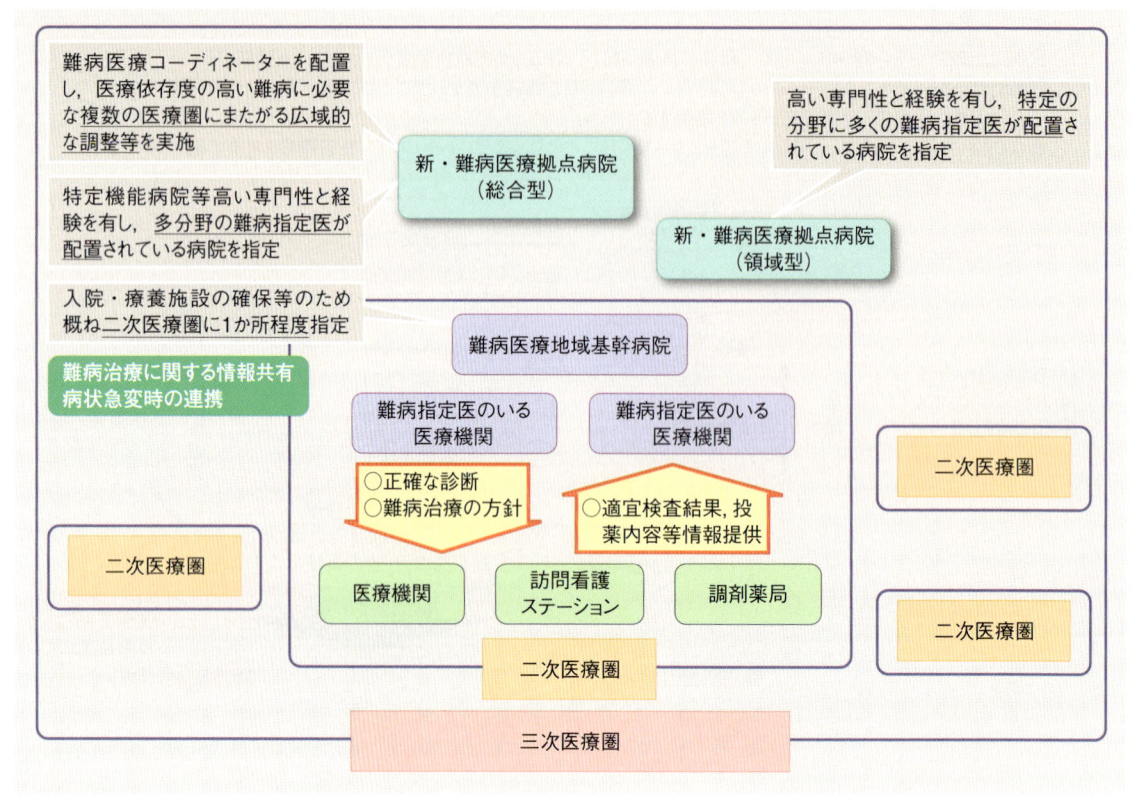

(厚生労働省健康局疾病対策課資料より)

医療拠点病院(総合型)を三次医療圏ごとに原則1か所以上,新・難病医療拠点病院(領域型)を適切な数を指定する.また地域医療の推進や入院・療養施設の確保のために,難病医療地域基幹病院を二次医療圏に1か所程度指定する.さらに身近な地域において,医療費助成の対象となる医療を行う体制を確保するため,都道府県はかかりつけ医等のいる医療機関を含むように,指定難病医療機関を幅広く指定する(3).

そして国立高度専門医療研究センター,難病研究班,それぞれの分野の学会等が連携して「難病医療支援ネットワーク」を形成し,全国規模で正しい診断ができる体制を整備する.また難病医療拠点病院(総合型)は広域的な医療資源等の整備を行うために,難病医療コーディネーターを配置するとともに,難病医療地域基幹病院や地域の医療機関の医師等に対する研修を実施するとともに,専門家の育成の役割も担う(4).

難病相談支援センターと保健所による支援体制

難病相談支援センターは全国各県に,難病患者等の療養上,および日常生活での不安の解消を図るなど,きめ細やかな相談や支援を行うため,設置されている.医療相談,医療講演会,患者交流会,ボランティア養成,就労支援などを行っている.ただ設立母体はさまざまであり,今後各センター間の

新たな難病対策制度の概要 | 31

4 効果的な治療方法の開発と医療の質の向上（患者の診療の流れとその支援の体制）

○正しい診断や，適切な治療が行える医療提供体制の構築
- 「新・難病医療拠点病院（総合型）」を三次医療圏ごとに原則1か所以上，「新・難病医療拠点病院（領域型）」を適切な数を指定
- 「難病医療地域基幹病院」を二次医療圏に1か所程度指定する
- 国立高度専門医療研究センター，難病研究班，それぞれの分野の学会等が連携して「難病医療支援ネットワーク」を形成し，全国規模で正しい診断ができる体制を整備

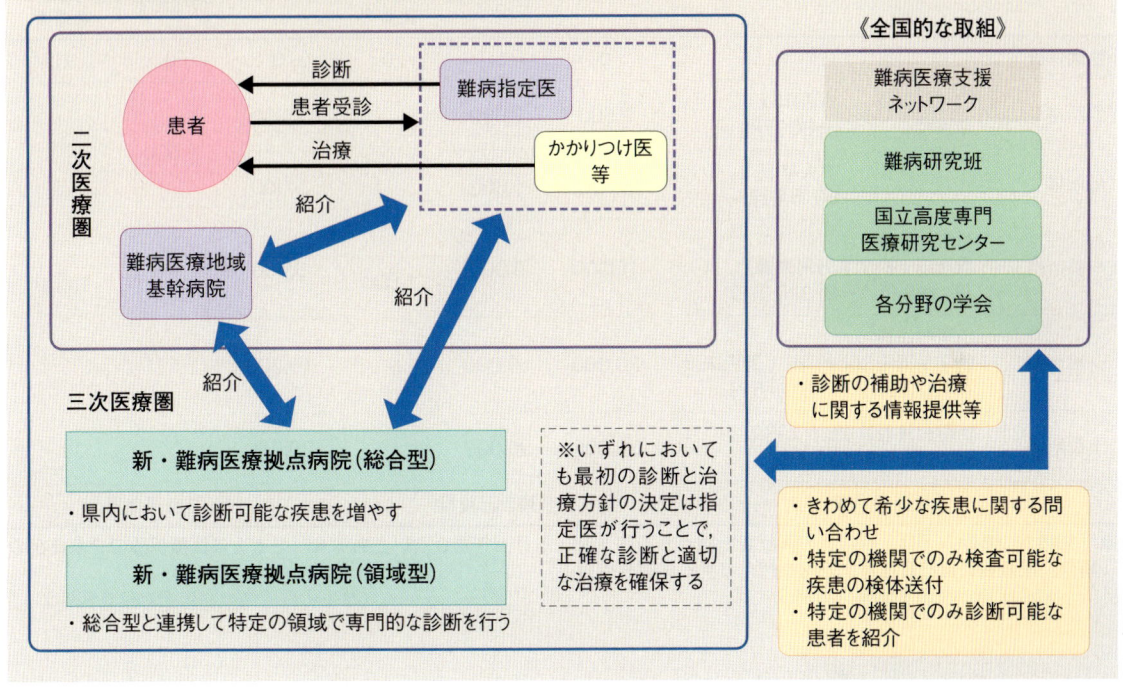

二次医療圏

患者 ←診断— 難病指定医
患者 —患者受診→ 難病指定医
患者 ←治療— かかりつけ医等
難病医療地域基幹病院 ←紹介→ 難病指定医／かかりつけ医等

三次医療圏

新・難病医療拠点病院（総合型）
・県内において診断可能な疾患を増やす

新・難病医療拠点病院（領域型）
・総合型と連携して特定の領域で専門的な診断を行う

※いずれにおいても最初の診断と治療方針の決定は指定医が行うことで，正確な診断と適切な治療を確保する

《全国的な取組》

難病医療支援ネットワーク
- 難病研究班
- 国立高度専門医療研究センター
- 各分野の学会

・診断の補助や治療に関する情報提供等

・きわめて希少な疾患に関する問い合わせ
・特定の機関でのみ検査可能な疾患の検体送付
・特定の機関でのみ診断可能な患者を紹介

（厚生労働省健康局疾病対策課資料より）

5 難病相談支援センターと保健所による難病患者の支援体制のイメージ図

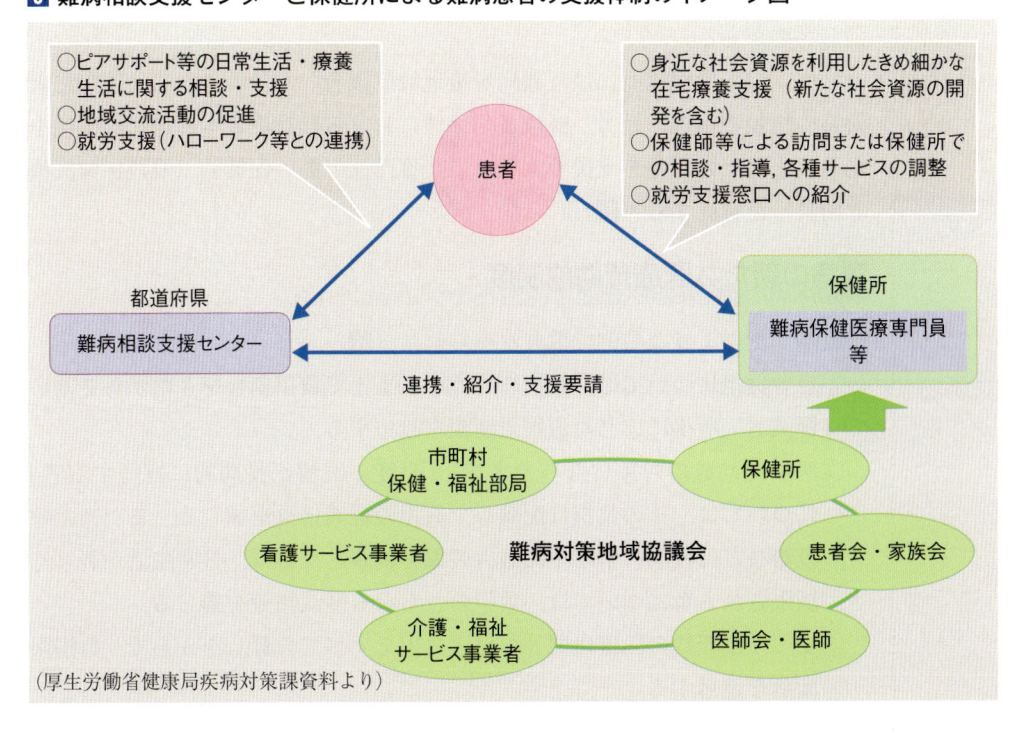

○ピアサポート等の日常生活・療養生活に関する相談・支援
○地域交流活動の促進
○就労支援（ハローワーク等との連携）

○身近な社会資源を利用したきめ細かな在宅療養支援（新たな社会資源の開発を含む）
○保健師等による訪問または保健所での相談・指導，各種サービスの調整
○就労支援窓口への紹介

患者

都道府県
難病相談支援センター ←連携・紹介・支援要請→ 保健所　難病保健医療専門員等

難病対策地域協議会
- 市町村保健・福祉部局
- 保健所
- 患者会・家族会
- 医師会・医師
- 介護・福祉サービス事業者
- 看護サービス事業者

（厚生労働省健康局疾病対策課資料より）

6 公平・安定的な医療費助成の仕組みの構築（難病に係る新たな医療費助成の制度②）

☆新たな医療費助成における自己負担限度額（月額） （単位：円）

階層区分	階層区分の基準〔（　）内の数字は，夫婦2人世帯の場合における年収の目安〕		患者負担割合：2割 自己負担限度額（外来＋入院）					
			原則			既認定者（経過措置3年間）		
			一般	高額かつ長期（※）	人工呼吸器等装着者	一般	現行の重症患者	人工呼吸器等装着者
生活保護	―		0	0	0	0	0	0
低所得Ⅰ	市町村民税非課税（世帯）	本人年収〜80万円	2,500	2,500	1,000	2,500	2,500	1,000
低所得Ⅱ		本人年収80万円超〜	5,000	5,000		5,000		
一般所得Ⅰ	市町村民税課税以上約7.1万円未満（約160万円〜約370万円）		10,000	5,000		5,000	5,000	
一般所得Ⅱ	市町村民税約7.1万円以上約25.1万円未満（約370万円〜約810万円）		20,000	10,000		10,000		
上位所得	市町村民税約25.1万円以上（約810万円〜）		30,000	20,000		20,000		
入院時の食費			全額自己負担			1/2自己負担		

※「高額かつ長期」とは，月ごとの医療費総額が5万円を超える月が年間6回以上ある者（たとえば医療保険の2割負担の場合，医療費の自己負担が1万円を超える月が年間6回以上）．

（厚生労働省健康局疾病対策課資料より）

ネットワークの仕組みや職員の研修を充実させるなど，均てん化と底上げを図る必要がある．

一方，地域の保健所には「難病対策地域協議会」が設置される．難病患者からの相談や福祉，就労，医療など地域における難病患者への適切な支援を図る．またその活動を支援するために，専門性の高い保健師（難病保健医療専門員）を育成する（**5**）．

難病の新たな医療費助成制度

概略，次のような方向で取り決められた（**6**）．

①患者負担については，難病の特性をふまえて負担割合を3割から2割に軽減し，所得に応じた負担限度額を設定する．

②医療費助成の対象になった者で，「高度の医療が長期的に継続する者」については，その負担に配慮し，負担の軽減措置を講じる．また人工呼吸器など持続的に常時生命維持装置を装着しており，日常生活が著しく制限される者については，負担のさらなる軽減措置を講じる．

③受診した複数の医療機関等の自己負担をすべて合算したうえで，負担限度額を適用する．

> **Column**
>
> ### 難病との40年，「一日も早く」治療法を
>
> 筆者は1974（昭和49）年に都立府中病院神経内科（現在の都立神経病院）に赴任したが，ここは重症筋無力症の専門病院であった．当時自己抗体が発見され，病態解明が急速に進んだ時代である．それまでクリーゼで若い命を落とす患者が多かったが，病態解明とステロイド大量療法により死亡者は激減する．
>
> この病気との出会いがきっかけで，難病の世界に足を踏み入れることになった．3年間のアメリカ留学の後，南九州病院の筋ジス病棟や神経内科病棟で30年間，難病医療と難病のケア・システムの構築，在宅医療の実践に取り組んだ．ここでは「患者目線で物事を考える」こと，「現場に足を運ぶ」こと，そして恩師の井形先生の「頼まれたら断らない」とエンゲル先生の「問題解決型思考」が役に立った．
>
> 筋ジストロフィー協会のスローガンは，「一日も早く」というものである．21世紀は脳の時代ともいわれ，ALS（amyotrophic lateral sclerosis：筋萎縮性側索硬化症）や筋ジストロフィーなど，神経難病の根本治療が開発されることを患者とともに切望している．

④階層区分を認定する際の所得を把握する単位は，医療保険における世帯とする．所得を把握する基準は，市町村民税（所得割）の課税額とする．
⑤同一世帯に複数の医療費助成の対象患者がいる場合，負担が増えないよう，世帯内の対象患者の人数で，負担限度額を案分する．
⑥他の公費負担医療制度と同様，入院時の標準的な食事療養および生活療養に係る負担については，患者負担とするとともに，薬局での保険調剤に係る自己負担については，負担限度額に含める．
⑦新たな制度を試行する時点で特定疾患治療研究事業の医療費助成の対象であったものについては，負担額を緩和し，3年間の経過措置を講じる．

難病の患者に対する医療等に関する法律

法律は第1章から第8章（第1条から第47条）までで構成されている．主要なものでは，第1条が目的，第2条が基本理念，第3条が国・地方公共団体の責務，第4条が基本方針の策定である．そして第5条から第13条が特定医療費の支給，第30条と第31条が費用で，「国は，都道府県が支弁する費用のうち，特定医療費の支給に要する費用の100分の50を負担する」と明記されている．

おわりに

人間誰しも，「自分の病気がいちばん大変だ」と思っている．今回の改革で指定難病として選定された病気の人は少しは安堵するが，重症度分類の導入や自己負担の増加に不満を漏らす人もいる．ただ高度経済成長の時代と異なり，財源には限りがあることも厳然たる事実である．

介護保険導入時も同じ経験をしたが，はじめから完璧なものはない．今後，歩きながら修正を加えて，できるだけ多くの人に理解して頂けるような仕組みを作っていかなければならない．そして医学・医療の進歩に合わせて，指定難病や自己負担額など定期的な見直しも必要になってくるだろう．

〈福永秀敏〉

文献

1) 厚生労働省健康局疾病対策課.難病対策提要:平成24年度版.2013.
2) 福永秀敏.難病者支援の現状と課題.ノーマライゼーション 2012;32:14-17.
3) 福永秀敏.難病患者との40年—患者さんの思い出と今後の難病対策.健康保険 2013;67(3):36-40.
4) 厚生科学審議会疾病対策部会難病対策委員会.難病対策資料集:難病対策の改革について(提言).平成25年1月25日.東京:日本予防医学協会;2013.
5) 厚生科学審議会疾病対策部会難病対策委員会.難病対策委員会資料集:今後の難病対策の在り方(中間報告).平成24年8月16日.東京:日本予防医学協会;2013.

I. わが国における新たな難病対策制度
神経難病と社会保障制度

> **Point**
> - 神経難病患者に対する社会保障制度の特徴を紹介し，各制度の新しく重要な部分について解説する．
> - 神経難病患者は，医療・介護・障害・年金等，社会保障制度およびフォーマル・インフォーマルの地域資源を駆使して療養を継続する．
> - 支援者は，神経難病患者の生活の全体を支える視点をもつ必要がある．
> - 神経難病患者へは，コミュニケーション支援を図り，障害者権利条約および，「障害を理由とする差別の解消の推進に関する法律」の実効性を担保する必要がある．

社会保障の定義

1947（昭和22）年に施行された日本国憲法第25条において，「すべて国民は，健康で文化的な最低限度の生活を営む権利を有する」，「国は，すべての生活部面について，社会福祉，社会保障及び公衆衛生の向上及び増進に努めなければならない」という，いわゆる「生存権」が規定された．

さらに，社会保障制度審議会による1950（昭和25）年の「社会保障制度に関する勧告」を経て，「国民の生活の安定が損なわれた場合に，国民にすこやかで安心できる生活を保障することを目的として，公的責任で生活を支える給付を行うもの」（「社会保障将来像委員会第1次報告」（1993〈平成5〉年 社会保障制度審議会社会保障将来像委員会）という社会保障の定義が行われている[1]．

神経難病患者の生きることの全体を支える

神経難病患者は，医療・介護・障害・年金等，社会保障制度およびフォーマル・インフォーマルの地域資源を駆使して療養を継続する[2]．

したがって，支援者は，生活の全体を支える視点をもつ必要があり，WHOの国際生活機能分類（International Classification of Functioning, Disability and Health：ICF）に留意すべきである．ICFは，医学モデルおよび社会モデルを統合して，生物，個人，社会レベルという異なる観点で生活機能全体をとらえ，かつ医療，福祉にわたって汎用的に適用できる評価手段である．神経難病患者の生きることの全体を支えるには，ICFに留意し，就労の支援等の可能性も考慮すべきである[3]．

各種の社会保障制度

公的年金（障害年金）

障害年金はALS（amyotrophic lateral sclerosis：筋萎縮性側索硬化症）等を発病し医療機関で診察を受けた日（初診日）から1年6か月経つと申請できるようになる．「症状が固定した日」という定義に，進行性の場合該当しないことになってしまうため，ALS等では初診の日から1年半としている．初診日とは確定診断日ではなく，自覚症状等で医療機関を受診した日である．

厚生年金の加入者は，1級・2級と認定されると障害基礎年金と障害厚生年金が受給できる（共済年金の場合は障害基礎年金と障害共済年金）．老齢厚生年金は加入期間が20年ないと受給できないが，障害厚生年金は加入期間分の平均を計算する形で受給できる．配偶者や子どもがいると加算される．障害厚生年金と老齢厚生年金との併給は認められず，65歳になったらどちらか高額なほうを選択する．障害年金受給の手続きは複雑であるが，代行による場合も可能であり，医療ソーシャルワーカー，難病医療専門員等の活用が図れるよう医療機関・行政担当者は配慮すべきである[2,4]．

医療保険制度

医療については，難病対策要綱に基づく医療費助成を経て[5]，2014（平成26）年5月に「難病の患者に対する医療等に関する法律」および「児童福祉法の一部を改正する法律」が成立し，2015（平成27）年1月1日から新たな医療費助成制度が実施された[6]．

■新制度における留意点

新制度では，都道府県等が指定した医療機関等（指定医療機関）が行う医療に限り，指定難病患者および小児慢性特定疾病患者は助成を受けることができる．

指定医療機関の指定を受けるためには，知事（所在地が政令市にある小児慢性特定疾病医療機関にあっては，政令市長）への申請の手続が必要になる．

臨床調査個人票「002. 筋萎縮性側索硬化症（新規）」については，過去6か月間でいちばん悪い状態の内容を記載するが，症状進行のスピードから急速進行と想定される場合は，詳記により，前倒しの対応が可能となるよう配慮する．また，TDP-43検査や認知行動障害に関する検査についても異常があればその旨を記載し，早期からの支援の助けとする．

介護保険制度

65歳以上の神経難病患者は，すべからく第1号被保険者として介護保険が利用可能であり，40歳以上で特定疾病に該当する場合は，第2号被保険者として介護保険が利用可能である．特定疾病については，要介護認定の際の運用を容易にする観点から，個別疾病名が **1** の通り列記されている（介護

Memo

TDP-43検査
前頭側頭葉変性症（frontotemporal lobar degeneration：FTLD）および孤発性ALS（sporadic ALS：SALS）におけるユビキチン陽性タウ陰性封入体の構成蛋白が43 kDaのTAR DNA-binding protein（TDP-43）である．遺伝子検査による発症者のTDP-43遺伝子変異は，疾患への関与を示唆するが，その家系の遺伝子変異をもつ他の未発症者の発症を予見できないことに留意すべきである．

1 特定疾病の個別疾病名

1. がん【がん末期】※
   （医師が一般に認められている医学的知見に基づき回復の見込みがない状態に至ったと判断したものに限る．）
2. 関節リウマチ ※悪性関節リウマチ（リウマトイド血管炎）＊46
3. 筋萎縮性側索硬化症 ＊2
4. 後縦靱帯骨化症 ＊69
5. 骨折を伴う骨粗鬆症
6. 初老期における認知症（アルツハイマー病，ピック病，脳血管性認知症，クロイツフェルト・ヤコブ病等）
7. 進行性核上性麻痺 ＊5，大脳皮質基底核変性症およびパーキンソン病※ ＊6
   【パーキンソン病関連疾患】
8. 脊髄小脳変性症 ＊18
9. 脊柱管狭窄症（広範脊柱管狭窄症 ＊70）
10. 早老症（ウェルナー症候群）
11. 多系統萎縮症※ ＊17
12. 糖尿病性神経障害，糖尿病性腎症及び糖尿病性網膜症
13. 脳血管疾患
14. 閉塞性動脈硬化症
15. 慢性閉塞性肺疾患
16. 両側の膝関節又は股関節に著しい変形を伴う変形性関節症

＊：平成27年1月1日から施行された難病法の指定難病の番号．
※：2006（平成18）年4月に追加，見直しがなされたもの．

(特定疾病の選定基準の考え方[7]；指定難病一覧[8] より)

保険法施行令第二条)[7]．指定難病[8] との対応を示す．

障害者総合支援法

　2012（平成24）年6月に成立した「障害者の日常生活及び社会生活を総合的に支援するための法律」（障害者総合支援法）では，制度の谷間のない支援を提供する観点から，障害者の定義に「難病等（治療方法が確立していない疾病その他の特殊の疾病であって政令で定めるものによる障害の程度が厚生労働大臣が定める程度である者）」が追加された．また，児童発達支援等の児童通所支援についても，同様の改正が行われた[9]．

■難病患者等居宅生活支援事業

　難病患者等居宅生活支援事業（1997〈平成9〉年から開始）は，下記要件をすべて満たす難病患者のQOLの向上のために，療養生活支援を目的とした事業を実施し，地域における難病患者等の自立と社会参加の促進を図ってきたが，2013（平成25）年度から，障害者総合支援法による障害福祉サービスに移行，難病患者等ホームヘルパー養成研修事業のみ単独事業として行われている．

　①日常生活を営むのに支障があり，介護等のサービスの提供を必要とする者．
　②難治性疾患克服研究事業（臨床調査研究分野）の対象疾患（130疾患）および関節リウマチの患者．
　③在宅で療養が可能な程度に病状が安定していると医師によって判断されている者．

④介護保険法，老人福祉法等の施策の対象とはならない者．

従来の対象疾患（当面の措置として130疾患）は「障害者総合支援法の対象疾病」と「難病患者等居宅生活支援事業の対象疾患」の対応表（疾患群別）を参照されたい[10]．

■障害者総合支援法の対象疾病

目下，難病の患者に対する医療等に関する法律および児童福祉法の一部改正法（平成27年1月1日施行）が成立したことに伴う指定難病および小児慢性特定疾病の対象疾病の検討をふまえ，障害者総合支援法の対象となる難病等の範囲を検討するため，「障害者総合支援法対象疾病検討会」が設置（2014〈平成26〉年8月）され検討を行っている．

指定難病の要件は，**2**の5要件であるが，障害者総合支援法の対象疾病については指定難病の基準をふまえつつ，福祉的見地より，対象となる要件等を検討し，⑤のみを要件としている．

第1次対象疾病について，当面の130疾病に，遠位型ミオパチー，シャルコー・マリー・トゥース病（Charcot-Marie-Tooth disease）等が新たに加わり153疾病に拡大する．2015（平成27）年3月19日現在，指定難病が306に拡大したことを受けて，今後増加する[*1]．

医療費助成の対象患者は，指定難病の患者であって症状の程度が重症度分類等で一定以上の者，もしくは高額な医療を継続することが必要な者となっているが，障害者総合支援法においては，現行の130疾病と同様，特定の疾病名に該当すれば，障害福祉サービスを利用するための「障害支援区分」の認定を受けることが可能である．障害者総合支援法の対象疾病については，指定難病における「重症度分類等」は適用しない[11]．

障害者の権利に関する条約（障害者権利条約）平成27年10月31日

障害者の権利に関する条約（障害者権利条約：Convention on the Rights of Persons with Disabilities）は，障害者の人権および基本的自由の享有を確保し，障害者の固有の尊厳の尊重を促進することを目的として，障害者の権利の実現のための措置等について定める条約で，2014年2月19日に効力を発生した[12]．主な内容は，①一般原則（障害者の尊厳，自律および自立の尊重，無差別，社会への完全かつ効果的な参加および包容等），②一般的義務（合理的配慮の実施を怠ることを含め，障害に基づくいかなる差別もなしに，すべての障害者のあらゆる人権および基本的自由を完全に実現することを確保し，および促進すること等），③障害者の権利実現のための措置，④条約の実施のための仕組み，となっている．

特に第25条は，障害を理由に，適切な保健サービスが受けられない差別を避けるために重要である．「第二十五条　健康　締約国は，障害者が障害を理由とする差別なしに到達可能な最高水準の健康を享受する権利を有することを認める．締約国は，障害者が性別に配慮した保健サービス（保健に関連するリハビリテーションを含む．）を利用することができることを確保す

---

2 指定難病の5要件
① 発病の機構が明らかでない
② 治療方法が確立していない
③ 患者数が人口の0.1％程度に達しない
④ 長期の療養を必要とするもの
⑤ 診断に関し客観的な指標による一定の基準が定まっていること

*1
指定難病（第二次実施分）に係る検討結果について（案）
http://www.mhlw.go.jp/file/05-Shingikai-10601000-Daijinkanboukouseikagakuka-Kouseikagakuka/0000078463.pdf

るためのすべての適当な措置をとる.」

　医療分野における不均等待遇の禁止規定においては，障害または障害に関連する事由を理由とする以下の行為が該当する.

1. 医療の提供を拒むこと，医療の提供にあたって条件を付すこと.
2. 一般に提供されるインフォームドコンセントなしに医療を提供すること．他者と同質・平等な医療を保障するという観点からインフォームドコンセントなしに強制的に医療を行うこと.
3. 在宅医療の提供等，地域で生活しながら医療が受けられるための合理的配慮を提供することなしに，入院を強制すること.

　また，コミュニケーションが制約されるならば，障害者の日常生活や社会生活はきわめて困難に陥る．障害者権利条約は，あらゆる生活分野や社会活動における差別を禁止する総則規定の適用が想定されている.

　内閣府の障害者政策委員会では，障害者権利条約および，「障害を理由とする差別の解消の推進に関する法律」（いわゆる「障害者差別解消法」，施行は2016〈平成28〉年4月1日）の実効性を担保するため，基本方針を検討している．神経難病患者は，特にコミュニケーション支援を図り，差別が起こらないように前もって対策を練る必要がある.

障害を理由とする差別の解消の推進に関する基本方針（案）　平成26年11月10日

　意思の表明にあたっては，具体的場面において，社会的障壁の除去に関する配慮を必要としている状況にあることを言語（手話を含む）のほか，点字，拡大文字，筆談，実物の提示や身振りサイン等による合図，触覚による意思伝達など，障害者が他人とコミュニケーションを図る際に必要な手段により伝えられる．また，障害者からの意思表明のみでなく，知的障害や精神障害（発達障害を含む）等により本人の意思表明が困難な場合には，障害者の家族，介助者等，コミュニケーションを支援する者が本人を補佐して行う意思の表明も含む.

　なお，意思の表明が困難な障害者が，家族，介助者等を伴っていない場合など，意思の表明がない場合であっても，当該障害者が社会的障壁の除去を必要としていることが明白である場合には，法の趣旨に鑑みれば，当該障害者に対して適切と思われる配慮を提案するために建設的対話を働きかけるなど，自主的な配慮に努めることが望ましい[13].

コミュニケーション支援

　神経難病患者の自己決定を尊重し，尊厳ある生活の続行を図るには，コミュニケーション支援[*2]が重要であり，診断の初期から各種資源の積極的活用が必須である[14-17].

（伊藤道哉）

*2 本巻V.「コミュニケーション支援」（p.202-210）参照

文献（インターネット情報の最終アクセス日は，平成 27 年 4 月 10 日である）

1) 厚生労働省．社会保障に関する基礎資料．
http://www.mhlw.go.jp/stf/shingi/2r9852000001r86x-att/2r9852000001r8r8.pdf
2) 日本神経学会（監修）．10．難病ネットワーク，福祉サービス，災害時の対処．筋萎縮性側索硬化症診療ガイドライン 2013．2013，pp.180-200．
http://www.neurology-jp.org/guidelinem/pdf/als2013_10.pdf
3) 厚生労働省職業安定局．難病患者の雇用管理・就労支援に関する実態調査 調査結果．平成 18 年 3 月．http://www.koyoerc.or.jp/assets/files/239/honbun.pdf
4) 東京難病団体連絡協議会．よくわかる障害年金．http://www.tounanren.org/nenkin/
5) 泉眞樹子．医療費における自己負担と医療アクセス―保険給付と高額療養費，難病対策その他の公費医療．レファレンス 2010；9：5-116．
http://www.ndl.go.jp/jp/diet/publication/refer/pdf/071605.pdf
6) 泉眞樹子．難病対策の概要と立法化への経緯―医療費助成と検討経緯を中心に．調査と情報 2014；823：1-12．
http://dl.ndl.go.jp/view/download/digidepo_8559886_po_0823.pdf?contentNo=1
7) 厚生労働省．特定疾病の選定基準の考え方．
http://www.mhlw.go.jp/topics/kaigo/nintei/gaiyo3.html
8) 難病情報センター．指定難病一覧―平成 27 年 1 月 1 日から 難病法の施行の指定難病一覧．
http://www.nanbyou.or.jp/entry/3643
9) 厚生労働省社会・援護局障害保健福祉部．難病患者等に対する障害支援区分認定．認定調査員マニュアル 医師意見書記載の手引き 別冊 市町村審査会委員マニュアル．2014 年 4 月．
http://www.mhlw.go.jp/seisakunitsuite/bunya/hukushi_kaigo/shougaishahukushi/hani/dl/index-03.pdf
10) 難病情報センター．「障害者総合支援法の対象疾病」と「難病患者等居宅生活支援事業の対象疾患」の対応表（疾患群別）．http://www.nanbyou.or.jp/entry/3366#05
11) 厚生労働省．障害者総合支援法対象疾病（難病等）の見直しについて．
http://www.mhlw.go.jp/file/05-Shingikai-12601000-Seisakutoukatsukan-Sanjikanshitsu_Shakaihoshoutantou/0000063284.pdf
12) 外務省．障害者の権利に関する条約（略称：障害者権利条約）．
http://www.mofa.go.jp/mofaj/gaiko/jinken/index_shogaisha.html
13) 内閣府．障害を理由とする差別の解消の推進に関する基本方針（案）．2014 年 11 月．
http://www8.cao.go.jp/shougai/suishin/seisaku_iinkai/k_18/pdf/s1.pdf
14) 厚生労働省．福祉用具．http://www.mhlw.go.jp/stf/seisakunitsuite/bunya/hukushi_kaigo/shougaishahukushi/yogu/index.html
15) 日本リハビリテーション工学協会．「重度障害用意思伝達装置」導入ガイドライン―公正・適切な判定のために【平成 24-25 年度改定版】．http://www.resja.or.jp/com-gl/
16) 井村保ほか．厚生労働科学研究費補助金障害者対策総合研究事業（身体・知的等障害分野）「音声言語機能変化を有する進行性難病等に対するコミュニケーション機器の支給体制の整備に関する研究」．平成 25 年度総括・分担研究報告書．2014．
http://rel.chubu-gu.ac.jp/ca-research-2013/
17) 仙台市重度障害者コミュニケーション支援センター．http://www.comm-sendai.jp/

Further reading

- 泉眞樹子．医療費における自己負担と医療アクセス―保険給付と高額療養費，難病対策その他の公費医療．レファレンス 2010；9：5-116．
医療保健制度と難病について最も網羅的な資料

- 泉眞樹子．難病対策の概要と立法化への経緯―医療費助成と検討経緯を中心に．調査と情報 2014；823：1-12．
難病新法制定までの歴史的経緯について

- 厚生労働省．福祉用具．
http://www.mhlw.go.jp/stf/seisakunitsuite/bunya/hukushi_kaigo/shougaishahukushi/yogu/index.html
福祉用具について

- 仙台市重度障害者コミュニケーション支援センター．http://www.comm-sendai.jp/
行政の公的なコミュニケーション支援について

I. わが国における新たな難病対策制度
神経難病と診療報酬

> **Point**
> - 神経難病患者が利用する主な医療福祉サービス支援制度は，指定難病医療費助成制度（旧・特定疾患医療制度），介護保険制度，身体障害者福祉法および障害者総合支援法（旧・障害者自立支援法）による支援，の3つである．
> - 神経難病と診療報酬の内容を理解するには，①神経難病が指定難病であること，②神経難病診療では在宅医療の占めるウエイトが高いこと，③診療施設を病院施設と介護保険施設に分けて理解すること，④診療報酬を医療報酬と介護報酬に分けて理解することがポイントである．

神経難病患者が利用する医療福祉サービス支援制度として主なものは，以下の3つである．
①指定難病医療費助成制度（旧・特定疾患医療制度）
②介護保険制度
③身体障害者福祉法および障害者総合支援法（旧・障害者自立支援法）による支援．

また，「神経難病と診療報酬」の内容を理解するうえで必ず押さえなければならないポイントは以下の4つである．
①神経難病が指定難病であることを理解する．
②神経難病診療における在宅医療のウエイトの高さを理解する．
③診療施設を「病院施設」と「介護保険施設」に分けて神経難病と診療報酬に関わる事柄を整理，理解する．
④診療報酬を「医療報酬」と「介護報酬」に分けて神経難病と診療報酬に関わる事柄を整理，理解する．

神経難病と指定難病

難治性疾患克服研究事業は研究班を設置して，原因の究明と治療法の確立を目指した研究を推進している．これらの研究事業の対象疾患のうち，医療費の助成対象となるのが「特定疾患」であった．2014（平成26）年5月23日「難病の患者に対する医療等に関する法律」が成立して「指定難病医療費助成制度」に変更され，「特定疾患」は「指定難病」と改名された．「特定疾患治療研究事業」では指定した45特定疾患（2009〈平成21〉年9月現在）に対して医療費の助成が行われてきたが，制定された当時と医療状況が変化してきており，対象疾患や制度そのものの見直しがなされている．2015（平成27）年1月現在，110の指定難病が定められているが，2015年夏には，

● **病院施設**
- 外来
- 一般病棟
- 障害者施設等一般病棟
- 療養病棟
- 回復期リハビリテーション病棟
- 地域包括ケア病棟 など

● **介護保険施設**
- 訪問介護ステーション
- 介護老人福祉施設
- 介護老人保健施設
- 介護療養型医療施設
- 認知症高齢者グループホーム
- 特定施設 など

1 指定難病の分類

神経障害を主な特徴とする指定難病（いわゆる"神経難病"）	
変性性神経難病	パーキンソン病関連疾患（進行性核上性麻痺, 大脳皮質基底核変性症, パーキンソン病）, ハンチントン病, 脊髄小脳変性症, 多系統萎縮症（線条体黒質変性症, オリーブ橋小脳萎縮症, シャイ・ドレーガー症候群）, 筋萎縮性側索硬化症, 球脊髄性筋萎縮症, 脊髄性筋萎縮症
自己免疫性神経難病	多発性硬化症, 重症筋無力症, 慢性炎症性脱髄性多発神経炎, 皮膚筋炎, 多発性筋炎
感染性神経難病	亜急性硬化性全脳炎, プリオン病（クロイツフェルト・ヤコブ病, ゲルストマン・シュトロイスラー・シャインカー症候群, 致死性家族性不眠症）
中毒性神経難病	スモン
代謝性神経難病	ライソゾーム病（ファブリ病）, 副腎白質ジストロフィー
血管性神経難病	もやもや病（ウィリス動脈輪閉塞症）
腫瘍性神経難病	神経線維腫症1型（多発性神経線維腫）/神経線維腫症2型
神経障害が合併症として現れる指定難病	
代謝性疾患	ミトコンドリア病, アミロイドーシス
自己免疫性・炎症性疾患	ベーチェット病, サルコイドーシス, ウェゲナー肉芽腫症（ウェジェナー肉芽腫症）, 結節性動脈周囲炎（結節性多発動脈炎, 顕微鏡的多発血管炎）, 全身性エリテマトーデス, 悪性関節リウマチ, 大動脈炎症候群, 強皮症, 特発性血小板減少性紫斑病, 潰瘍性大腸炎, 特発性間質性肺炎, クローン病, 原発性胆汁性肝硬変
内分泌性疾患	クッシング病, 先端巨大症, 下垂体機能低下症, 間脳下垂体機能障害（プロラクチン〈PRL〉分泌異常症, ゴナドトロピン分泌異常症, ADH分泌異常症〈抗利尿ホルモン不適合分泌症候群〉, 下垂体性TSH分泌異常症）, 重症急性膵炎
血管性疾患	ビュルガー病（バージャー病, 閉塞性血栓血管炎）, バッド・キアリ（Budd-Chiari）症候群
脊椎疾患	後縦靱帯骨化症, 黄色靱帯骨化症, 広範脊柱管狭窄症
眼疾患	網膜色素変性症
神経障害が現れにくい指定難病	
心血管疾患	特発性拡張型（うっ血型）心筋症, 肥大型心筋症, 拘束型心筋症, 原発性肺高血圧症（肺動脈性肺高血圧症）, 特発性慢性肺血栓塞栓症（肺高血圧型）（慢性血栓塞栓性肺高血圧症）, リンパ脈管筋腫症（LAM）
皮膚疾患	天疱瘡, 表皮水疱症（接合型および栄養障害型）, 膿疱性乾癬, 重症多形滲出性紅斑（急性期）
骨・結合組織疾患	特発性大腿骨頭壊死症, 混合性結合組織病
血液・免疫性疾患	再生不良性貧血, 原発性免疫不全症候群
代謝性疾患	家族性高コレステロール血症（ホモ接合体）
肝疾患	難治性の肝炎のうち劇症肝炎

約300の指定難病に増える予定である．これらの指定難病にはさまざまな疾患が含まれ，行政的な資料では指定難病リストの順番は混然と並べられており，とてもわかりにくいが，障害や病態の特徴に即して分類すると頭に入りやすい（**1**）．すなわち，神経障害を主な特徴とする指定難病（いわゆる"神経難病"），神経障害が合併症として現れる指定難病，神経障害が現れにくい特定疾患の3つに分類することができる．

難病とは「発病の機構が明らかでなく，治療方法が未確立，希少な疾病であって，長期の療養を必要とする疾患」と定義されるが，「神経難病」はこれらの指定難病の中でも，最も難病らしい難病である．

神経難病と在宅医療[*1]

神経難病と在宅医療のニーズ

　神経難病は予後が不良，緩徐進行性で経過が長い特徴があるので，在宅療養となる場合が多い．在宅療養のなかで喀痰吸引，人工呼吸器，酸素療法，胃瘻などによる経管栄養，中心静脈栄養，持続導尿あるいは自己導尿など，人手のかかる医療行為が必要となる場面が多い．

　これらの医療行為を行うのは通常，訪問看護師，研修を受けた介護職，家族であり，多くの医療・介護・福祉職から成る多職種連携のニーズが高い．

在宅療養への移行の難しさ

■ケア手技や物品の問題

　医療機関を退院して在宅医療に移行する場合，必ずしも入院中に行っていたケア手技や物品を継続するわけではない．たとえば，入院中の喀痰吸引では中央配管につながった吸引瓶を使用するが，退院後の喀痰吸引では小型ポンプを用いる．吸引器は，月々のレンタルや身体障害者手帳のサービスによる給付が可能である．これらの制度を利用して患者負担の軽減を図ることができる．

■医療材料コストの問題

　在宅医療ではどのようなケア手技の手順で行うのか，どのような物品がどれくらいの量，必要なのか，それらの診療報酬算定の仕方について退院前に把握しておく必要がある．退院前に1か月間に必要な物品をリストアップして，診療報酬の算定と矛盾がないかどうか検討すべきである．在宅で用いる医療資材は1箱単位でなければ購入できないことも多く，その場合，資材の在庫管理が障壁になる．チューブ1本単位など，最小包装単位で販売する業者が増えると便利である．

■病棟看護師と訪問看護師の連携

　病棟看護師と訪問看護師が十分な意思疎通を図り，入院中に行われていたケア手技の手順・方法変更は退院前に練習しておいたほうがよい．

■介護者の高齢化問題

　介護する家族が高齢であればあるほど，手技や物品の変更に慣れるのに時間がかかることが多い．退院した翌日からスムーズな在宅療養が不安なく実現することは，周到な計画と準備なくして実現できないのである．

在宅医療と多職種連携

■在宅支援チームの役割

　筋萎縮性側索硬化症の在宅療養を例にあげると，往診，訪問看護，訪問介護，訪問リハビリテーション，訪問入浴，訪問歯科などの場面で，神経内科専門医，在宅主治医，救急病院医師，ソーシャルワーカー，ケアマネジャー，

[*1] 在宅医療については，Ⅲ.「在宅医療」(p.116-126)，Ⅳ.「在宅における医療行為と難病ヘルパー」(p.175-180)，「在宅人工呼吸器療法とケア」(p.181-186) なども参照

*2
PT：physical therapist（理学療法士）
OT：occupational therapist（作業療法士）
ST：speech therapist（言語聴覚士）

訪問看護師，保健師，リハビリテーション・スタッフ（PT／OT／ST[*2]），歯科医，難病相談員，ボランティア，患者会，人工呼吸器会社員，福祉用具会社員など多職種の連携が有効である．多職種連携による医療福祉サービスの調整役としては病院から病院へ転院するとき，在宅に移行するときにはソーシャルワーカー（社会福祉士）が担うことが多く，地域でサービスを導入するにはケアマネジャーの役割が大きい．

■医療情報の共有化

多職種連携によってはじめて，それぞれの専門性を活かしたサービスが可能となるわけだが，一方，意識や呼吸の状態，食事や排泄の状況，血圧や体温の変化，皮膚病変の有無など，さまざまな医療情報の共有が必要となる．多職種が書き込むことができるノートをベッドサイドに置いたり，最近ではクラウド型電子カルテを利用する先進的な工夫もなされている．

在宅医療におけるリハビリテーションの役割

神経難病患者のリハビリテーションの目的には機能回復や機能維持だけでなく，環境調整やコミュニケーション手段の確立などが含まれており，リハビリテーションは神経難病患者の在宅生活の基本を支えている．通所リハビリテーションや訪問リハビリテーションを積極的に取り入れることが在宅療養における生活の質（quality of life：QOL）を高めるのに有効である．言語リハビリテーションを行う言語聴覚士（ST）は摂食・嚥下の改善や呼吸機能の維持なども指導することができる．

病院施設における診療報酬と神経難病

「病院施設」には外来，一般病棟，障害者施設等一般病棟，療養病棟，回復期リハビリテーション病棟，地域包括ケア病棟などがある．

神経難病の外来医療と診療報酬

■難病外来指導管理料

算定点数は270点である．神経難病を含む「厚生労働大臣が定める疾患」の患者に対する医師の継続的医療管理と療養指導を評価する診療報酬である．小児科療養指導料やてんかん指導料と異なり，標榜する診療科や担当医師についての縛りはない．患者が特定難病であれば，難病認定の受給者証交付を受けていなくても，難病外来指導管理料を算定できる．

■在宅療養指導料

算定点数は170点である．在宅療養指導料は人工肛門患者の療養生活や気管カニューレ等の医療器具の管理について，保健師または看護師が具体的・実践的に指導したことを評価する診療報酬である．医師でない職種が行う指導を対象としている点は栄養指導管理料と似ている．保健師または看護師が医療機関の外来で，かけもちでなく個別に30分以上の時間をかけて，プライバシーの保てる場所で指導した場合にのみ算定できる診療報酬である．入

院中あるいは患者の自宅を訪問した際の指導は算定できない．患者宅の訪問時の指導は訪問看護・指導料として算定できる．

■在宅療養指導管理料

用語が紛らわしいが在宅療養指導管理料は看護師ではなく医師の指導により算定できる診療報酬であり，看護師の実践を評価するのは，前述の在宅療養指導料であり，在宅療養指導管理料ではない．在宅療養指導管理料は神経難病患者が在宅人工呼吸，在宅酸素療法，在宅経管栄養，在宅中心静脈栄養，在宅自己導尿などをしている場合に適応となる．算定料はそれぞれ異なる．具体的には，神経難病患者が在宅療養指導管理料の算定対象となるのは，「C100 退院前在宅療養指導管理料（退院前提の試験外泊患者）120 点」，「C103 在宅酸素療法指導管理料（呼吸不全，心不全）1,300 点，2,500 点」，「C104 在宅中心静脈栄養法指導管理料（経口栄養不能状態）3,000 点」，「C105 在宅成分栄養経管栄養法指導管理料（経口栄養不能状態）2,500 点」，「C106 在宅自己導尿指導管理料（神経因性膀胱）1,800 点」，「C107 在宅人工呼吸指導管理料（ALS，呼吸不全）2,800 点」，「C109 在宅寝たきり患者処置指導管理料（寝たきり状態，褥瘡）1,050 点」，「C112 在宅気管切開患者指導管理料（気管切開患者，気道感染，誤嚥反復）900 点」の各項目である．気管カニューレ，膀胱留置カテーテル等の医療器具を装着している患者を医師が療養指導した場合にも算定対象となる．

神経難病の入院医療と診療報酬

■神経難病患者の退院支援と診療報酬

2008（平成 20）年度の診療報酬改定で退院支援に対して「退院調整加算」などの診療報酬がついた．一般病棟入院基本料，特定機能病院入院基本料（一般病棟に限る），専門病院入院基本料，有床診療所入院基本料または特定一般病棟入院料を算定している患者が入院後 14 日以内に退院すると 340 点，15 日以上 30 日以内は 150 点，31 日以上は 50 点である．

療養病棟入院基本料，結核病棟入院基本料，特定機能病院入院基本料（結核病棟に限る），有床診療所療養病床入院基本料，障害者施設等入院基本料，特定入院基本料，特殊疾患入院医療管理料または特殊疾患病棟入院料を算定している患者では，30 日以内は 800 点，31 日以上 90 日以内は 600 点，91 日以上 120 日以内は 400 点，121 日以上は 200 点である．早期に患者の退院調整を行うことが評価され，専門部署の設置が進み，退院調整部門への看護職（退院調整看護師）とソーシャルワーカー（社会福祉士）が配置されるようになった．

■療養病棟入院基本料

次頁の表に示すとおりである（**2**）．

■「超重症児（者）入院診療加算・準超重症児（者）入院診療加算」（超・準重症加算）

神経難病患者に対する入院中の加算として重要な「超重症児（者）入院診

2 療養病棟入院基本料

療養病棟入院基本料1

		医療区分1	医療区分2	医療区分3
ADL	区分3	967点	1,412点	1,810点
ADL	区分2	919点	1,384点	1,755点
ADL	区分1	814点	1,230点	1,468点

療養病棟入院基本料2

		医療区分1	医療区分2	医療区分3
ADL	区分3	902点	1,347点	1,745点
ADL	区分2	854点	1,320点	1,691点
ADL	区分1	750点	1,165点	1,403点

基本料1と基本料2は看護補助者の配置基準の違いによるもので，重症患者を多く受け入れている病院は療養病棟入院基本料1，重症患者の少ない病院では療養病棟入院基本料2が適用される．

● 医療区分（抜粋）

区分3	中心静脈栄養，人工呼吸器，気管切開，酸素療法等
区分2	悪性腫瘍による疼痛コントロール，褥瘡治療（2か所以上），1日8回以上の喀痰吸引
区分1	区分2・3以外

● ADL区分は，ベッド上の可動性，移乗，食事，トイレの使用について，「自立」＝0，「準備のみ」＝1，「観察」＝2，「部分的な援助」＝3，「広範な援助」＝4，「最大の援助」＝5，「全面依存」＝6の6段階で評価し，ADL得点0～10を区分1，11～22を区分2，23～24を区分3としている．

療加算・準超重症児（者）入院診療加算」（超・準超重症加算）は2012（平成24）年度診療報酬改定において算定対象が制限されて大きな問題となった．しかし2014年度診療報酬改定において算定条件が緩和され，その対象が療養病棟にも拡大されたことは，神経難病患者の医療を担う医療機関にとって朗報である．一方，一般病棟（障害者施設等入院基本料，特殊疾患病棟入院基本料は除く）では2014年度診療報酬改定で算定上限日数が90日に制限された．このことは神経難病の入院患者に対する医療機能は，一般病棟ではなく，障害者施設等一般病棟（障害者病棟）あるいは療養病棟が果たすべき機能であるという方向性と解釈できる．

■神経難病患者の入院を担う医療機関の分化

障害者施設等一般病棟（障害者病棟）は難病患者などに関わる医療を確保するために2000（平成12）年度の診療報酬改定で導入された経緯があり，今後も障害者病棟のあり方として，神経難病患者の医療にもっと活用していくことが望ましい．脳血管研究所美原記念病院の調査では，神経難病患者と脳血管障害に伴う意識障害患者の1患者1日あたりの費用の比較検討がなされている．その結果，神経難病患者の人件費，薬剤費，診療材料は，それぞれ脳血管障害に伴う意識障害患者と比較して有意に高く，神経難病患者に対する医療は，脳血管障害に伴う意識障害患者に対する医療と比較して，手厚い医療とコストが必要であると主張している．このようなエビデンスから，障害者病棟は神経難病患者，障害者などの医療ニーズの高い患者を受け入れる機能を担い，療養病棟は脳血管障害に伴う意識障害患者などの比較的医療ニーズの低い患者を受け入れる機能を担う機能分化を推奨する議論がある．

2014年度の診療報酬改定では，急性期医療の絞り込みを目的とした「7対1入院基本料」の算定要件の見直しが実施された．その結果，「7対1入院基

本料」を算定している医療機関では，この評価項目の見直しによる看護必要度の算定要件を満たすために，あるいは短い平均在院日数を確保するために，神経難病患者の受け入れが困難となる，あるいは受け入れても早期に退院させなければならない状況に追い込まれている．その結果，慢性期病棟，特にいわゆる療養病床では，これらの患者の受け皿としての機能が求められる．

■ 診療報酬と在宅復帰率の条件

2014年度診療報酬改定の重点課題は，在宅医療の充実であった．注目すべきは急性期病床だけではなく，地域包括ケア病床や長期療養病床においても在宅療養の推進が求められている点である．在宅復帰率の要件における「在宅」の定義は，自宅のほかに，回復期リハビリテーション病棟入院基本料や在宅復帰機能強化加算を届け出ている療養病棟，居住系介護施設，在宅強化型介護老人保健施設，在宅復帰・在宅療養支援機能加算の届出を行っている介護老人保健施設を含んでいる．2014年度診療報酬改定で新設された「地域包括ケア病棟」には，急性期医療の受け皿としての機能が求められるが，地域包括ケア病棟入院料1の算定条件として在宅復帰率が7割と規定されている．「地域包括ケア病棟」の算定を視野に入れて，神経難病患者の医療を担おうとするならば，在宅復帰についての厳しい対応が必須となる．

介護保険施設における診療報酬と神経難病

介護保険施設には訪問介護ステーション，介護老人福祉施設（要介護高齢者のための生活施設），介護老人保健施設（要介護高齢者が在宅復帰を目指すリハビリテーション施設），介護療養型医療施設（重医療・要介護高齢者の長期療養施設），認知症高齢者グループホーム（認知症高齢者のための共同生活住居），特定施設（要介護高齢者も含めた高齢者のための生活施設）などがある．

訪問看護ステーション

訪問看護ステーションからの1回の訪問につき「訪問看護・指導料」を555点算定できる．在宅療養患者の自宅を訪問した際の保健師，助産師，または看護師の療養指導を評価する診療報酬である．週3回まで算定できる．患者が厚生労働大臣が定める疾病等に該当する場合は，「難病等複数回訪問加算」450点または800点を算定できる．急激な病状の変化による1日2～3回の訪問や週4日以上の訪問も可能になる．

介護老人福祉施設（特別養護老人ホーム）

①利用者の要介護度に応じた基本介護報酬
　要介護1（651単位／日），要介護2（722単位／日），要介護3（792単位／日），要介護4（863単位／日），要介護5（933単位／日）
②手厚い看護職員の配置（13単位／日）
③手厚い夜勤職員の配置（22単位／日）

④計画的な栄養管理（14単位/日）
⑤介護福祉士や常勤職員等を一定割合以上配置（6〜12単位/日）
⑥認知症の入所者が多く，かつ介護福祉士を一定割合以上配置（22単位/日）
⑦看取り介護の実施（200〜315単位/日）

介護老人保健施設

①利用者の要介護度に応じた基本介護報酬
　要介護1（813単位/日），要介護2（862単位/日），要介護3（915単位/日），要介護4（969単位/日），要介護5（1022単位/日）
②短期集中的なリハビリテーションの実施（240単位/日）
③在宅復帰機能支援加算（5〜15単位/日）
④計画的な栄養管理（14単位/日）
⑤手厚い夜勤職員の配置（24単位/日）
⑥介護福祉士や常勤職員等を一定割合以上配置（6〜12単位/日）
⑦ターミナルケアの実施（200〜315単位/日）

特定施設

①利用者の要介護度に応じた基本介護報酬
　要支援1（203単位/日），要支援2（469単位/日），要介護1（571単位/日），要介護2（641単位/日），要介護3（711単位/日），要介護4（780単位/日），要介護5（851単位/日）
②夜間看護体制の整備（10単位/日）
③個別機能訓練の実施（12単位/日）
④協力医療機関等への情報提供（80単位/月）

おわりに

　神経難病は慢性の経過をたどり，経済的・人的・精神的負担が大きい疾患群であり，指定難病の中でも，最も難病らしい難病である．神経難病患者は在宅医療となる場合が多く，喀痰吸引，人工呼吸器，酸素療法，経管栄養，中心静脈栄養，導尿管理など，人手のかかる医療行為が必要となる場面が多く，多職種連携の役割が大きい．神経難病患者の外来医療では難病外来指導管理料，在宅療養指導料，在宅療養指導管理料があり，入院医療患者では退院調整加算，超・準重症加算がある．介護保険施設における診療報酬としては訪問看護指導料，介護老人福祉施設の基本介護報酬，介護老人保健施設の基本介護報酬，特定施設の基本介護報酬がある．「神経難病と診療報酬」について理解するうえで重要な点を網羅，解説した．

（黒岩義之，海野　忍，植松絵里，田中章景）

参考文献

- 荻野美恵子．神経難病疾患の医療費構造解析の問題点．Annual Review 神経 2010．東京：中外医学社；2010, pp.65-70.
- 渡邉智則，美原盤．神経難病患者，障害者医療への影響と対応．特集 平成26年度診療報酬改定をどう読むか．日本慢性期医療協会誌 JMC 2014；92：9-12.
- 伊波早苗．進化する慢性病看護．退院支援．看護実践の科学 2009；34：40-43.
- 田島和周．難病の在宅医療．治療 2013；95：193-197.
- 川人明．医学管理等の要点解説〔B001「4」～「7」〕．保険診療 2010；65：97-99.
- 川人明．医学管理等の要点解説〔B001「13」～「14」〕．保険診療 2010；65：113-115.

神経難病と医療経済学

> **Point**
> - 外来通院中のパーキンソン病患者の経済的負担は，要介護度が同程度の脳梗塞患者と比較し大きく，また，パーキンソン病の臨床重症度別に検討するとHoehn-Yahr重症度分類Ⅱ度以下とⅢ度以上での格差が大きくなっている．
> - 神経難病患者の入院治療においては長時間の直接看護が提供されており，その結果看護職員の人件費が大きくなるため，病院の利益は低くなっている．
> - 神経難病患者の入院医療を担う機能を有するのは特殊疾患療養病棟あるいは障害者施設等一般病棟であるが，当該病棟に神経難病患者を多く入院させることは，現在の診療報酬制度においては病院にとって経済的メリットが乏しい．
> - 人工呼吸器を装着している筋萎縮性側索硬化症患者の医療費は，在宅療養のほうが入院医療よりも低額であるが，患者自己負担額は在宅療養のほうが入院医療よりも高額となっている．

　医療は医学の社会への適応であり，国民皆保険制度を基盤としたわが国の医療は，社会保障制度や診療報酬制度に支配されているといっても過言ではない．したがって，制度が変わるたびに患者，医療提供者は大きな影響を受ける．神経難病医療に関する諸制度については別項で論じられており，本稿では実際の臨床現場での神経難病医療に関する経済的側面について述べる．

外来通院している神経難病患者の経済的負担について

　パーキンソン病は，特定疾患治療研究事業の受給対象であり，対象患者数は潰瘍性大腸炎に次いで2番目に多く，現在，需給患者数は10万人以上を数える．しかし，この事業の対象となるのは，Hoehn-Yahrの重症度分類Ⅲ度以上，かつ厚生労働省研究班の日常生活機能障害度がⅡ度以上に限定されている．また，ウエアリングオフが目立ってきた場合の対応は，ベストオンの状態でHoehn-Yahrの重症度分類Ⅲ度以上とする場合とオフの状態を推定してHoehn-Yahrの重症度分類Ⅲ度以上であれば認定する場合と地域により異なっていた．この事業の対象にならない患者にとって経済的負担は大きいものと想定される．実際，外来通院中のパーキンソン病患者の医療費および自己負担を調査すると[*1]，年齢および要介護度が同程度の脳梗塞患者と比較した場合，医療費および自己負担ともにパーキンソン病患者のほうが高く，その主たる要因は薬剤費であった（**1**）[1]．さらにHoehn-Yahrの臨床重症度別の経済的負担は，Hoehn-YahrⅠ度，Ⅱ度においては大きく，介護負担に関してもHoehn-YahrⅡ度の患者でも小さくないことが示された（**2**）[1]．

*1 本調査はオフの状態を推定してHoehn-Yahrの重症度分類Ⅲ度以上であれば認定している．

1 年間医療費，自己負担，および自己負担内訳

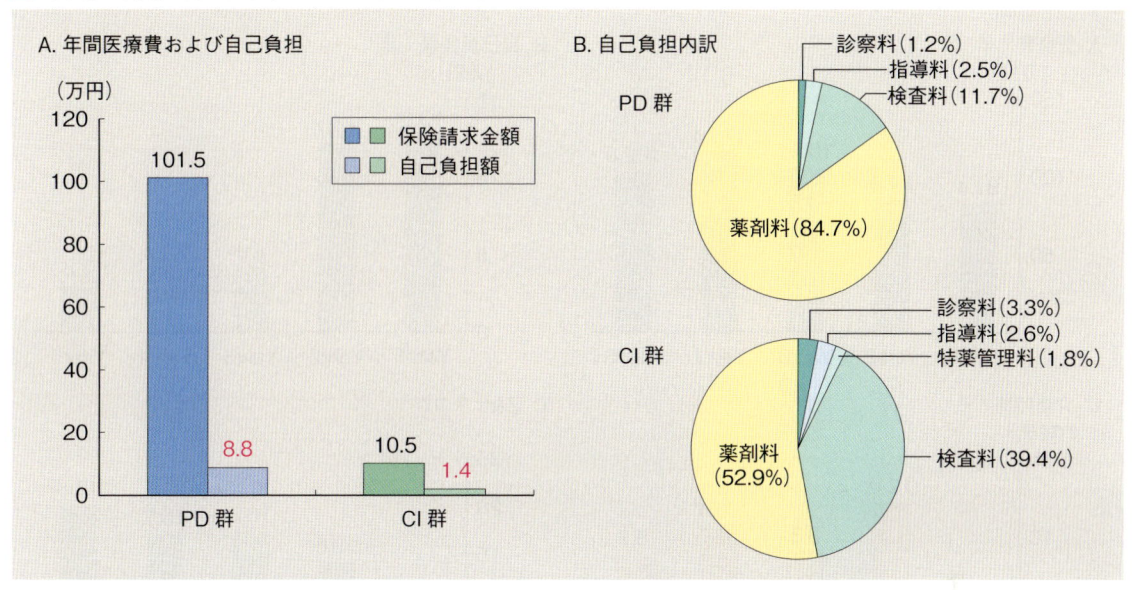

A. 年間医療費および自己負担

B. 自己負担内訳

PD群
- 診察料（1.2%）
- 指導料（2.5%）
- 検査料（11.7%）
- 薬剤料（84.7%）

CI群
- 診察料（3.3%）
- 指導料（2.6%）
- 特薬管理料（1.8%）
- 薬剤料（52.9%）
- 検査料（39.4%）

年間医療費（PD群）：101.5万円，自己負担額：8.8万円
年間医療費（CI群）：10.5万円，自己負担額：1.4万円

A：年間医療費と患者自己負担額を示している．青色がパーキンソン病群（PD），緑色が脳梗塞群（CI）で，赤字が自己負担額を表している．年間自己負担額ではパーキンソン病群が脳梗塞群より高く，脳梗塞群のおよそ6倍である．
B：自己負担額割合では，両群ともに薬剤料が主で，パーキンソン病群で薬剤料の占める割合が高い．パーキンソン病群は高い自己負担額を負担し，薬剤料により影響を受けていることがわかる．

（美原盤ほか．パーキンソン病患者の医療費および経済負担に関する研究．2012[1] より）

これらのパーキンソン病患者にとっての負担の違いは，Hoehn-Yahr II度以下とIII度以上での格差が大きく，これは特定疾患治療研究事業による医療費助成の受給の有無によるものと考えられる．なお，2015年1月から「難病の患者に対する医療等に関する法律」が施行され，難病の患者に対する医療費助成は，法律に基づかない予算事業（特定疾患治療研究事業）から法律に基づいた医療費助成制度となっている．

神経難病患者の入院医療の収支について

いわゆる慢性期の患者のうち，特に神経難病患者，重度障害患者に対する入院医療を担う機能は，特殊疾患療養病棟，あるいは障害者施設等一般病棟が担っている．現在，政策的に在宅療養が推進され，急性期医療を担う一般病棟のみならず，慢性期医療を担うこれらの病棟に対しても積極的な在宅療養への移行が求められている．神経難病医療としては，在宅療養支援としてのレスパイトケア目的の短期入院患者を受け入れる病棟運営が期待される．しかし，わが国の障害者施設等一般病棟の平均的入院患者の実態は，難病および筋ジストロフィー10％，重度障害および意識障害73％，平均在院日数3,054日である[2]．これに対し，当院の当該病棟の入院患者の内訳は，難病72％（神経難病のみでは64％），重度障害および意識障害25％であり，平均在院日数は28.5 ± 4.2日（2013〈平成25〉年度実績）となっており，神経難病医療に特化し，かつ，レスパイトケア目的の短期入院を主体とした，政策に合致した運用を行っている．

2 パーキンソン病群における Yahr ステージ別の医療費，自己負担額，介護時間，Zarit スコア

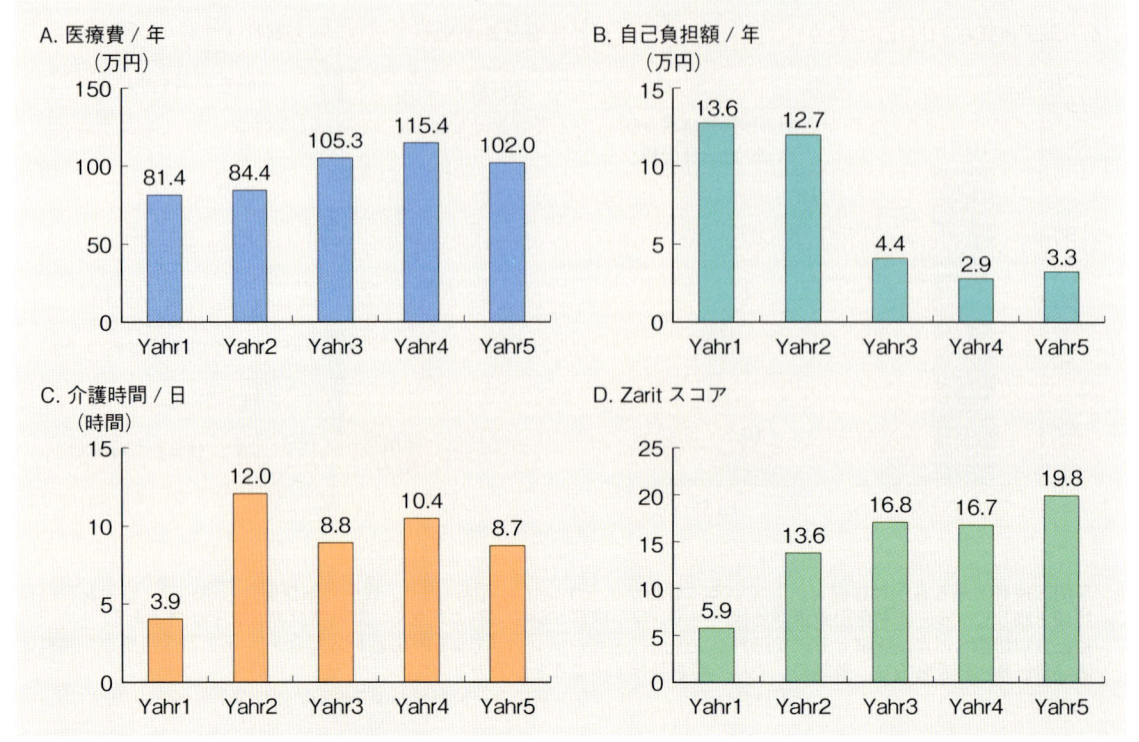

A. 医療費 / 年（万円）
- Yahr1: 81.4
- Yahr2: 84.4
- Yahr3: 105.3
- Yahr4: 115.4
- Yahr5: 102.0

B. 自己負担額 / 年（万円）
- Yahr1: 13.6
- Yahr2: 12.7
- Yahr3: 4.4
- Yahr4: 2.9
- Yahr5: 3.3

C. 介護時間 / 日（時間）
- Yahr1: 3.9
- Yahr2: 12.0
- Yahr3: 8.8
- Yahr4: 10.4
- Yahr5: 8.7

D. Zarit スコア
- Yahr1: 5.9
- Yahr2: 13.6
- Yahr3: 16.8
- Yahr4: 16.7
- Yahr5: 19.8

A：医療費では Yahr ステージが高いと高額になっている．
B：自己負担額では Yahr ステージ 1，2 において 10 万円以上を超えているのに対し，Yahr ステージ 3 以上では 5 万円以下となっており，特定疾患の受給ができない Yahr ステージ 2 と受給できる Yahr ステージ 3 では大きな自己負担額の格差があることが示された．
C：介護時間では Yahr ステージ 2 が最も多い．
D：Zarit スコアでは Yahr ステージが高いと負担感が大きいことが示された．
Yahr ステージ 2 の介護時間を考慮すると，Yahr ステージ 2 と 3 の自己負担額の格差は検討すべき課題と考えられる．

（美原盤ほか．パーキンソン病患者の医療費および経済負担に関する研究．2012[1] より）

　当該病棟の経済的側面に関する検討のために実施した障害者施設等一般病棟（実施当時は特殊疾患療養病棟）の入院患者別原価計算の結果では，保険請求額から費用を差し引いた患者 1 人 1 日あたりの利益額は，ほとんどの神経難病でマイナスであり，難病患者全体で約 6,500 円のマイナス，難病以外の患者では約 3,500 円のプラスであった（**3**）[3]．利益額が最も少ない筋萎縮性側索硬化症と最も多い意識障害における直接人件費には 3 倍近い差が認められ，その最も大きな要素は看護職員の人件費であった．これはそれぞれの疾患特性に基づくケアの差が反映されたものと考えられる．

　実際に，当院で実施したタイムスタディー調査における神経難病患者に対する看護師の直接看護業務量は，脳血管障害後遺症患者のそれと比較し，両群ともに療養病棟入院基本料における医療区分 3 に該当する症例を対象としているにもかかわらず，明らかに多かった（**4**）[4]．業務の内訳では，日常生活に関わるケアの比率は両群でほぼ同程度であったが，神経難病患者に対してはコミュニケーション（患者・家族との会話）に関わる時間が多かった．筋萎縮性側索硬化症のように意識は明瞭ながら意思疎通が困難である患者に

3 疾患別入院利益額

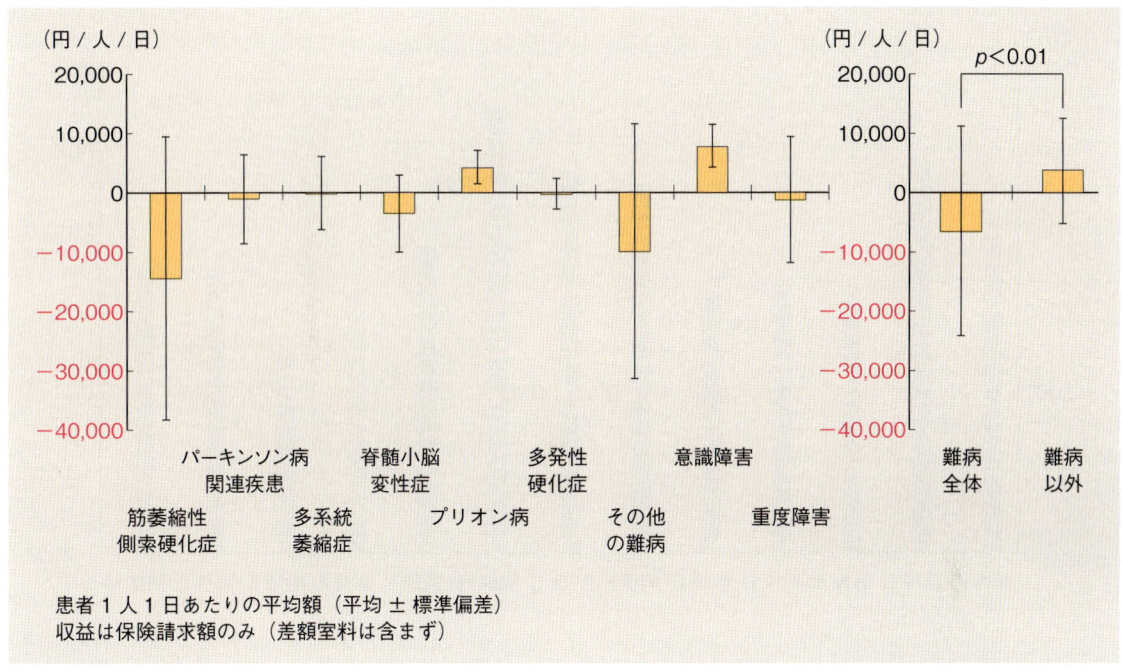

（内田智久ほか．日本慢性期医療協会誌 2013 [3] より）

患者1人1日あたりの平均額（平均 ± 標準偏差）
収益は保険請求額のみ（差額室料は含まず）

4 直接ケア時間の比較

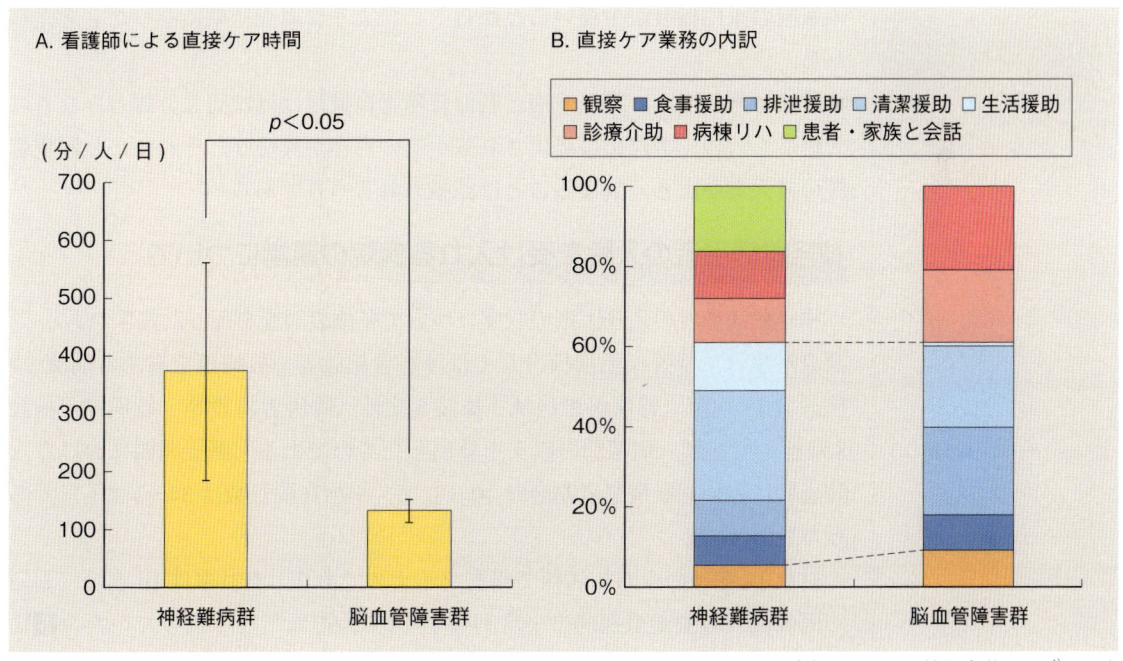

A. 看護師による直接ケア時間

B. 直接ケア業務の内訳
観察　食事援助　排泄援助　清潔援助　生活援助
診療介助　病棟リハ　患者・家族と会話

（美原盤ほか．神経内科 2006 [4] より）

対し，適切にコミュニケーションを図ることは本人のニーズに即したケアを実践するために不可欠であり，患者の Quality of Life 向上のために重要な要素となる．他方，脳血管障害後遺症群では，意識障害によって患者本人との

5 各施設協同調査における病棟収支結果

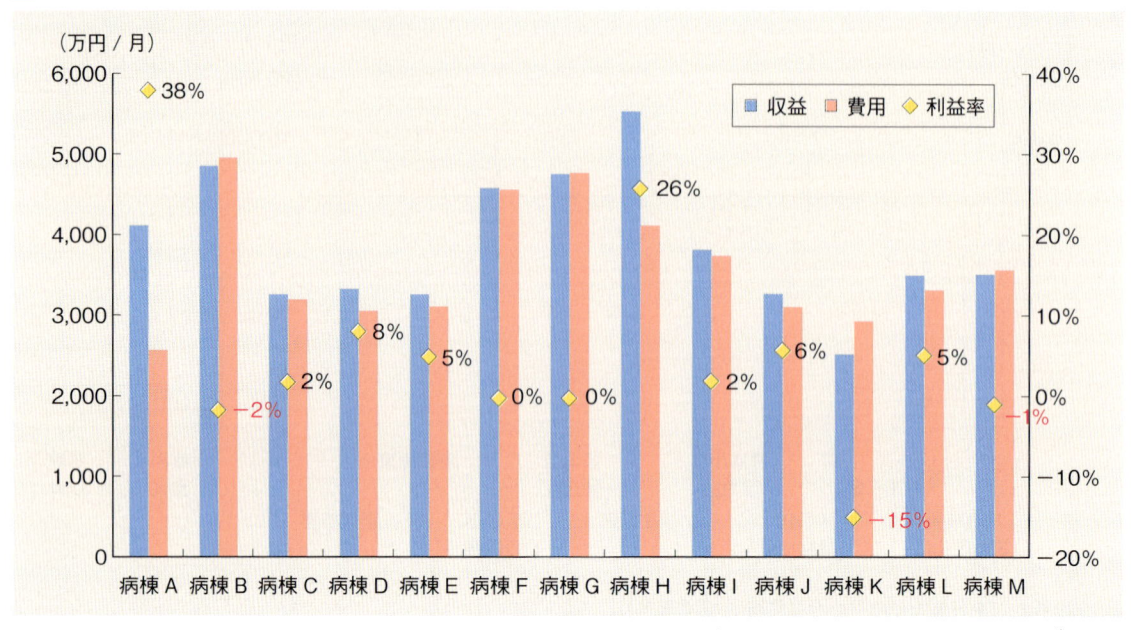

(渡邉智則ほか．日本病院会雑誌 2013[5] より)

コミュニケーションが取れず，また，入院期間が比較的長期になりがちなため家族の来院機会が少ないことから，このような調査結果になったと考えられる．

診療報酬制度上，神経難病と脳血管障害後遺症はほぼ同じ分類とみなされているものの，実際には提供されるケアの内容が異なり，それにより医療資源の投入量が大きく異なることは認識されるべきである．

神経難病患者の入院を受け入れる病院の運営について

神経難病患者の入院医療の収支について多施設調査を行った報告がある[5]．調査対象は，特殊疾患病棟もしくは障害者施設等一般病棟を有する病院，7施設 13 病棟（特殊疾患病棟 3 施設 5 病棟，障害者施設等一般病棟 4 施設 8 病棟）であり，病棟別の収支を算出したものである．調査期間における入院患者に占める難病患者割合は 10〜82％，平均在院日数は 34〜1,221 日であった．

対象 13 病棟のうち 4 病棟で収支マイナスであり，利益率は 10 病棟において医療法人の療養型病院の平均利益率である 6.2％[6] を下回っていた（5）．疾患別の収支については，神経難病患者はおおむねマイナスであり，重度障害，重度意識障害患者はプラスであった（6）．以上より，もっぱら神経難病患者，重度障害患者の入院医療のための機能を有する病棟において，神経難病患者を多く入院させることは，病院運営上，経済的メリットが乏しいことが示された．

費用では人件費が最も多くを占め（費用総額の 58〜72％），利益率と人件

6 多施設協同調査における疾患別利益額

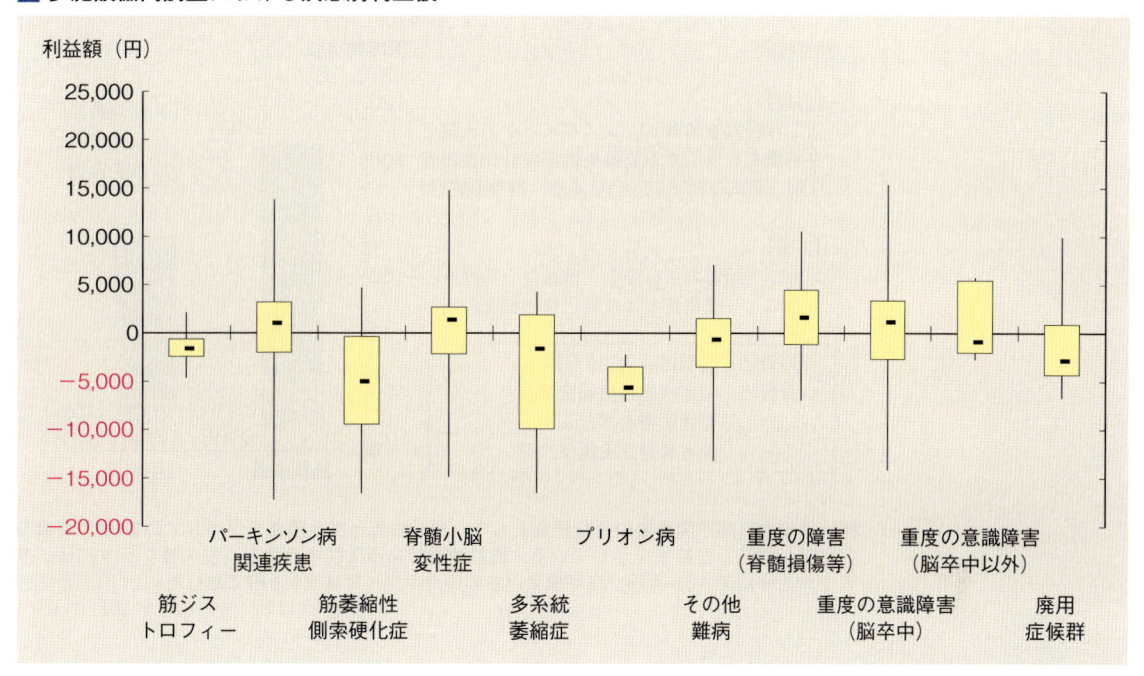

箱ひげ図:縦軸 利益額(円) −20,000〜25,000
疾患:筋ジストロフィー、パーキンソン病関連疾患、筋萎縮性側索硬化症、脊髄小脳変性症、多系統萎縮症、プリオン病、その他難病、重度の障害(脊髄損傷等)、重度の意識障害(脳卒中)、重度の意識障害(脳卒中以外)、廃用症候群

(渡邉智則ほか. 日本病院会雑誌 2013[5] より)

7 利益額と各費用割合の相関

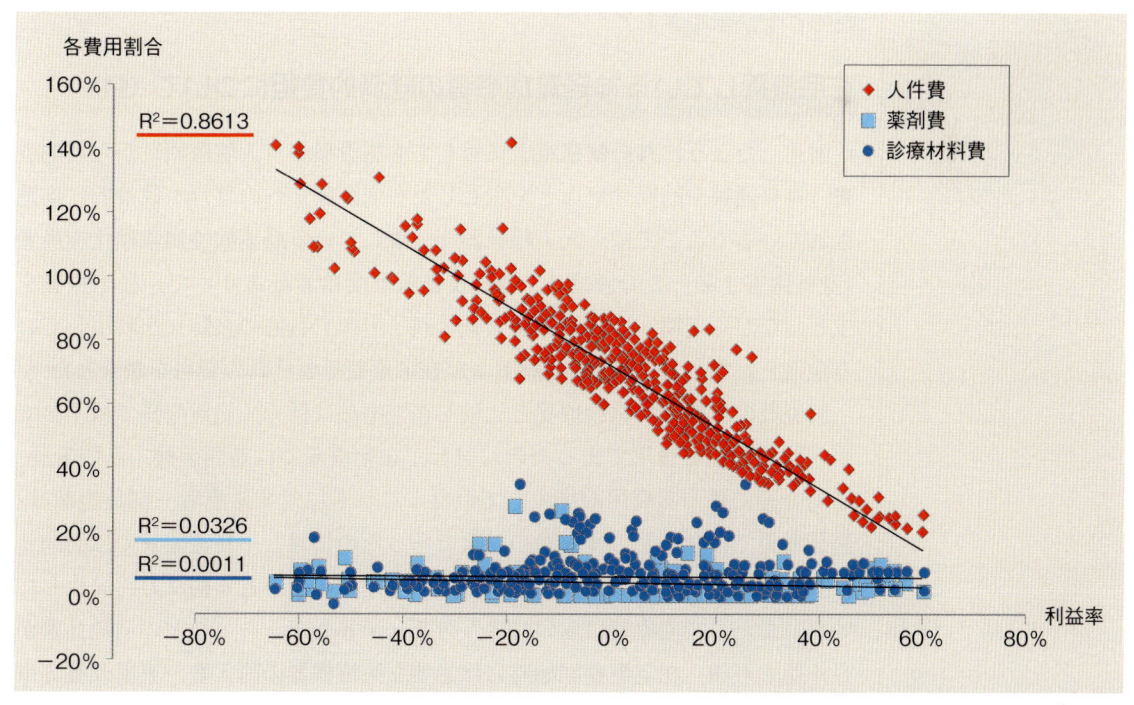

縦軸:各費用割合 −20%〜160%
横軸:利益率 −80%〜80%
凡例:人件費(赤◆)、薬剤費(水色■)、診療材料費(青●)

$R^2=0.8613$
$R^2=0.0326$
$R^2=0.0011$

(渡邉智則ほか. 日本病院会雑誌 2013[5] より)

費率には負の相関が認められた. 人件費率と難病患者割合には相関が認められなかったものの, 平均在院日数が長い病棟ほど人件費率が低い傾向がみられた. 収益に占める各費用の割合と利益率との相関では, 薬剤費や診療材

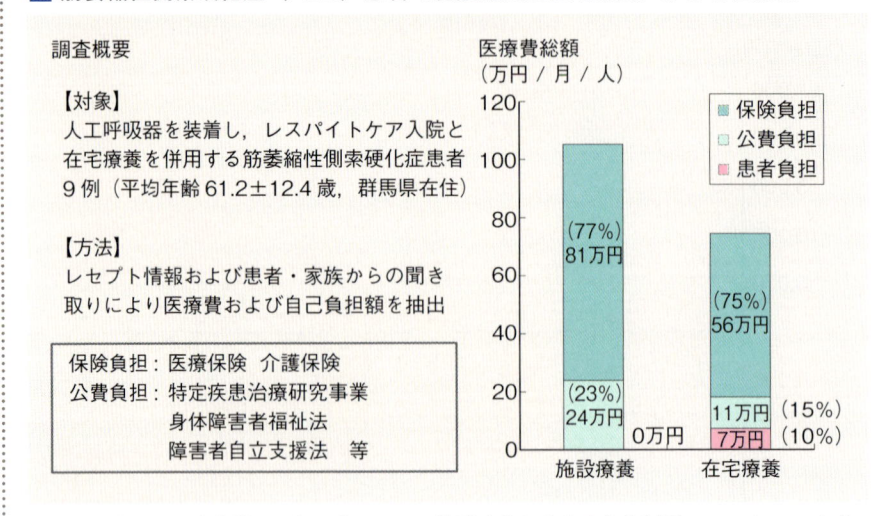

8 筋萎縮性側索硬化症（ALS）患者の施設療養と在宅療養にかかる医療費

調査概要

【対象】
人工呼吸器を装着し，レスパイトケア入院と在宅療養を併用する筋萎縮性側索硬化症患者9例（平均年齢61.2±12.4歳，群馬県在住）

【方法】
レセプト情報および患者・家族からの聞き取りにより医療費および自己負担額を抽出

保険負担：医療保険　介護保険
公費負担：特定疾患治療研究事業
　　　　　身体障害者福祉法
　　　　　障害者自立支援法　等

難治性疾患克服研究事業の分担研究として，施設療養と在宅療養を併用しているALS患者9名に対し調査した結果を示している．施設療養である入院中の費用（左の棒グラフ）は，1人1か月平均で105万円，在宅療養（右の棒グラフ）では74万円であった．

（内田智久ほか．神経治療学2011[7]より）

費には関連がなく，人件費において強い相関（R＝－0.927）が認められた（**7**）．これらより，人件費を抑え入院期間を長期化させるほど病棟の利益率が高くなることが示唆された．

在宅療養している神経難病患者の経済的負担について（**8**）

　前述したように神経難病患者に対しても施設療養（入院医療）から在宅療養（外来通院や訪問診察などを主とした在宅医療）への移行が政策的に推進されている．ここでは，人工呼吸器を装着している筋萎縮性側索硬化症患者（身体障害1級，要介護度5，特定疾患医療受給者証あり）で，在宅療養を主としながら定期的に施設療養（レスパイトケア目的の入院）を利用している症例を対象として，施設療養および在宅療養それぞれの費用を調査した[7]．

　医療費の総額は，施設療養と比較し在宅療養は低く，施設療養ではすべてが入院に係わる費用であったのに対し，在宅療養では訪問診察，訪問看護，訪問介護に係わる費用が発生していた．これらに対する患者一部負担額は，施設療養では全額が公費補助の対象であったのに対し，在宅療養では訪問サービスに係わる車両交通費，介護保険の一割負担が，月々約7万円発生していた．また，在宅療養においては，カテーテルやチューブなどの消耗品費が月々約2万円，在宅療養開始時には必要な医療機器の購入費，家屋改築等療養環境の整備費なども発生していた（**8**）．すなわち，人工呼吸器を装着している筋萎縮性側索硬化症患者の医療費は，保険・公費負担額に関しては在宅療養のほうが施設療養よりも低額であるが，患者自己負担額は在宅療養のほうが施設療養よりも高額となっていた．政策的に在宅療養が推進されている現在，施設療養よりも在宅療養のほうが総医療費は小さくとも患者の自己

負担が大きくなってしまうことは，適切であるとは言い難い．筋萎縮性側索硬化症患者などの難治性疾患患者に対する医療に関して，どこまで公的補助として賄われるべきかについては十分な議論が必要と考えられる．

おわりに

　本稿では，外来，入院，在宅療養の場面における神経難病医療の経済的側面について述べた．これらの結果から，神経難病診療の特殊性は，制度上において必ずしも適切に評価されていないと感じられる．

　超高齢社会を迎えたわが国において，効率的な医療が求められるのは必然である．しかし，神経難病患者は疾患に起因した厳しい経済状況に置かれていることも認識すべきである．医療費助成の見直しや病床の削減などマクロ的観点を偏重した政策決定は，患者のさらなる負担増や病院運営の圧迫による療養環境の悪化につながり，神経難病患者とその家族の生活に深刻な影響を及ぼしかねない．神経難病診療に関して適切な制度設計がなされるためには，臨床現場からも医療経済学的な視点に立った情報発信をしていくことが必要であろう．

（美原　盤，内田智久）

文献

1) 美原盤ほか．パーキンソン病患者の医療費および経済負担に関する研究．厚生労働科学研究費補助金難治性疾患克服研究事業「希少性難治性疾患患者に関する医療の向上及び患者支援のあり方に関する研究」．平成23年度総括・分担研究報告書．2012, pp.49-51.
2) 中央社会保険医療協議会．診療報酬基本問題小委員会（第107回）．入院医療の評価の在り方について．資料（診-2-1）．平成19年．
http://www.mhlw.go.jp/shingi/2007/11/s1107-2.html
3) 内田智久ほか．神経難病患者の入院医療に関する経済的評価—超・準重症児（者）入院診療加算の意義．日本慢性期医療協会誌 2013；21：66-71.
4) 美原盤ほか．平成18年度診療報酬改定における特殊疾患療養病棟廃止の問題点—神経難病患者に対する医療環境の危機．神経内科 2006；65：309-315.
5) 渡邉智則ほか．神経難病患者の入院医療に関する経済的評価—病棟運営および患者収支に関する多施設協同調査の結果．日本病院会雑誌 2013；60：1284-1290.
6) 株式会社日本経済研究所．医療施設経営安定化推進事業平成22年度病院経営管理指標．2012.
7) 内田智久ほか．筋萎縮性側索硬化症患者における療養形態別の経済的自己負担．神経治療学 2011；28：83-87.

I. わが国における新たな難病対策制度

難病対策の国際比較

> **Point**
> - 国内の難病・希少疾患に関連する対策は1972年の「難病対策要綱」に基づき開始されたが，2014年5月に難病法として成立した．
> - 今後の難病・希少疾患治療戦略として，米国・欧州・北欧など世界各国との共同研究により症例数を集積し，国際規模で開発を進めることが必要とされる．
> - 医薬品開発への助成制度の整備だけでなく，グローバルスタンダードな患者登録システムの充実を図り，患者組織，製薬企業をパートナーとして協力関係を構築することが求められる．
> - 米国と欧州を中心とした国際希少疾患研究コンソーシアム（IRDiRC）による各国の共同研究などの国際的動向もふまえ，日本国内の難病・希少疾患の治療開発とケアの改善に進む必要がある．

　2014年5月，難病法（「難病の患者に対する医療等に関する法律」平成27年1月1日施行）が成立した[1]．これまでの日本における難病対策は，1972（昭和47）年に策定された「難病対策要綱」に基づき，調査研究の推進，医療施設等の整備，医療費の自己負担の軽減，地域における保健医療福祉の充実・連携，QOLの向上を目指した福祉施策の推進を中心に，長期にわたって幅広く実施されてきた[2]．難病法では，「持続可能な社会保障制度の確立を図るための改革の推進に関する法律に基づく措置として，難病の患者に対する医療費助成（現在は法律に基づかない予算事業〈特定疾患治療研究事業〉として実施）に関して，法定化によりその費用に消費税の収入を充てることができるようにするなど，公平かつ安定的な制度を確立するほか，基本方針の策定，調査及び研究の推進，療養生活環境整備事業の実施等の措置を講ずる」ことを趣旨としており，患者にとって安定した医療費助成の制度が確立したことの意義は大きい．

　日本の難病対策は世界的にみても独自のものであり，特に医療・福祉対策については海外から高く評価されてきた．今後の難病・希少疾患治療戦略としては，世界各国との共同研究によって症例の数を集積し，国際規模で開発を進めることが必要とされる（**1**）．さらに，希少性ゆえに医療政策から置き去りにされたり，安全性の高い治療薬開発に不利益とならないよう，各国政府は患者団体をパートナーとして積極的に難病・希少疾患対策に取り組む必要がある．

　本稿では，国内対策と比較しつつ，米国・欧州等を中心とした難病・希少疾患対策について述べる．

1 難病・希少疾患治療開発における国際連携

```
International Rare Diseases Research Consortium (IRDiRC) (2011)*1
```

欧州連合理事会：
健康消費者保護総局（The Health & Consumers Directorate-General：DG SANCO）

欧州共同体難病対策プログラム
（Community action program on rare diseases）欧州38か国

第1次：1999～2003年
第2次：2008～2013年
第3次：2014～
既存の欧州難病情報ネットワークを通じて情報の交換を行う欧州共同体内での協力継続：（予算 計500億円）

Orphanet：オーファネット
希少疾患治療開発研究データベース事業：欧州38か国加盟．カナダ，オーストラリア，などEU外も加盟

米国希少疾患研究対策室
（保健福祉省・NIHの下部組織：1989年発足，2002年法制化，2013年よりNIHトランスレーショナルサイエンス推進センター所属）

希少疾患に特化した研究の推進（研究の調整・支援，研究費助成），患者への情報提供など，希少疾患研究全体の運営

① 新薬開発に主眼 → NIHとFDAの連携の強化
② 患者団体とのパートナーシップ → 研究申請には患者支援団体の関与が原則

希少疾患臨床研究ネットワーク（2003～）
（Rare Diseases Clinical Research Network）
米国内外の医学部付属病院および研究施設病院がネットワーク化でコンソーシアム形成

- 5,000人以上の登録者（5年間計画：予算約102億円）
- 国立研究施設（7施設*2）が運営に関与

*1 日本は難治性疾患克服研究事業（NIPH）事業官レベルにおいて各関連機関と検討会議あり（2010）．
*2 NINDS：National Institute of Neurological Disorders and Stroke, NICHD：National Institute of Child Health and Human Development, NIAID: National Institute of Allergy and Infectious Diseases, NIAMS：National Institute of Arthritis and Musculoskeletal and Skin Diseases, NIDCR：National Institute of Dental and Craniofacial Research, NIDDK：National Institute of Diabetes & Digestive & Kidney Diseases, NHLBI：National Heart, Lung, and Blood Institute.

（児玉知子．臨床神経学 2013[4] より）

難病の定義と関連法規・優遇措置

日本国内で対象疾患として取り上げる範囲は，これまで①希少性(稀少性)，②原因不明，③効果的な治療法未確立，④生活面への長期にわたる支障（長期療養を必要とする）とされている．米国では1990年前半から，希少性と効果的な治療法未確立な疾患を対象に国家レベルの対策が進められており，欧州でも希少疾患の医療・福祉面への施策を併せたEU圏内での相互支援的な対策が推進されている（**2**）．

これまで医療・製薬業界では，患者数の比較的多い疾患を中心に治療開発が優先されてきたが，これらの疾患に対する治療薬が市場に充足する中，これまで未開発であった希少難治疾患が治療開発の対象となってきた[3]．さらに，国際的に難病・希少疾患対策が進み始めた背景には，希少医薬品開発を後押しする施策の実施も大きい（**3**）．米国では，1983年に成立した希少医薬品法（Orphan Drug Act）により，製薬企業に一定期間の排他的販売権の付与と研究開発に対する税制優遇措置等が実施されてきたが，近年の新薬承認は全体の中でも希少疾患領域が目立っている．欧州でも欧州希少医薬品規制（Orphan Medicinal Product Regulation）（1999）が定められ，税制上の優遇措

> **Memo**
> **対象疾患の範囲**
> 難病法では「発病の機構が明らかでなく，かつ，治療方法が確立していない希少な疾病であって，当該疾病にかかることにより長期にわたり療養を必要とすることとなるもの」とされている．

2 難病対策制度の国際比較（難病定義，関連法規定および優遇措置）

国/地域	日本	米国	EU
定義	・希少性[1]（患者数がおおむね5万人未満[2]） ・原因不明 ・効果的な治療法が未確立 ・生活面への長期にわたる支障（長期療養を必要とする）	・希少性[1]（患者数が20万人未満） ・有効な治療法が未確立	・希少性[1]（患者数が1万人に5人以下） ・有効な治療法が未確立 ・生活に重大な困難を及ぼす非常に重症な状態
施策・関連法	難病対策要綱（1972） 難病法（2014）[3]	希少疾患対策法 （Rare Diseases Act；2002）	評議会勧告 （Council Recommendation；2009/C 151/02）
希少疾病用医薬品関連法規	薬事法等の改正（第77条の2）（1993）[2]	希少疾病医薬品法 （Orphan Drug Act；1983）	欧州希少医薬品規制 （Orphan Medicinal Product Regulation；1999）
承認後の独占販売権	再審査期間延長（最長10年）	7年間	10年間
税制上の優遇措置	助成金を除く試験研究費の12%の税額控除	試験研究費の最大50%の税額控除	—
審査手数料の優遇措置	販売承認審査手数料を約25%割引	Prescription Drug User Feeの免除	プロトコール作成支援料，認可前審査の全額免除，販売承認審査手数料の50%免除，販売承認後の業務にかかる手数料の50%免除（中小企業）

[1] 希少性を欧州定義に則った場合：1万人あたり米国7人未満，日本4人未満．
[2] 希少疾病用医薬品の研究開発促進を目的とした薬事法及び医薬品副作用被害救済・研究新興基金法の改正．
[3] 難病を「発病の機構が明らかでなく，かつ，治療方法が確立していない希少な疾病であって，当該疾病にかかることにより長期にわたり療養を必要とすることとなるもの」と定義．「難病の患者に対する医療等に関する法律」2015年1月1日施行．

（児玉知子ほか．臨床神経学 2013[4] より改変）

3 世界における難病・希少疾患対策（年表）

年	国	難病・希少疾患対策
1972	日本	「難病対策要綱」国内の難病・希少疾患対策が開始
1983	米国	NORD（国家希少疾患組織〈患者団体〉）設立
1993	米国	NIH（国立衛生研究所）に希少疾患対策室を正式に開設
1995	フランス	希少疾病用医薬品室（Orphan Drugs Office）開設
1996	欧州	希少疾患データベースサイト：オーファネット（Orphanet）開設
1997	欧州	希少疾患代表患者組織（EURORDIS）開設
2001	オランダ	希少疾病医薬品運営委員会設置
2002	米国	希少疾患対策法
2002	イタリア	希少疾患リファレンスセンター設置
2003	ドイツ，スペイン	研究ネットワーク開始
2004	フランス	希少疾患対策の国家プラン策定
2007	ルーマニア，ポルトガル	希少疾患対策国家プラン策定
2008	欧州	希少疾患対策会議にブルガリアが参加
2009	欧州	連合理事会にてEU希少疾患対策への勧告発令
2010	米国・欧州	国際共同研究の提案
2011	米国・欧州	米国・欧州（EU）を中心とする国際共同研究イニシアチブ発案（ワシントン会議）
2012	日本	東京にて国際希少疾患会合（ICORD）開催 International Rare Diseases Research Consortium（IRDiRC）発足
2013	英国	ダブリンにてIRDiRC第1回カンファレンス開催
2014	日本	難病法（「難病の患者に対する医療等に関する法律」）成立

置はないが，プロトコール作成支援料，認可前審査の金額免除，販売承認審査手数料の50％免除，販売承認後の業務にかかる手数料の50％免除（中小企業のみ）等が配慮されてきた．

　日本では，（独）医薬基盤研究所からの助成金の交付対象期間に行う試験研究に係る費用のうち，希少疾病用医薬品等試験研究費（医薬基盤研究所の助成金を除く）の12％を税制控除額として算定でき，他の医薬品等に優先した承認審査の実施や再審査期間の延長（最長10年間，医療機器については最長7年間）が認められている[5]．さらに，医療上の必要性として難病などの重篤な疾病で，代替する適切な医薬品等または治療法がないことや，既存の医薬品等と比較して著しく高い有効性または安全性が期待されることなどが考慮され，難治性疾患克服研究事業の130疾患および特定疾患治療研究事業の56疾患もこれに相当するが，今後は難病法における対象疾患も視野に入れた希少疾病用医薬品開発への考慮が期待される．

米国における難病・希少疾患対策

　米国では患者数が20万人未満の疾患が希少疾患対策の対象となっており，代謝異常，神経難病，希少がんが含まれており，疾患数は約6,800，患者数推計2,500万人とされてきた．米国には日本の「難病」と同等の定義はないが，希少疾患以外で診断名のつかない未知の疾患については"未分類疾患（undiagnosed diseases）"対策として，別途研究されている[6]．難病・希少疾患対策について，日本国内では医療やケアについても重要視されていることと比較すると，米国では原因解明および治療法（治療薬）開発に主眼がおかれているといえる．遺伝子情報のデータベース化と臨床データとのリンクは，国家プロジェクトとして早期から積極的に推進されており，患者のケアや福祉施策については患者団体のイニシアチブに依るところが大きい．

　米国では，希少疾患研究対策室（Office of Rare Diseases Research）が主導し，希少疾患に特化した研究の推進支援を行ってきた．対策開始当初は保健福祉省下の国立衛生研究所（National Institute of Health：NIH）の直下に設置されていたが，近年はトランスレーショナルサイエンス推進センター（National Center for Advancing Translational Sciences：NCATS）に属している[7]．ここでは研究に関する提言や研究費の助成・調整，研究者支援（教育研修），患者・家族への情報提供等を行う．

　臨床応用については，米国内の7つの国立研究所をはじめとする希少疾患臨床研究ネットワーク（Rare Diseases Clinical Research Network：RDCRN）が構築され，広く海外とも連携しつつ治療を目的とした臨床研究ネットワークを形成している（[1]）[8]．研究は類似疾患領域ごとに19のコンソーシアム（95疾患）があり，複数の医療・研究関連施設が共同で臨床研究を進めている．これらの研究対象疾患のうち，およそ7割は日本国内でも臨床調査研究もしくは研究奨励分野（厚生労働科学研究費補助金 難治性疾患克服研究事業）でカバーされており，将来的な共同研究の実現が期待される[9]．

その他にも Therapeutics for Rare and Neglected Diseases（TRND）program では米国立ヒトゲノム研究所（National Human Genome Research Institute：NHGRI）と共同で希少疾患および治療薬のない疾患（neglected disorders）の治療法開発推進を支援するリサーチパイプラインの統合が目指されている[10]．また Genetic and Rare Diseases（GARD）Information Center が NHGRI と共同で，患者および家族への情報提供を行っている[11]．研究者による希少疾患研究申請にあたっては，患者団体（グループ）をパートナーとすることが原則となっており，患者団体がネットワーク運営や戦略に直接関与することができる．患者家族による政府への希少医薬品開発を求めた運動を契機として1980年初期に発足した NORD（National Organization for Rare Disorders）が代表的な患者団体であり，希少疾患患者アドボカシーや教育，政策への提言等を行うなど，全国規模で活動している[12]．

欧州における施策とネットワーク

欧州では，難病・希少疾患の定義は1万人に5人未満（0.5／10万）の発症で，疾患数を合計すると約5,000～8,000種類，推計2,700万～3,600万人が対象とされている[13]．EU 加盟国においては，希少疾患対策は衆衛生上の最優先事項とされ，健康消費者保護総局のもとにプログラムが実施されてきた．対策の方針は，難病・希少疾患に対する認識と知名度の改善，国家計画策定の支援，ヨーロッパ全体での協調と連携の強化，である．研究における速やかな情報共有と専門家による迅速な対応を実現するため，欧州リファレンスネットワークが形成されており，専門家は EUCERD（European Union Committee of Experts on Rare Diseases）によって統合され，定期的に情報交換を行っている[14]．

欧州では既存の保健インフラや福祉政策を活用しつつ難病・希少疾患対策が進められている．たとえば英国の NHS（National Health Services）では，遺伝子診断に伴う高額な費用や倫理的な問題，患者や家族に与える影響の大きさを考慮し，NHS の遺伝子検査に関するアドバイザー機関（UK genetic testing network）が設置され，遺伝子検査内容や項目の妥当性・有用性の検証を行って，検査の是非を決定している．検査は全国の GP（一般開業医）を通じて英国内12か所の臨床遺伝検査相談機関にオーダー可能である．遺伝子検査に伴うカウンセリングは NPO 組織（Genetic Alliance UK）と共同で実施している．これらのサービスは，難病・希少疾患患者の臨床情報と併せて検討されることとなり，患者や家族の QOL にも配慮した取り組みという点で注目される．

希少疾患においては，その症候や障害に対する治療困難例が多いことから，北欧では充実した福祉制度を背景としたアプローチが進められている．病気の相談・支援には福祉知識をもつ心理療法士が対応し，療養に必要な消耗品等は福祉オフィスで申請する．また臨床のデータベース化はすでに進んでおり，北欧間（ノルウェー，スウェーデン，デンマーク，フィンランド）にお

Memo

Genetic Alliance UK
1989年創設の英国慈善団体で遺伝子関連疾患の国内患者団体を取りまとめており，患者および家族の個人参加も受け入れている．

ける希少疾患対策上の情報共有も進められている.

　希少疾患の専門家の数は少なく，疾病の経過や進行についての経験や知識共有が困難であるため，研究や治療開発にとってはネットワーク化が必須とされるが，世界で最も大規模なネットワークが，フランスをベースに発展したOrphanet（オーファネット）である[15].　1996年に仏保健省と仏国立衛生医学研究所によって開設され，現在38か国が参加しているが，対象疾患は約6,800であり，登録専門施設は5,600施設以上，検査施設も約3,700施設，専門家の登録は1万7,000人以上である.　希少疾患の患者や家族，専門家，検査担当者（遺伝子検査含む），研究者，医薬品開発者，製薬企業などが，希少疾患の治療・ケアに向けて多次元でネットワーク化されており，希少疾患関連の海外最大の情報データベースの1つである.　欧州間の大規模な患者団体としてはEURORDIS（European Organization for Rare Diseases）が1997年に設立されており，米国NORDに匹敵する大規模な活動を展開している[16].

おわりに

　難病・希少疾患に関連する対策に関する法規定としては，日本国内で2014年5月に難病法が成立した.　米国では2002年の希少疾患対策法，欧州では2009年の欧州連合理事会勧告がこれにあたる.　日本の難病対策は1970年代に始まっており，世界の中で最も早い段階で難病・希少疾患に対する公衆衛生・福祉への対策が始まった.　これまで希少性ゆえに治療開発が進まなかった疾患に対し，今後は国境を越えたグローバルな連携によって，早期の難病・希少疾患治療開発が進むことが期待されている.　それゆえ，国内では希少疾患特有の医薬品開発への助成制度の整備だけでなく，グローバルスタンダードな患者登録システムの充実を図り，患者組織，製薬企業をパートナーとした協力関係を構築することが求められる.　2011年に米国と欧州を中心とした国際希少疾患研究コンソーシアム（International Rare Disease Research Consortium：IRDiRC）が発議され，2012年から各国の参加を受け入れた共同研究が進められている.　これらの国際的動向もふまえつつ，国内の難病・希少疾患の治療開発とケアの改善が進むことが切に望まれる.

（川島〈児玉〉知子，水島　洋）

文献

1) 厚生労働省. 難病の患者に対する医療等に関する法律（平成26年法律第50号）. http://www.mhlw.go.jp/stf/seisakunitsuite/bunya/kenkou_iryou/kenkou/nanbyou/
2) 厚生労働省健康局疾病対策課（編）. 難病対策提要 平成21年度版. 東京：太陽美術；2009.
3) 沼田稔. 超大型新薬から"隙間利益型新薬"への国際潮流—多国籍メジャー企業，開発戦略転換の影響. 医薬ジャーナル 2010；46：2661-2663.
4) 児玉知子. 世界の難病医療対策. 臨床神経学 2013；53：1283-1286.
5) 厚生労働省医政局研究開発振興課ほか. 希少疾病用医薬品等ガイド オーファンドラッグ等指定制度等の概要. 2014年8月.
6) 児玉知子，武村真治. 未分類疾患情報システムおよび希少疾患対策の国際比較. 保健医療科学 2010；59：245-255.
7) Office of Rare Diseases Research（ORDR）. http://rarediseases.info.nih.gov/

8) Rare Diseases Clinical Research Network (RDCRN)
   https://www.rarediseasesnetwork.org/
9) 児玉知子, 冨田奈穂子. 難病・希少疾患対策の国際的な動向. 保健医療科学 2011; 60: 105-111.
10) Therapeutics for Rare and Neglected Diseases (TRND) program.
    http://www.ncats.nih.gov/research/rare-diseases/trnd/trnd.html
11) Genetic and Rare Diseases Information Center (GARD).
    http://rarediseases.info.nih.gov/gard
12) National Organization for Rare Disorders (NORD).
    https://www.rarediseases.org/
13) Rare Diseases. Public Health. DG Health & Consumers. European Commission.
    http://ec.europa.eu/health/rare_diseases/policy/index_en.htm
14) European Union Committee of Experts on Rare Diseases.
    http://www.eucerd.eu/
15) Orphanet.
    http://www.orpha.net/consor/cgi-bin/index.php
16) European Organization for Rare Diseases (EURORDIS).
    http://www.eurodis.com/

II. 神経難病患者・家族へのかかわり

II. 神経難病患者・家族へのかかわり
いかに伝えるか──説明と合意形成

Point
- 「悪い知らせ」を伝える手順として、「SPIKES」の頭文字で示される6つのポイントがあるが、告知後の状況把握も加えた7段階のアプローチが望ましい.
- 面談の前に、患者側の状況とニーズを把握することをおろそかにしない.
- 説明と合意形成のコミュニケーション能力を高めるための研修会も活用する.

神経内科医が神経難病患者・家族に伝える診断名、病態、治療効果、予後などの内容は、疾患の特性から、どうしても患者側にとって「悪い知らせ」が多くなる. 本稿では、神経難病のうち、筋萎縮性側索硬化症（amyotrophic lateral sclerosis：ALS）を中心に、患者・家族に「悪い知らせ」を伝える説明と合意形成のための留意点を述べる.

「悪い知らせ」を患者や家族に伝える

「悪い知らせ」には、治癒が望めない診断病名を伝える（病名告知）、症状悪化の現状や見通しを伝えることが含まれる. インフォームドコンセントとは、病名、治療法とその副作用、代替療法、治療を行わなかった場合などをわかりやすい言葉で、患者が理解したかどうかを確かめながら情報を提供することで、病名告知はインフォームドコンセントの一部をなす[1].

日本神経学会によるALS治療ガイドライン（2002）では、ALS患者への病名・病期の告知は「最初から患者と家族に同時に行う」から始まる6項目にまとめられた（**1**）[2]. しかし、悪い知らせを伝えるための事前準備、同席者の調整、伝え方の方法論は、2002年のガイドラインではまだ明示されることはなく、各医師の知識や経験に委ねられてきた. ALS診療ガイドライン（2013）では「特段の支障がないかぎり患者本人に病名告知をし、患者の同意を得て家族・主介護者も同席することが望ましい」と、まず患者への病名告知を尊重し、患者の同意のもと、家族や介護者の同席を求めるよう記載された[3]. 結果的に病名・病期の告知は「患者と家族（あるいは介護者）に同時に行う」ことになったとしても、同席者の選定にあたっては、患者の自律にいっそうの配慮が明記された（**1**）[3].

ガイドライン2013には、病名告知の準備として以下のようなチェックリストと伝達内容があげられている[3]. 2002年と比べて、準備と内容が具体的に記載されている. 特に事前準備、数次にわたる説明への情報収集、感情への配慮が強調されている（**2**）. 伝達内容には神経内科医だけでは対応できない事項も多い. 多職種の関与の重要性とチーム形成のためのマネジメン

ト能力が問われることになる．

病名告知の状況──ALS

　ALS患者の直接の意見を反映した難病告知に関する調査が2001年に初めて行われた．日本ALS協会（JALSA）会員404人[*1]への無記名調査票による調査で，236人（男性154人，女性82人）からの回答があった（回収率60％）．この中に「告知なくしては，その後の人生がない」，「隠すことは"患者の存在の否定"」という患者意見の紹介や，病名告知の主体は医師であり，プライバシーの保護や告知後の対応などについての幅広い配慮の必要性が述べられた[4]．この調査では，169人（72％）が病名をきちんと告げられたと感じていたのに対して，65人（28％）はそのように感じておらず，結果的に56％が告知病名・内容が理解できなかったと回答した[4]．告知者に対して，64％の患者は誠意を感じていたが，35％は誠意ある態度とは認めていなかった．告知に対する希望では，「家族と一緒に」79％，「患者のみに」12％，告知のタイミングは「診断確定後直ちに」58％，「時間をかけて」30％，告知の方法は「隠さずストレートに」65％，「段階的にゆっくり」30％であった[4,5]．

　さらに，ALS治療ガイドライン2002発表後，神経内科医のALS告知の現状について，患者・家族への聞き取り調査（2003）から，病気・病態・各症状についての説明は受けているが，対処法・療養などの社会的問題については不十分であった[6]．また，神経内科医によるデータベース調査（2006）では，診断名は87.6％に告知されているが，延命処置に比し症状の緩和や対症療法についての説明は必ずしも十分ではなく，2002年のガイドラインに提示された項目をもれなく説明しているかどうかや，説明の詳しさと満足度との関連はなかった[7]．

　「悪い知らせ」を伝えるにあたり，医師は看護師や難病医療専門員等，他の医療職の協力を得て情報収集と準備を調えること，慎重にではあるが真実を伝えること，コミュニケーションの技術を日頃から磨いておくことが強調される．

「悪い知らせ」を伝える手順（SPIKES）

　神経難病の告知に関する具体的な指針はないが，6段階に分けた，主にがん患者を対象とする告知の段取りと実践の方法がある[8]．本法はSPIKESという略語で呼ばれ，がん対策基本法施行（2007年4月）以降，がん診療連携拠点病院等における「がん診療に携わる医師のための緩和ケア研修会」などでの紹介を経て，臨床場面で理解されつつある[8,9]．本法は「がん」以外の疾患でも有用と思われ，ガイドライン2013ではALSの告知についての6段階のSPIKESが提示されている[3]．ここでは告知後の状況把握を加え，全体で7段階となる手順を述べる[10]．

[*1] この調査（文献4）の調査対象は，日本ALS協会近畿ブロック，同新潟県支部，同千葉県支部に所属する会員である．調査当時（2001年度）の厚労省特定疾患医療受給者証のALSでの交付件数は6,180であり，単純計算では全体の6.5％ということになる．

point

SPIKES：情報伝達をする際に留意すべき6つのポイント
- Setting
- Perception
- Invitation
- Knowledge
- Empathy
- Strategy

1 日本神経学会による筋萎縮性側索硬化症「治療ガイドライン 2002」および「診療ガイドライン 2013」
── 「病名・病期の告知」関連の比較

		2002	
		項目	内容
0) 事前準備			
1) 同席者		告知は最初から患者と家族に同時に行うこと	本人への病名告知の必要性
2) 進行性と予後，ケア		最初に話をすること： ・進行性の変性疾患で治癒は望めないこと ・今後の症状への具体的な対応	・運動ニューロンの変性疾患であり，今後緩徐進行性であること，リルゾールなどの治療薬は病気の進行を若干おさえる作用が期待されるが，治癒に働くものではなく，治らない疾患であること ・また病名を告げるだけでなく将来出現してくる症状に対して，具体的に（予想される諸問題に対して専門医療機関としてどのようなサービスや情報が提供できるかという点に重点をおいて）説明すること
3) コミュニケーション障害		診断後早期からパソコンの使用を勧めること	
4) 嚥下障害		嚥下障害に関する説明	誤嚥性肺炎や脱水の危険についてよく理解させ，経鼻経管栄養や胃瘻などを併用することで経口摂取を楽しみながら必要な水分・栄養を補うように援助することが望ましいこと
5) 呼吸障害		呼吸障害に関する説明	将来，呼吸筋麻痺のため呼吸不全に陥ることを，患者・家族に対し，呼吸不全に陥る前に納得いくまで説明する
	5)-1	気管切開し人工呼吸器を装着することの意味	人工呼吸器を装着すれば延命可能であるが，単に延命という効果のみでなく，人工呼吸器装着後の病気の進行から予想される病態や，いったん装着した人工呼吸器をはずすことは不可能なことも併せて説明する．メリットとデメリットの両面から情報を提供し，医師の価値観をできるだけ入れずに説明する
	5)-2	人工呼吸器装着後の入院，在宅を含む療養環境整備	人工呼吸器装着後にどこで過ごすのか，あらかじめ患者・家族に考えさせておくこと．現在の医療環境では年単位での療養可能な病院は非常に限られており，在宅療養を選択せざるをえない場合も少なくない．人工呼吸療法を続けるためには，本人の強い意志と家庭的，医療的，経済的，社会的環境を整えることが，不可欠であること

第 1 段階：面談に取りかかる前に（準備）

Step 1：Setting（setting up the interview）──面談の設定 [3,8,10]

1. どこで行うか：環境を整える．静かで心地よく，プライバシーの保てるところで対面し座って行う．
2. 十分時間をとって：少なくとも 45 ～ 60 分，中断されないように準備して，携帯電話等も電源を切る，あるいは対応を依頼した人に預ける．少なくともサイレントモードにする．面談の時間が限られている場合はあらかじめ患者に伝える．

2013	
項目	内容
・環境を整え，準備状況を確認，十分な時間を確保 ・患者が現状をどのようにとらえ，病気をどの程度知りたいと思っているか，まで	・事前の準備の重要性 ・先ず，聴く（次いで必要に応じて「訊く」）
特段の支障がないかぎり患者本人に病名告知をし，患者の同意を得て家族・主介護者も同席することが望ましい	本人の自律への配慮
1. 診断に至った理由：診察所見の概要説明，検査の目的，結果，解説 2. ALS一般論，予想される症状と対処 3. 現在提供できる治療：リルゾール（リルテック®）．完治させる薬ではないが予後を改善する可能性．提供可能な治験 4. 研究の進捗と見通し，諸外国の状況も 5. 社会制度利用と生活を支えるシステム，経済的支援について（休職手当，傷病手当金，障害年金，生命保険高度障害，特定疾患制度等）	患者の気持ちに配慮しながら，十分な時間をとって病気の全体像を説明．根本治療がないとはいえ，QOLを改善するさまざまな医療・ケア（リハビリ，補助療法，経管栄養，呼吸補助，コミュニケーション機器等）があること，治療の選択は自己決定が原則，自ら理解し選択することが必要となること，症状を緩和する方法もあること，これらを生きる希望をもてるように説明する．感情への配慮の重要性．病気の説明は今後も繰り返し行われること，具体的な医療的・社会的ケアについても責任をもって説明・実行・紹介することを約束する
別立ての項目でも紹介 コミュニケーション，嚥下，呼吸の問題は病初期に伝えておくべき重要な3項目	コミュニケーション障害の特徴，支援する機器，方法など，多項目に分けて記載
別立ての項目でも紹介 コミュニケーション，嚥下，呼吸の問題は病初期に伝えておくべき重要な3項目	嚥下障害の症状，早期に把握するためのポイント，低栄養のリスクと経口摂取困難時の方策の適応，機器，方法など，多項目に分けて記載
別立ての項目でも紹介 告知において重要な項目： コミュニケーション，嚥下，呼吸の問題は病初期に伝えておくべき重要な3項目	呼吸障害は経過中，必発する症状の一つ．症状，各種補助機器の適応，機器の詳細，合併症など，多項目に分けて記載

(日本神経学会〈監修〉．「ALS治療ガイドライン〈案〉」2002[2]；「筋萎縮性側索硬化症診療ガイドライン2013」[3]より筆者が作成)

3. 誰が同席するか：ともに告知を受け止め，今後の療養を支えてくれる人を特定する．家族等が多数参加する場合には代表者を指定してもらう．
4. 患者のプライバシーに配慮が必要：可能であれば専門の看護師やソーシャルワーカーを確保し，同席の許可を得る．また，誰が同席すべきかを事前にチーム内で確認しておく．個人情報保護の観点からもチーム内で事前の打ち合わせ，患者・家族の精神状態，社会的立場，病歴，問題となる検査結果などの情報共有が必要．

2 病名・病期の告知に際して話すべきこと（「診療ガイドライン2013」による）

〈チェックリスト〉
* *1 告知をする前に環境を整え，準備状況を確認し，十分な時間を確保する．（事前対応）
* *2 患者が現状をどのように捉えており，病気をどの程度知りたいと思っているかをつかむ．（事前対応および面談中の情報収集を含む）
* *3 すべての情報を一度に伝える必要はない．必要に応じて数回に分けて詳しく説明していく．（次回以降の説明時に，*2へ還元される）
* *4 重要な情報は最初に伝える．患者にとって厳しい情報は良い情報とともに伝える．患者の動揺が大きいからといって悪い情報を伝えたのみで終わることのないように心がける．（事前対応および面談中：個々に異なる重要性．感情への配慮）
* *5 患者や家族の反応を見ながら，伝える内容，量，伝え方を調整する．（面談中）
* *6 全体を通して病状や予後など個人差が大きい疾患．インターネットや本に書いてあることが必ずしも当てはまらないことを説明する．（症候群としてのALSという理解を）
* *7 治癒を望めない状態だからといって見捨てられるわけではなく，病状を改善する様々な方法があることを伝える．（事前準備と面談中：緩和ケアと社会資源の紹介）
* *8 どうしてこのような伝え方をしたかについても説明を加える．

〈伝達内容〉
1. 診断に至った理由：診察所見のまとめやそこからわかること，検査の目的，結果，そこからわかったこと．
2. ALSについての一般論：（原因・遺伝性・頻度・発症要因は特定困難・病態の概略），主な症状（四肢麻痺，球麻痺〔嚥下・構音障害〕，コミュニケーション障害，呼吸筋麻痺），今後の予想される症状およびその対処（リハビリテーション，補助療法，経管栄養，呼吸補助機器，文字盤や意思伝達装置等）．
3. 治療の選択は自己決定が原則であり，自ら理解し選択することが必要となること．症状を緩和する方法が種々あること．
4. 現在提供できる治療：リルゾール（リルテック®）．完治させる薬ではないが予後を改善する可能性があること．過度ではない範囲で希望を奪わないように伝える．提供可能な治験についても，あれば紹介する．
5. 研究の進捗：今後の見通しはどうか，諸外国の状況も踏まえて説明する．
6. 社会制度利用：特定疾患制度・介護保険・障害者総合支援法，患者会等．
7. 生活を支えるシステム：介護の補助，在宅医療，施設や病院．
8. 経済的支援：（休職手当，傷病手当金，障害年金，生命保険高度障害，特定疾患制度等）．

各項目の内容の詳細については，ガイドラインの各項目を参照しながら準備することが適当である．

（「筋萎縮性側索硬化症診療ガイドライン2013」p.47[3]に筆者が一部加筆・改変）

第2段階：患者がどの程度理解しているかを知る（情報収集1）

Step 2：Perception（assessing the patient's perception）―患者の認識を評価する[3,8,10]

チーム内で患者・家族との面談を通して認識や理解を把握することができる．継続的な支援に向けてチーム内で面談の前と後に情報共有し，医師は医療チームのスタッフから収集した情報を積極的に次の面談に活かす．

1. 医学的な病状に関する理解度：患者が自身の体に起こっている異変をどのようにとらえ，どの程度知っているかを確認する．具体的には「お身体の状態について，今までどのようなことを伝えられたことがありますか」，「検査を行う理由についてどのようなお考えをお持ちですか」など．また，患者の理解に誤解がないか，どのように感じているのか（悲観的なのか，非現実的な期待をもっていないか，など）を探る．
2. 患者の話し方：どんな言葉を使用しているか，面談中の理解や表現から推察可能なこともある．
3. 患者・家族の情報収集能力：文献・ITの利用，患者会の存在を把握しているか，相談者・窓口があるかどうかなど．
4. 患者の言葉の背後にある感情内容：言語，非言語ともに留意が必要．

たとえば，言語以外で表現される感情への配慮が欠かせない．具体的には，「手には不安が表れているのに，言葉からは非常に落ち着いた様子がうかがえる場合，明らかに大きな不安がそこに潜んでいることに気づく必要がある」，など．Step 2 では「まず患者に語ってもらう」ことが重要である．ある特定の言葉を避けるなど，患者の思いに疑問を感じた場合には，掘り下げて訊く工夫をして，患者が自分の病気をどのように認識しているのかを把握する．

第3段階：患者がどの程度理解したいかを知る（情報収集2）

Step 3：Invitation (obtaining the patient's invitation)—患者からの求めを確認する[3,8,10]

1. 患者が自身の疾患について，どの程度知りたいと思っているかを探る．「悪い知らせ」を聞くことから目をそむけることは妥当な心理学的対処法であることを理解しておく．
2. できれば検査を始める前に「悪い知らせ」だったとしても聞いておきたいかを確認しておく．具体的には「どのように検査結果をお知らせしましょうか，悪い結果であったとしても，すべての情報を知らせてほしいですか」など．
3. 患者自身が聞きたくないときにはほかの誰に話しておいたらよいか指定してもらう．
4. 話し手は患者の知る権利・知らないでいる権利に配慮しつつ必要な支援ができるよう情報を収集する．「何が知りたいか」ではなく「今の状況についてどの程度知りたいか」を推察・理解する．今回の面談で，何をどこまで伝えるかを医師とチーム構成員は再確認しておく．
5. 情報量の調整：チーム構成員（コーディネーターなど）は，ここまでの段階で収集した情報から患者の認識・理解やニーズを把握し，担当医師などへフィードバックし，今回の情報提供の程度につき医師に補足や修正を促す．
6. 性急に情報を求める患者の背景には不安がある．神経疾患では面談者にとって初めての患者である場合は少ない．性急に情報を求められた場合，医師は患者の感情を認識し（「第5段階」を参照），落ち着いて背景の「不安」を表出させる．

> **point**
> 患者の知る権利，知らないでいる権利に配慮しつつ必要な情報を提供する

ケアチームでは，面談で何を達成するつもりか，目的を議論し，情報の調整を行う．チーム構成員は，ここまでの段階で収集した情報から患者の理解度やニーズを把握し，担当医師等へフィードバックし情報の提供，補足や修正を促す．医師ばかりでなく，チーム構成員は，患者が現在受けている以外の治療法（代替療法や治験等）について問い合わせを受けることがある．

第4段階：情報を共有する（整理と確実な理解）

Step 4：Knowledge（giving knowledge and information to the patient）―患者に知識と情報を提供する[3,8,10]

ここからが具体的な情報伝達となる．確実な伝達により，患者の認識を医学的事実に近づけることができる．しかし，ここで医師は急いではならない．

1. 悪い知らせであることをあらかじめ予告する．「申し上げにくいのですが…」，「少し厳しい話になりますが…」などの言葉をはじめに用いる．
2. 情報を少しずつ，かつ，患者が理解しやすい知識や語彙を用いて伝える．医療で用いる言葉は，患者・家族には理解されにくい，あるいは誤解されやすいものが多い．『病院の言葉を分かりやすく―工夫の提案』[11]には，医療用の言葉を一般の患者・家族にわかりやすく伝えるためのさまざまな事例や提案がある．
3. 過度に直接的な表現：「根治療法はありません」，「死に至る病気です」や，実施可能な治療までも否定するような表現：「治療法はありません」，「当院ではすることはありません」は用いない．今のところ完治させることはできず，症状は少しずつ悪くなることを伝えるが，根治が難しくとも症状緩和のための治療はあること，実際の生活を少しでも楽に過ごすためのケアや補助があること，合併症は治療できること，最後まで責任をもって関わっていく医療機関があることを，前向きな考えや，希望をもてるように説明する．
4. 患者が病気の経過を知りたい場合には，おおよその進行と予後について正直に話すが，個人差が大きいことや，予測には限界があることを認識させる．予後は変動が大きく，5年，10年もしくはそれ以上生存する人もいることに言及する．
5. 進行抑制薬（リルゾール〈リルテック®〉）や，現在行われている研究や参加できる治験について知らせる．
6. 簡単な解剖学的な絵を描いたり，パンフレット，ビデオ，DVDなどの資料を用い，疾患について説明する．
7. 質問する時間を頻回に，かつ十分にとる．患者が直接，主治医に治療対象や効果・副作用等を聞くことのできる状況を作る．
8. 患者の機能を維持するためにあらゆることを行い，患者の治療に対する意思決定は尊重されることを保証する．
9. 患者のことを継続的に気にかけ，決して見捨てることはないことを保証する．また，心配事・不安なことを引き出すように留意する．感情については次のステップ（第5段階）で概説する．
10. 患者支援組織（患者会など）について伝え，患者が望めばセカンドオピニオンにも同意する．医療／福祉制度について理解し社会資源を活用できるよう支援する．医療ソーシャルワーカー（MSW）などを紹介して（同席する場合もある），あとで，利用可能な社会資源の詳

> **point**
> ケアや補助，合併症の治療，関わっていく医療機関について前向きな考えや希望がもてるように説明する

細を伝えてもらうこともできる.

第5段階：患者の感情に応答する

Step 5：Empathy（addressing the patient's emotions with empathic responses）—患者が抱く感情に共感を込めて対応する [3,8,10]

1. 患者の第一の権利：提案されたどのような治療・ケアに対しても，受けることも拒否することもできる.
2. 患者の第二の権利：あらゆる知らせに対して患者が（法的に）問題のない範囲で，自由に感情を表現することができる．患者の感情やその反応表現には，ショック，孤独感，悲しみ，沈黙から疑い，涙，否定や怒りまでさまざまなものがある．医師の共感的対応（患者の気持ちを推察し，必要に応じて言語化して確認する．非言語的コミュニケーションや沈黙も共感的な対応となりうる．医師としても，もっとよい知らせができたら良かったのにと思っていることや，患者がそのような感情を抱くのは無理もないと理解していることを伝える，など）は患者を支え，連帯意識を与えることができる.
3. 患者は面談終了時にフラストレーションを残すことが多い．医療従事者は，提案した内容を患者は受け入れるのが当然と考えたり，あるいは，伝えた知らせについて一定の反応を患者は示すはずだという思い込みをもちやすい．温かみをもち，患者に注意を払い，患者の気持ちを尊重し，正直で思いやりをもつこと，過度に感傷的にならないように心がける.
4. 「患者の反応や感情に応答するということは，面談の中で最も集中力を必要とする部分である．一方，経験を積み重ねることによっておおいに改善をもたらすことのできる部分でもある．したがって，患者の反応にびっくりさせられることは次第になくなり，自分なりの工夫を面談に取り入れることができるようになる」ことを念頭におくべきであろう [8,10].

> **point**
> 医師は思い込みをもたず，患者に注意を払い，温かみをもち，気持ちを尊重し，正直で思いやりをもち感傷的にならない

第6段階：今後の計画を立てて完了する

Step 6：Strategy & Summary —方針とまとめ [3,8,10]

1. 今後の治療計画について議論する心の準備ができているかを患者に尋ねる.
2. 実施可能な治療の選択肢を提示し，期待される効果を具体的に議論することで治療効果を誤って理解していないかを確認する.
3. 話し合いの内容をまとめて話し，記録しておく.
   ①患者の問題リストを作成することができると良い．患者がそれを理解し，優先順位を付け，何から取りかかるかをまとめる.
   ②解決できることとできないことの違いを理解していることを示す.
   ③可能ならば，複数の選択肢を示す．緊急時の対応についても計画し

　　　　　ていくことを伝える．
　　　　④患者が自分自身の対処方法を見つけることを手伝う．
　　　　⑤他のサポート資源（家族・友人・社会資源など）を組み入れる．
　4. 面談を要約し今後の予定を立てる．告知後の最初の外来は2〜4週後とし，今後定期的なフォローアップをしていくこと，治らないからといって見捨てられるわけではないことを説明する．
　5. 以下のことは避ける：診断を保留する，不十分な情報を与える，患者が知りたがらない情報を与える，無感情に情報を伝える，希望を失わせる．

第7段階：告知後の状況を把握する

この段階はSPIKES原版にはない．しかし，数次にわたる説明への情報収集，感情への配慮にはこのステップは欠かせない[10]．

1. 告知後の患者・家族の受け止め方を，チーム内外の医療スタッフから情報収集する．
2. 情報量や理解の不足している内容を把握し，次回の面談に反映させる．
3. 次回に向けて，今回，告知を受けたことを前向きにとらえることができるように，医療スタッフ，難病医療専門員などの医療コーディネーターあるいは訪問看護師などからの援助を継続する．

「悪い知らせ」を伝える能力を高めるために

　患者，家族，および医療者とのコミュニケーション継続にはきめ細かい配慮が必要で，がん対策基本法施行に伴う，がん診療連携拠点病院等における「がん診療に携わる医師のための緩和ケア研修会」での研修受講も「悪い知らせ」を伝える能力を高めるために有用なことがある．

　さらに神経内科医が神経難病に関する「悪い知らせ」を伝える能力を高めるための取組みが北里大学の荻野の尽力で開始された[12]．2011（平成23）年度から3年間,厚生労働研究の一環として開始された「難病緩和ケア研修」研究会では，全国から神経難病の緩和ケアや対話能力に関心をもつ多くの参加者が集まった．講義のほかに，各種グループディスカッションやロールプレイをまじえた2日間のセミナーで，内容や参加者からの意見等も報告書から参照可能である．まだ，学会としての取組みは始まっていないが，参加者は必要性を認識し，各地の実情に合わせた地域での研修会も計画され始めている．

　今後，日本神経学会等の教育プログラム，ワークショップ等でも「告知」の方法や訓練に向き合っていただけることを強く期待する．緩和ケア教育で先行する英国でも，特に運動ニューロン疾患や他の神経難病に特化した緩和ケアセミナーはなく，一般的な緩和ケアセミナーの中に運動ニューロン疾患への対応等が組み込まれている[10]．つまり，「がん」と神経難病を区別して扱ってはいないことを再認識したい．なお，神経疾患では認知機能の低下も

---

point
以下を避けること
・診断を保留する
・不十分な情報を与える
・知りたがらない情報を与える
・無感情に伝える
・希望を失わせる

Keywords
がん診療に携わる医師のための緩和ケア研修会
「すべてのがん診療に携わる医師」に受講することが義務づけられ，講義，グループ討議，ロールプレイ等が含まれる2日間の研修会である．都道府県がん拠点病院等が，年1回程度，開催している．指導者は，日本緩和医療学会の研修を終え，同学会からの推薦を受けた者が担当する．

コミュニケーションがとりづらくなる要因として念頭においておく必要がある．

（成田有吾）

文献

1) 高柳和江．病名告知．和田攻ほか（編），看護大辞典．東京：医学書院；2002，p.2338．
2) 日本神経学会．ALS 治療ガイドライン（案）．IV．病名・病期の告知．臨床神経学 2002；42(7)：692-693．
3) 日本神経学会（監修），「筋萎縮性側索硬化症診療ガイドライン」作成委員会（編）．3. 告知，診療チーム，事前指示，終末期ケア．筋萎縮性側索硬化症診療ガイドライン 2013．東京：南江堂；2013，pp.46-74．
http://www.neurology-jp.org/guidelinem/als2013_index.html
4) 湯浅龍彦ほか．筋萎縮性側索硬化症のインフォームドコンセント（1）ALS とともに生きる人から見た現状と告知のあり方．医療 2002；56：338-343．
5) 荻野美恵子ほか．ALS の告知のありかたについて—患者アンケート調査より．臨床神経学 2003；43：1027．
6) 難波玲子．ALS のインフォームドコンセントの検証と課題— ALS ガイドラインと対比して．厚生労働科学研究費補助金難治性疾患克服研究事業「特定疾患の生活の質（Quality of Life，QOL）の向上に資するケアの在り方に関する研究」．2003 年度総括・分担研究報告書．2004 年 3 月，pp.44-46．
7) 大生定義ほか．ALS データベース研究第 4 報—基礎研究と告知内容の検討および今後の方向性．厚生労働科学研究費補助金難治性疾患克服研究事業「神経変性疾患に関する調査研究」．2006 年度研究報告書．2007 年 3 月，pp.41-44．
8) Buckman R. How to Break Bad News：A Guide for Health Care Professionals. Baltimore：Johns Hopkins University Press；1992 ／恒藤暁（監訳）．真実を伝える—コミュニケーション技術と精神的援助の指針．東京：診断と治療社；2000，pp.65-97．
9) 成田有吾．がん診療連携拠点病院等における緩和ケア研修会への神経内科医の参加について．臨床神経学 2010；50：34-36．
10) 成田有吾．神経難病の告知と面談の仕方．神経難病在宅療養ハンドブック—よりよい緩和ケアのために．大阪：メディカルレビュー社；2011，pp.15-26．
11) 国立国語研究所「病院の言葉」委員会（編）．病院の言葉を分かりやすく—工夫の提案．東京：勁草書房；2009．
http://www.ninjal.ac.jp/byoin（accessed 11th Oct，2014）
12) 荻野美恵子．告知（ALS を例として）．難病緩和ケア研修研究会記録集（厚生労働科学研究費補助金難治性疾患等克服研究事業「希少性難治性疾患患者に関する医療の向上及び患者支援のあり方に関する研究」班 平成 25 年度難病緩和ケア研修研究会 報告書）．2014，pp.29-42．

Further reading

- 日本神経学会（監修），「筋萎縮性側索硬化症診療ガイドライン」作成委員会（編）．筋萎縮性側索硬化症診療ガイドライン 2013．東京：南江堂；2013．
ALS に関して全般の知識を確認でき，説明と合意形成のための情報も多い

- 国立国語研究所「病院の言葉」委員会（編）．病院の言葉を分かりやすく—工夫の提案．東京：勁草書房，2009．
医療者が無意識のうちにつかってしまう言葉は，患者や家族には難解で誤解の原因．コラムも参考になり，医療職全員に見ていただきたい一冊

- 厚生労働科学研究費補助金難治性疾患等克服研究事業「希少性難治性疾患患者に関する医療の向上及び患者支援のあり方に関する研究」班 平成 25 年度難病緩和ケア研修研究会 報告書．2014．
神経難病への緩和ケア導入のための研修会を目指した記録．説明と合意形成に有用

II. 神経難病患者・家族へのかかわり

心理的支援

Point
- 神経難病を患う患者（家族）の quality of life（QOL）は，疾患自体によってもたらされる"客観的状況に対する認識"と，患者（家族）の生活における個別的で"主観的な願望・期待・価値観"との差に反映される．心理的支援はその差をできるだけ埋めることを目指す．
- どのように難病を意味づけるかが重要であり，そのためには患者のナラティブから否定的意味づけを理解し肯定的意味づけを導き出す，また SEIQoL（個人の生活の質評価法）を利用して患者（家族）の QOL の構成内容を把握する．
- 過去の状況を現在の自分が評価した際の変化（レスポンスシフト）を理解する．
- サポートグループによる集団のダイナミクスを活用する集団的支援（集団心理療法）は有効であり，個別の心理的支援と組み合わせ，複合的個人・集団療法を行うことはさらに有用である．
- 支援者は患者（家族）と対話することによって，患者を取り巻く重要な領域を理解し，その領域を適切に支援していく．

Keywords
PRO
Patient Reported Outcome（PRO）measure とは，患者自身が治療効果（医療アウトカム）を評価することである．QOL の指標としての PRO は，アウトカムを患者自身が医師などほかの人の意見に左右されず評価するもので，患者中心医療の原動力となっていると同時に，医薬品，医療機器の臨床試験の評価項目となっている．

医療において，客観的な科学的データが医学的エビデンスとして重視されることはいうまでもない．しかし，近年，これまでの EBM（evidence based medicine）すなわち医学的根拠に基づいた医療に加え，当事者の考えや判断，あるいは病気への意味づけの重視すなわち NBM（narrative based medicine）が注目され，「医療者と当事者の合意を目指すコミュニケーション」としての共同作業に関心が寄せられるようになった．たとえば医療アウトカムに主観的な患者報告アウトカム（patient reported outcome：PRO）評価を取り入れる動きもその一つである．

難病患者の療養生活とは，慢性疾患の中でとりわけ治癒の見込めない難病においては，連続する機能喪失に対する不安の中で，「進行性で重篤な病を患う身体」とともに過ごす時間といえる．このため客観的な「治療」だけではなく，その時々に患者のもつ機能を積極的に活かしながら生活全体の質を深めるための幅広い支援を含み込むことが必要となる．これは以前から提唱されてきたいわゆる QOL（quality of life）の向上そのものに対応する．

幅広い支援には，患者を取り巻く人間関係，とりわけ家族関係をふまえたアプローチが必要となる．なぜなら，家族は患者自身の健康に関する考え方を決定づけ，患者自身の生活習慣を決定づける存在であり，同時に患者とともに病気に苦しむ存在であるため患者に対して大きな影響力をもつからである．このように患者を取り巻く関係性をふまえることで，家族の QOL 向上や医療者の疲弊を支える観点も含み込むことができる[2]．心理的支援の対象

は，科学的根拠を支える客観的データになりにくい「人の認識に関わる領域」，たとえば幸福感，安らぎ，張り合いなどの概念であるが，医療の質の向上のためには，本来，きわめて重要な対象なのである．この曖昧で，掴みにくい概念を対象とした心理的支援とはどのように理解すべきか本稿で論じていく．

「患者のQOL」という指標とは何か

　心理学的な意味でのストレスとは，主体が状況をコントロールできないことを認識した際の無力感に対応する．根本的な治療法がなく，慢性的経過を呈し予後不良とされるいわゆる難病患者は，第一に病気と生活をコントロールができないというストレス状況に立たされる．私たちを取り巻く社会は，一般的に健康を求めることを当然視しているうえ，現代医学における健康概念も同様の視点をもつため，私たちは健康志向的価値観を必然的にもっている．この意味で，難病を患う患者（家族）は，病気自体によりもたらされるストレスと，この健康概念からくる文化的・社会的文脈でのストレスとの二重のストレス状況に陥ることとなる．進行性に病状が進み，治癒が見込めない神経難病の患者（家族）はその状況の只中に置かれることになる．

　このような無力感に満ちた難病ケアの背景から，難病支援の中心的課題はQOL向上に焦点化されてきた．難病患者（家族）の生活を理解し，支援内容を検討するにはQOL評価が重要と考えた．しかし，健康関連QOL評価に代表されるQOL評価は，もともと客観的評価として標準化された健康状態を患者自身により自己評価するものに変更しただけであり，神経難病を患う患者（家族）の生活における個別的で主観的な評価に視点が向けられることはなかった．その中で，近年の患者報告アウトカム（PRO）によって医療アウトカムを評価する動きは，新たな視点を提示している．つまり，PROは患者（家族）の個別的な主観的評価と整理することができ，QOLを健康状態や人間らしさの指標とする誤解から離れることができるようになった．

　本来QOLとはPROの一つであり，患者を取り巻く状況・人間関係と患者の考え方・価値観との相互関係・作用により変化する構成概念（construct）の一つである．この理解に基づけば，どのような難病患者（家族）も，適切な支援によってQOL向上が可能になるはずである．ここに心理的支援を含む包括的支援の手掛かりが示される．

心理的支援の目標と内容

　心理的支援の主要な目標は，病気の回復の見込みのない中であっても，患者の主体性が保てるように，どんな話も十分に語れる関係づくりとそのような場づくりを行うことであり，以下の具体的作業を心がける．

"客観的状況に対する認識"と"主観的な願望・期待・価値観"

　この差によってもたらされる患者の苦しみに対して，この差が小さくなる

> **point**
> 患者（家族）の二重のストレス：
> ・病気自体によりもたらされるストレス
> ・社会的・文化的文脈による健康概念からくるストレス

ような支援を工夫するのである．言い換えると，患者の願望・期待と実際にできることと，病気の進行で起こってくる事態との差をできるだけ埋めることを目指す．神経難病患者（家族）において，置かれている現実は厳しいが，その状況をありのまま認め，その中で，どのような想い，願いがあるか，たとえ病気からの回復の願いであってもそれを受けとめることから始める．

同時に，難病の告知（breaking the news）によって患者は"自分自身である感覚"（自己同一性）が揺さぶられている．それは自分の身体が進行性の難病になった事実と今までの社会に組み込まれていた自分ではない自分になった感覚の戦い，すなわち，治らない病気のプロセスの進行という異変が自分の身体に起こっているという否定しがたい事実と，他方ではその病気になった事態に違和を感じている自分の感覚との間で，振り子のように揺れるのである．家族もまた，病気という事実と信じたくない思いの間で心が揺れる[5]．

> **point**
> ・病気の進行という否定しがたい事実
> ・病気になった事態に違和を感じている自分
> 両者の間で患者の自己同一性の振り子は揺れる

対処（コーピング）支援における外在化

一方で，この差はコーピング支援を進めるうえで，支援を提供する側と患者（家族）の両者にとって助けにもなりうる．患者の中で起こっていることで患者自身に所属することがらを，たとえば病気や身体を，他者として眺める"外在化"という方法である．支援の中で，患者はやりきれなさや無念さを語り，そして，その厄介者（やりきれなさや無念さ）にどう向き合えばよいか，患者（家族）が納得いくまで思いを巡らせるように支えるのである．ある神経難病患者が「難病が自分のところにやってきた…」とつぶやいたことがあった．その患者は，難病を他者として，自分自身への迎え入れ方について思いを巡らし始めたといえる．

病気の患者（家族）にとっての意味づけ

人は一生のうちいつかは治らない病気になると考えられれば，難病自体に固定した悪い意味があるわけではないと考えることができる．

人はどのような困難な状況にあっても，どのような難病とともにあっても，その過程を生き抜くためには何らかの"意味"を必要とする．そこに肯定的な意味を見出すことができたら，それがたとえわずかであっても，自己実現に向けた歩みを希望とともに始めることができる．治癒が望めない難病においては，どのように難病を意味づけられるかが重要となる．その意味づけを把握するための方法を以下に示す．

■患者（家族）のナラティブから

病気そのものではなく，自分の人生や病気に対する否定的意味づけが，患者をいっそうの苦しみに追いやる．否定的意味づけの手がかりは，会話の中で「罰が当たった」「心がけが悪かった」「だめな人間です」「迷惑ばかりかけています」などの言葉に表現されることが多い．患者がそのようなつぶやきをするときは，むしろ何らかの解決すべき局面に向き合っていると理解すべきであり，その言葉に託した患者（家族）の思いに耳を傾け，見極めるこ

> **point**
> 患者（家族）の言葉の否定的な意味づけを理解し，肯定的意味づけに書き直す（新たな意味の発見）

とで，否定的意味づけを理解し，そのうえで肯定的意味づけ（意味の書き直し）を導き出す会話が可能になる．

■ SEIQoL（個人の生活の質評価法）から

新たな意味の発見から支援につなぐ方法として，SEIQoL（schedule for evaluating of individual Quality of Life：個人の生活の質評価法）がある．この評価法は，人の生活の中で大切な領域をキュー（Cue）として抽出してもらい，患者（家族）のQOLの構成内容を把握するものである．生活の中で患者が重きを置いている内容を5個あげてもらう．これは患者の価値観を反映していると理解され，その項目がうまくいっているか・満足しているか，そのときのQOLに対応し，否定的意味づけの所在をつかむことができる．

レスポンスシフトの理解

レスポンスシフト（response shift）とは，過去の状況を記憶に基づいて現在の自分が再評価した際にその同一状況に対する主観評価が変化している現象のことである．過去の再評価，思い返しにおける以前との差である．これは個人内の判断基準が変化したことを示す．このレスポンスシフトが大きいということは，提供された支援がその人の認識構造を変える効果として大きかったことを示す．レスポンスシフトの主要なメカニズムはすべて主観的な変化であり，評価尺度の再校正（recalibration），重要な評価項目における優先順位変化（reprioritization），評価項目の意味の変更などの再枠組み化（リフレーミング〈reframing〉）である．

集団的支援

個別の心理的支援に加えて，もう一つの重要なアプローチはサポートグループ（support group）を使った集団的支援である．集団内の相互コミュニケーションを基に，患者（家族）に内在する力を引き出すように配慮された集団的アプローチ（集団心理療法）は有効な支援法である．集団的支援では，同じ病気をもつ人々が問題を共有し，相互にフィードバックを行い，他者への思いやりと自己への肯定感が生ずるように配慮しサポートグループを構成する．同じ病気の入院・外来患者，またはその家族というある意味での同質的集団を対象に，エボカティブグループ（喚起グループ〈evocative group〉）として構成することで仲間意識が高まり，抱えている困難を語り合うことができるのである．個別アプローチと組み合わせ，複合的個人・集団療法（combined individual and group therapy）を行うことはさらに大変有用である．なぜならこのように複合的アプローチを常時行っていると問題を抱え入院した場合の危機介入としても使え，連続した支援が可能になるからである．

集団的支援の運用においては研修を積んだリーダ（leader），コ・リーダ（co-leader〈共同リーダ〉）が，グループにおいてキーワードを把握しながら会話のフィードバックサイクルと会話内容の肯定的リフレームがメンバー（参加者）間で展開できるようにし，会話のネットワークを促進させる．こ

> **Memo**
> SEIQoLは，SEIQoL-DW（schedule for evaluating of individual Quality of Life-direct weighting：個人の生活の質ドメインの直接的重量分析法），またSEIQoL-JA（schedule for evaluating of individual Quality of Life-Judgment Analysis：個人の生活の質ドメインの判断分析法）として利用可能である．

> **point**
> 心理的支援には個人的支援に加え，集団的支援がある

の集団的支援を通して，喪失感で悩んでいる患者（家族）が閑話休題的にもう一度病気を見直す機会とすることができる．危機介入的集団支援アプローチも可能であり，進行性の難病の病態変化に合わせ，在宅療養を支援する臨床現場の要請に応えて行うことができる．

　患者によってはグループの中にいること自体が苦痛になってしまう時期や，病気に向き合うことを避けたい時期もあるため，どうしてもある期間，個人的支援しかできない場合もあることに留意する．集団的支援の実施において配慮すべきポイントは以下のとおりである[6]．

■中立性，率直さを保つ

　サポートグループ内では，行われる話や相互の関係に掛値なしの関心をもつこと，価値判断を入れずに関心をもつこと，メンバーの誰かに肩入れするのでなく，特定のメンバーの好ましい面にのみ注目しないこと．

■二者関係を三者関係にしていくように心がける

　一人のメンバーから出る話題をみんなに回していくこと，すなわちゴーアラウンド（go around〈訪ね歩き〉）によってメンバー個人を尊重しながら，一人に集中せずに，時には個人の隠れる場を保障すること．

■キーワードによってコミュニケーションのネットワークを促進する

　メンバーの発言や諸々の反応を参加者間で相互に伝え合うようにする．これによりグループ内のコミュニケーションは活発に展開する．これをコミュニケーションのネットワークという．コミュニケーションの促進には，発言を貫く筋を把握し，それを象徴するキーワードを使う．短い言葉で，わかりやすくフィードバックする．そうすることで会話の焦点は明らかとなると同時に，グループの会話がネットワークとなり広がっていく．

■メンバーの発言が他のメンバーに伝わったか確認しながら進める

　このプロセスを丁寧に行うことで，グループダイナミクスを活発に導くことができる．これをフィードバックサイクルという．会話が混線した際に，コミュニケーションの道筋を確認し，メンバー一人一人の発言を大切にし，話したかった内容に気づき，確認するプロセスである．

　集団的支援に類似したものとして自助グループ（セルフヘルプ・グループ）がある．自助グループは，同じようなつらさや問題を抱えている患者（家族）同士の集まりである．この会合は患者（家族）が自由に出席し，新しい情報の交換，自宅における疾患管理上のさまざまなヒント，個人的な問題に対する討論やアドバイスを交わせることができる．患者同士で悩みを聞き合うピアカウンセリングがその手法である．

個人，集団における支援の特徴と両者の必要性

　心理的支援では一対一のコミュニケーションにより，支援者自身が患者やその家族の個人的な語りに謙虚に耳を傾けることが重要であるが，さらに，集団的支援では，多数の患者の相互作用を賦活化することが重要になる．その違いは**1**のようになる．

1 個人と集団における心理的支援の違い

	個人	集団
関係性	二者関係	三者関係
姿勢	語り手に集中	コミュニケーションの連鎖に集中
関心対象	事実，感情，考え	メンバー同士のコミュニケーション
応答の仕方	キーワードの把握・肯定的リフレーミング	

　私たちは，支援において，集団のダイナミクスの活用を見落とし，一対一のコミュニケーションに集中してしまいがちである．たとえば，患者との面接は個人支援法と思われがちだが，家族が同席する場合には，集団支援法を活用する．そうするとコミュニケーションが活発になり，家族相互の力を引き出し，相互に理解が深まり，患者（家族）の主体的コーピングにつなげることができる．

> **point**
> 集団のダイナミクスの効果により患者（家族）の主体的コーピングにつなげることが可能となる

まとめ

　神経難病患者（家族）のQOLは，疾患によってもたらされた状況すなわち"客観的状況に対する認識"と"主観的な願望・期待・価値観"における差に反映される．したがって，心理支援も含めて，QOL向上を行う際の具体的目標や行動は，すべての人に対して同じにはならはない．また，同一の個人においても，病気の進行や時間経過の中では，必ずしも同一にはなるとは限らない．QOL評価とは，その個人にとって，その時期に重要な生活領域を理解し，その領域がどの程度うまくいき，どの程度満足できているか，その個人の尺度で判断するものである．したがって，支援者は患者（家族）と対話することによって，その人を支える重要な領域を理解し，その領域を適切に支援できるようにしたい．本稿の心理的支援の観点と手法は，個人にとって重要な生活領域を把握し支えるためのアプローチ法であり，絶えず変化する患者の経験を理解し，必要な支援を提供するものである．

（後藤清恵，中島　孝）

文献

1) 後藤清恵．集団研修に求められる意味とその相違―地域活動における様々なグループ研修において．集団精神療法 2008；23（2）：135-138.
2) 後藤清恵．神経難病患者と主介護者のQOLの相互関連性―SEIQoL-DW法によるQOLの検討から．厚生労働科学研究費補助金難治性疾患克服研究事業「特定疾患患者の生活の質（Quality of Life, QOL）の向上に関する研究」（主任研究者 中島孝）．平成19年度総括・分担研究報告書．2008，pp.119-130.
3) 中島孝．医療におけるQOLと緩和についての誤解を解くために．医薬ジャーナル 2011；47（4）：1167-1174.
4) 中島孝．非ガン患者さんの緩和ケアとQOLを求めて．30年後の医療の姿を考える会（編），メディカルタウンの"看取りのルネサンス"―喪失から再生への地域ケア共同体へ．東京：30年後の医療の姿を考える会；2013，pp.27-75.
5) 中島孝，後藤清恵．第7章 心理ケア．日本ALS協会（編），新ALSケアブック・第二版―筋萎縮性側索硬化症療養の手引き．東京：川島書店；2013，pp.177-193.

6) 中島孝, 後藤清恵. 神経難病患者・神経筋疾患患者のためのサポートグループ, 集団支援アプローチに基づく研究. 厚生労働科学研究費補助金難治性疾患克服研究事業「希少性難治性疾患患者に関する医療の向上及び患者支援のあり方に関する研究」（研究代表者 西澤正豊）. 平成24年度総括・分担研究報告書. 2013, pp.166-168.
7) 後藤清恵. 医療現場での家族・夫婦アプローチ―遺伝カウンセリングでの家族夫婦対応について. 精神療法 2014；40（5）：674-679.
8) David Oliver, et al (editors). Palliative Care in Amyotrophic Lateral Sclerosis. Oxford：Oxford University Press；2000.
9) 立石真也. ALS 不動の身体と息する機械. 東京：医学書院；2004.
10) 特集 これだけは知っておきたい―集団精神療法の基本と技法. 精神科臨床サービス 2003；03（03）：7.

Further reading

- Kleinman A. The Illness Narratives：Suffering, Healing, and the Human Condition. New York：Basic Books；1988／江口重幸ほか（訳）. 病いの語り―慢性の病いをめぐる臨床人類学. 東京：誠信書房；1996.
  クライマンは臨床人類学の立場から，慢性疾患の患者とその家族の病いの経験や語りこそが，医療やケアの中心に据えられるべきと述べ，病いに対する患者独自の意味づけに耳を傾けることが重要であると指摘している. 医療に関わる人々の初心教科書となる書

- White M, Epston D. Narrative Means to Therapeutic Ends. New York：W.W. Norton；1990／小森康永（訳）. 物語としての家族. 東京：金剛出版；1992.
  問題を外在化するアプローチの理論的背景と症例を示す. 人々にとって耐えがたい問題を客観化または人格化するように人々を励ます治療アプローチとして，近年では多領域・多年齢層で活用されている. 心理的支援に役立つ書

- Gergen KJ. Relities and Relationships：Soundings in Social Construction. Cambridge：Harvard University Press；1994／永田素彦, 深尾誠（訳）. 社会構成主義の理論と実践. 京都：ナカニシヤ出版；2004.
  社会構成主義は，「現実は人々の間で構成される」とし，大切なのは人々と援助者の間の対話であるとする. 社会構成主義に基づくアプローチとしてナラティブ・アプローチが注目されている. 医療に関わるすべての人々に，対話による関係性構築の重要性を示す

II. 神経難病患者・家族へのかかわり

病期に応じた医療のかかわり

> **Point**
> - 患者・家族が希望する療養生活をサポートするため，病期に応じたきめ細かい医療が必要である．
> - 病初期では，診断，告知を行い，緩和ケアを開始する．引き続き，治療とケア，リハビリテーション等を行い，終末期には end of life care を行う．

神経難病と医療

　医療は神経難病患者の病期に応じて，さまざまなかかわりをもつ（**1**）．本稿では病期ごとの医療のかかわりについて総論を述べた後，筋萎縮性側索硬化症（amyotrophic lateral sclerosis：ALS）と多系統萎縮症（multiple system atrophy：MSA）を例にあげ，具体例を提示したい．

各病期における医療のかかわり

病初期

　神経難病患者が症状を訴え，病院を受診した際，神経内科医はまず診断を行う．診断は，問診，診察，検査を行ったうえで総合的に行われる．

　問診は，さまざまな検査技術が発達した今日においても，神経難病の診断においてきわめて重要である．診察は，一般身体所見を確認後，意識状態，高次脳機能，脳神経，運動系，姿勢・起立・歩行，反射，感覚系，自律神経系などに対して行われる．検査は，頭部 CT，MRI などの画像検査，電気生理学的検査，神経心理検査，脳脊髄液検査，生検などを行う．

　神経難病のなかには遺伝性神経疾患も含まれるが，その場合，遺伝子診断を行うかどうかの検討が必要となる．遺伝子診断による診断確定の利点として，予後，治療法，療養上の対処法，その疾患の遺伝に関する事柄など，患者・家族に多くの有用な情報を提供できる点があげられる．しかし，患者本人のみならず，家族にも関係する遺伝情報を扱うことから，その実施にあたっては，ガイドラインに則り，遺伝情報，および遺伝子診断のもつ意義や留意点を十分に説明する必要がある[1]．また必要に応じて，遺伝カウンセリングも行うべきである[*1]．

　診断の確定後は，医師は診断の告知（bad news telling）を行う．基本的に，患者本人に病名の告知を行い，患者の同意を得て，家族・主介護者も同席することが望ましい．病名告知を行う意義としては，①患者の知る権利，ない

*1 本巻 II.「遺伝性神経難病へのかかわり」（p.103-108），Topics「遺伝カウンセリング」（p.345-349）の項も参照

1 難病の病期と医療のかかわり

	内容
病初期	1. 診断（問診，診察，検査；遺伝子検査を含む） 2. 告知 3. 緩和ケアの開始
進行期	1. 治療 2. リハビリテーション 3. 緩和ケア継続（呼吸管理，栄養管理など）
終末期	1. 終末期緩和ケア（end of life care） 2. 在宅看取り

2 患者が望むコミュニケーションとしてのSPIKESとSHARE

SPIKES	S：Setting up the interview	患者と話す場の設定
	P：assessing the patient's Perception	患者の病気に対する知識の評価
	I：obtaining the patient's Invitation	説明する内容への患者の希望の確認
	K：giving Knowledge and information to the patient	患者への医学的事実の説明
	E：addressing the patient's Emotions with empathic responses	患者の感情への感情移入を伴った対応
	S：Strategy and Summary	今後の方針および説明をまとめる
SHARE	S：Supportive environment	支持的な場の設定
	H：How to deliver the bad news	悪い知らせの伝え方
	A：Additional information	付加的な情報
	RE：Reassurance and Emotional support	安心感と情緒的サポート

し，知らないでいる権利の尊重，②患者が人生をどのように生きるかという自己実現の達成，③患者自身による治療法の選択，④家族の介護のしやすさ等が考えられる．どのように神経難病患者に告知を行うかは難しいが，がんの病名告知におけるコミュニケーション・スキルであり，北米および本邦から生まれたSPIKES[*2]やSHAREのような考え方が参考になる（**2**）[2)]．

伝える内容に関しては，診断に至った根拠，今後予想される問題点と治療・対処法，社会福祉制度の利用方法等に関して説明を行うが，伝えるべき内容が多岐にわたる場合には複数回に分けて行う．また告知のショックが大きく，内容を理解できないこともしばしばある．よって説明は繰り返し行うことも伝える．重要なことは，告知の方法は画一的なものではなく，それぞれの患者に応じて行うことを心がけることであり，根本的治療がない神経難病の場合も，QOL（quality of life）を改善するさまざまな医療，緩和ケアがあることを伝え，生きる希望をもてるような説明を心がける[3)]．

一方，神経難病の一部では，認知症を合併することがあるため，患者に病名告知が可能かどうかの判断が必要となる．これは長谷川式簡易知能評価スケールのような認知機能のスクリーニング・バッテリーでは評価困難で，

[*2] SPIKESについては本巻II.「いかに伝えるか─説明と合意形成」(p.66-75)も参照

3 神経難病に対する診療ガイドライン

- 多発性硬化症治療ガイドライン 2010
- パーキンソン病治療ガイドライン 2011
- 筋萎縮性側索硬化症診療ガイドライン 2013
- ギラン・バレー症候群，フィッシャー症候群診療ガイドライン 2013
- 慢性炎症性脱髄性多発根ニューロパチー，多巣性運動ニューロパチー診療ガイドライン 2013
- 重症筋無力症診療ガイドライン 2014
- デュシェンヌ型筋ジストロフィー診療ガイドライン 2014

Lo の基準[4]が用いられることがある．この基準における評価項目としては，
　①選択する能力とそれを相手に伝える能力があること
　②医学情報を理解でき，それを自分自身の問題として把握する能力があること
　③患者の意思決定の内容が，本人の価値観や治療目標に一致していること
　④決定内容がうつ，妄想，幻覚の影響を受けていないこと
　⑤合理的な選択であること
があげられ，5 項目すべてを満たす場合に，病名告知とその後の治療の自己決定が可能と判断するものである．

また神経難病患者では，病初期から，症状に加え，病名告知やその受容の過程で多くの苦悩を伴い，さらに経過中もさまざまな身体的・精神的な苦痛が生じる．このため，緩和ケアは病初期から開始する必要がある．すなわち，神経難病の緩和ケアは，がんの終末期における緩和ケアとは異なり，病初期から長期間にわたって関わっていくことが必要である．

> **point**
> 神経難病の緩和ケアは病初期から開始する

進行期

治療介入，およびリハビリテーションを必要に応じ，病初期ないし進行期から開始する．治療介入を始める場合，まずそのエビデンスレベルを，PubMed 等を用いて把握する．また診療ガイドラインのある神経難病では，ガイドラインにおける推奨度も参考にする（本邦における神経難病の診療ガイドライン一覧を3に示す）．また治療介入のエビデンスが不十分な疾患や，症例数の少ない疾患では，症例報告や症例集積研究（ケース・シリーズ）を判断材料にする．これらのエビデンスをわかりやすく患者に提示し，相談のうえ治療を選択する．

さらに神経難病において，リハビリテーションは QOL や ADL（activities of daily living）の改善，維持に重要である．運動療法，作業療法，言語療法，摂食嚥下リハビリテーション，呼吸機能リハビリテーションを適宜行う．コミュニケーションの確保もきわめて重要な課題であり，困難な場合には，コミュニケーション手段について検討を行う．

神経難病では，摂食嚥下障害や呼吸不全を合併するため，経管栄養・胃瘻

造設，人工呼吸器装着などを行うか決定する必要がある．この場合，それぞれの利点・欠点を患者および家族に十分に説明し，意思決定の手助けを行う．摂食嚥下障害，睡眠呼吸障害，呼吸不全については，耳鼻科，歯科，呼吸器内科などの他科との連携が不可欠であり，神経内科医は調整にリーダーシップを発揮する必要がある．

医療・介護関係書類として，特定疾患・臨床調査個人票，介護保険主治医意見書，身体障害者手帳交付診断書，在宅療養に関する指導・意見書（訪問看護指示書など）などを適宜，作成する．電源を必要とする医療機器（人工呼吸器，吸引器，ネブライザーなど）を使用しながら在宅療養を行っている患者に対しては，災害時に備えて，日頃から外部バッテリーや発電機などを用意し，点検を怠らないように指導する．

終末期

> **point**
> 終末期の苦痛緩和ケアを目的としたケア（end of life care）を行う

終末期の苦痛緩和を目的としたケア（end of life care）を行う．「終末期医療の決定プロセスに関するガイドライン」[5]に従って患者・家族と協議をしつつ，終末期医療を進める．このガイドラインでは，患者の意思の尊重を基本とすることや，終末期の判断には医療チームによる判断が必要であることが明文化されている．また希望がある場合は，在宅看取りも検討する．この実現のためには，神経内科医と在宅医の連携が必要であり，さらに患者・家族を地域で支える体制づくりが不可欠である．

治験への参加

治療が確立されていない神経難病では，エビデンスの確立を目指した臨床研究や治験への参加も相談する．治験とは，新しい医薬品の承認のためには，薬事法に基づいた有効性・安全性の審査が必要であり，このための実証データの収集を目的として，健常者や患者の協力によって，医薬品の候補をヒトで臨床試験することである．今後，神経難病でも，ゲノム創薬やテーラーメイド医療の実現など，創薬をめぐる環境が変化していくことが見込まれる．こうした変化は，医薬品の治験のあり方に対しても大きな影響を及ぼす可能性があり，今後，こうした創薬をめぐるさまざまな状況変化に対し，柔軟かつ適切に対応していくことが必要である．治験に関する情報は，公的データベースに登録されているので，国立保健医療科学院臨床研究（試験）情報検索サイト[6]，WHO ICTRP Search Portal[7]，Clinical Trials.gov[8]などを適宜確認する．

> **Memo**
> 一般的に，治験には，同意を得た健康な希望者で安全性を確認する「第1相試験」，同意を得た少数の患者で使用量や使用法，効果を調べる「第2相試験」，同意を得た多数の患者で有効性を調べる「第3相試験」等がある．

医療のかかわりの具体例

ALSにおける病期と医療のかかわり

4にALS患者の一例と，病期ごとの医療のかかわりについて記載した．患者の受診後，神経内科医は診断を慎重，かつ速やかに確定する．診断は，

4 筋萎縮性側索硬化症（ALS）における病期と医療のかかわりの例

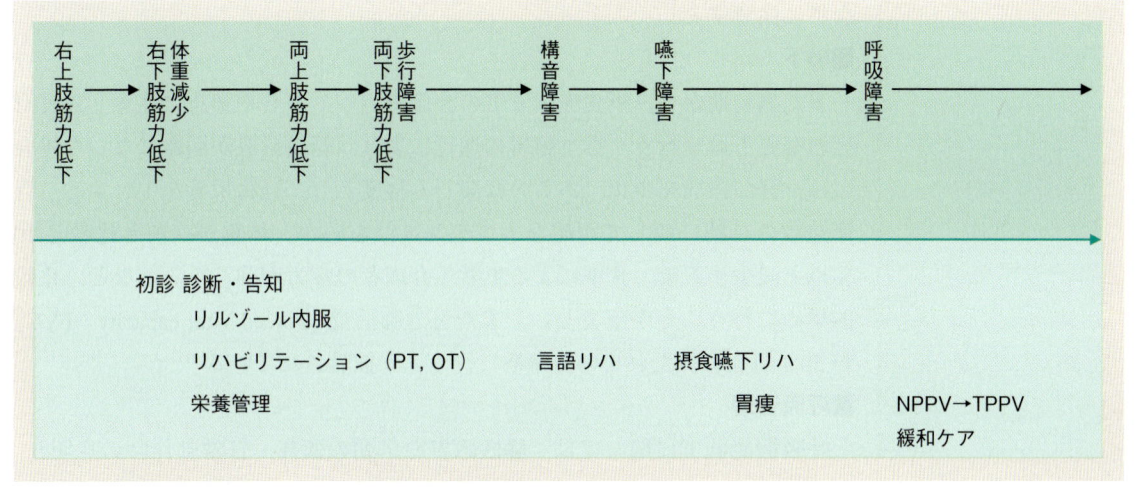

| 右上肢筋力低下 → | 体重減少 右下肢筋力低下 → | 両上肢筋力低下 → | 両下肢筋力低下 → | 歩行障害 → | 構音障害 → | 嚥下障害 → | 呼吸障害 → |

初診　診断・告知
　　リルゾール内服
　　リハビリテーション（PT, OT）　　　　　言語リハ　　　摂食嚥下リハ
　　栄養管理　　　　　　　　　　　　　　　　　　　　胃瘻　　　　NPPV→TPPV
　　　　　　　　　　　　　　　　　　　　　　　　　　　　　　　　　緩和ケア

NPPV：非侵襲的陽圧換気，TPPV：気管切開下陽圧換気．

①進行性の経過，②上位および下位運動ニューロン障害の存在，③除外診断によって行う．生化学的診断マーカーは現時点では存在しないため，臨床所見と，補助検査所見（電気生理学的検査，神経画像）を総合して判断する．鑑別診断として，頸椎症性神経根症，多発性運動ニューロパチー，封入体筋炎，痙性対麻痺などを除外する必要がある．診断基準は，改訂 El Escorial 診断基準，もしくは Awaji 基準を用いる[*3]．遺伝性 ALS が 5 〜 10％程度認められることから，遺伝子診断も必要となる．家族歴の明らかな患者が情報を求めた場合には，遺伝性 ALS についても説明する．また両親が血族婚の場合には，家族性 ALS の可能性があることについて一般論として説明する．

■告知

ALS の病名の告知は非常に難しいが，荻野は，①患者が求めるのであれば，医師の判断で情報を差し控えてはならない，②患者が求めないならば，情報を共用しない，③告知に対する患者の反応を評価し，対応する，④伝える内容が残酷であっても，伝え方が残酷であってはならない，と述べている[9]．また ALS では認知症を合併しうるため，主治医は病名告知や治療に関する自己決定が可能かどうかを判断する必要がある．

■薬物治療

薬物治療は，リルゾール（リルテック®）のみ推奨され（グレード A），生存期間を 2 〜 3 か月延長するが，運動機能や筋力に対する改善，あるいは進行抑制効果は認められないことが，4 つの二重盲検試験の結果から明らかになっている．

■栄養

栄養状態は生命予後に影響するため，病初期から栄養管理を行う[10]．病初期は代謝が亢進するため，体重や body mass index（BMI）が減少しないように十分なカロリー摂取が必要である．一方，人工呼吸器装着後の進行期で

*3
これらの診断基準については以下の文献を参照されたい．
• Brooks BR, et al. El Escorial revisited: Revised criteria for the diagnosis of amyotrophic lateral sclerosis. Amyotroph Lateral Scler Other Motor Neuron Disord 2000；1：293-299.
• de Carvalho M, et al. Electrodiagnostic criteia for daiagnosis of ALS. Clin Neurophysiol 2008；119：497-503.

は，エネルギー消費は減少するため，エネルギー過多と体重増加，糖尿病の合併に注意する．

■嚥下

また病初期から，摂食嚥下障害の評価を行い，むせや窒息に注意し，食形態の変更も適宜行う．嚥下障害の進行により，経口摂取が困難になった場合には，経口摂取を中止，あるいは楽しみ程度とし，経腸栄養を主とする．胃瘻造設の時期に関して明確なエビデンスはないが，体重が病前と比較し10％以上減少する前，食事による患者・介護者の疲労が強くなる前など，比較的早めに行うことが望ましい．また努力肺活量（forced vital capacity：FVC）が50％以上に保たれている時期に行うよう推奨されている[11]．

■呼吸管理

呼吸機能低下に関しては，睡眠障害や早朝の頭痛，日常動作時の息切れ，大声の出しにくさ，呼吸回数の増加などに注意し，酸素飽和度や血液ガスの確認，夜間酸素飽和度モニターも併せて行う．排痰が問題になるが，病期や症状に応じた排痰法を使い分ける．在宅での吸引は，医療機関にて家族が手技を習得して行うことが多いが，負担が大きいため，ケアスタッフによるサポートを同時に進める．進行すると機器による排痰を検討する．MAC（mechanically assisted coughing）を用いた咳嗽介助も可能である．特殊な気管カニューレと吸引器を用いた，気管カニューレ内からの自動吸引装置は，人工呼吸器を装着したまま痰の吸引ができ，外部からの菌の持ち込みもないといった利点がある．

人工呼吸療法としては，非侵襲的陽圧換気（noninvasive positive pressure ventilation：NPPV）と気管切開下陽圧換気（tracheostomy positive pressure ventilation：TPPV）がある．緊急の導入は意思決定が不十分であったり，人工呼吸器の準備が間に合わないなどのトラブルが起きやすいので，早めに意思の確認を行い，十分な準備をしたうえで導入する必要がある．

■コミュニケーション

また構音，発声，書字などの障害によりコミュニケーションが段階的に阻害されるが，筆談，指文字，文字盤のほか，随意運動可能な部位の運動や，視線，脳波，近赤外光検出による前頭葉脳血流量の変動などを入力とする適切な意思伝達装置を導入する．

■緩和ケア

緩和ケアとして，上記以外の苦痛への対処も行う．有痛性筋痙攣，拘縮などに伴う痛み，痙縮や強迫笑・強迫泣，流涎，便秘，不眠に対する治療を，診療ガイドラインを参考にして行う[11]．終末期の緩和ケアとして，呼吸障害による呼吸苦に対してはモルヒネを使用する．またスピリチュアル・ペインに対してもサポートし，全人的ケアを目指す．

MSAにおける病期と医療のかかわり

5にMSA患者の一例と，病期ごとの医療のかかわりについて記載した．

Key words

スピリチュアル・ペイン
死が間近に迫り，自分が生きる意味や価値を見失ったり，死後の不安や罪悪感などで苦しむ痛み．

5 多系統萎縮症（MSA）における病期と医療のかかわりの例

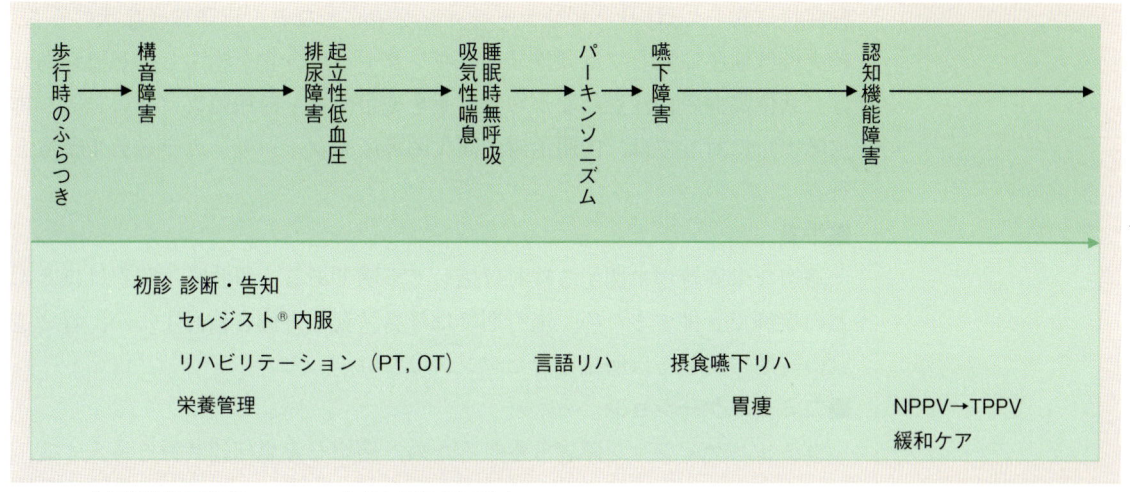

歩行時のふらつき → 構音障害 → 起立性低血圧・排尿障害 → 睡眠時無呼吸・吸気性喘息 → パーキンソニズム → 嚥下障害 → 認知機能障害

初診 診断・告知
セレジスト®内服
リハビリテーション（PT, OT）　　　言語リハ　　摂食嚥下リハ
栄養管理　　　　　　　　　　　　　　　　　　胃瘻　　　　NPPV→TPPV
　　　　　　　　　　　　　　　　　　　　　　　　　　　緩和ケア

NPPV：非侵襲的陽圧換気，TPPV：気管切開下陽圧換気．

問診や診察では，特に小脳性運動失調，L-DOPA不応性パーキンソニズム，自律神経症状（起立性低血圧，尿失禁等）の有無について確認する．そのほか，MSAを疑う所見として，REM睡眠行動障害，早期からの転倒，首下がり，腰曲がり（camptocormia），手や足の拘縮，高度の発声困難や球麻痺，日中もしくは夜間の吸気性喘鳴，吸気性のため息，病的泣き・笑いを確認する．ALSと同様，生化学的診断マーカーは現時点では存在しないため，臨床所見と神経画像所見を総合して判断する．診断基準はGilman分類を用い[12]，小脳性運動失調を主徴とするMSA-C（MSA with predominant cerebellar ataxia）と，パーキンソニズムを主徴とするMSA-P（MSA with predominant parkinsonism）に分類する．遺伝性MSAはまれであるが，近年，コエンザイムQ10の合成酵素遺伝子COQ2が原因遺伝子として同定された[13]．

■告知

告知に関しては，病名や予後についても説明する必要がある．予後に影響を及ぼす因子として，MSA-Pであること，残尿を認めること，自律神経症状を認めることが報告されているが[14,15]，人工呼吸器装着も生存期間に影響を及ぼす可能性がある[16]．また突然死のリスクについても説明する必要があるが，どの時期にどのように説明をするかについては決まりがなく，患者がどの程度知りたいかを探りつつ，家族からの病前性格の情報も参考にして，症例ごとに決めていく必要がある．

MSAでは診断基準上，認知症を伴わないとされてきたが，実際には比較的病初期から認知症を合併する症例が存在するため[17]，病名告知や治療の自己決定が可能か，評価が必要である．

■薬物治療

薬物治療は，小脳性運動失調に対してはタルチレリン水和物（セレジスト®）が使用されるが，エビデンスは乏しく，効果も明らかでないことが多い．パ

point
突然死のリスクについても説明する必要がある

ーキンソニズムに対しては，L-DOPA が若干有効なことがある．このため運動症状に対しては，リハビリテーションが中心となる．自律神経症状のうち，起立性低血圧に対しては弾性ストッキングや高塩分食を指導し，必要があれば，臥位高血圧に注意しながら昇圧薬を使用する．排尿障害（蓄尿障害，排出障害）に対しては，内服治療，間欠的導尿やフォーリーカテーテル留置を行う．

■栄養

適切な栄養管理に関する検討は乏しく不明である．摂食嚥下障害はほとんどの症例で合併するため，進行期では経腸栄養や胃瘻を検討するが，胃瘻造設の時期に関しては明確なエビデンスはない．

■コミュニケーション

コミュニケーション障害も生じるため，適切な意思伝達装置を導入する．

■呼吸管理

また MSA 患者は，しばしば睡眠呼吸障害を合併し，大きないびきや，高調の吸気性喘鳴，無呼吸を呈する．ポリソムノグラフィー（睡眠ポリグラフ）や，プロポフォール鎮静下喉頭内視鏡を行い，持続的陽圧呼吸（continuous positive airway pressure：CPAP）の導入を行う．CPAP の継続可能期間は 1 年程度と短いため[16]，その後，気管切開と TPPV を行うかについて検討する．気管切開のみでは，中枢性頻呼吸，失調性呼吸，チェーンストークス呼吸（Cheyne-Stokes respiration）といった中枢性呼吸障害には無効で，突然死を来しうるため，人工呼吸器装着について検討が必要であるが，長期の人工呼吸器療養は認知症をもたらす可能性がある[17]．MSA は多彩な症状を呈するため，他の診療科との密接な協力体制を確立する必要がある．

おわりに

以上，ALS と MSA を例にあげ，神経難病と医療のかかわりについて概説した．患者・家族が希望する療養生活をサポートするために，病期ごとのきめ細やかな対応が必要である．

（下畑享良，西澤正豊）

文献

1) 日本神経学会（監修）．「神経疾患の遺伝子診断ガイドライン」作成委員会（編）．神経疾患の遺伝子診断ガイドライン 2009．
http://www.neurology-jp.org/guidelinem/sinkei_gl.html
2) 内富庸介，藤森麻衣子（編）．がん医療におけるコミュニケーション・スキル―悪い知らせをどう伝えるか．東京：医学書院；2007．
3) 成田有吾（編）．神経難病在宅療養ハンドブック―よりよい緩和ケア提供のために．大阪：メディカルレビュー社；2011．
4) Bernard Lo. Resolving Ethical Dilemmas：A Guide for Clinicians. 5th edition. Philadelphia：Lippincott Williams & Wilkins；2013.
5) 厚生労働省．終末期医療の決定プロセスに関するガイドライン．2007 年 5 月．
http://www.mhlw.go.jp/shingi/2007/05/s0521-11.html
6) 国立保健医療科学院臨床研究（試験）情報検索サイト．
http://rctportal.niph.go.jp/

7) WHO ICTRP Search Portal.
   http://apps.who.int/trialsearch/
8) Clinical Trials. gov.
   https://clinicaltrials.gov/
9) 荻野美恵子．神経内科に必要な臨床倫理学シリーズ— Bad News Telling 難病の告知を中心に．臨床神経学 2012；52：877.
10) Shimizu T, et al. Reduction rate of body mass index predicts prognosis for survival in amyotrophic lateral sclerosis：A multicenter study in Japan. *Amyotroph Lateral Scler* 2012；13：363-366.
11) 日本神経学会（監修），「筋萎縮性側索硬化症診療ガイドライン」作成委員会（編）．筋萎縮性側索硬化症診療ガイドライン 2013．
    http://www.neurology-jp.org/guidelinem/als2013_index.html
12) Gilman S, et al. Second consensus statement on the diagnosis of multiple system atrophy. *Neurology* 2008；71：670-676.
13) Multiple-System Atrophy Research Collaboration. Mutations in COQ2 in familial and sporadic multiple-system atrophy. *N Engl J Med* 2013；369：233-244.
14) Wenning GK, et al. The natural history of multiple system atrophy：A prospective European cohort study. *Lancet Neurol* 2013；12：264-274.
15) Tada M, et al. Early development of autonomic dysfunction may predict poor prognosis in patients with multiple system atrophy. *Arch Neurol* 2007；64：256-260.
16) Shimohata T, et al. Discontinuation of continuous positive airway pressure treatment in multiple system atrophy. *Sleep Med* 2014；15：1147-1149.
17) Kitayama M, et al. Assessment of dementia in patients with multiple system atrophy. *Eur J Neurol* 2009；16：589-594.

Further reading

- 成田有吾（編）．神経難病在宅療養ハンドブック—よりよい緩和ケア提供のために．大阪：メディカルレビュー社；2011.
  神経難病の緩和ケアについて学びたい人にお勧め

- Bernard Lo. Resolving Ethical Dilemmas：A Guide for Clinicians, 5th edition. Philadelphia：Lippincott Williams & Wilkins；2013.
  告知や自己決定など臨床倫理について学びたい人にお勧め

II. 神経難病患者・家族へのかかわり

病期に応じた福祉のかかわり

> **Point**
> - 医療的ケアを多く必要とする神経難病患者が生活していくためには，医療と福祉制度との十分な連携による支援が重要である．
> - 福祉のかかわりを担う人たちとしては，医療ソーシャルワーカー，介護保険ケアマネージャー，障害者総合支援法の相談支援専門員，行政窓口担当者など，制度・組織としては介護保険，障害者総合支援法による福祉サービス，社会福祉協議会，難病相談支援センターなどがある．
> - 特に，医療の場である医療機関と福祉実践をつなぐ存在として，病院の医療ソーシャルワーカーは重要な職種であり，医師と十分な連携を図ることが望ましい．
> - 福祉＝Well-beingを考えるということは，人が幸せな良い状態でいられるかどうかを考える，そのために誰が，いつ，何をするかを考えていく作業である．

福祉とは何か

「福祉」という言葉が何を指すか，読者はどのようなイメージをおもちであろうか？ 生活保護のように公の資金でまかなわれる弱者救済の仕組み，介護保険のように個々の家族が抱える困難をサポートする制度，ボランティア活動のような奉仕活動，などであろうか．

福祉という言葉の本来の意味を紐解いてみると，「福」という字も「祉」という字も「しあわせな状態」を表しているといわれる．同等の英語はwellfare，well-beingであり，「幸せな良い状態」というような意味になる．人が，その人生において幸せな良い状態である，ということがこの言葉の本来の意味なのである．福祉を考えるということは，人が幸せな良い状態でいられるかどうかを考える，そのために誰が，いつ，何をするかを考えていく作業になる．神経難病という過酷な状況にかかわる「福祉」とは，具体的に誰が何をどのようにすることなのか，本項では「福祉のかかわり」が，神経難病とともに生きていくことになった人やその周囲の人に何をもたらすのかを病気の経過をイメージしながら解説する．

「福祉のかかわり」を担う人々・組織 ❶

医療ソーシャルワーカー

医師にとって最も身近な福祉職種が医療ソーシャルワーカーである．医療機関をフィールドとして，カルテなどの情報を共有したうえで，医師や看護師などの医療職と同じチームのメンバーとして患者の人生，生活への広範囲

Keywords

ソーシャルワーカー？ケースワーカー？
正式名称はソーシャルワーカー．ケースワーク（症例への個別的なかかわり）を行うソーシャルワーカーをソーシャルケースワーカーと称するのをケースワーカーと略したのが慣習的に使われている．社会福祉士はソーシャルワーカーについての国家資格の名称．Medical Social Worker（MSW）は和製英語で，本来の英語でMSWというときには修士レベルのソーシャルワーカーを指す．

病期に応じた福祉のかかわり | 93

1 難病ロードマップ

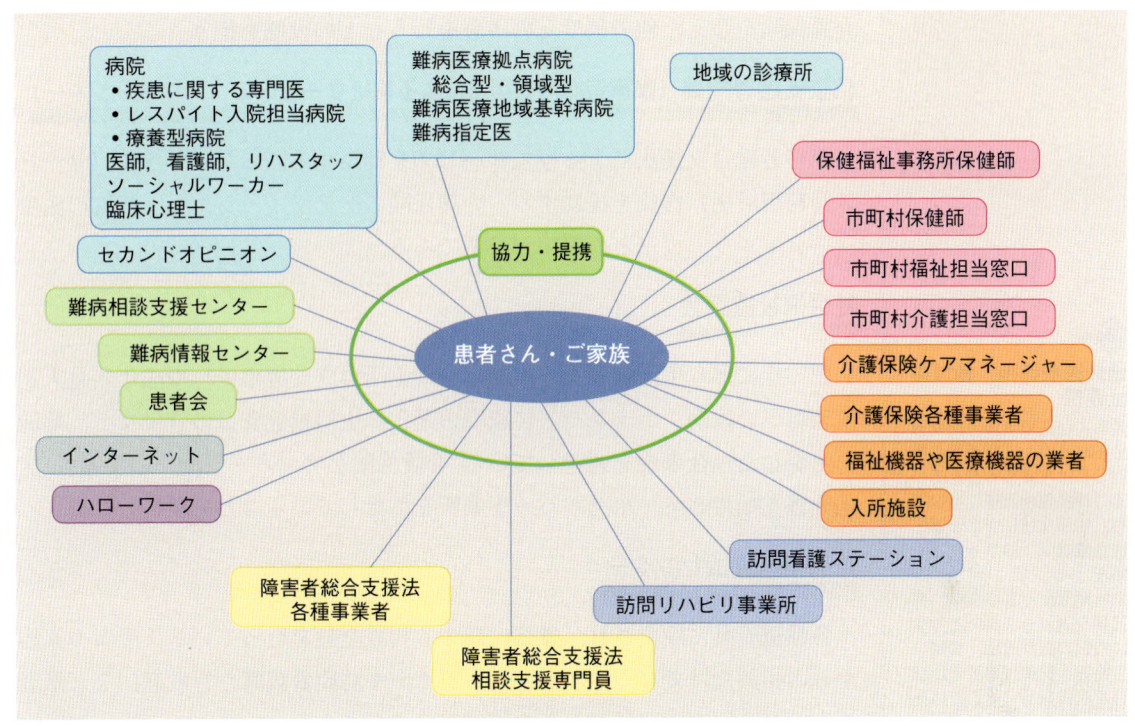

```
病院                    難病医療拠点病院         地域の診療所
・疾患に関する専門医      総合型・領域型
・レスパイト入院担当病院  難病医療地域基幹病院
・療養型病院              難病指定医
医師，看護師，リハスタッフ                              保健福祉事務所保健師
ソーシャルワーカー
臨床心理士                                               市町村保健師
                         協力・提携
セカンドオピニオン                                       市町村福祉担当窓口

難病相談支援センター         患者さん・ご家族         市町村介護担当窓口

難病情報センター                                        介護保険ケアマネージャー

患者会                                                  介護保険各種事業者

インターネット                                          福祉機器や医療機器の業者

ハローワーク                                            入所施設

                                                       訪問看護ステーション
        障害者総合支援法
          各種事業者       訪問リハビリ事業所

                       障害者総合支援法
                       相談支援専門員
```

神経難病の患者・家族の福祉＝Well-being をたくさんの組織，制度，人が支えている．

なかかわりを行う．以下にあげた人々や組織への連携窓口として，医療チームと医療機関の外のサポートメンバーとのつなぎ役としても機能する．

市役所，区役所など自治体窓口

　介護保険，障害者総合支援法に基づく福祉サービスなどの利用窓口である．これらの法律運用のうえで多くの権限が市町村に委譲されているので，自治体によって対応のバリエーションがある．詳細については医療機関のソーシャルワーカーが把握している．

保健福祉事務所（保健所）

　難病担当の保健師が患者を個別訪問するなどしてかかわる．医療費助成の窓口でもある．

介護支援専門員（介護保険のケアマネージャー）

　介護保険利用の際のケアプラン作成を援助する．神経難病の場合，介護保険によるサービス利用だけでは不十分な場合も多く，より広範囲の制度を扱える医療ソーシャルワーカーとの連携が重要である．

地域包括支援センター

　介護保険の介護認定で要支援の認定となった利用者のケアマネジメントを

相談支援専門員（障害者総合支援法による福祉サービスのケアマネージャー）

障害者総合支援法による福祉サービスを利用する際のケアプラン（サービス等利用計画）作成を援助する．介護保険のケアマネージャー，病院の医療ソーシャルワーカーとの連携が必要である．

社会福祉協議会

認知症に伴う生活障害への援助（日常生活自立支援事業）や成年後見人制度利用への援助，ボランティア組織の運営，生活福祉資金の貸付など，地域に密着した福祉事業を運営している．介護保険ケアマネージャーの事業所（居宅介護支援事業所）やヘルパー事業所を併設していることも多い．

難病相談支援センター

各都道府県に設置され，難病に関する相談全般を行っている．患者や家族からの相談だけでなく，ケアマネージャーや訪問看護師や行政窓口など患者にかかわる幅広い関係者からの相談窓口でもある．

ハローワーク

平成27年現在，全国15か所のハローワークに難病患者就職サポーターが配置され，病状の特性をふまえた就労支援，就労継続の支援への取り組みが始まっている．

患者会

活発に活動している患者会も少なくない．患者同士だからこそ理解できるさまざまな悩みの受け皿となり，患者・家族を支えている．

その他

ボランティア組織，患者自身が組織したケアチームなどが患者を支えている例は多くある．法律や制度に基づいた組織や人だけでなく，患者を囲むすべての環境が患者の社会資源となりうるのである．

「福祉のかかわり」を担う法律・制度 （1）

難病法

「難病の患者に対する医療等に関する法律」（難病法）は，2014（平成26）年に成立し，難病医療についての医療費助成，調査研究の推進，療養生活環境整備事業の実施を骨子とする．難病を「発病の機構が明らかでなく，治療方法が確立していない希少な疾病であって長期の療養を必要とするもの」と

Memo

地域医療連携，地域福祉連携

効率よい医療資源分配が求められる中，医療機関の機能分化はますます進んでいる．神経難病医療においても，初期症状にかかわる一次医療機関（診療所など），精査・診断を行う専門病院，急性期を受けもつ機関，療養期を受けもつ機関と患者は複数の医療機関，複数の主治医，医療従事者と出会うことになる．そこでは医療だけでなく福祉のかかわりもスムーズな連携のもとでつながっていくことが必要である．

Memo

就労支援

神経難病の状況にあって就労する，あるいは就労を継続するためには，病気の特性を理解した支援が必要である．就労する患者にだけでなく，雇用側への適切な情報提供と理解の促進も医療の重要な役割といえよう．本巻Ⅶ．「就労支援」（p.311-318）の項も参照．

定義し，対象約300疾患のうち110疾患（2015〈平成27〉年1月現在）を指定難病として医療費助成を行う．三次医療圏に難病医療拠点病院（総合型）と（領域型）を置き，二次医療圏に難病医療地域基幹病院を置く．

全国的な取り組みとしては難病医療支援ネットワークとして各分野の学会，国立高度専門医療研究センター，難病研究班が診断の補助や治療に関する情報提供，きわめて希少な疾患に関する問い合わせ，特定の機関でのみ検査可能な疾患の検体送付や患者の紹介を行う．療養生活環境整備事業としては，難病相談支援センター事業，特定疾患医療従事者研修事業，在宅人工呼吸器使用特定疾患患者訪問看護治療研究事業を都道府県が行うことができるとする．

介護保険法

原則として65歳以上で介護が必要になった場合，認定された介護度に応じてサービス利用対価に対して援助がある．筋萎縮性側索硬化症，パーキンソン病，脊髄小脳変性症，多系統萎縮症，認知症の一部など，一部の神経難病は40歳から利用できる．ヘルパー（訪問介護），デイサービス，通所リハビリ，福祉用具の給付やレンタル，ショートステイ，家屋改修の一部への援助，小規模多機能型施設（デイサービスを行う事業所での宿泊，デイサービスでのスタッフによる訪問介護などが特徴．費用負担が出来高でなく包括であり，高頻度のデイサービス利用や事情に応じた宿泊を利用したい場合に有効な施設である），グループホーム（認知症の状況にある利用者を対象とした小規模の施設），特定施設（有料老人ホームの一部），介護老人保健施設，介護療養型医療施設，介護老人福祉施設（特別養護老人ホーム）など．

障害者総合支援法

身体障害，精神障害，知的障害，そして，難病のある人々を障害の種類にかかわらず総合的に支援する目的で整備された法律である．補装具（上下肢装具，スプリングバランサーなどの装具，座位保持装置，車いす，電動車いす，重度障害者用意思伝達装置，義眼，眼鏡，歩行器，盲人安全杖，歩行補助杖）は，更生相談所の判定が必要な場合と市町村で決定できるものがある．日常生活用具（ベッド，頭部保護帽，吸引器，ネブライザー，酸素飽和度測定器など）については更生相談所の判定は必要なく，市町村の判断で支給される．その他，ヘルパー（居宅介護），就労支援，グループホーム，療養介護事業などの施設入所支援，タイムケア事業，移動支援，地域移行支援などのサービスがある．原則としてこの法律により介護保険の利用が優先される．たとえば，車いすが必要な場合，介護保険を使える患者なら，介護保険の利用を検討し，車いすに特殊な機能が必要などで介護保険では対応できないとなると補装具制度が使える，ということである．制度のすり合わせが困難な場合も見受けられるので，病状や治療経過についての個人情報を扱える医療ソーシャルワーカーと行政が十分に連携することが，有効な利用の鍵である．

> **Memo**
>
> **補装具・日常生活用具**
>
> 患者を支える福祉機器を選ぶ際，リハビリスタッフの評価や福祉機器業者からの情報提供，ソーシャルワーカーによる制度利用方法へのアドバイスが欠かせない．訪問リハビリスタッフが自宅の状況の評価も加えて適切な機器を選ぶことができることも多い．チームによるケアの見せ所ともいえよう．

Column

「生きる場所」としての福祉制度

　神経難病患者は，胃瘻を含めた経管栄養，気管切開，人工呼吸管理，それらに伴う吸引，酸素投与など療養において多くの医療処置が必要な場合が多い．これらのほとんどが在宅医療として自宅で行うことが認められているものの，医療行為なので医療職以外が行うことは認められないため，どうしても家族の担う部分が多くなる．

　加えて，介護保険や福祉サービスによる施設では，医療職の配置が薄いために，医療処置が多い患者の受け入れは困難な場合が多い．ショートステイ，短期入所などの利用も，気管切開，人工呼吸器装着の状況などでは利用できない事業所が多い．脳血管障害で片麻痺だが吸引や人工呼吸療法は不要な患者なら定期的にショートステイを利用できる一方で，人工呼吸器装着の患者はどこにも受け入れがなく，ずっと家族による介護を続けなくてはいけない状況に陥るのである．この状況は患者・家族にとって大変不安であることはいうまでもない．一部の医療機関で「レスパイト入院」として，医療処置を伴う患者のショートステイを受け入れる動きがあり，なんとか患者を支えているのが現実である．一人暮らしなどで家族による介護が成立しない場合の長期的な生活の場所となるとさらに限られる．

　現在，福祉制度において「療養介護事業」が気管切開による人工呼吸器装着患者の生活施設として存在するが，介護保険による老人保健施設，グループホーム，療養型医療施設の多く，療養介護事業以外の入所施設などではほとんど受け入れができないため，進行期の神経難病患者の「生きる場所」を探すのは大変難しいのが現実なのである．医療と福祉の統合がいっそう進み，医療依存度の高い人たちが安心して生きていける場所が増えることを願うばかりである．

生活保護

　最低生活水準を守る（生存権を守る）法律であるので，受給対象と認められるにはさまざまな条件がある．

障害年金

　一定の障害の状況になった場合の年金．初診日，保険料納付状況などいくつかの要件がある．病状や予後の見通しについての個人情報と制度をすり合わせる必要があり，医療ソーシャルワーカーの援助を得て年金事務所と連携して患者をサポートする．

日常生活自立支援事業

　認知症，精神障害などで判断能力が低下した場合の支援．福祉サービスの利用手続きや金銭管理の代行などを行う．

成年後見人（法定後見・任意後見）

　判断能力の不十分な場合に本人を保護するために，本人のために法律行為を行う（後見），または法律行為を助ける（補佐，補助）．財産管理，療養上の手続きなどを行うが，実際の看護，介護を行うことは課せられていない．医療上の同意を代行する権限もないことに注意する．

疾病の経過と福祉のかかわり

発症～受診

　神経難病の場合，かなりの割合の患者が，初期に発現した症状から推測し

て，脳神経外科，眼科，耳鼻科，整形外科，内科など，神経内科以外の診療科を受診する．いくつかの症状の発症，経過を経て，他科から神経内科に紹介される例も少なくない．まだ，自分が「神経難病」だと認識しない段階の患者には，自分が「福祉」の対象者だという認識も生まれないであろう．この段階で難病相談支援センターや保健福祉事務所（保健所）の保健師などに相談する患者もいる．その場合，初診の段階で，病状から推測される状況についてすでにいくつかの情報をもっている患者と出会う場合があるだろう．

受診～診断～告知

時には相当の紆余曲折を経て，患者は神経難病の診断にたどり着く．病名の告知を受ける時期は患者によってさまざまである．初期の症状が軽い時期に病名・予後を含めた告知を受ける人もあれば，相当に病状が進行してから初めて病名を知る人もいる．告知は医療の責任で行われる出来事で，福祉のかかわりとは関係のない出来事ではないかと思われる方もあるだろう．しかし，患者にとっては，病気について告げ知らされるという出来事は，診察室での医師の説明の場面で終わるわけではない．告知を，その後のメンタルケア，理解に関するフォローアップなどを含めての一連の過程ととらえるならば，そこにかかわるのは病院の医療職だけでないことは容易に想像できるだろう．病院内のスタッフとしては，看護師や医療ソーシャルワーカー，臨床心理士などが告知に同席することで，医師とは違った立場と視点から，患者や家族の病気に関する理解を促進したり，心理的サポートを行うことができる．福祉職である医療ソーシャルワーカーは病気についてだけでなく，これからの生活全般についてのイメージをもって相談に当たることができる．

移動能力に支障が出てくる

介護保険による移動支援機器のレンタル，福祉サービスによる補装具や日常生活用具制度の利用などを医師，理学療法士などの判断に基づいて適切に進める．医療職と福祉職の連携が重要な場面である．医師や理学療法士の判断と本人・家族の意向を，医療ソーシャルワーカーが適切に行政や各種制度事業所に伝えていく．

栄養摂取・嚥下に支障が出てくる

介護保険や福祉サービスのヘルパーが形態食（きざみ，とろみなど）を提供することは原則としては可能であるが，それぞれの制度に一定の条件がある．制度による援助が利用できない場合はやむを得ず自費でヘルパーを利用する場合もある．形態に配慮した配食（お弁当）サービスが可能な場合もある．経管栄養となった場合，注入は看護師と一定の研修を受け手続きを経たヘルパーに限られる．地域の環境，施設の人員配置によっては，注入するスタッフがいないことが理由でサービスを利用できない場合も出てくる．サービス供給の現状に合わせて注入パターンを変更するなどの対応が必要な場合

もある.

コミュニケーションに支障が出てくる

神経難病の進行期においてコミュニケーション手段の確保は重要な課題である．福祉サービスの補装具制度，日常生活用具制度などに，各種コミュニケーション機器の費用負担への援助がある．適切な時期に適切な機器が利用できるよう医師，作業療法士，言語聴覚士，医療ソーシャルワーカーの連携が重要である．自施設での経験が多くない場合，難病相談支援センターや障害者更生相談所（補装具の判定を扱う）などがコミュニケーション手段援助の経験のある医療機関や専門職を紹介できることもある．

排泄に介護が必要になる

おむつ交換は介護者にとってしばしば最大の負担となる．特に高齢の介護者にとっては身体的負担は少なくない．ヘルパーや訪問看護師による支援が必要となる．バルーンカテーテルの管理，浣腸，摘便は医療行為としてヘルパーではなく医師，看護師が行う．

呼吸機能が低下する

気管切開，人工呼吸療法の管理に関する費用は福祉の制度ではなく，医療保険制度において「指導管理料」と「材料加算」の仕組みでまかなわれる．人工呼吸器の提供，管理に関する費用や吸引カテーテルなどの衛生材料はこの医療費に含まれる．介護保険，福祉サービスから提供されるサービス（ヘルパー，デイサービスの介護職員など）では気管切開や人工呼吸管理にかかわることはできず，医療行為として，医師，訪問看護の連携で行う．機器のメンテナンスについては機器提供業者の態勢も重要である．吸引器，酸素飽和度測定器は福祉サービスの日常生活用具給付制度による購入費への援助を受けることができる．

長期療養

神経難病の長期療養においては，その医療依存度の高さをどう支えるかがネックとなる．人工呼吸器や気管切開，高度の嚥下障害による高頻度の吸引などの医療行為をどのように安全に確保できるか，患者の生活形態，介護力，経済力などに合わせて，適切なケア計画を立てることが必要である．ケア計画を立てる職種としては，介護保険の介護支援専門員（ケアマネージャー），障害者総合支援法の相談支援専門員があるが，どちらも，それぞれの制度が対象とするサービスを調整する役割であり，医療（具体的には医師の意見）とのすり合わせ，連携を丁寧に行う必要がある．医療ソーシャルワーカーは，病院の中で患者の病状などに関する直接的な情報にアクセスできる立場でそれらをつなぎ，介護保険，総合支援法を含めた多くの制度に通じている存在として，全体のコーディネートを行うことができるであろう．

Memo

ケアのスキルを工夫する

神経難病はケアのさまざまな点において複雑で細かなスキルを必要とする．患者・家族は工夫を重ね，医療者の気づかないケア方法を自ら発見していることも少なくない．たとえば，気管カニューレ脱落をどう防止するかをとってみても，手作りのひも，シューレースロック，輪ゴムなどさまざまな方法が考案されている．患者・家族や在宅療養をつぶさに看ている訪問看護師などから学ぶことは多い．患者会や同じ病気の患者を紹介することも有効である．

ディベート

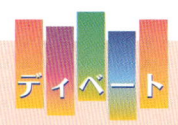

治療の選択と福祉──「人工呼吸器をつけますか？」

　神経難病患者にはしばしば治療の選択を問う質問が向けられる．「胃瘻を造りますか？」「気管切開をしますか？」そして「人工呼吸器をつけますか？」．もちろん，これらの医療行為だけでなく，すべての医療は患者との共同作業としてインフォームドコンセントに基づいて進められるべきだが，神経難病患者の向かい合わねばならない質問は，まさに命の選択であることが多い．

　「人工呼吸器をつけますか？」という質問の前提となる医学的な意味は，つければ生き長らえることができる，という事実だが，この質問に答えようとする患者にとって必要な情報は医学的な情報だけではない．人工呼吸器をつけてどこで生活できるのか，どんなサポートが受けられるのか，経済的にどのような負担が生じるのか，など，つまり生き続けてどのような生活が待っているのかを情報提供するためには複数の職種，特に福祉職がかかわることが大切であろう．命の長さだけでなく人生のあり方を決めようとしている患者・家族はさまざま情報を求めている．医療ソーシャルワーカー，ケアマネージャー，相談支援専門員，行政窓口の担当者などが意思決定にかかわることが望ましいと考える．

　なお，進行期の神経難病患者は，治療の機会以前にその生活の場を失うことがしばしばある（**Column**「『生きる場所』としての福祉制度」p.96 参照）．医療の役割，福祉の役割，それぞれを調整することによって，患者の居場所を確保するかかわりも必須となる．

症例　Aさん

　42歳の男性．妻と中学生，小学生の子ども2人の4人家族．上肢の筋力低下，呂律のまわりにくさ，継続する微熱で，整形外科，耳鼻科，内科などを受診して，発症を自覚して6か月後に，整形外科から神経内科に紹介された．運動神経疾患を疑い，検査を行い，筋萎縮性側索硬化症と診断．医師，看護師，医療ソーシャルワーカー，臨床心理士同席で，本人と妻に病名告知した．医療ソーシャルワーカーから難病医療費助成の手続き紹介を行う面接でも患者と妻は，予後に対する不安，焦り，ぶつけようのない怒りを語り，診察以外でも臨床心理士，医療ソーシャルワーカーによる面接を続けた．

　ほどなく自動車の運転ができなくなり，退職．医療ソーシャルワーカーから傷病手当金の手続きが退職前に必要と説明してあったので，傷病手当金受給を継続することができた．

　難病医療費申請後しばらくして保健福祉事務所の保健師が自宅を訪問し，さまざまな不安を聞き取った．歩行はできていたが，上肢機能の低下により，日常生活全般に介助が必要となってきた．

　医療ソーシャルワーカーと相談し，介護保険申請．要支援2と認定され，地域包括支援センターのケアマネージャーがかかわることになった．ケアプランの調整のために，医療ソーシャルワーカーがコーディネートして，医師，看護師，作業療法士，保健師，ケアマネージャー，患者夫妻でのカンファレンスが開催された．週3回のヘルパーが開始され，働きに出た妻に代わって，

Column

身寄りのない人を支える

65歳以上の夫婦のみ世帯と単身世帯を合わせると全世帯数の半数を超えている日本の状況において，近隣にサポートできる親族のない，または，まったく身寄りのない高齢の患者と出会うことはこれからますます増えると思われる．家族がいれば，なんとか自宅での療養が成立する状況でも，一人暮らしでは継続が困難になる．とはいうものの，介護保険，福祉サービス，その他の社会資源が有効に機能して，相当に病状が進んでからも（なかには人工呼吸器装着後も）一人暮らしをしている例もある．病状が生活に与える影響を評価し必要なサポートをコーディネートするために，早期から，医療ソーシャルワーカー，保健師，ケアマネージャーなどと医療チームが密接な連携をとり，患者の意向を軸にしながらサポートすることが必要である．

食事介助，入浴介助を行った．ヘルパーが介入しない日は妻が昼休みに自宅に戻って食事介助を続けたが，妻が戻れない日もあったため，市役所の介護保険担当，障害福祉担当に障害者福祉サービスによるヘルパーの派遣を相談したところ，前例がないので検討するとのこと．介護度の評価と病状とのずれを医療ソーシャルワーカーが説明することによって認められることになった[*1]．

病状進行が早いとの医師の判断で，状態観察目的で訪問看護師が週に1回訪問することになった．誤嚥性肺炎と思われる発熱が続き，頻回ではないが吸引処置が必要となり，吸引器を購入．購入にあたっては難病患者として福祉サービスの日常生活用具給付制度を利用し，費用援助を受けた．

医師より胃瘻を造ることが提案され，患者は「延命措置は望まない」として，消極的であったが，保健師，訪問看護師，医療ソーシャルワーカーがそれぞれに相談にのる中で，胃瘻すなわち延命措置ではないと考えるようになり，胃瘻が造られた．

この頃，上下肢の機能障害，嚥下機能障害として身体障害者手帳を申請，取得．障害年金を受給し始めた．介護保険による訪問リハビリが開始され，自宅の段差解消などの住宅改修も行われた．老人保健施設でのショートステイの利用をしていたが，夜間も吸引が必要になり，継続が困難になった．少しずつ上下肢機能，呼吸機能も低下し，妻は仕事をやめざるを得なくなった．本人の障害年金と貯金を取り崩す生活となり，経済的な基盤にも不安が出てきた．

この間，主治医と本人，妻は何度も「これからどうするか」を話し合った．気管切開をするのか，人工呼吸器を選ぶのか．主治医だけでなく，看護師，訪問看護師，医療ソーシャルワーカーなどともいろいろな相談を繰り返した．患者は病状としての呼吸不全だけでなく，人工呼吸器を装着して長期療養となった場合の経済的基盤や居場所，家族の生活への影響などを知りたがっており，これらの情報は医療ソーシャルワーカーが提供して相談を続けていった．

選択肢によっていろいろな転帰が考えられる．

[*1] この例では認められたとしたが，自治体によって制度に対する考え方の違いがあり，実際には認められないこともありうる．

Column

医療のかかわり・福祉のかかわり

　神経難病は，患者の生活，人生すべてにさまざまな影響を与え，変えていく．患者を理解しようとするとき，医療側からの視点で医療の流れに沿って考えるのではなく，「患者の人生の一部」としての医療の立ち位置をとらえることが必要となる．医療者の行う医療の一部として福祉のかかわりがあるのではなく，医療のかかわりも福祉のかかわりもその２つが重複するかかわりも，いわば患者にとっては生活・人生の「一部」にすぎない．医療を行ううえで福祉がどうかかわるか，ではなく，患者の人生にとっての医療の意味，福祉の意味をとらえる視点を大切にしたい．

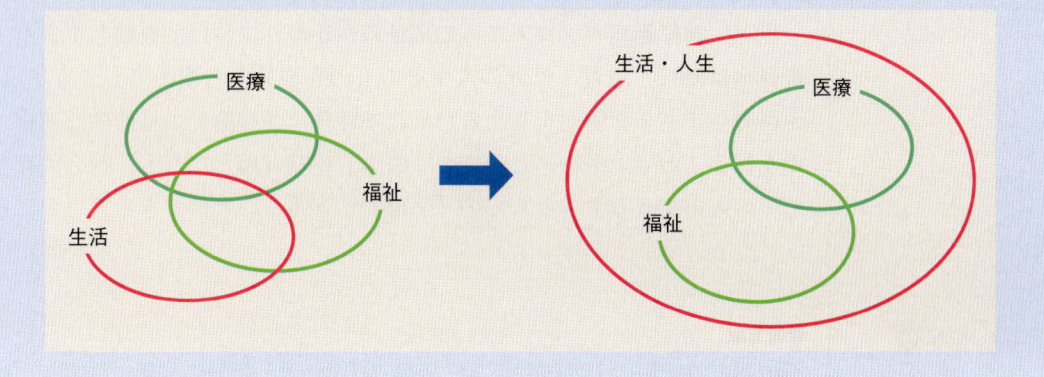

●その後のAさん── pattern 1

　在宅療養を継続すれば妻が働くことはできないので，居場所を探す中で，今の居住地からはかなり離れてはいるが，ある療養介護事業所で受け入れが可能なことがわかり，2人の子どもの成長を見届けたいとの思いから本人は気管切開，人工呼吸器装着を選んだ．数回の肺炎ののち，気管切開．術後，そのまま人工呼吸器が必要となるかと思われたが，離脱でき，人工呼吸器が必要になるまでの間は医療療養型病床で入院継続した．半年ほどで人工呼吸器を装着するようになり，療養介護事業所に入所となった．療養介護事業所では，医療だけでなく生活介助員によるコミュニケーション支援やレクリエーションの提供を受けながら，月に2回ほどの子どもたちの面会を楽しみに療養を続けている．

●その後のAさん── pattern 2

　人工呼吸器をつけての生活についてさまざまな情報を得て，Aさんは呼吸器を選ばないことを決断した．最後まで自宅で過ごしたいという希望であり，病院医師と在宅療養支援診療所医師が連携してターミナルケアに当たった．訪問看護師，ヘルパーなど多くの人が日々ケアにかかわり，本人と家族を支えた．複数の医師，看護師らの密接な連携によって苦しむことなく自宅で息を引き取った．

●その後のAさん── pattern 3

　人工呼吸器装着という方法で生きていくことができるなら生きて，子供たちの父親としての役割を果たしたいというAさんの思いは強く，自宅で人工呼吸療法を継続して療養する経済的基盤を探したところ，生活保護を受給しなくても，私的に加入していた生命保険からの収入で生活がまかなえる見

Key words

療養介護事業所

医療保険，介護保険による療養病床と混同されやすいが，障害者総合支援法による福祉サービスである．対象者は気管切開して人工呼吸器を利用している，重症の筋ジストロフィー，20歳以前に発症し常に介護が必要な重症心身障害者．福祉施設では吸引や人工呼吸管理などの医療的ケアの必要な患者は受け入れが難しいが，療養介護事業は病院におけるサービスであり，人工呼吸器を装着しての入所が可能である．

通しが立った．医療ソーシャルワーカー，ケアマネージャー，相談支援専門員が連携して，複数の制度を利用したケアプランが状況に応じて丁寧に調整され，Aさんは自宅療養を続けることができた．四肢機能全廃後も視線入力装置でコミュニケーションをとり，家計の運営，子どもたちの進路に関してなど夫，父親としての役割を継続している．

結語

　以上，神経難病のプロセスへの福祉のかかわりについて概観してきた．神経難病は時に，患者・家族の人生そのものを根底から変えてしまう．人生，生活のさまざまな側面を支えるために多職種，多機関での横断的な連携，協働を行うことで，生物学としての「医学」の及ばぬところも，社会的存在としての人を支える営みとしての「医療」が支えることができると思われる．

（植竹日奈）

参考文献
- 阿部康二（編著）．神経難病のすべて―症状・診断から最先端治療，福祉の実際まで．東京：新興医学出版社；2007．
- 成田有吾（編著）．神経難病在宅療養ハンドブック―よりよい緩和ケア提供のために．大阪：メディカルレビュー社；2011．
- 植竹日奈ほか（編著）．人工呼吸器をつけますか？―ALS・告知・選択．大阪：メディカ出版；2004．
- 吉良潤一（編）．難病医療専門員による難病患者のための難病相談ガイドブック，改訂2版．福岡：九州大学出版会；2011．

II. 神経難病患者・家族へのかかわり
遺伝性神経難病へのかかわり

Point
- 神経内科医は精神科医, 地域医療と連携して患者の長期在宅療養をサポートすること, また遺伝カウンセラーと協同して遺伝医療サービスを提供することが望まれる.
- 神経内科医, 遺伝専門医, 遺伝カウンセラー, 地域医療・ケア関係者の相互理解と連携を促進するには症例検討会が有効である.
- ハンチントン病や歯状核赤核淡蒼球ルイ体萎縮症は重篤な遺伝性疾患であるため, 患者や血縁者への病名告知を希望しない家族がある. そのため介護者の想いや血縁者の不安が家族間で共有し難い環境にある.
- ハンチントン病では自殺企図あるいは自殺者は多い.
- 2世代にわたる, あるいは複数の同病者を在宅介護している家族がいる.

　遺伝医学の発展に伴い, 神経内科領域の多くの遺伝性疾患でも数ミリリットルの血液採取によって遺伝子変異が確定できるようになった. それに伴い, 根本的治療が未だなく対症療法にとどまっている遺伝性神経難病においても, 発症者に対して確定診断のための遺伝子検査がなされるようになった. 神経内科専門医を対象に行われた調査[1]やこれまでの調査（調査1, 調査2）と支援経験から, 遺伝性神経難病の医療と療養の現状と課題をまとめる.

- 神経内科医は, 診断確定に際し, おおむね積極的に遺伝子診断を行っている.
- 発症前診断は, 専門的な遺伝医療施設に紹介されることが多い.
- 遺伝カウンセリングと連携した神経内科診療を提供できる施設は限られている.
- 遺伝子検査の結果の告知は容易ではなく, 心理的支援が困難な疾患においては, 遺伝子診断は消極的な傾向にある.
- 遺伝子検査によって患者と家族に生じる諸問題についての神経内科医の認識は十分ではない.
- 疾患的特異性によって, 二世代にわたって発症した, 複数の患者が在宅療養をする家族がいる.
- 遺伝に対する社会的・文化的背景もあって, 重篤な患者の医療・療養に関する情報の共有化が困難なことがある.

　「神経疾患の遺伝子診断ガイドライン」において遺伝子診断の意義と実施の際の留意点が明らかにされているが[2], 遺伝学的情報や治療, 予後などに関する説明が不十分で, また検査結果がもたらす血縁者や家族への影響も配

1 症例1（52歳，ハンチントン病の女性）

実母の主治医からハンチントン病の症状，予後，遺伝の説明を受け，在宅介護をしていた．夫とともに行った医療相談会で，担当医師は別室で夫に患者の受診を勧めた．
専門病院を受診し，同病と診断された．ADLは自立し，病識は保たれていた．夫の希望で患者への告知はされなかった．

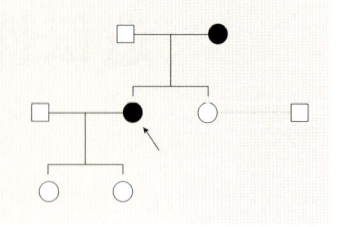

2 症例2（70歳，ハンチントン病の男性）

実父には暴力的言動があったが，患者の妻が在宅介護をした．
患者は病識が保たれており，「自分は親父や弟と同じ病気ではないか．親父のように徘徊し，寝たきりになるのではないか」と不安，恐怖感を訴えた．
妻は患者の不安・精神症状への対応や将来の介護，子どもへの告知などの悩みを訴えた．

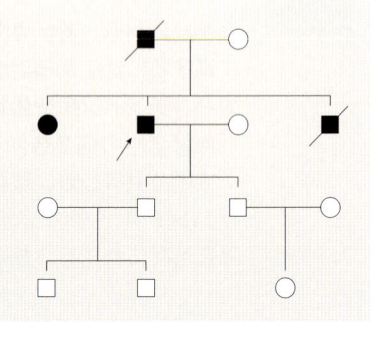

慮されずに実施される症例が少なからずみられる．その結果，患者・血縁者・家族間に潜在化していた遺伝に関する問題を顕在化させることにもなった．遺伝子検査によって患者は将来を悲嘆し，その血縁者と家族に発症リスクという将来への大きな不安と苦悩をもたらし，家庭・社会生活の基盤を揺るがすことになった症例もある．遺伝性神経難病の中でも重篤な経過をたどるハンチントン病（Huntington disease）や歯状核赤核淡蒼球ルイ体萎縮症（dentato-rubro-pallido-luysian atrophy：DRPLA）などはその代表的疾患である．

そこでこれらの遺伝性神経難病患者やその血縁者・家族が抱える特異的な課題を示し，遺伝医学と神経内科診療が連携してどのような支援が望まれるかを検討し，支援に向けた取り組みを紹介する．

診療，在宅療養における課題

これまでに診療したハンチントン病35症例やDRPLAとハンチントン病を対象とした2つの調査結果をもとに，遺伝と多彩な進行性の症状の視点から神経内科診療や患者・家族の在宅療養における課題を示す．

受診の難しさ

症例1（1）において，配偶者と妹は比較的早い時期に症例が発症しているのではと疑いをもっていたが受診の契機を見出せず，初診は発症4年後であった．調査1では，自らの希望・意思で神経内科に受診した患者は2名で，その主訴は「発症しているのではないか」であった．家族の勧めが23名で，発症から診断までの平均期間は6.5年であった．このことは医療や在宅福祉

Memo
調査1
2006（平成18）～2013（平成25）年に当院神経内科で診療したハンチントン病患者29名（男性13名，女性16名．初診時平均年齢は49歳，平均罹病期間は11年，20歳未満の発症は6名）に対して平成25年に行った調査．

サービスの受給や精神症状への治療・対応の遅れに繋がる．

病名告知の難しさ

■患者への告知

　ハンチントン病の親と同居（介護）し，身近に病状経過を見てきた「at risk」であった患者が発症した症例では舞踏運動や認知症状もごく軽度で病識も保たれていることから，患者の配偶者の意思で告知を見合わせた（症例1；**1**）．「徘徊，暴言・暴力」症状を呈し在宅介護が困難な認知症であった実父と同じ病気ではないかと強い不安・恐怖感を抱いて受診した発症者においても，病名告知はされなかった（症例2；**2**）．

■患者の実子への告知

　調査2では，成人の実子がいる19名の患者において4名は子どもに病名告知をしていなかった．また，未成年の実子がいる4名ではすべてに病名告知がなされていなかった．症例2においても配偶者は「子どもや子どもの配偶者は遺伝を受け入れないであろう」ことから実子に告知はされていない．告知できない実子やその配偶者などがいる家族においては介護者の「想い，介護の大変さ」が家族間で共有されず，「at risk」の発症への不安も共有されないことになる．

療養型病院や福祉施設での療養の難しさと精神科病院

　これまでに療養型病院や福祉施設への入院・入所を紹介したが，施設スタッフに「家に帰りたい」「外出したい」とたびたび同じ訴えをしたり，「自分の体が動くのを変な目で見られる」「他の入所者との些細なトラブル」で途中退院・退所となった症例が多かった．また，暴力的言動や自殺企図で在宅困難となり，5名の患者が精神科病院に入院となった．ハンチントン病は中期～末期においては精神症状も安定するため精神科病院を退院し在宅への移行は可能であるが，実際には全例が長期入院となっている．

婚姻

　調査1では，ハンチントン病患者がいる25家族において親や兄弟に離婚歴がある患者は11名で，そのうちの7名は離婚理由にハンチントン病が関連していた．成人発症で婚姻した患者の28％は離婚しており，その中で20～49歳に発症した患者では57％が離婚していた．このことから「遺伝」と「若・中年の発症」は家族関係が崩れる大きな要因となっている．

自殺企図・自殺

　ハンチントン病の自殺率は，患者，実子（at 50％ risk），リスクのない親族，すべてのカテゴリにおいては一般的な米国の人口よりも多かったとの報告がある[3]．また，診断直前の時期と診断後の自立性が失われつつある時期に自殺のリスクが高まるといわれている[4]．調査2においても，高所から飛び降

Memo

調査2
医療・療養相談会と大阪難病医療情報センター（難病支援団体）に来談したハンチントン病患者30名（男女比1:1.3，平均年齢54歳，すべて成人）の相談記録をもとに2009（平成21）年に行った調査．

❸ 精神症状と自殺企図・自殺

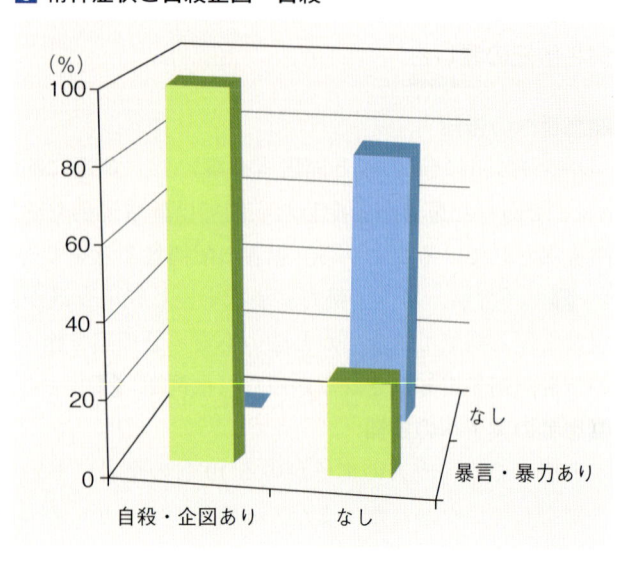

調査1で患者の24％に暴言や暴力的行為があり，「自殺企図・自殺」は「暴言・暴力的行為」があった患者に多い傾向がみられた．

りる，大量の洗剤を飲む，などの自殺企図あるいは自殺をした患者数は7名（24％）で，経過中に暴言や暴力的行為のあった患者ではその60％が自殺企図あるいは自殺者であった．このことから暴言や暴力的行為は自殺のリスクと考えられる（❸）．自殺を予知しうるサインや検査は明らかではないが，介護者や患者が信頼をおいている家族にこの知見が理解され，予防に向けた見守りと支えができる環境整備が望まれる．

複数の患者がいる，あるいは世代にわたる在宅介護

著明な表現促進現象を示すDRPLAでは，高齢発症者とその実子である若年発症者が同居し，2名，時には3名の同居患者を介護している家族をしばしば経験する．また，症例2のように，ハンチントン病の義父を介護した数年後に同病を発症した夫を介護する──2世代にわたって在宅介護をする家族もある．このような重篤な経過をたどる遺伝性難病では数世代にわたって介護が続く家族が存在するため，長期間の継続した支援が必要となる．

支援に向けた取り組み

「神経疾患の遺伝子診断ガイドライン」では，遺伝子診断を行うに際しては，遺伝カウンセリングの要点を理解しておく必要があること，また必要に応じて臨床遺伝専門医や認定遺伝カウンセラーなどの専門家と連携してチーム診療を進めることを推奨している．一方，臨床遺伝専門医と認定遺伝カウンセラーを配置し，遺伝カウンセリング実施体制を整えている施設は，全国的には大学病院や臨床遺伝専門医研修施設などに限られており，また多くの場合，遺伝カウンセリング料金は自費となっている．このような現状においては，神経内科医と遺伝専門職とが日常的に連携した診療を進めることができる環境を整え，また患者や家族にとって，遺伝に関することを気軽に繰り返し問

い合わせ，相談できる仕組みを整備する必要がある．さらに，地域医療・ケア関係者と遺伝専門職との連携を図ることも望まれる．

そこで，このような観点から，神経内科医，臨床遺伝専門医，認定遺伝カウンセラー，地域の保健・医療職から成るチーム遺伝医療を促進する事業を始めた．

遺伝性神経難病ケア研究会の設立

神経内科診療と遺伝カウンセリングとの連携，地域ケア関係者の遺伝に関する理解を促進し適切な在宅サービスが導入できるネットワーク作りを目指した．臨床遺伝専門医，神経内科医，認定遺伝カウンセラー，看護師，保健師，臨床心理士など多職種から成る遺伝性神経難病ケア研究会[*1]を設立した．特に遺伝カウンセリングを身近に受けられるようにするため，大阪近隣の遺伝子医療部門があるすべての施設の臨床遺伝専門医，認定遺伝カウンセラーには世話人や会員として協力していただいた．2003（平成15）年から研究会が主体となって研修会の開催，遺伝性神経難病医療・療養相談会の実施，神経難病の遺伝相談事業などを行っている．

*1 代表　神戸大学大学院医学研究科神経内科学　戸田達史．

研修会——「遺伝性神経難病のケア」公開講座

研修会は「遺伝」「血縁者（at risk）」「家族関係」「在宅生活」を主な視点として，ロールプレイを交えて症例を提示し，参加者によるグループワークと討論を行っている．第1回〜10回は大阪，11回は東京で開催し，これまでに検討した疾患はハンチントン病，DRPLA，遺伝性プリオン病，家族性アミロイド多発ニューロパチー，デュシェンヌ型筋ジストロフィー（Duchenne muscular dystrophy），筋強直性ジストロフィーである．全国から医師，遺伝カウンセラー，看護師，保健師，助産師，臨床心理士，医療ソーシャルワーカー（MSW），学生など多職種が参加し検討を行うため，多角的な視点から患者・家族の抱える課題が明らかとなり，職種間の相互理解と課題の共有化に繋がっている．

遺伝性神経難病医療・療養相談会

大阪府下の特定疾患受給者証が交付されている遺伝性神経難病患者を対象に年1回開催している．主治医と在宅ケア関係者から情報の提供を受け，それをもとに臨床遺伝専門医，神経内科医，臨床遺伝カウンセラー，臨床心理士，保健師，福祉職がチームで相談に当たり，相談結果を主治医や関係者に報告している．来談者の中で相談会後も継続した支援が望まれる症例については遺伝カウンセラー，難病医療専門員と保健師が継続した在宅支援を行っている．相談会は地域遺伝カウンセリングと生活援助を視野に入れた事業と位置づけている．

神経難病の遺伝相談

　遺伝性の病気を親戚や身近な人に相談しにくい社会的状況におかれ，地域で閉ざされた療養生活を送っている患者が多いと思われる．患者のみならず，血縁（at risk）も遺伝に関する不安や悩みを話すことができる機会は非常に少ない．「全国遺伝子医療部門連絡会議」によれば2014（平成26）年1月の時点で全国に「遺伝カウンセリング」を行う施設は104施設あるが，いずれも大学病院をはじめとする高度医療機関であり，また遺伝カウンセリングが有料でもあるため，患者・家族がどんなことでも気軽に相談できる現状ではない．そこで遺伝性神経難病の患者と家族，血縁者を対象に「電話や面談による遺伝相談」を開設した．まだ始まったばかりであるが，この事業によって，患者・家族の遺伝に関する事項を含めた課題を整理し，在宅担当者とともに療養環境の改善を図ること，主治医の遺伝に関わるインフォームドコンセントを支援すること，遺伝子診療施設での遺伝カウンセリングと連携することを目指している．

〈澤田甚一，狭間敬憲，戸田達史〉

文献

1) 吉田邦広ほか．神経内科専門医の遺伝子診断に対する意識調査．臨床神経学 2013；53：337-344.
2) 日本神経学会（監修），「神経疾患の遺伝子診断ガイドライン」作成委員会（編）．神経疾患の遺伝子診断ガイドライン2009．東京：医学書院；2009.
3) Di Maio L, et al. Suicide risk in Huntington's disease. *J Med Genet* 1993；30：293-295.
4) Paulsen JS, et al. Critical periods of suicide risk in Huntington's disease. *Am J Psychiatry* 2005；162：725-731.

Ⅲ. 神経難病の医療体制

III. 神経難病の医療体制
医療体制

> **Point**
> - 国は，神経難病患者の地域での包括的な生活支援体制の確立を目指しており，そのための医療サービスの提供体制と社会療養環境の整備が喫緊の課題となっている．
> - 2014年から国は難病対策を改革し，難病の正しい診断や，適切な治療が行える医療提供体制として，三次医療圏ごとに「新・難病医療拠点病院（総合型）（仮称）」を原則1か所以上，「新・難病医療拠点病院（領域型）（仮称）」を適切数，二次医療圏ごとに「難病医療基幹病院（仮称）」を1か所程度指定し，国立高度専門医療研究センター，難病研究班，それぞれの分野の学会等と連携して「難病医療支援ネットワーク」を形成し，全国規模で正しい診断ができる体制を目指している．
> - 在宅支援ネットワークの構築，維持のうえで地域医療連携パスの活用も有用である．
> - 2015年1月1日から，新たな「難病医療費助成制度」が実施され，「難病指定医」，「協力難病指定医」，都道府県から許可を受けた「指定医療機関」が，難病医療費助成に係る医療を実施することになる．

神経難病患者への医療体制の整備の必要性

　近年，神経難病の遺伝子研究や再生医療研究等の発展により，原因究明や発症メカニズムの研究はおおいに進んでいる．しかし，いまだに根本治療や後遺症の軽減についての成果は不十分な疾患が多く，神経難病患者・家族は疾患に伴う身体的な一次的障害と現在の社会の中で長期に療養するうえで直面する介護者への各種負荷などの社会的な二次障害を抱えている．国は患者・家族が住む地域で安心安全な療養生活を送れるように，地域での包括的な生活支援体制の確立を目指しており，そのための医療サービスの提供体制と社会療養環境の整備が喫緊の課題となっている．

神経難病に対する全国医療支援ネットワークの構築

　1997（平成9）年から始まった神経難病の療養環境整備や地域医療体制の構築に関わる各種研究班の成果が，1998（平成10）年に国と都道府県の共同事業「重症難病患者入院施設確保事業」として展開し，それぞれの地域の特異性を尊重しながら重症難病患者のための身近な入院施設を確保する事業が推進されてきた．

　この事業では，都道府県は，おおむね二次医療圏ごとに1か所の難病医療協力病院を指定している．難病医療協力病院は，難病患者の受け入れ等の機能を担っている．一方，三次医療圏に1か所以上置かれる難病医療拠点病院は，難病医療連絡協議会の業務（医療機関との連絡調整，各種相談応需，拠

1 国の新たな難病対策における医療提供体制

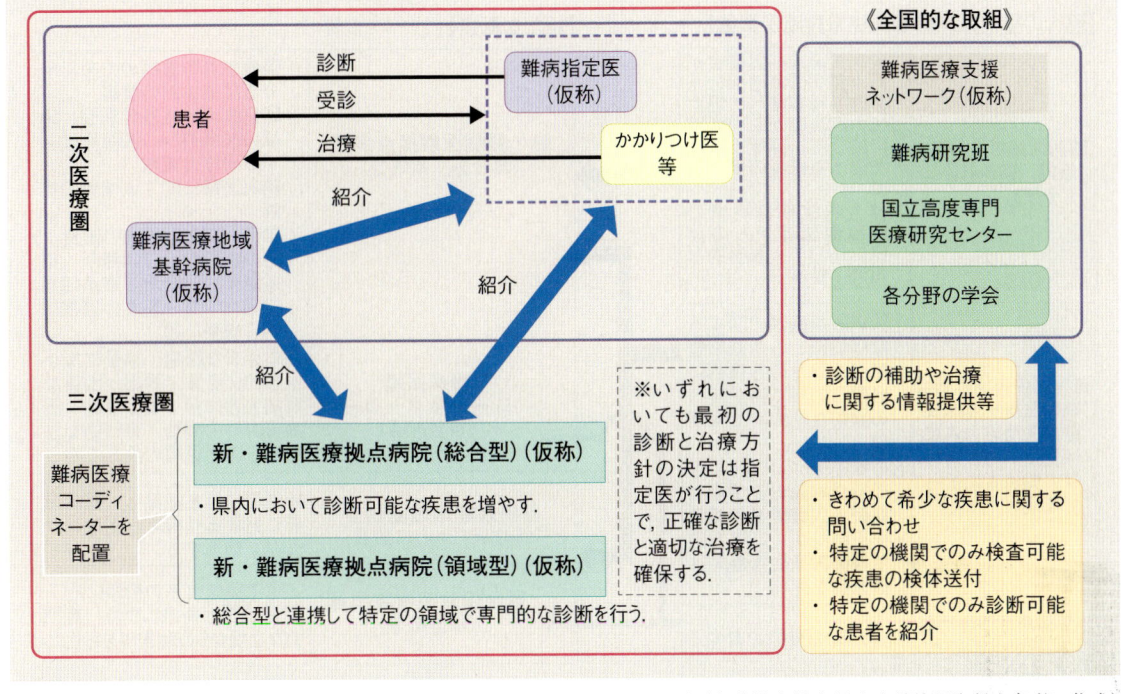

二次医療圏
- 患者 ←診断／受診／治療→ 難病指定医(仮称)／かかりつけ医等
- 難病医療地域基幹病院(仮称)
- 紹介の流れ

三次医療圏
- 難病医療コーディネーターを配置
- 新・難病医療拠点病院(総合型)(仮称)：県内において診断可能な疾患を増やす．
- 新・難病医療拠点病院(領域型)(仮称)：総合型と連携して特定の領域で専門的な診断を行う．

※いずれにおいても最初の診断と治療方針の決定は指定医が行うことで，正確な診断と適切な治療を確保する．

《全国的な取組》
難病医療支援ネットワーク(仮称)
- 難病研究班
- 国立高度専門医療研究センター
- 各分野の学会

・診断の補助や治療に関する情報提供等
・きわめて希少な疾患に関する問い合わせ
・特定の機関でのみ検査可能な疾患の検体送付
・特定の機関でのみ診断可能な患者を紹介

(厚生労働省健康局疾病対策課資料を参考に作成)

点・協力病院への入院要請，研修会開催）を受託するととともに，連絡窓口を設置し，高度の医療を必要とする患者の受け入れ等の機能を担っている．全国の難病医療連絡協議会，難病医療拠点病院，難病医療協力病院のうち，公表承諾済みの施設は，難病医療情報センターホームページに記載されている[*1]．2014（平成26）年度から国は難病対策を改革し，医療費助成の対象になる指定難病を約300疾患に増やすとともに，医療や研究開発の推進を図ることになった．また，「新・難病医療拠点病院（総合型）（仮称）」を三次医療圏ごとに原則1か所以上，「新・難病医療拠点病院（領域型）（仮称）」を適正数指定し，そこに難病医療コーディネーターを配し，医療依存度の高い難病に必要な複数の医療圏にまたがる広域的な調整等を実施させることを提案した．また二次医療圏には，「新・難病医療地域基幹病院（仮称）」を1か所以上指定し，拠点病院や地域の難病指定医，かかりつけ医，保健所等と連携を取る体制を提唱している（**1**）[1)]．

今後，平成10年に創設された「重症難病患者入院施設確保事業」によって全国に整備された拠点病院，協力病院や，既存の医療資源を，新・難病医療拠点病院や新・難病医療基幹病院等として有効活用していくことが現実的であろう．ただし，従来の二次医療圏の境界にこだわらず，患者の動線にあった地域割りや医師会の管轄地域等，地域の実状に合った地域ネットワークの弾力的運用が必要である．また難病医療コーディネーターの適正配置，保健所保健師が的確に難病患者情報を把握するシステムと人材育成プログラムが必須である．現行の事業と新しい医療体制の比較については，**2**に示した[2)]．

[*1] http://www.nanbyou.or.jp/entry/1439

Keywords
「新・難病医療拠点病院（総合型）」「新・難病医療拠点病院（領域型）」と「新・難病医療地域基幹病院」
国の新しい難病対策で用いられる難病医療ネットワークの要となる医療機関名．平成10年に創設された「重症難病患者入院施設確保事業」での「難病医療拠点病院」と「難病医療協力病院」にほぼ相当する．

Keywords
難病医療コーディネーター
①拠点，基幹病院，協力医療機関への難病患者の入転院・往診医の紹介，医療依存度の高い難病に必要な複数の医療圏にまたがる広域的な調整等，②療養相談，③難病研修会，ネットワーク会議の開催等を行う専門職．

2 現行の事業と新しい医療体制の比較

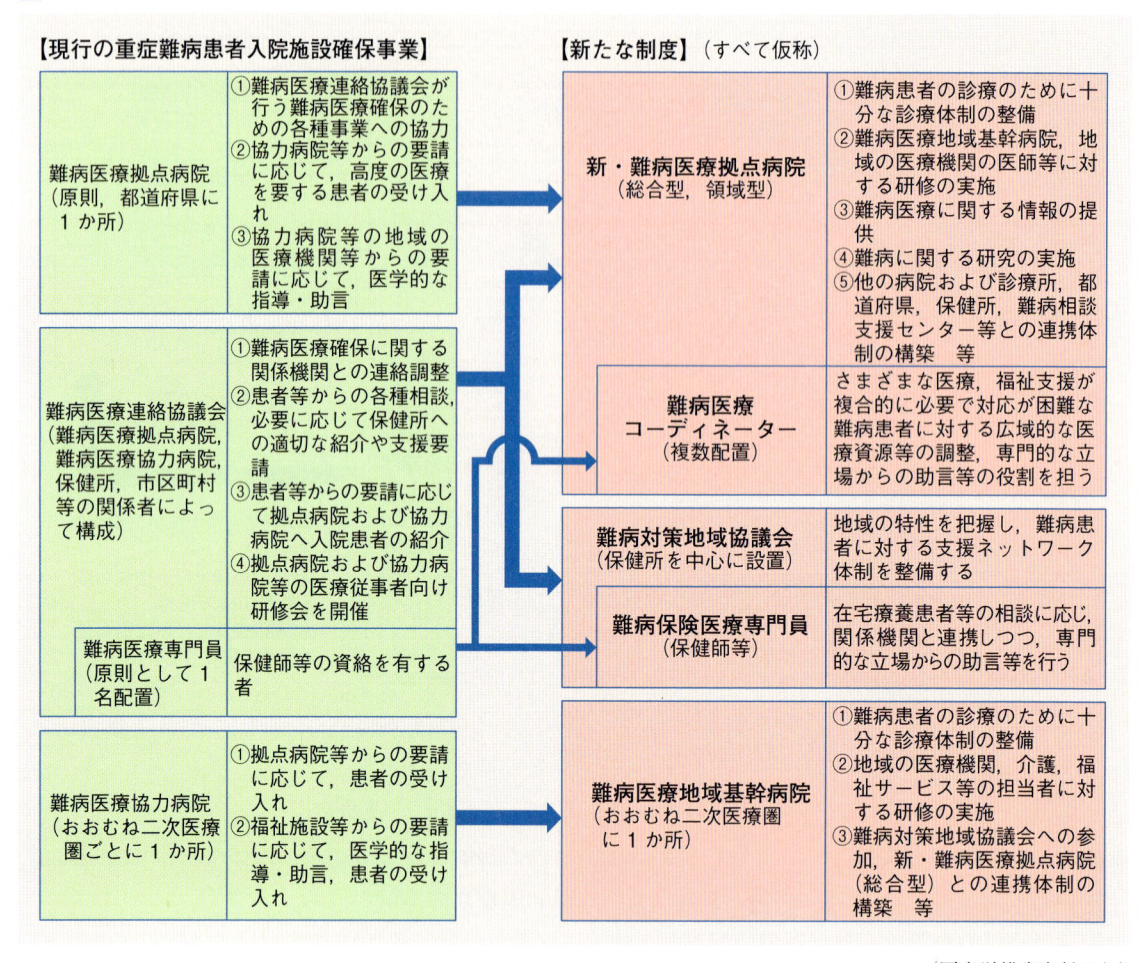

【現行の重症難病患者入院施設確保事業】		【新たな制度】（すべて仮称）	
難病医療拠点病院（原則，都道府県に1か所）	①難病医療連絡協議会が行う難病医療確保のための各種事業への協力 ②協力病院等からの要請に応じて，高度の医療を要する患者の受け入れ ③協力病院等の地域の医療機関等からの要請に応じて，医学的な指導・助言	新・難病医療拠点病院（総合型，領域型）	①難病患者の診療のために十分な診療体制の整備 ②難病医療地域基幹病院，地域の医療機関の医師等に対する研修の実施 ③難病医療に関する情報の提供 ④難病に関する研究の実施 ⑤他の病院および診療所，都道府県，保健所，難病相談支援センター等との連携体制の構築　等
難病医療連絡協議会（難病医療拠点病院，難病医療協力病院，保健所，市区町村等の関係者によって構成）	①難病医療確保に関する関係機関との連絡調整 ②患者等からの各種相談，必要に応じて保健所への適切な紹介や支援要請 ③患者等からの要請に応じて拠点病院および協力病院へ入院患者の紹介 ④拠点病院および協力病院等の医療従事者向け研修会を開催	難病医療コーディネーター（複数配置）	さまざまな医療，福祉支援が複合的に必要で対応が困難な難病患者に対する広域的な医療資源等の調整，専門的な立場からの助言等の役割を担う
		難病対策地域協議会（保健所を中心に設置）	地域の特性を把握し，難病患者に対する支援ネットワーク体制を整備する
難病医療専門員（原則として1名配置）	保健師等の資格を有する者	難病保険医療専門員（保健師等）	在宅療養患者等の相談に応じ，関係機関と連携しつつ，専門的な立場からの助言等を行う
難病医療協力病院（おおむね二次医療圏ごとに1か所）	①拠点病院等からの要請に応じて，患者の受け入れ ②福祉施設等からの要請に応じて，医学的な指導・助言，患者の受け入れ	難病医療地域基幹病院（おおむね二次医療圏に1か所）	①難病患者の診療のために十分な診療体制の整備 ②地域の医療機関，介護，福祉サービス等の担当者に対する研修の実施 ③難病対策地域協議会への参加，新・難病医療拠点病院（総合型）との連携体制の構築　等

（厚生労働省資料より）

在宅医療を中心にした難病医療ネットワークの構築

　神経難病患者・家族の在宅療養へのニーズ，診療報酬の改定，地域医療を支える医療・保健・福祉基盤等の整備に伴い，人工呼吸器や胃瘻等の高度の医療を必要とする神経難病患者においても，在宅療養を行う件数が増加している．したがって今後は，在宅療養を中心とした難病医療ネットワークの構築が重要になってくる．新・難病医療拠点病院（総合型）あるいは（領域型），新・難病医療地域基幹病院等に属する専門医は，地域主治医（かかりつけ医），訪問看護ステーション，介護保険のケアマネジャー，保健所保健師，介護職，リハビリテーション職等の多職種と，常に患者・家族に関する情報共有をしながら，役割分担，緊急時の対応方法等を定めるなど，多職種連携がますます重要となってきている．地域によっては専門医が絶対的に不足していることもあるので，今後は神経難病が専門ではない地域主治医に難病知識の情報を伝達し，必要がある場合のみ専門医が対応するような体制をとるとともに，専門医と地域主治医の二人主治医制で診ていく方法も考えられている．その点，東京都医師会委託の在宅難病患者訪問診療事業は，重症難病患者の訪問

診療の約10％を担い，患者を医師会所属あるいは委託医師と専門医が併診し，問題点を多職種で検討している点で，理想的なモデルの一つと考えられる．

さらに，東日本大震災の経験をもとに，災害時の地域での対応方法について日頃から関係者と十分検討し，訓練を行うことも必要になっている．

地域支援ネットワーク構築のための地域連携パス等の活用

通院困難となった患者が，拠点病院や基幹病院を退院するとき，長期療養型病院や介護療養型医療施設等に転院するか，在宅療養を選択することになる．多くの拠点病院や基幹病院では，これらの退院調整を医療ソーシャルワーカーや退院調整看護師が行っている．また入院中の家族への看護介護技術の指導は不十分で，地域に任せられることも多い．筆者の属する都立神経病院は1980年の開設以来，神経難病患者の在宅訪問診療を継続してきたノウハウがあり，当院ホームページ*2や厚生労働省西澤班分科会のホームページ*3に掲載された，ALS患者の「地域医療連携クリティカルパス」やALS患者の「地域医療連携手帳」の取り組みは，拠点病院をはじめ専門病院から在宅に移行するときの，患者・家族指導と地域支援ネットワークの構築に有用と考えられる[3]．また，東京都医学総合研究所難病ケア看護研究室が作成した「難病患者在宅人工呼吸器導入時における退院調整・地域連携ノート」*4（HMV導入時における療養環境調整手順）も参考になろう．

レスパイトケアと各種合併症対応病院の確保

都立神経病院での過去の調査では，重度の医療介護を要する在宅患者の入院理由は，原疾患や肺炎合併等の医療的なニーズよりも，家族である介護者の休息や健康管理等の福祉的適応が多かった[4]．老老介護である場合も多く，長期に在宅療養を継続するには，患者・家族を支える看護や福祉の支援力を厚くするとともに，適宜レスパイト入院を行う必要がある．受け入れる医療施設には，看護業務への負担度が高いため，自治体の施策として，「重症難病患者一時入院支援事業」として補助金を交付する地域も増加している．

また，神経難病患者が，気胸や胆石胆嚢炎，悪性腫瘍等の合併症をきたしたとき，新・難病医療拠点病院（総合型）であれば，受け入れがスムースにいくかもしれないが，特に医療介護度が高い患者の場合，専門医がいない病院では受け入れが困難な場合が多い．こうした場合の連携病院を日頃から確保しておくことも今後の重要な課題である．

指定医療機関の申請

2015（平成27）年1月1日から施行された新たな難病医療費助成制度では，知事の指定を受けた医療機関等（指定医療機関）が行う医療に限り，難病患者が助成を受けることができることになっている．指定医療機関の指定を受けるための申請の要件は，①以下の医療機関等であることが必要である：保

*2 http://www.byouin.metro.tokyo.jp/tmnh/medical/

*3 http://www.nanbyou-net.med.kyushu-u.ac.jp/index.html

Keywords
地域医療連携（クリティカル）パス
患者が地域支援ネットワークの構築によって，住み慣れた地域で安心安全な在宅療養生活を送るという目標達成に向け，最適と考えられる医療・介護・福祉職の介入内容をスケジュール表にしたもの．

*4 http://nambyocare.jp/results/chikirenkei/chikirenkei.html

Keywords
レスパイトケア
要介護者を在宅でケアしている家族の精神的肉体的疲労を軽減するため，一時的にケアの代替を行うサービスのことをいう．元々は欧米で生まれた考え方であり，地域支援サービスの一つとして広まった．本巻III．「レスパイトケア」（p.127-132）の項も参照．

Keywords
指定医療機関
平成27年1月1日からは，知事の指定を受けた医療機関等（指定医療機関）が行う医療に限り，難病患者が助成を受けることができるので，難病医療を行う施設は，指定医療機関の申請を都道府県知事に申請して，指定を受ける必要がある．

険医療機関，保険薬局，健康保険法に規定する指定訪問看護事業者，介護保険法に規定する指定居宅サービス事業者（訪問看護事業者に限る），介護保険法に規定する指定介護予防サービス事業者（介護予防訪問看護事業者に限る），および，②難病の患者に対する医療等に関する法律第14条第2項で定める欠格事項に該当していないことが必要である．責務としては，指定医療機関の診療方針は健康保険の診療方針の例によるほか，指定医療機関は，難病医療費助成に関し，良質かつ適切な医療を行う必要がある．さらに指定医療機関は，難病医療費助成に係る医療の実施に関し，知事の指導を受けることになる．

難病医療に関わる医師に求められる役割

　これまで難病のうち医療費等助成の対象となる疾患は，国指定助成対象疾病と，東京都単独医療費等助成対象疾病があった．この助成対象疾病の申請書は，新規あるいは更新申請用の「臨床調査個人票」と呼ばれ，難病の専門医のみでなく非専門医でも記載が可能であった．国は今後，国際規模の研究にも内容的に耐える臨床調査個人票を蓄積するために，平成27年1月1日から新たな「難病医療費助成制度」の実施を開始した．この新制度では，難病のうち患者数が本邦において一定の人数に達せず，客観的な診断基準（またはそれに準ずるもの）が確立している疾患を医療費助成の対象とし，「指定難病」と定義している．指定難病の患者は，平成27年度以降知事の定める医師（「難病指定医」あるいは「協力難病指定医」）の作成した診断書を添えて申請する必要がある．難病指定医は，新規申請用および更新申請用の診断書のいずれも作成可能であり，①診断または治療に5年以上従事した経験を有すること，②診断書を作成するのに必要な知識と技能を有すること，の2要件を満たしたうえで，③学会が認定する専門医の資格を有すること，あるいは④指定難病の診断および治療に従事した経験があり，今後知事が行う研修を受ける意思のあること，のどちらかの要件を満たすことを求められている．なお指定医の指定を受けるためには，都道府県への申請手続が必要になる．一方，協力難病指定医は更新申請用の診断書のみを作成可能とされ，⑤診断または治療に5年以上従事した経験を有すること，⑥診断書を作成するのに必要な知識と技能を有すること，⑦知事が行う研修を修了したこと，のすべての要件を満たすことを求められている．

　神経難病の専門医は，主に日本神経学会が認定した神経内科専門医が主体となるであろうが，神経難病の診断や通院可能な時期の診療のみでなく，病状が進行し通院ができなくなった後にも長期にわたって続く各神経難病の全臨床経過についての知識をもち，症状の進行を予測し，前もって対応方法について患者・家族，療養支援者に説明し，患者・家族が提示された医療・ケアを選択していくことの支援をすることも求められている．

　一方，神経内科専門医が不足している地域では，専門医の資格をもたない協力難病指定医や患者の治療に直接関わる「かかりつけ医」が，容易に専門

> **Memo**
> **難病指定医，協力難病指定医**
> 難病指定医は，新規申請用および更新申請用の指定難病の診断書のいずれも作成可能であるが，協力難病指定医は，更新申請用の診断書のみを作成可能である．

医に相談できるシステム作りも，各自治体で必要であろう．その一つの方法として，個人情報の保護に注意しながら，難病指定医とインターネットを利用した情報交換を行い，診断や治療に関して専門医に支援を受けるなど，地域格差をカバーする医療提供の工夫が必要である．

　また，神経難病の診療ケアにあたるすべての医療者は，患者・家族との信頼関係を構築し，多種職チームと一緒にインフォームドコンセントを繰り返し，時には患者家族会のピア・サポートの機会も紹介しながら，患者・家族のQOL（生活の質）の向上を目指す広い意味での緩和医療・ケア（palliation）を実践することが求められている．この中には，嚥下障害が進行していく場合に，適切な時期に栄養管理の目的で胃瘻を造設したり，気道確保・誤嚥防止の目的で，気管切開，声帯閉鎖術，喉頭気管分離術，喉頭摘出術を導入したり，呼吸筋麻痺に対して非侵襲的陽圧換気療法（noninvasive positive pressure ventilation：NPPV），気管切開下陽圧換気療法（tracheostomy positive pressure ventilation：TPPV）を導入すること等を提案し，患者・家族とともに導入の可否を決定していくことも含まれる．さらに，筋萎縮性側索硬化症（amyotrophic lateral sclerosis：ALS）のように，呼吸筋麻痺に対して人工呼吸器を選択されなかった場合の，終末期緩和医療・ケアにおいては，苦痛緩和方法について情報を提供し，在宅酸素療法（home oxygen therapy：HOT）や，2011年9月から保険適用が認められた麻薬の使用（在宅あるいは病院での導入について），看取りの方法等について患者・家族，かかりつけ医，地域支援者等と検討していくことも求められている．

　ハンチントン病（Huntington disease），各種遺伝性脊髄小脳変性症，ミトコンドリア病等の遺伝性神経難病においては，患者本人のフォローはもちろん必要であるが，患者本人とその血縁者を社会的差別（結婚や雇用，生命保険・健康保険加入に際して遺伝子差別を受ける可能性，優生思想や障害者差別を助長する可能性，遺伝子診断を強要される可能性等）から守るために，倫理的判断をもとにした適切な対応が必要である．問題のある事例については，遺伝診療部がある施設に紹介することも必要であろう．

（川田明広）

文献

1) 厚生労働省健康局疾病対策課．難病の新たな医療費助成制度に係る説明資料．平成26年9月6日．
2) 厚生労働省健康局疾病対策課．難病対策の改革について（提言）説明資料②（今後の対応）．平成25年1月25日．
3) 川田明広ほか．神経難病の地域医療連携クリティカルパスの作成．厚生労働科学研究費補助金難治性疾患等克服研究事業「希少性難治性疾患患者に関する医療の向上及び患者支援のあり方に関する研究」（研究代表者 西澤正豊）．平成24年度分担研究報告書．2013．
4) 林秀明, 須田南美．在宅ケアシステム―筋萎縮性側索硬化症を中心に．総合リハビリテーション 2001；29(11)：985-992．

III. 神経難病の医療体制

在宅医療

Point
- 神経難病の多くは通院困難，生活障害の出現，医療依存度の高さから，包括的な在宅医療が必要である．
- 神経難病の在宅医療は患者の住む地域にある医療福祉の多職種が協働して可能になる．
- 神経難病患者の在宅医療は，医療保険と介護保険，障害者総合支援法と，2015年1月施行の「難病の患者に対する医療等に関する法律」により保障される．
- 諸制度を駆使し，不足があれば新たな制度を創設して，困難な状況にある難病患者の長い闘病を支え続ける医師が求められる．

神経難病患者の包括的ケアの必要性

わが国では1972（昭和47）年10月の難病対策要綱の制定以後，神経難病についてもその診断，病態，治療法等に多大な研究成果の蓄積があった．しかし筋萎縮性側索硬化症（amyotrophic lateral sclerosis：ALS）や，脊髄小脳変性症（spinocerebellar degeneration：SCD），多系統萎縮症（multiple system atrophy：MSA）など変性疾患の多くは，まだ本質的な治療法がなく，進行すれば生活障害が増大し，歩行困難のため医療機関にも受診できなくなる．教科書に「治療法はない」と書かれるこれらの疾患を治癒せしめ（cure），神経機能を正常化させることはできない．しかし対症的ではあっても必要な医療と機能訓練，医療福祉機器の使用等で，本来の疾患の進行以上に患者の機能障害が進むのを防ぎ，身体的な苦痛を減らし，残存機能を引き出して良い状態を維持することはできる．さらに多職種の人々と協働して地域にある社会資源を利用し，早い段階から患者と家族の精神的な孤独や不安を緩和し，社会的，経済的に被る損失を補い，困難な疾病を抱えながらも，高いQOL（quality of life）を維持しようとする患者の闘病を，主治医として傍らで支えることはできる．それが神経難病患者のケア（care）の目的であり，多職種協働を展開する手段は各地域にすでに存在する[1,2]．

在宅医療の定義と神経難病に必要な理由

在宅医療は，従来の診療体制である外来診療，入院診療と並んで，住み慣れた家，または居住施設で行われる医療行為で，歩行障害のため通院が困難で，入院を続けるほどではないが，病状から定期的な医学管理，医療処置が必要な患者に対し医療保険上在宅での診療行為が認められている，第三の診療体制である．

Memo
WHOによるQOLの定義
「生活する文化や価値観により規定され，その個人の目標や期待，基準および関心事にかかわる自分自身の生活の状況についての個人個人の認識」[3]．日本語訳：生活の質．

1 難病患者の療養場所（平成25年度特定疾患患者アンケート結果・新潟市）

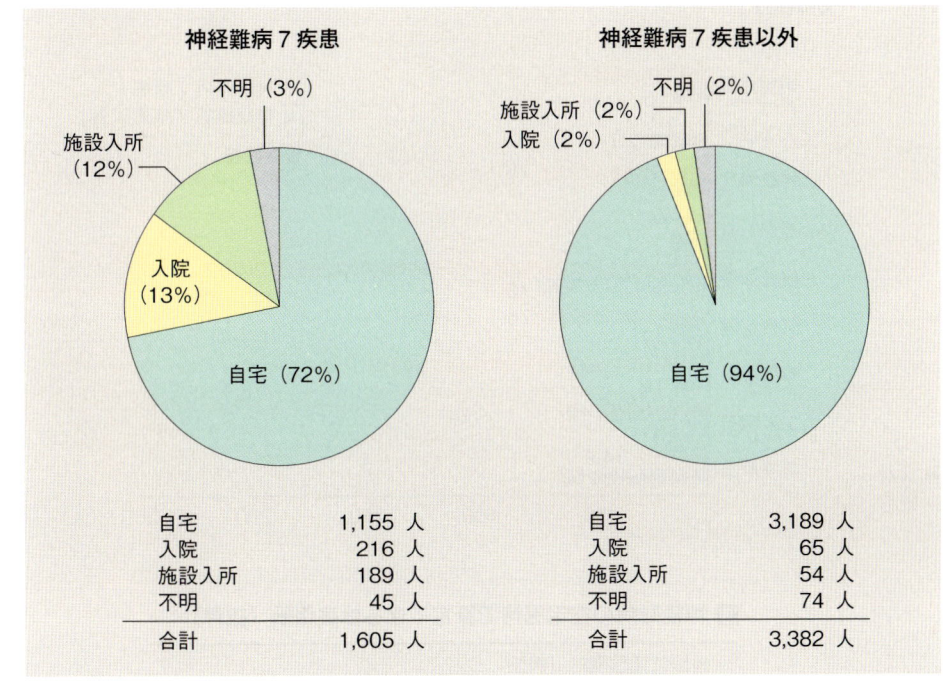

神経難病7疾患

- 不明（3%）
- 施設入所（12%）
- 入院（13%）
- 自宅（72%）

自宅	1,155 人
入院	216 人
施設入所	189 人
不明	45 人
合計	1,605 人

神経難病7疾患以外

- 不明（2%）
- 施設入所（2%）
- 入院（2%）
- 自宅（94%）

自宅	3,189 人
入院	65 人
施設入所	54 人
不明	74 人
合計	3,382 人

（平成26年度新潟市難病対策連絡会〈2014.7.21〉資料より）

　筆者が住む人口81万人の新潟市で，1990（平成2）年以来，特定疾患継続申請時に毎年行われる全申請者を対象とするアンケートの，2013（平成25）年度の集計結果（送付6,152人，回答数4,987人，回収率81％）を提示する．患者の療養場所（**1**）は，一般の難病患者では自宅が94％であるが，医療依存度が高く，自治体の保健師等の定期的な訪問による相談支援事業の対象疾患とされている神経難病7疾患（ALS，パーキンソン病〈Parkinson disease：PD〉関連疾患，SCD，MSA，多発性硬化症〈multiple sclerosis：MS〉，重症筋無力症〈myasthenia gravis：MG〉，後縦靱帯骨化症〈ossification of posterior longitudinal ligament：OPLL〉）でも72％の患者が自宅で療養している．

　この7疾患以外の難病患者3,382人では，日常生活動作に介助が必要な患者は14％であるが，神経難病7疾患の1,605人では，64％の患者で何らかの介助が必要であった．身体障害者手帳受給者は前者では19％であるが，神経難病7疾患患者では1,605人中47％が身体障害者手帳をもち，33％が1級および2級の重度障害であった．

　2に見るように，神経難病7疾患患者では，常時種々の医療処置を受けている患者の割合が，他難病に比べ著しく多い．こうした重症で，身体障害をもち，種々の医療的処置を必要とする患者が，長期にわたって入院できる環境は少なく，診断のための検査入院や，病状悪化や合併症での入院治療が終われば，患者の機能維持のためにも速やかに退院を勧められる．しかし何の支援もなしに退院すれば，翌日から患者の食事や排泄，医療処置の仕方に迷い，途方に暮れる．在宅でも安全に医療処置を行い，合併症を防ぎながら療

❷ 難病患者への医療処置の実施状況（平成25年度特定疾患患者アンケート結果・新潟市）

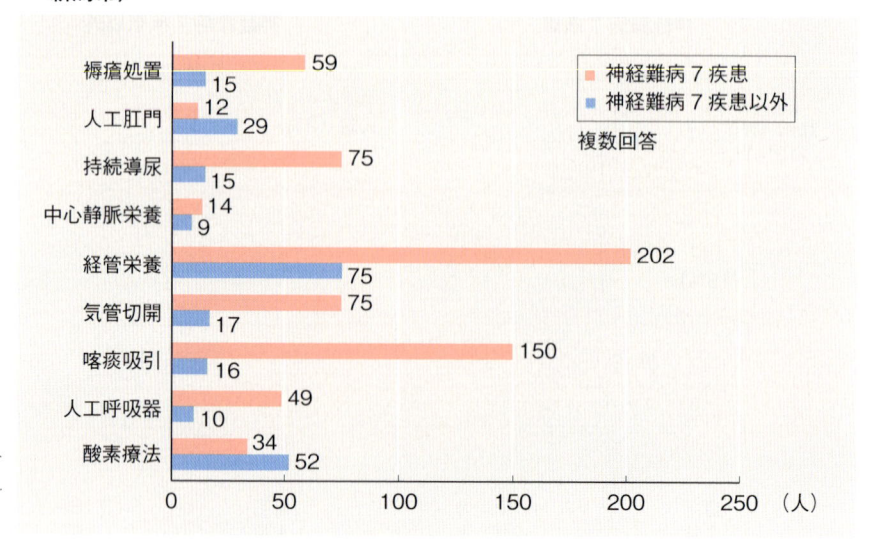

処置	神経難病7疾患	神経難病7疾患以外
褥瘡処置	59	15
人工肛門	12	29
持続導尿	75	15
中心静脈栄養	14	9
経管栄養	202	75
気管切開	75	17
喀痰吸引	150	16
人工呼吸器	49	10
酸素療法	34	52

複数回答

（平成26年度新潟市難病対策連絡会〈2014.7.21〉資料より）

❸ 神経難病の在宅医療で算定できる診療報酬（抜粋）

- 地域包括診療料（病院）
- 退院時共同指導料1（診療所側），2（病院側）
- 緊急往診加算（夜間加算，深夜加算）
- 在宅患者訪問診療料
- 在宅ターミナルケア加算，死亡診断加算
- 在宅時医学総合管理料
- 在宅移行早期加算
- 在宅自己注射指導管理料
- 在宅酸素療法指導管理料，酸素濃縮装置加算
- 在宅中心静脈栄養法指導管理料
- 在宅成分栄養経管栄養法指導管理料
- 在宅人工呼吸指導管理料，人工呼吸器加算
- 排痰補助装置加算
- 在宅気管切開患者指導管理料，人工鼻加算
- 介護職員等喀痰吸引等指示料
- 在宅寝たきり患者処置指導管理料
- 訪問看護指示料，特別訪問指示加算

養を続けるには，退院後も医療機関からのアウトリーチは不可欠のサービスである．これが，難病患者への在宅医療が必要な理由である．

医療保険で診療報酬算定が認められている在宅医療（❸）

　神経難病の病状悪化や合併症のために緊急入院した患者では，急性期治療の後，在宅への移行を目的に地域包括ケア病棟でのリハビリテーションや医療管理を受けられる（地域包括ケア病棟入院料）．退院の前に病棟で退院前カンファレンスを開くことが望ましく，担当の介護支援専門員（ケアマネジャー）や，在宅時に訪問診療をする診療所医師，訪問看護ステーション，介護サービス事業所，訪問リハビリテーション事業所，入浴サービス事業所等が病院で一堂に会し，病院の主治医から今後の在宅医療で注意することや，医療処置の方法につき指導を受け，今後の方針を共有する（退院時共同指導

4 介護保険が第2号被保険者に適用される特定疾病

① がん末期（医師が一般に認められている医学的知見に基づき回復の見込みがない状態に陥ったと判断したものに限る）
② 関節リウマチ
③ 筋萎縮性側索硬化症
④ 後縦靱帯骨化症
⑤ 骨折を伴う骨粗鬆症
⑥ 初老期における認知症
⑦ パーキンソン病関連疾患（進行性核上性麻痺，大脳皮質基底核変性症およびパーキンソン病）
⑧ 脊髄小脳変性症
⑨ 脊柱管狭窄症
⑩ 早老症
⑪ 多系統萎縮症
⑫ 糖尿病性神経障害，糖尿病性腎症および糖尿病性網膜症
⑬ 脳血管障害
⑭ 閉塞性動脈硬化症
⑮ 慢性閉塞性肺疾患
⑯ 両側の膝関節または股関節に著しい変形を伴う変形性関節症

※ 40歳以上65歳未満の人は，上記の16種類の特定疾病によって介護が必要になった場合に限り，介護保険サービスを利用することができる．

料，医師他3者以上との共同指導加算）．退院後は在宅療養支援診療所等の医師の緊急時の往診，定期的な訪問診療，在宅酸素療法，在宅中心静脈栄養，在宅成分栄養経管栄養法，人工呼吸管理，気管切開管理，寝たきり患者の処置，ターミナルケア，看取り等が，診療報酬として算定できる．訪問看護ステーションへの訪問看護指示料，在宅患者訪問リハビリテーションの指示には診療情報提供料が認められる．

訪問看護ステーションは24時間連絡体制をとるところが多く，ALSなどの重症の難病で厚生労働大臣が定める疾病に対する訪問看護は，人工呼吸器装着患者，末期がん患者とともに医療保険で賄われる（平成24年告示第95号の四）．それらの難病患者には1日2回ないし3回までの訪問看護が可能で（難病等複数訪問加算），訪問看護の指示も3か所までの訪問看護ステーションへ依頼が可能である[4]．自治体によってはさらに頻回の，または長時間滞在の訪問看護を認めているところもあり，必要があれば地域の難病担当の保健師に問い合わせてみる．

在宅の神経難病患者が受けられる諸制度による介護サービス

新潟市の25年度のアンケートによれば，神経難病7疾患の患者の72%が65歳以上と多くは高齢であり，65歳以上であれば認定申請により必要な介護保険サービスが受けられる．40歳以上の第2号被保険者にも介護保険給付が受けられる疾患があり（ 4 ），神経難病7疾患のうち，MGとMS以外はここに含まれる．新潟市では 5 に見るように神経難病7疾患の55%が介護保険サービスを受けており，要介護度も他疾患に比べ明らかに高い．在宅または居住施設で生活している難病患者が受けている介護保険サービスを 6 に示す．段差解消や手すり設置などの住宅改修，ベッドや車椅子，入浴用椅子，ポータブルトイレなどの福祉用具のレンタルや購入，通所サービスと通

Memo
医療保険による所定の回数を超える訪問看護については，患者1人あたり年間260回を限度とする訪問看護を，国の「在宅呼吸器使用患者訪問看護治療研究事業」の補助金により，県が実施主体となって提供できる．さらに，たとえば新潟市では，午後10時から8時間の夜間訪問看護を，新潟県で日中4～8時間の長時間看護をそれぞれ年12回まで自治体の難病患者看護力強化事業として補助するなど，独自の取り組みもある．

5 介護保険申請の有無と要介護度（平成25年度特定疾患患者アンケート結果・新潟市）

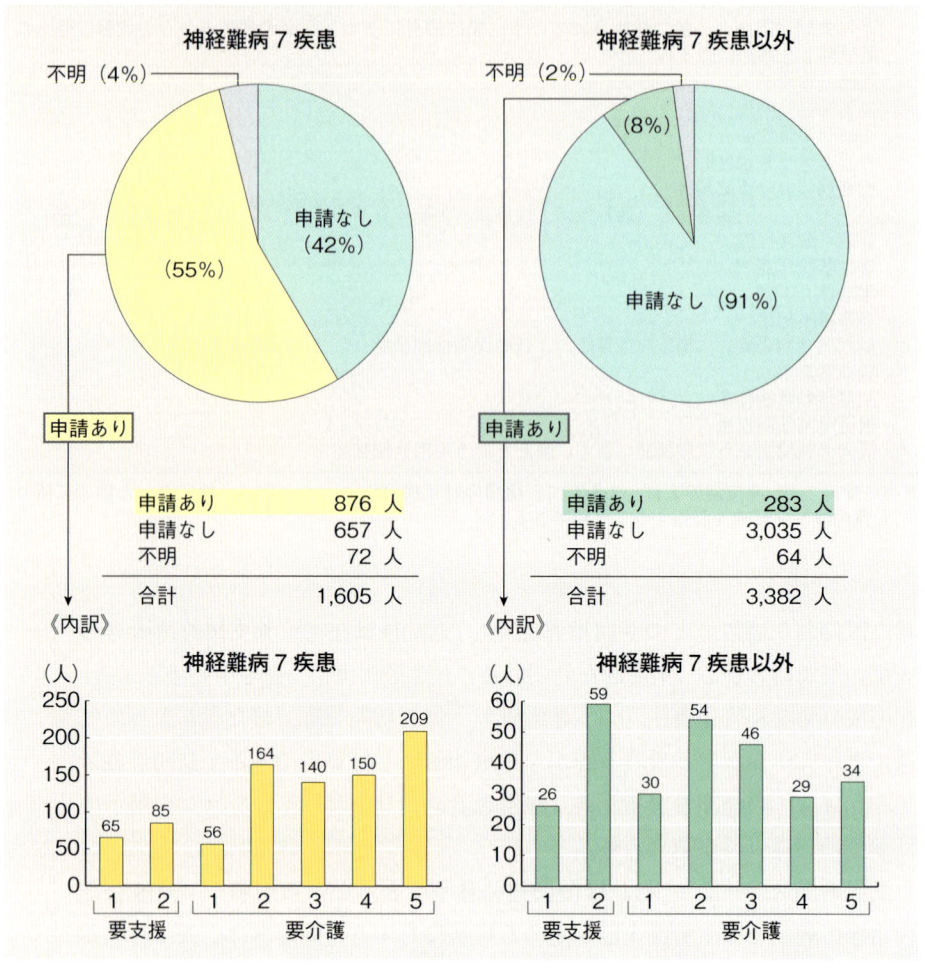

神経難病7疾患

- 不明（4%）
- （55%）申請あり
- 申請なし（42%）

申請あり	876 人
申請なし	657 人
不明	72 人
合計	1,605 人

《内訳》神経難病7疾患

要支援1	要支援2	要介護1	要介護2	要介護3	要介護4	要介護5
65	85	56	164	140	150	209

神経難病7疾患以外

- 不明（2%）
- （8%）申請あり
- 申請なし（91%）

申請あり	283 人
申請なし	3,035 人
不明	64 人
合計	3,382 人

《内訳》神経難病7疾患以外

要支援1	要支援2	要介護1	要介護2	要介護3	要介護4	要介護5
26	59	30	54	46	29	34

（平成26年度新潟市難病対策連絡会〈2014.7.21〉資料より）

6 在宅サービスの利用状況（平成25年度特定疾患患者アンケート結果・新潟市）

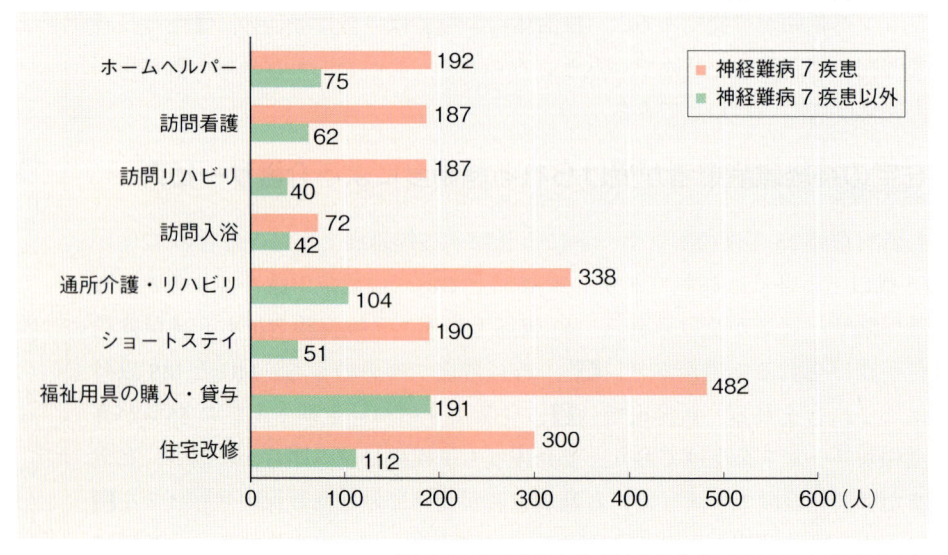

サービス	神経難病7疾患	神経難病7疾患以外
ホームヘルパー	192	75
訪問看護	187	62
訪問リハビリ	187	40
訪問入浴	72	42
通所介護・リハビリ	338	104
ショートステイ	190	51
福祉用具の購入・貸与	482	191
住宅改修	300	112

（平成26年度新潟市難病対策連絡会〈2014.7.21〉資料より）

7 難病患者に適用される各制度と担当窓口およびサービスの内容(新潟市の例)

制度	担当窓口	サービスの内容
介護保険サービス (介護保険申請)	居宅介護支援事業者 (ケアマネジャー)	居宅療養管理指導 訪問看護(一部医療保険) 訪問介護 訪問入浴 訪問リハビリ(一部医療保険) 住宅改修 福祉用具貸与・購入 通所サービス 短期入所サービス
その他		高齢者福祉サービス(紙おむつ支給等)
障害者福祉制度 (身体障害者手帳申請)	障害福祉課 (ケースワーカー)	手当と年金(特別障害者手当等) 重度心身障害者医療費助成制度 補装具・日常生活用具 交通機関等の割引・助成 税金等の減免 介護派遣[*1] ⎱ 通所サービス ⎬ 障害福祉サービス 短期入所サービス ⎰ コミュニケーション支援派遣事業
その他	各窓口	療養介護(療養介護病棟) 障害者ITサポートセンター
難病制度 (難病申請)	保健所保健管理課 (保健師)	医療費の公費負担 在宅難病患者看護手当 難病患者等日常生活用具給付 在宅難病患者紙おむつ券支給 難病患者等治療研究通院費補助 短期入所サービス(指定医療機関) 新潟市難病患者夜間訪問看護サービス事業 新潟県難病患者看護力強化事業 県在宅呼吸器使用患者訪問看護治療研究事業
	各窓口	難病相談支援センター 難病医療ネットワーク
医療保険	医師・ケアマネジャー	難病リハビリ 訪問診療・在宅療養支援診療所 訪問看護(難病等複数回訪問看護,長時間訪問看護含・訪問リハビリ含) 訪問リハビリ
	その他	各患者・家族会[*2]・ピア・サポート ボランティア 福祉用具の紹介,貸出 医療機器の貸出(呼吸器等) 家政婦

[*1] 介護派遣サービスには居宅介護・行動援護・重度訪問介護・重度障害者等包括支援があり,障害程度区分により利用できるサービスが設定される.
[*2] 各患者・家族会は,JALSA(日本ALS協会),パーキンソン友の会,多発性硬化症(MS)友の会,SCD(脊髄小脳変性症)・MSA(多系統萎縮症)友の会等がある.

(中村文江ほか,ALS患者とケアマネージャーのためのらくらくマニュアル,第6版,2015[6]より一部改変)

所リハビリ,訪問看護,訪問リハビリ,訪問介護(ホームヘルパー),訪問入浴とさまざまなサービスを受けている.2015(平成27)年5月現在は,介護保険対象分の費用総額の1割を自己負担する.

難病患者へのサービスはまず介護保険が適用される.介護保険対象外でも,身体障害者手帳があるか,同等の障害があると認定されれば障害者総合支援

法によるサービスが使える．さらに特定疾患受給者証を有する患者には，その他の難病患者サービスが，各自治体の特定疾患担当窓口や地域の保健師に申し出て使える（7）[5,6]．どこに相談するかわからないときは，地域の保健所，ケアマネジャー，病院の医療相談室，各都道府県で設置している難病相談支援センターに相談して情報を得る．診断目的や長期療養のために医療機関を探しているときには各都道府県の難病医療相談センターが相談に応じる．

　神経難病の多くは患者会の組織をもち，それぞれに全国的にも地域でも活動している．先に述べた制度の多くは，患者会の長年の身を削るような運動により生まれたものであることを銘記したい．

諸制度を利用して在宅医療を展開した神経難病患者の実際

症例 1

自宅環境の整備や短期入所の利用により独居可能であった症例

　患者：80歳代，女性，独居．
　診断：パーキンソン病，腰椎症．
　経過：X − 4年，左上下肢の動きにくさで発症し，抗パーキンソン病薬での治療開始．X年，腰椎症とジストニアで前屈，側屈が強まり当院へ初診．特定疾患認定申請し，薬剤の調整と生活指導で運動機能が改善し，夫の看病もしていた．X + 2年介護保険を申請し，訪問介護を導入して生活を支援した．長年看病した夫が死亡して独居となり，夜間オフになったときに不安になり，無理に動こうとして転倒が増える．訪問看護を導入し，服薬管理，排便調整，生活の場での動き方を指導し，通所リハビリで運動能力維持を図る．X + 7年室内で転倒，左大腿骨骨折で手術を受け，退院後は室内も車椅子とし，室内の写真（8）のようにベッド，ポータブルトイレ，車椅子の間を必ず伝って移動するように環境を整えて転倒を防いだ．しかしX + 9年，判断力の低下も加わり再び夜間オフ時の転倒が悪化し，リハビリが充実した短期入所施設へ入所した．転倒は減り，ヘルパーの援助で毎週一時帰宅しつつQOLを維持していたが，X + 12年介護福祉施設へ入所した．

症例 2

喉頭摘出術が感染症予防に有効であった症例

　患者：60歳代，女性，夫と子供の4人世帯．
　診断：多系統萎縮症（MSA with predominant cerebellar ataxia：MSA-C）．
　経過：X年，転倒による上肢の骨折後当院へ初診．数か月前から歩行時の偏りを指摘されていた．初診時，小脳性運動失調，運動失調性構音障害を認め，画像所見と併せMSA-Cと診断した．特定疾患申請し，外来通院していたが，X + 5年から嚥下障害が，X + 6年から構音障害が進行し，発語が不能となった時期に，誤嚥性肺炎を機に専門病院へ入院し，喉頭摘出術を受けた．退院後訪問看護，訪問マッサージ，訪問入浴，訪問診療を導入．経鼻胃

8 症例1の室内環境整備

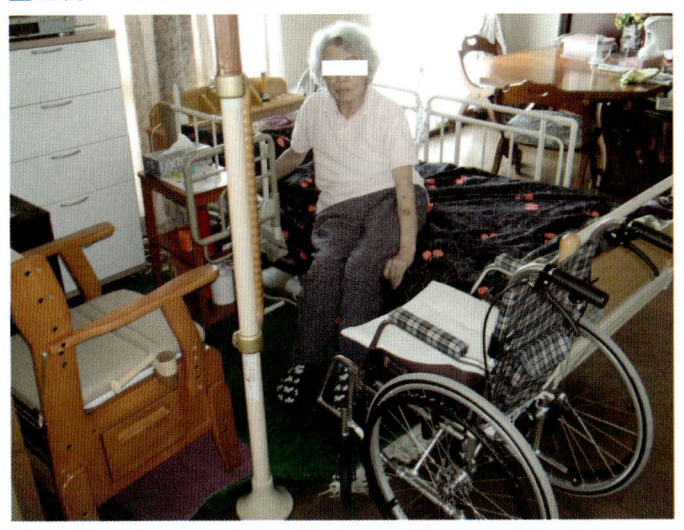

管留置による経管栄養を主体にしつつも，少量の経口摂取ができた．X＋12年肺炎と尿管結石による尿路感染で入院し，尿道カテーテルを留置して自宅退院した．それまで感染症をほとんど起こすことなく経過しており，他のMSA患者に比しその頻度は際立って少ない．これは家人を中心とした献身的な介護に加えて，喉頭摘出による誤嚥防止が肺炎の予防に有効であったためで，全身管理が容易になることに加え，医療経済的観点からも推奨される治療法と考える．

症例3

難病対策の制度を引き出しつつ18年在宅療養を続けたTPPVのALS症例

患者：60歳代，男性，妻と2人世帯．

診断：ALS，胆石症，イレウス，肺炎．

経過：X－1年うつ病となり精神科で治療中，X年に構音障害と嚥下困難が発症．初診時すでに四肢に一次および二次運動ニューロン障害の徴候があり，ALSと診断した．当初，気管切開，人工呼吸器装着を拒否していたが，X＋4年には気道感染で痰の吸引が困難となり，気管切開を承諾して入院した．退院後本人の意思で，日本ALS協会新潟県支部と支援する医療者の対県交渉により，1990（平成2）年日本で最初に立ち上げた新潟県単独事業の特定疾患在宅患者医療機器購入補助事業による医療機関からの人工呼吸器貸出制度[1]を使い，TPPV（tracheostomy positive pressure ventilation：気管切開下陽圧換気）を当初は夜間だけ，その後持続的に使用した．同時期に制度化した新潟県意思伝達装置整備事業で，コミュニケーション機器を購入した．全経過18年，TPPV歴14年で合併症による3回の入院と数回のレスパイト入院以外はすべて在宅ケアし，X＋18年に肺炎，心不全で入院，死亡した．

X年以来，訪問看護を導入，妻の支援に訪問介護，その後私費の家政婦も入れ，24時間体制でケアした．X＋6年介護保険制度が始まり，X＋8年

Key words

レスパイト入院

respiteは一時休止，休息の意．在宅ケアをする介護者の身体的，精神的な疲労を軽減するために一時的に要介護者を入院させること．

9 介護職員による，痰の吸引・経管栄養の提供（2012年4月施行）

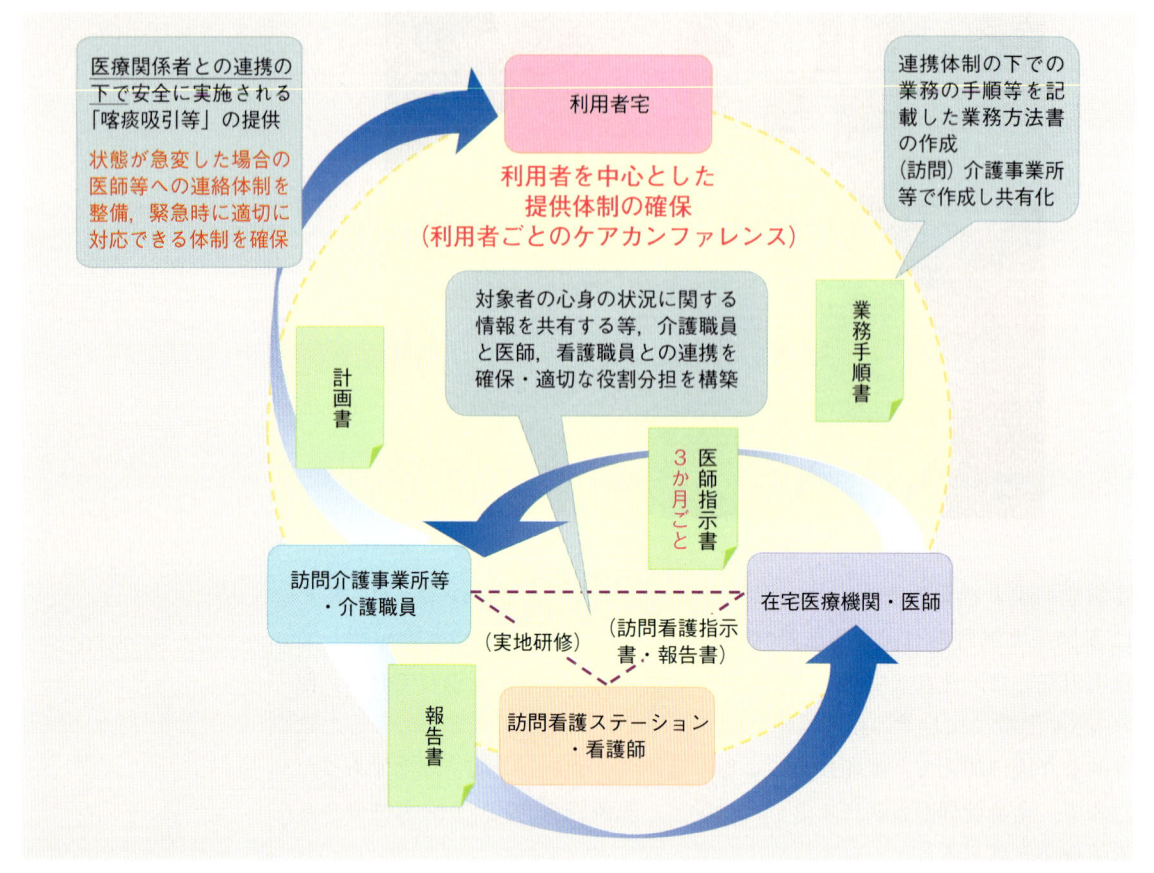

図：利用者を中心とした提供体制の確保（利用者ごとのケアカンファレンス）

- 医療関係者との連携の下で安全に実施される「喀痰吸引等」の提供
- 状態が急変した場合の医師等への連絡体制を整備，緊急時に適切に対応できる体制を確保
- 連携体制の下での業務の手順等を記載した業務方法書の作成（訪問）介護事業所等で作成し共有化
- 対象者の心身の状況に関する情報を共有する等，介護職員と医師，看護職員との連携を確保・適切な役割分担を構築
- 利用者宅
- 計画書
- 業務手順書
- 医師指示書（3か月ごと）
- 訪問介護事業所等・介護職員
- 在宅医療機関・医師
- 報告書
- 訪問看護ステーション・看護師
- （実地研修）
- （訪問看護指示書・報告書）

（厚生労働省資料より）

Keywords

重度障害者入院時コミュニケーション支援制度
意思疎通が難しい重度障害者が入院する場合，日常的に在宅で担当していた意思疎通に熟達しているヘルパーが入院先のスタッフとの意思疎通を円滑にするために援助できる制度．障害福祉課が窓口．

Memo
症例4では当初からTPPVは行わないという本人の強い希望があったが，ケースによってはNPPVを導入している間にTPPVについて検討，決定することもできる．

支援費制度を経て，X＋12年から障害者自立支援法による介護給付も受けた．長い困難な在宅療養であったが，市の担当者，ケアマネジャーと相談，調整を図り，X＋9年から介護職員による喀痰吸引等の提供（ 9 ）が認められるとすぐに新潟市保健所の保健師と訪問看護ステーションが協力して指導し，ヘルパー吸引を導入した．最後の2回の入院時は重度障害者入院時コミュニケーション支援介護者派遣[6]が新潟市により試行的に適用されるなど，新しい制度も直ちに取り込んで乗り越えた．

こうした制度を駆使して，26年3月現在新潟市では特定疾患登録ALS患者76人中22人（29％）がTPPVまたはNPPV（noninvasive positive pressure ventilation：非侵襲的陽圧換気）の人工呼吸器を装着しており，在宅療養が9人，入院が8人に加え，療養型介護施設で短期入所も含め5人がケアを受けており，新たな可能性に期待している．

症例4

NPPVを装着し，在宅療養を継続した症例

患者：50歳代，男性，母（要介護）と妹の3人世帯．
診断：ALS．

10 症例 4 の週間サービス計画表（ALS，男性，NPPV）

		月	火	水	木	金	土	日	主な日常生活上の活動
早朝	6:00 7:00 8:00				訪問介護(障)身体1				
午前	9:00 10:00 11:00 12:00 13:00	訪問介護 (障)身体3 訪問看護①	訪問介護 (介)身体3 訪問看護①	訪問介護 (介)身体3 訪問看護②	訪問介護 (介)身体3 訪問看護①	訪問介護 往診	訪問介護 (介)身体3 訪問看護①	訪問介護 (障)身体3	
午後	14:00 15:00 16:00 17:00	訪問入浴	訪問リハビリ 20分×3回	訪問介護(障)身体1 訪問入浴	訪問リハビリ 20分×3回				
夜間	18:00 19:00 21:00 22:00	訪問介護 (障)身体3	訪問介護 (介)身体3	訪問介護 (介)身体3	訪問介護 (介)身体3	訪問介護 (介)身体3	訪問介護 (介)身体3	訪問介護 (障)身体3	
深夜	0:00 4:00 6:00								

経過：X−1年1月から構音障害，7月から嚥下障害を認め，X年8月 ALSと診断．X+1年胃瘻造設し，経管栄養を開始した．訪問看護，訪問診療を導入し，本人および介護者である妹への胃瘻や吸引器の管理指導を行った．X+2年5月呼吸困難が強まり，医療保険による NPPV および排痰補助装置カフアシスト®の貸し出し[5,7]を開始，呼吸苦および痰の軽減目的に少量のモルヒネ[8,9]を開始した．訪問リハビリテーションを導入し，呼吸リハビリや関節可動域（range of motion：ROM）訓練を行った．文字板によるコミュニケーション，移動，排泄，NPPV の着脱，吸引など，徐々に介護量が増えてくると妹による介護も限界となり，本人介護者双方のストレスの訴えが増えた．入院も検討し難病専門病院にカルテも準備したが，それまで抵抗感を示していた介護保険と障害者自立支援法による訪問介護を併用し，朝食時90分，夕食時60分の経管栄養操作支援，排泄，吸引，身辺ケアを分担し，在宅療養を継続した（**10**）．X+3年4月，入院を相談していた難病専門病院へ短期間レスパイト入院した．同年6月痰詰まりで同病院へ緊急入院し，8月本人の希望を受け入れ NPPV のまま，肺炎で死亡した．

症例 5

急変時の対応について支援者が意思統一し，短期入所中に看取った症例

患者：80歳代，女性，娘と2人暮らし．

Memo

訪問介護はまず介護保険で賄われるが，介護保険の限度額いっぱいのサービスを利用していて，訪問介護が介護保険限度額の1/2以上になると，身体障害者手帳があれば障害者総合支援法による訪問介護が併用できる．自己負担額が収入により異なるので，自治体の障害福祉課に相談する[6]．

診断：パーキンソン病，多発性脊椎圧迫骨折．

経過：X年発症し治療開始した．骨粗鬆症が強くX＋4年から転倒，骨折を繰り返した．X＋12年摂食困難となり，在宅で経鼻経管栄養を開始．意思疎通困難，四肢屈曲拘縮が強まり，寝たきりとなった．時々無呼吸あり，パート勤務の娘が訪問診療，訪問看護，訪問介護，通所サービス，短期入所を使いながら在宅療養を続けることを希望した．しかし老衰が進み，時々無呼吸があり，家族のいない時間帯にサービス担当者がケアすることもあるため，急変時の対応に不安の訴えがあった．自宅でサービス担当者会議を開き，家族不在時に急変しても救急車は呼ばず，自然に任せたいと家族が皆に説明し，急変時の連絡網を再確認した．X＋13年，常に利用している特養での短期入所中に急に心停止，呼吸停止して発見された．看護師は，当初の申し合わせに従い，救急搬送せず，心臓マッサージ，酸素吸入をしつつ主治医に電話連絡し，主治医が施設へ往診して娘の到着を待ち，死亡を確認した．終末期の患者では，病状悪化前の患者自身の延命処置の希望を聞いていればそれに沿い，家族の希望も聞いて，看取りをどのようにするかの意思統一をサービス提供者とともにしておくことは必要である．

おわりに

神経難病患者の在宅医療に携わる医療者として，その制度をよく理解し，個々の患者や家族のニーズを十分に検討し，病状の進行に伴って常に変化していく問題に早すぎず遅すぎず対応していくこと，医療，介護，福祉など多職種で連携して，患者や家族に寄り添い支えていくことが重要である．

（堀川　楊，竹内亮子）

文献

1) 堀川楊．在宅医療を支える地域ケアシステム―信楽園病院継続医療室の実践と追記．臨床神経学 2008；48；91-100.
2) 中島孝，白井良子．セントクリストファー・ホスピスから日本へ吹く風―ホスピス・緩和ケアの"誤解"をとく．訪問看護と介護 2010；15；864-872.
3) 中島孝（監修）．難病患者等ホームヘルパー養成研修テキスト 改訂第8版．東京：社会保険出版社；2008.
4) 訪問看護業務の手引 平成26年4月版―介護保険・医療保険．東京：社会保険研究所；2014.
5) 日本ALS協会（編）．新ALSケアブック―筋萎縮性側索硬化症療養の手引き．第2版．東京：川島書店；2013.
6) 中村文江ほか．ALS患者とケアマネージャーのためのらくらくマニュアル．第6版．新潟：医療法人社団朋有会 在宅介護支援センター浜浦町；2015.
7) 本間里美ほか〈編〉．病院から在宅へのチームサポートを行うための手引き―家に帰ろう．東京：日本ALS協会；2012.
8) 中島孝（監修）．ALSマニュアル決定版！　千葉：日本プランニングセンター；2009.
9) 成田有吾（編著）．神経難病在宅療養ハンドブック―よりよい緩和ケアのために．大阪：メディカルレビュー社；2011.

III. 神経難病の医療体制
レスパイトケア

> **Point**
> - レスパイトケアとは，障害者（児），高齢者など要介護者を在宅でケアしている家族の介護負担を軽減するため，一時的入所などで短期的なケアを受けることである．
> - 神経難病患者の在宅療養には，一時的な入院により介護負担軽減や患者の全身状態を観察するためのレスパイト入院が必要である．
> - レスパイト入院を円滑に行うためには，医療・介護・福祉機関の円滑な連携と多専門職種によるチーム医療体制が必要である．

在宅神経難病患者の現状

　ALS（amyotrophic lateral sclerosis：筋萎縮性側索硬化症）を代表とする在宅神経難病患者の支援においては，その療養環境は改善されてきているとはいえ，いまだにさまざまな問題がある．その中で，特に問題になることとしては，①身近な相談相手がいない，②専門医や専門ナースの不足，③急変時の受け入れ先の確保が困難，④医療度が高いため高度な介護技術が必要，⑤主たる介護者は，家族となる場合が多い，⑥介護者の休息がとりにくい状況にある，⑦無理な介護・介護の長期化による在宅破綻の可能性がある，⑧ALS患者の長期入院受け入れ可能な施設が少ないこと，などがあげられる[1]．それらの問題を解決するためには，専門的医療，在宅往診医，訪問看護師，後方支援病院・レスパイト入院施設の確保，長期療養先の確保などが重要になる．そして，それらを十分に機能させるためにはなによりも各体制の円滑な連携が重要である（**1**）．

レスパイト入院の概念

レスパイトケアとレスパイト入院

　レスパイトケアは，Respite（延期，猶予，一時停止）という語源から，一時的な介護休息と解釈される．レスパイトケアとは，障害者（児），高齢者など要介護者を在宅でケアしている家族の精神的・肉体的疲労を軽減するため，短期的なケアを受けるサービスのことである．日本では，1976年にショートステイとして導入され，2000年に施行された介護保険法の中で短期入所生活介護や短期入所療養介護という形態で給付が規定された．これは，要介護者が介護状態に応じて施設に短期間入所し，日常生活のケアや機能訓練が受けられるものである．このようにレスパイトケアは，法整備によって

1 在宅神経難病患者・家族支援の条件

- 専門的医療が可能である
- 在宅往診医・訪問看護師の確保
- 後方支援病院・レスパイト入院施設の確保
- 長期療養病床の確保
- リハビリテーションの継続
- 患者・家族のメンタルサポート
- 福祉・行政による支援
- 患者・家族のための療養環境の調整役の存在

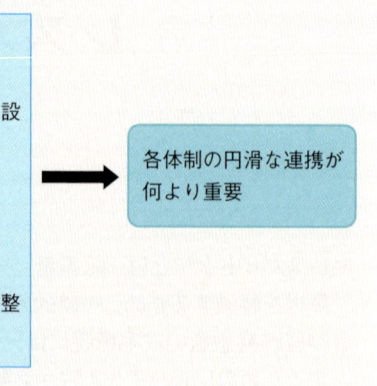

→ 各体制の円滑な連携が何より重要

(菊池仁志.新ALSケアブック・第二版―筋萎縮性側索硬化症療養の手引,2013[1]より)

全国的に普及していった.

一方,レスパイト入院とは,医療度が高く,介護施設などでは対応困難な神経難病患者や終末期の癌患者などのレスパイトケアを入院で行うものと考えられている.

レスパイト入院の現状

レスパイト入院の推進

現在,公的病院や民間病院の中でも神経難病患者に対するレスパイト入院を推進している病院は多くない.患者・家族の要望に対して病院側の受け入れが十分にできないことが一つの要因である.現行では,レスパイト入院を推進させるためには,医療機関に対するインセンティブが必要である.そのような実情の下で,厚生労働省や,自治体を通じて重症難病患者レスパイト事業といわれるレスパイト入院を推進させる動きが出てきている.各都道府県レベルでは,レスパイト入院を普及させるために患者・家族に対してレスパイト入院先を確保し,さらにレスパイト入院を施行する病院に対して補助金を交付するシステムもある.このレスパイト入院事業は,各都道府県単位で委託制度はさまざまである.

レスパイト入院を軸とした在宅難病患者総合支援体制の必要性

レスパイト入院を円滑に行うためには,一人の患者を包括的にみるために患者を取り巻く在宅での医療・介護の連携ネットワークが大切になってくる.現在,厚生労働省の医療政策として,地域包括ケアシステムの考えが進められている.その中では,在宅医療が推進されており,難病患者の在宅医療も地域で包括的に行うことが望まれる.そして,いわゆる医療・介護のケアミックス型の体制をとり,包括的にレスパイト入院・在宅診療を中心としなが

Memo

重症難病患者レスパイト事業

2012(平成24)年から福岡県が行っている「福岡県在宅重症難病患者レスパイト入院事業」では,在宅で人工呼吸器(非侵襲的陽圧換気法を含む)を使用する重症難病患者に対して1回のレスパイト入院に関し,14日を限度に,年間2回まで,1日あたり18,780円(2014(平成26)年8月現在)の委託料が受け入れ病院側に支払われる制度となっている.

Key words

地域包括ケアシステム

厚生労働省の医療政策として団塊の世代が75歳以上となる2025年を目途に,重度の要介護状態となっても住み慣れた地域で自分らしい暮らしを人生の最後まで続けることができるよう,地域の包括的な支援・サービス提供体制の構築が推進されている.(厚生労働省ホームページより)

ディベート

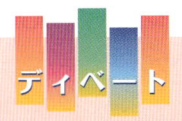

神経難病患者のレスパイト入院は社会的入院か？

　レスパイト入院は，いわゆる社会的入院と同類であると誤解されることが少なくない．社会的入院とは，入院医療の必要性が小さいのに，社会的理由によって入院することと考えられているが，神経難病患者の社会的入院に関しては一般の疾患の場合の社会的入院と異なり，主たる介護者となる家族との共倒れになる危険性を考慮し，同列に論じられるのは適切ではないと考えられている[2]．

　神経難病患者のレスパイト入院は，その疾患特異性より医療に関する特別な対応が必要とされる，なかでも呼吸・嚥下の問題が多いため専門的な対応を要する場合が多い．呼吸障害に対しては，人工呼吸器装着患者の場合は，在宅においても訪問看護や訪問診療などを取り入れた濃厚な対応が必要であるため，介護施設での対応はきわめて難しい．嚥下障害のため胃瘻による経管栄養が必要な患者に対しても現在の介護施設で十分に対応できるとはいえない．その他，喀痰吸引が頻回に必要であることもあり，マンパワーも必要となるため，神経難病患者のレスパイトケアは入院施設での対応が必要となる．そのような観点から神経難病のレスパイト入院は，社会的入院とは一線を画して考えられるべきである．

2 神経難病患者を地域で包括的にみるための支援体制

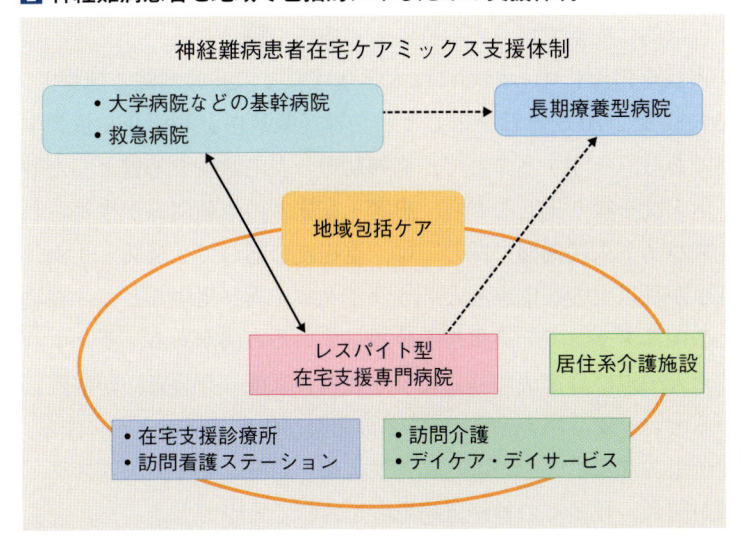

神経難病患者在宅ケアミックス支援体制

- 大学病院などの基幹病院
- 救急病院

→ 長期療養型病院

地域包括ケア

レスパイト型在宅支援専門病院 ／ 居住系介護施設

- 在宅支援診療所
- 訪問看護ステーション
- 訪問介護
- デイケア・デイサービス

（菊池仁志．新ALSケアブック・第二版—筋萎縮性側索硬化症療養の手引，2013[1]より改変）

ら，可能な限り在宅療養を支えるネットワークシステムが必要である（**2**）．そしてさらに，行政機関，保健所，福祉事業所などの公的機関との円滑な連携による広域な在宅神経難病患者支援ネットワーク体制を構築していく努力をしていかなければならない．

レスパイト入院の実際——計画的レスパイト入院の有用性

　レスパイト入院に対する考え方としては，レスパイト入院を介護者の負担軽減のための患者の単なるお預かりと考えるのは望ましくない．レスパイト入院はあくまで全診療過程の一部であり，大切なことは，一人の患者を初期

3 計画的レスパイト入院を活用した長期的在宅支援

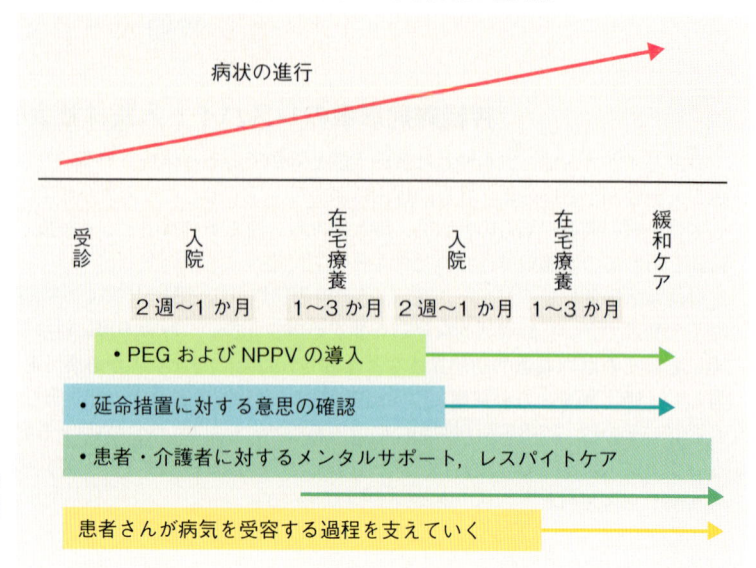

```
病状の進行 →

受診 — 入院 — 在宅療養 — 入院 — 在宅療養 — 緩和ケア
     2週〜1か月  1〜3か月  2週〜1か月  1〜3か月

• PEGおよびNPPVの導入
• 延命措置に対する意思の確認
• 患者・介護者に対するメンタルサポート，レスパイトケア
• 患者さんが病気を受容する過程を支えていく
```

計画的レスパイト入院を活用して一人の神経難病患者を初期から終末期まで長期的に支えていくことが必要である．
（菊池仁志．*JALSA* 2010[3]より）

Memo
神経難病専門病棟にて病棟担当医，病棟看護師長やソーシャルワーカーなどが計画的にレスパイト入院を行うことで，より多くの患者が無理なく入退院できるようになる．入院計画表の情報を多職種で共有することがのぞまれる．

から末期まで包括的に支えていくということである（**3**）[3]．

　レスパイト入院を円滑にするためには大学病院などの基幹病院と連携し，できるだけ早い段階でALS患者を中心とした神経難病患者の紹介を依頼することが必要である．そうすることで，病初期から在宅診療を基盤とした計画的レスパイト入院を繰り返しながら，患者・家族との信頼関係が構築される．特に，レスパイト入院期間に関しては，重症度に応じて2週間〜1か月の入院，最低1か月以上の在宅療養というサイクルを繰り返すことで，在宅での介護者と病棟スタッフで介護負担を分担していく方法がある．そうすれば，あらかじめ入・退院日を決めることで，患者・家族（介護者）が病院に支えられているという安心感をもち，家族が計画的に休息できるようになる．さらに，重症の患者が集中しないように入院計画を組むことで，医療スタッフの負担軽減が図れ，数多くの神経難病患者をみることができる．

　レスパイト入院中は，患者の全身状態の管理，リハビリテーション，メンタルサポート，胃瘻造設，NPPV（noninvasive positive pressure ventilation：非侵襲的陽圧人工呼吸器）の導入，気管切開，人工呼吸器の装着，療養環境の調整などを行うことで，長期的な在宅療養に対応できるようになる．また，在宅での急な病状悪化の際も，コミュニケーションが困難な患者に対しても，日頃からレスパイト入院で接している病棟スタッフにより，迅速な対応ができる．

　病院主導による計画的レスパイト入院型病棟の利点としては，
　①多数の神経難病患者管理が可能．特に，多数のALS患者の入院管理ができる．
　②在宅と入院とが一体となって患者情報の共有化が可能．
　③在宅患者急変の際の入院病床の確保，受け入れが容易．

レスパイト入院における患者・介護者のQOL

レスパイト入院に関しては，神経難病患者にかかわらず，重症小児疾患や緩和ケアの領域においても，その患者・介護者のQOLの向上に関しては多くの報告がなされている[4-7]．筆者らの研究でも，計画的レスパイト入院により，医療保険費用を上げることなく，ALS患者・介護者の両者のQOLを向上させることを報告している[8,9]．レスパイト入院は，それを継続することで病院と患者・介護者をつなぎとめ，安心感を与えることができる．計画的レスパイト入院は，医療費の観点からも有効であると考えられるため推進されてしかるべきものと考えられる．

4 計画的レスパイト入院体制による利点と問題点

病院主導によるレスパイト入院システム化の利点
1. 多数の神経難病患者管理が可能．特に，多数のALS患者の入院管理ができる．
2. 在宅と入院とが一体となって患者情報の共有化が可能．
3. 在宅患者急変の際の入院病床の確保，受け入れが容易．
4. 診療の全体像を提示でき，在宅破綻防止が可能となる．
家族の介護負担の軽減・介護目標設定による達成感・家族の休息計画が立てやすい．

計画レスパイト入院システム化における問題点
1. 患者・家族の理解が得られない場合，計画入退院が困難
2. スタッフの意識統制が必要
3. 訪問看護，在宅診療，施設などでのレスパイト期間中の診療・介護報酬が得られない
➡ 他施設との連携には理解が必要

④診療の全体像を提示でき，在宅破綻防止が可能となる．家族の介護負担の軽減・介護目標設定による達成感・家族の休息計画が立てやすい．などがあげられる．

一方，問題点としては，①患者・家族の理解が得られない場合，計画入退院が困難，②スタッフの意識統制が必要，③訪問看護，在宅診療，施設などでのレスパイト期間中の診療・介護報酬が得られないため，他施設との連携には理解が必要，といったことが考えられる（**4**）．

また，レスパイト型入院を進めていると，ALS患者の長期受け入れは困難となるが，将来的に在宅療養が困難となる可能性がある患者に対しては，早い段階から長期療養病院と併診という形をとることで，柔軟な対応ができる．

（菊池仁志）

文献
1) 菊池仁志．専門病院と地域病院との連携を知る．日本ALS協会（編）．新ALSケアブック・第二版―筋萎縮性側索硬化症療養の手引．東京：川島書店；2013，pp.253-260.
2) 印南一路．高齢者以外の社会的入院．印南一路（編）．「社会的入院」の研究―高齢者医療最大の病理にいかに対処すべきか．東京：東洋経済新報社；2009，pp.32-41.
3) 菊池仁志．「ALS患者さんの在宅療養をいかに支えていくか」―レスパイト入院を中心とした病院主導による総合的在宅サポート体制の構築．*JALSA* 2010；79：6-7.
4) Ling J. Respite support for children with a life-limiting condition and their parents: A literature review. *Int J Palliat Nurs* 2012；18：129-134.

5) Ingleton C, et al. Respite in palliative care: A review and discussion of the literature. *Palliat Med* 2003;17:567-575.
6) 中川悠子ほか. 筋萎縮性側索硬化症患者における介護負担とQOLの検討. 臨床神経学 2010;50:412-414.
7) 美原盤. 本当のレスパイト入院を実現するために―事前訪問, 患者送迎, SEIQol-DWと音楽療法の導入. 難病と在宅ケア 2006;11:7-12.
8) 菊池仁志. ALS患者のレスパイト入院に関する医療経済分析. 難病と在宅ケア 2012;18:22-25.
9) 菊池仁志ほか. 計画的レスパイト入院におけるALS患者の医療保険及び介護保険費用と患者・介護者のQOL評価. 医療福祉経営マーケティング研究 2013;8:19-26.

Further reading

- 吉良潤一(編). 難病医療専門員による難病患者のための難病相談ガイドブック, 改訂2版. 福岡:九州大学出版会;2011.
  レスパイト入院に必要な医療連携を考えるうえで役に立つ一冊

III. 神経難病の医療体制
栄養管理と胃瘻

> **Point**
> - 摂食嚥下障害は神経難病の経過中に避けて通ることはできない.
> - 神経難病の摂食嚥下運動を考えるにあたり4期モデルを使い理解する.
> - 問診と症状観察から障害を評価し, 適切な知識と判断により医療的処置をすることにより栄養障害を防止する.

　摂食嚥下障害は神経難病でよくみられる症状であり, 引き続く栄養障害は生命予後に関連する問題となる. 近年, 嚥下機能検査が広く行われるようになり, 摂食嚥下障害をきちんと評価する手だてが整ってきた. 加えて, 胃瘻を使って嚥下障害を回避して栄養を確保する方法も確立した. また, どの程度の栄養を取ればよいかについても分析が進みつつある.

神経難病の摂食嚥下障害

病態

　神経難病の摂食嚥下運動を考えるために, 4期モデルを使うと整理しやすい[1]. 4期とは, 口腔準備期, 口腔送り込み期, 咽頭期, 食道期である (**1**). このうち, 口腔準備期と口腔送り込み期を合わせて口腔期として考えると, いっそう理解しやすい. この口腔期には, 食物を食べる意欲から, 食物を口に運び, 咀嚼して小塊にまとめて口腔の奥へ運んでいくところまでが含まれる. 咽頭期には嚥下反射によって食塊が咽頭を通過する. 食道に入った食塊が胃へと送られていくところが食道期である. 神経難病では, 多くの疾患で摂食嚥下機能に障害が出現する. 口腔期と咽頭期の障害が主たる障害であるが, なかには食道期にも障害が出る疾患もある[1].

　神経難病の代表的疾患である筋萎縮性側索硬化症 (amyotrophic lateral sclerosis: ALS) では, 疾患の本態である上位運動ニューロン (upper motor neuron: UMN) と下位運動ニューロン (lower motor neuron: LMN) の障害により, 舌萎縮, 顔面下半の筋力低下, 開口・閉口障害, 咽頭筋筋力低下, さらに痙性麻痺も加わって摂食嚥下機能を低下させる. 症例により UMN と LMN の障害程度に差があることを反映して, 観察される症状に多様性が生じる[2]. UMN 障害が目立つ例では, 咀嚼のスピードが遅く, 食塊をまとめることもゆっくりであり口腔期に時間を要する. 咽頭期の反射的嚥下は保たれる. 一方, LMN が主体となる障害では, 口腔期に食塊形成ができない,

1 嚥下の4期分類

第1期	口腔準備期 + 口腔送り込み期	口腔期	食物を口に入れて噛み砕き，舌を使って小さな食物塊にして咽頭へ運ぶ
第2期			
第3期	咽頭期		食物塊を嚥下反射で食道へ送る
第4期	食道期		食物塊を蠕動運動で胃へと運ぶ

舌の奥に食塊を運ぶことができない等が起こり，咽頭期には咽頭挙上不全，鼻咽腔閉鎖不全，梨状窩への食物の残留，食道入口部の開大不全等のため，食塊の喉頭侵入や誤嚥を起こす．

また，パーキンソン病では，口腔期として舌運動や咀嚼運動に動作遅延があり，開口・閉口運動にも筋強剛がみられる[3]．咽頭期には，嚥下反射の遅延，咽頭運動の遅延，喉頭挙上の減弱などから喉頭蓋谷や梨状窩に食物貯留が起こる．また，食道期の食道蠕動減弱がある．また，胃食道逆流現象もみられる場合がある．加えて，首下がり等の食事摂取の困難な体位も影響すると思われる．薬物治療をしているパーキンソン病では，運動障害の好不調が時間によって変化する．薬物治療効果の弱いOFF時間には，摂食嚥下障害も強くなる．うつ症状による食欲減弱が出ることもある．

重症筋無力症の摂食嚥下障害は，あまり注目されていない．この疾患では，筋の易疲労性に関連して症状が出る[4]．咀嚼運動を代表として摂食嚥下運動は，持続性に筋力を必要とする．この疾患では，食事の始まりには症状がなくても，徐々に疲労現象が明らかとなり，咀嚼不全，嚥下反射の遅延等が生じ，誤嚥に繋がる．

脊髄小脳変性症など小脳失調を来す場合も構音障害とともに嚥下にも障害が出る．舌の動きのぎこちなさによる食塊形成・送り込みの障害，嚥下反射の遅延や関連する筋の協調運動障害による咽頭運動障害や喉頭挙上障害等が最終的に誤嚥に繋がる病態である．

評価

最初に問診と症状観察で摂食嚥下障害を評価する場合が多いと思われる．問診では食材や食事形態による困難さの違いや"むせ"の有無に加えて食事時間や疲労度を聞くことが多い．だが，これらの症状がなくても，摂食嚥下障害が存在する場合があることは知られている．そこで最近は，ビデオ嚥下造影検査（video fluorography test：VF）やビデオ嚥下内視鏡検査（video endoscopy test：VE）によって摂食嚥下機能異常の有無や障害程度が判定されることは常識になりつつある[5]．発症早期から問診による評価とともに経時的にVFやVEを実施し，食事形態等の指導，経口摂取の限界と経管栄養や胃瘻造設時期の判断に役立てることが必要である．

対策

軽微な障害が存在する場合，患者は家庭においても自然に食事形態の工夫をする．咀嚼力に問題があれば，柔らかな食物を選んで食べたり，大きな塊を細かな刻みにしたりする．これらは食事指導の中で栄養士からも提案することがあるが，すでに何らかの対応をしている場合も多い．咀嚼した食塊をまとめて口腔の奥へ送るために，とろみを使ってまとまりやすくしたりすることもある．また，咽頭期の障害に対してもとろみを付けることで上手に嚥下できることが経験されている．

摂食嚥下障害が進んで食事時間が延長して食事量が確保できなかったり，十分な栄養維持ができないとき，また喉頭蓋谷や梨状窩への食物の貯留による唾液や喀痰の増加，明らかな食物の喉頭内流入や喀出力低下の結果として肺炎に至るようなことがあれば，経口摂取を中止し経管栄養等の導入を考慮することになる．その有力な手段である胃瘻については，後段で述べる．

神経難病の栄養障害

神経難病における栄養障害は，筋力の維持との関連が深い．四肢筋力の低下，筋萎縮の進行も気をつけるべき事項であるが，より生命維持に関連する舌・咽頭・喉頭筋や横隔膜，肋間筋，胸鎖乳突筋などの補助呼吸筋の筋萎縮と筋力低下に関連することを意識すべきである．必要なカロリー摂取量の推定は，これらの問題を解決するための一手段である．また，過剰なカロリー摂取による生活習慣病に相当する合併症の予防にも役立つ．

ALSにおける栄養障害と対策

ALSが進行し四肢麻痺となり，呼吸不全のため気管切開後の侵襲的陽圧換気療法（tracheostomy positive pressure ventilation：TPPV）を開始した状態での消費カロリーは，活動係数が減少すること，また呼吸に必要な消費カロリーがなくなることなどから，800〜900 kcal程度であることが明らかにされている[6]．この値は，それまで考えられていたHarris-Benedictの式から算出される基礎代謝率1,000〜1,100 kcalと比べ低い値であり，TPPV後の栄養管理，合併症予防に大きなインパクトを与えた．

一方，ALSでは，発症から比較的初期に体重が急激に減少する場合がある．もちろん，筋萎縮の進行による筋量の低下が関連するが，それだけでは説明しきれないと思われる10〜20 kg/年の減少もある．その原因の一部にエネルギー需要の異常亢進が起こることが指摘されている．エネルギー需要亢進の原因は定かではないが，交感神経機能の異常亢進状態が関与しているとの説がある[7]．

ALSにおける最近の研究として，body mass index（BMI）の低下と生命予後の関係が明らかとなった．日本人における後ろ向き研究ではあるが，発症から1年以内のBMI低下が2.5以上の患者は，それ以下の患者と比べ予後

> **point**
> ALSではエネルギー需要の異常な亢進がある

2 BMIの変化と生命予後の関係

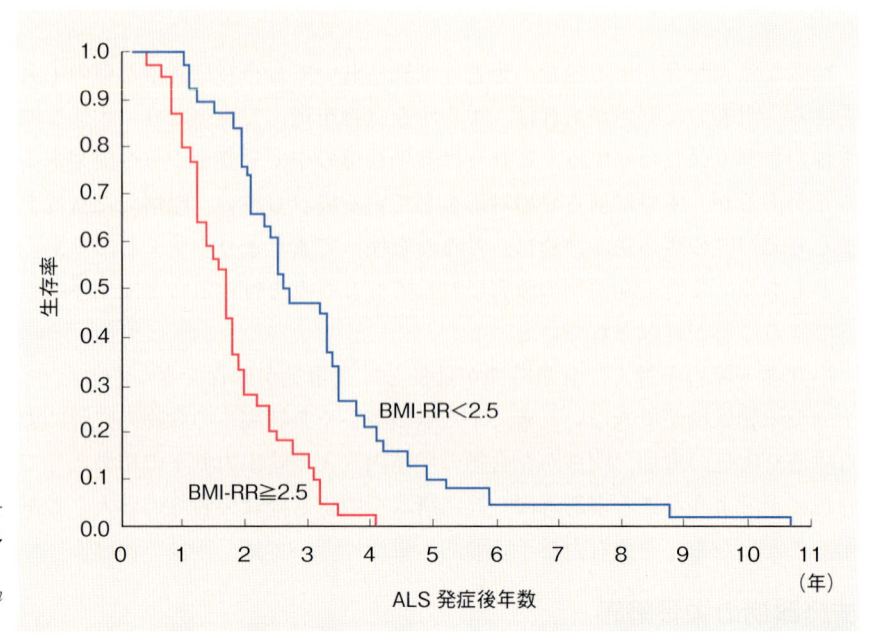

発症から1年間のBMI低下が2.5以上の場合，生命予後が悪い．
(Shimizu T, et al. *Amyotroph Lateral Scler* 2012[8] より)

が不良であることが示されている[8]（**2**）．

さらに，重酸素水（$H_2^{18}O$）と重水（^2H_2O）の混和物である二重標識水を用いた二酸化炭素排出率の計測から算出した総エネルギー消費量（total energy expenditure：TEE），除脂肪体重（fat free mass：FFM），体重（body weight：BW）あたりの総エネルギー消費量（TEE／BW）を用いて検討したところ，ALSではTEE／BWがBMIにかかわらず高値を示した．これはALSにおける代謝亢進を表していると考えられた．また，日本人ALSにおける予測総エネルギー消費量が**3**のように算出された[9]．これにより，ALSへの適正な投与エネルギー量が推定できるものと思われる．

胃瘻造設と管理

経口摂取が困難になった神経難病では，栄養の維持のために経鼻胃管を使うか胃瘻を造設して経腸栄養剤や経管栄養食を使うことが一般的に行われている．胃瘻を造設するときには経皮内視鏡的胃瘻造設術（percutaneous endoscopic gastrostomy：PEG）が施行される．

胃瘻の意義について

胃瘻を造設する意義はいくつかある．経過中に十分なエネルギー量，必要栄養素を投与することにより栄養状態を維持し，生命予後の延長や経過中の生活の質（quality of life：QOL）の維持・改善を目指す．終末期に適切なエネルギー量と緩和ケアへの薬剤も含めて必要な薬剤の投与ルートを確保する．非侵襲的陽圧換気療法（noninvasive positive pressure ventilation：NPPV）では，いろいろな形状のマスク装着の邪魔にならない栄養補給ができる．気

3 二重標識水法によるALS患者の総エネルギー消費量（TEE）の測定

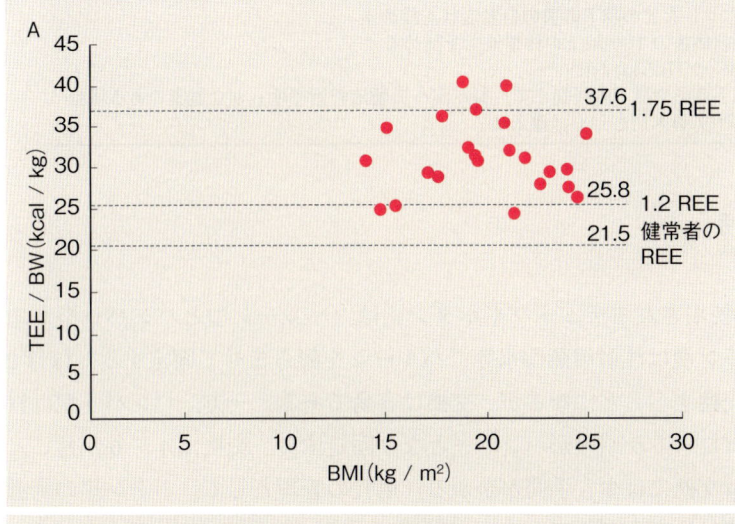

A：BMIにかかわらず体重あたりの総エネルギー消費量（TEE／BW）が高値を示している．
B：日本人ALS患者の代謝亢進と予測される総エネルギー消費量．
REE：安静時消費熱量．cRMR：Harris-Benedict式から算出した基礎代謝量．
ALSFRS6：ALSFRSのうち，発語・書字・着衣・体位変換・歩行・呼吸困難の6項目のスコアの合計．
（清水俊夫ほか．筋萎縮性側索硬化症における二重標識水を用いた総消費エネルギー量測定．平成26年3月[9]より）

B 日本人ALS患者の予測総エネルギー消費量
＝1.57×cRMR（H−B）＋25.9×ALSFRS6−595.2

管切開後の侵襲的陽圧換気療法（TPPV）では，長期にわたる療養に管理しやすく無理のない栄養補給ルートとなる，などである．

作成の時期をいかに選ぶか

　胃瘻作成の時期は，呼吸状態と関係する．PEGは内視鏡を使用するため，どうしても造設術中に気道を狭くする．そのため呼吸に負荷が生じる．摂食嚥下障害がありPEGを要するが，呼吸機能に大きな問題のない場合，たとえばパーキンソン病や多系統萎縮症等では，合併症としての誤嚥性肺炎を防ぐことや栄養状態改善を図る必要性が出た時点で胃瘻作成を考えることでよい．しかし，ALSのように呼吸障害も進行していく場合は，より良い作成時期を考慮しなければならない．したがって，ALS患者を診療するときには，呼吸機能が保たれている時期から胃瘻造設や呼吸障害と人工換気療法について意識する必要がある．呼吸不全徴候が出現する前に，嚥下機能障害が顕在化し胃瘻造設に至る場合は，嚥下機能のことだけで時期を判断できる．しかし，呼吸不全も同時に進行する場合，患者が胃瘻造設を希望する場合には，嚥下機能検査や呼吸機能検査に問題がなくても早期に胃瘻造設を計画すべきである．特にNPPVを希望する場合は，NPPV装着下にPEGをすることが困難であるため，NPPV開始に至る前にPEGを実施することが推奨される．
　PEGは努力性肺活量（％FVC）が50％以上あれば安全に造設できることになっている．30％以上なら作成が可能である場合はあるが，それ以下では呼吸機能を障害するため作成時のリスクが高い[10]．ALSにおけるPEG造設の推奨される適応を4に示す．

> **point**
> 嚥下機能や呼吸機能に問題のないALSでも早期に胃瘻造設を計画すべき

4 ALS における PEG 造設の適応

1. 「むせ」などの嚥下障害の自覚症状を認める
2. 病前体重の10％以上の体重減少を認める
3. BMI < 18.5 kg/m^2
4. 嚥下造影や嚥下内視鏡にて，梨状窩への唾液貯留や明らかな誤嚥のある場合
5. NPPV 導入前もしくは導入時

胃瘻の維持

　PEG で使用されるチューブやボタンには，バルーン型とバンパー型がある．バルーン型は注射用蒸留水等でバルーンを膨らませて固定する．ほぼ2週ごとに交換することになるが，交換は容易である．一方，バンパー型は胃内で広がったストッパーがバンパーとなり固定する．交換は4～6か月ごとでよいが，交換には少し手間がかかる．瘻孔の管理として，ボタン等の刺激による肉芽に注意が必要である．

まとめ

　摂食嚥下障害は長期療養を強いられる神経難病の経過中に避けて通れない問題である．しかし，適切な知識と判断で医療処置することにより，栄養障害を防止するとともに患者の QOL の維持を図ることができる．

〈小森哲夫〉

文献

1) 野崎園子．摂食・嚥下障害．*Journal of Clinical Rehabilitation* 2010；19：388-392.
2) 野崎園子．筋萎縮性側索硬化症（ALS）とその治療．嚥下医学　2013；2：165-170.
3) 野崎園子．パーキンソン病の摂食嚥下障害—これまでの知見と最近の話題．*Jpn J Rehabil Med* 2013；50：905-912.
4) 野崎園子ほか．重症筋無力症患者の寛解期における摂食嚥下病態．リハビリテーション科診療　2013；13：43-47.
5) 野崎園子．摂食・嚥下リハビリテーションにおける医工学．臨床脳波　2010；52：485-492.
6) 清水俊夫ほか．呼吸器補助・経管栄養下の ALS 患者の必要エネルギー量の検討．臨床神経学 1991；31：255-259.
7) 清水俊夫．筋萎縮性側索硬化症における栄養管理—呼吸補助との関連において．難病と在宅ケア 2007；13：35-38.
8) Shimizu T, et al. Reduction rate of body mass index predicts prognosis for survival in amyotrophic lateral sclerosis：A multicenter study in Japan. *Amyotroph Lateral Scler* 2012；13：363-366.
9) 清水俊夫ほか．筋萎縮性側索硬化症における二重標識水を用いた総消費エネルギー量測定．厚生労働科学研究費補助金難治性疾患克服研究事業「希少性難治性疾患患者に関する医療の向上及び患者支援のあり方に関する研究」班（研究代表者　西澤正豊）．平成25年度　総括・分担研究報告書．平成26年3月．pp.100-103.
10) 厚生労働省難治性疾患克服研究事業「特定疾患患者の生活の質（QOL）の向上に関する研究」班．ALS における呼吸管理ガイドライン作成小委員会．筋萎縮性側索硬化症の包括的呼吸ケア指針—呼吸理学療法と非侵襲陽圧換気療法（NPPV）．平成20年3月．

III. 神経難病の医療体制

呼吸管理と在宅人工呼吸器療法

Point
- 神経筋疾患は，呼吸管理，在宅人工呼吸器療法の対象になる．
- 大部分の神経筋疾患の呼吸障害は，呼吸筋の換気運動障害が原因であり，治療として，胸郭可動域と肺の伸張性を維持すること，気道を清浄に保つこと，換気補助を行うことが必要になる．
- 人工呼吸器療法には，非侵襲的陽圧換気療法（NPPV）と気管切開下陽圧換気療法（TPPV）がある．
- 在宅人工呼吸器療法を行うためには，本人・家族の意思，関係する多職種の連携，緊急時の対応を含めた十分な体制づくりが必要である．

　神経難病の中で呼吸障害をきたす代表的な疾患は，神経筋疾患（筋萎縮性側索硬化症，脊髄性筋萎縮症，筋ジストロフィー等）および多系統萎縮症等変性疾患の一部である．本稿は，主に神経筋疾患を対象として呼吸管理，在宅人工呼吸器療法について述べる．

　神経筋疾患の慢性呼吸障害は非可逆的であり，以前は人工呼吸器療法の対象ではなかったが，1980年代から積極的な人工呼吸器療法が開始された．デュシェンヌ型筋ジストロフィー（Duchenne muscular dystrophy：DMD）は，自然経過では20歳前に大半が死亡する難病である．しかし，人工呼吸器療法による呼吸不全死の減少が大きな要因となって，国立病院機構筋ジストロフィー病棟における死亡時平均年齢は，2000年の26.7歳から2012年に32.4歳に延びた[1]．また，入院治療が中心であった人工呼吸器療法であるが，1990年，神経筋疾患の呼吸不全に対する在宅人工呼吸器療法が健康保険適用になり，多くの患者が自宅での生活を選ぶことができるようになった．加えて，障害者自立支援法（現・障害者総合支援法）の施行など体制が整備され，在宅人工呼吸器療法患者のいっそうの増加が予想される．

呼吸管理

神経筋疾患の呼吸障害と治療の流れ（1）

　神経筋疾患の呼吸障害の主な原因は，呼吸筋の換気運動障害（拘束性換気障害）である．呼吸筋障害を悪化させる要素は，疾患ごとに異なる．呼吸障害は進行性であり，正常な換気を保つためには，胸郭可動域と肺の伸張性を維持すること，気道を清浄に保つこと，換気補助を行うことが必要になる．そのため，在宅療養患者に対して定期的に外来診察・検査を行い，必要時に

1 神経筋疾患の呼吸障害の原因と治療の流れ

主な原因＝呼吸筋の換気運動障害（拘束性換気障害）

＋

〈呼吸不全を悪化させる要素〉
ALS：球症状
筋ジストロフィー・脊髄性筋萎縮症：
　脊椎変形による気道・胸郭変形
　肺コンプライアンスの低下・死腔の増加
肺炎，無気肺等の合併による二次的な肺実質障害

正常な換気を保つために必要なこと

- 胸郭可動域と肺の伸張性を維持すること
  →呼吸リハビリテーション（呼吸不全初期から開始）
- 気道を清浄に保つこと
  →エア・スタッキング法や排痰介助方法（自宅でも実施）
- 換気補助を行うこと
  →人工呼吸器療法（適切な時期の人工呼吸器設定・機種変更，換気方法の変更）

2 呼吸障害の評価方法

動脈血酸素飽和度	経皮的動脈血酸素飽和度測定 終夜経皮的動脈血酸素飽和度測定
呼吸機能検査	肺活量（VC），％ＶＣ，努力性肺活量（forced vital capacity：FVC），％FVC，最大咳嗽時呼気流速（peak cough flow：PCF）
炭酸ガス分圧の評価	動脈血ガス分析 終末呼気炭酸ガス濃度測定 経皮的動脈血炭酸ガス分圧測定
呼吸パターンの評価	終夜睡眠ポリグラフィー

は入院検査・治療を行う．

呼吸障害の評価方法（2）

　経皮的動脈血酸素飽和度（SpO_2）測定は，外来で簡便に実施できるため，診察時に測定するように心がける．呼吸機能検査では，％肺活量（vital capacity：VC）が50％以下になる頃から，夜間の人工呼吸器導入を見据えた終夜経皮的動脈血酸素飽和度測定を行うことが必要である．筋萎縮性側索硬化症（amyotrophic lateral sclerosis：ALS）では月単位で肺活量が著明に低下していくような急速進行例もあり，治療開始が手遅れにならないように注意を要する．高炭酸ガス血症，低酸素血症を知るために，動脈血ガス分析（特

3 睡眠時の非侵襲的陽圧換気療法（NPPV）導入基準

A. デュシェンヌ型筋ジストロフィー（DMD）
- 慢性肺胞低換気（肺活量 30％以下の場合はハイリスク）で症状を認める
- 昼間に SpO₂ 低下（94％以下）または高炭酸ガス血症（45 mmHg 以上）
- 睡眠時の SpO₂ が 92％未満になることが 4 回以上か，全時間の 4％以上，無呼吸低呼吸指数が 10／時間以上
- 肺活量が 50％以下に低下していて，睡眠時の経皮（または呼気終末）炭酸ガスが上昇（45 mmHg 以上）していて，睡眠時の NPPV を試しに使うことで，睡眠時の高炭酸ガス血症が改善し，体調が改善すると自覚可能な場合

B. 筋萎縮性側索硬化症（ALS）
- 炭酸ガス分圧が 45 Torr 以上
- 睡眠中に動脈血酸素飽和度が 88％以下の時間が 5 分以上持続
- ％努力性肺活量（％ FVC）が 50％以下，あるいは最大吸気圧（MIP）が 60 cmH₂O 以下

起床時の頭痛，体重減少等の症状があれば，基準を満たさずとも，早めに使用を開始する．
（A：デュシェンヌ型筋ジストロフィー診療ガイドライン 2014[5]；B：筋萎縮症側索硬化症診療ガイドライン 2013[3] より）

に早朝安静時）は，有用である．DMD では，動脈血ガスの $PaCO_2$ が 60 Torr 以上になると，未治療の平均余命が半年である[2] が，ALS では経験的に 1〜数週間である．動脈血ガス検査は，あくまでも一時点での結果にすぎないため，できれば，経皮的動脈血炭酸ガス分圧測定を行う．また，睡眠時無呼吸のパターンを解析するためには，終夜睡眠ポリグラフィーが有用である．

人工呼吸器療法[3-6]

■非侵襲的陽圧換気療法（NPPV）

現在，神経筋疾患の人工呼吸器療法の第一選択は，非侵襲的陽圧換気療法（noninvasive positive pressure ventilation：NPPV）である．DMD，ALS の睡眠時 NPPV 導入基準をまとめる（ 3 ）[3,5]．起床時の頭痛，体重減少等の症状があれば，早めに使用を開始する．また，ALS では，球症状による誤嚥等のため，口鼻型マスクを使用しても導入が困難な症例がある．

当院の導入時 NPPV 設定は，従圧式人工呼吸器（bilevel positive airway pressure〈PAP〉）を用い，S／T モード，IPAP（inspiratory PAP）10 cmH₂O，EPAP（expiratory PAP）4 cmH₂O が多い．当初は夜間のみの使用で自覚症状が改善するが，最終的には終日人工呼吸器療法を必要とする．長時間 NPPV が必要になってきた場合には，停電等の危険性を考え，バッテリーが内蔵された人工呼吸器に変更することが望ましい．

■気管切開下陽圧換気療法（TPPV）

NPPV を終日使用しても換気が保てなくなった場合や，常時気道確保が必要な場合などは，気管切開下陽圧換気療法（tracheostomy positive pressure ventilation：TPPV）を検討する．今後の予想される経過を説明し，本人，家族，医療関係者間の十分な意思疎通が必要である．在宅人工呼吸器療法を行う場合，バッテリーが内蔵された携帯型人工呼吸器を使用する．

Memo

筋強直性ジストロフィーの呼吸不全の原因は，呼吸筋自体の問題に加え，呼吸中枢異常（換気応答低下）の関与が考えられている．そのため，日中傾眠傾向を認め，呼吸苦等を訴えることは少ないので注意が必要である[8]．

Memo

NPPV の相対的な禁忌

心肺停止，高度の意識障害，マスク換気では気道確保困難な場合（上気道閉塞，多量の気道分泌物や嘔吐，排痰困難，誤嚥，喉咽頭機能低下等），マスクフィット不能な顔面の外傷・変形・解剖学的異常，患者・家族が非協力的である等．

Memo

肺内パーカッションベンチレーター

肺内パーカッションベンチレーター（intrapulmonary percussive ventilator：IPV，販売：パーカッショネア・ジャパン）は，①高頻度の噴流小換気団による肺内パーカッション，②間欠的陽圧換気，③エアロゾル吸入の 3 つの機能を有する治療型人工呼吸器である．肺内の分泌物を流動化させ，排痰を促進し，気管支の閉塞部を開孔する．分泌物の移動が困難な場合や持続的な無気肺がある場合に考慮する[5]．

4 入院から在宅人工呼吸器療法実施への流れ

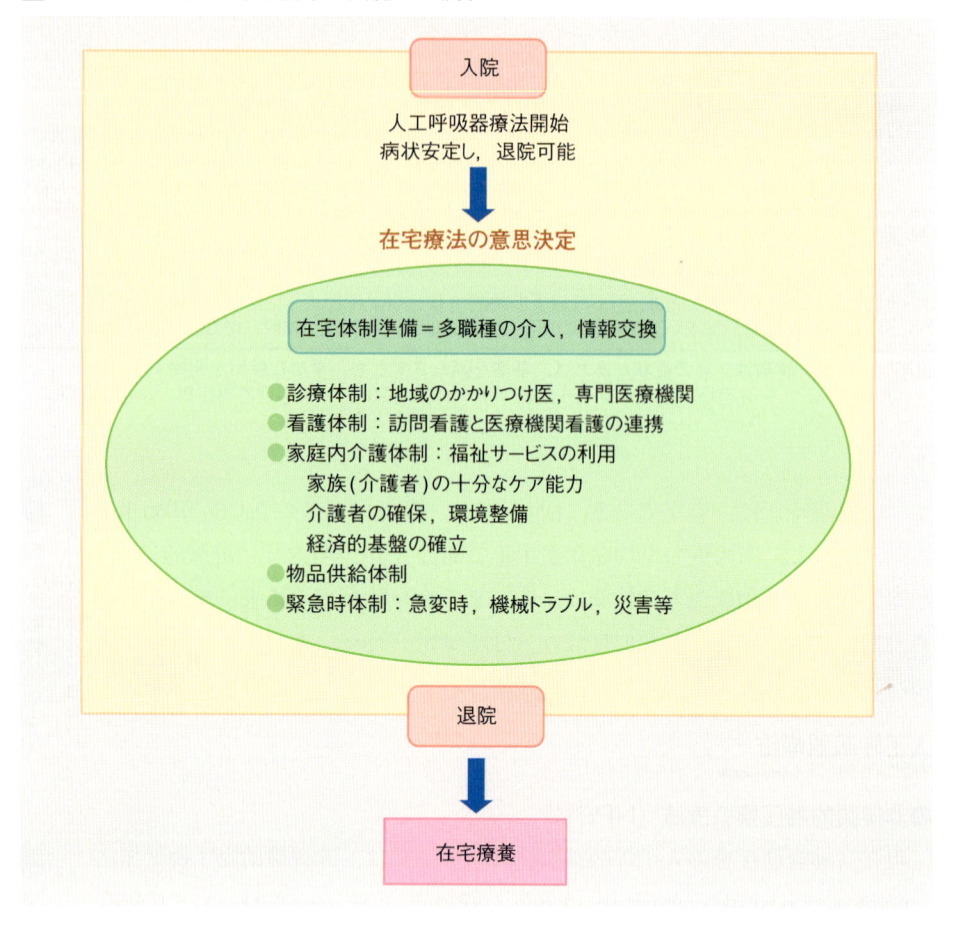

```
                        ┌──────┐
                        │ 入院 │
                        └──────┘
                   人工呼吸器療法開始
                   病状安定し，退院可能
                           ↓
                   在宅療法の意思決定

           ┌─────────────────────────────────────┐
           │  在宅体制準備＝多職種の介入，情報交換  │
           │                                       │
           │ ●診療体制：地域のかかりつけ医，専門医療機関 │
           │ ●看護体制：訪問看護と医療機関看護の連携     │
           │ ●家庭内介護体制：福祉サービスの利用         │
           │     家族(介護者)の十分なケア能力            │
           │     介護者の確保，環境整備                  │
           │     経済的基盤の確立                        │
           │ ●物品供給体制                               │
           │ ●緊急時体制：急変時，機械トラブル，災害等   │
           └─────────────────────────────────────┘

                        ┌──────┐
                        │ 退院 │
                        └──────┘
                           ↓
                        ┌────────┐
                        │ 在宅療養 │
                        └────────┘
```

在宅人工呼吸器療法

在宅人工呼吸器療法への手順（4）

在宅人工呼吸器療法ができる条件としては，まず，患者の病態が安定していて，主治医が退院可能と判断した者であること，そして，患者・家族が自宅療養を行う意思をもつ者でなければならない．そのうえで，診療（専門病院，地域医療機関）体制，看護体制，家庭内介護体制，物品供給体制，緊急時体制（体調不良時や災害時等）の確立が必要である．多職種によるカンファレンスを開催し，関係者の役割を確認，情報を共有し，在宅療養に向けて検討していく．

■診療体制
地域のかかりつけ医と専門医療機関の主治医をもつことが望ましい．

■看護体制
訪問看護を含めた地域の看護と専門医療機関の看護の連携がとれている．

■家庭内介護体制
吸引：家族が医療機関で吸引手技を習得する．2012年4月1日から法律

5 在宅人工呼吸療法患者が災害時に自宅で過ごすための準備

目標：地震災害等により広範囲かつ長時間の停電などが発生しても病院や避難所に避難しなくても，1週間自宅で療養を続けられること

⬇

①人工呼吸器非常用電源（外部バッテリー等）が確保されている
　非常用電源使用可能時間の目標：8時間
②家族等が非常時のケアの方法を習熟している
　特に蘇生バッグ（アンビューバッグ）の準備・操作方法の習得
③薬品，医療材料，消耗品，食料等を備蓄している
④医療機関，訪問看護ステーション，人工呼吸器取扱事業者などと非常時にも連絡できる

（参考：在宅人工呼吸療法に移行する患者さん〈ご家族〉のための大規模停電等対応マニュアル Ver.1.07：埼玉県難病医療連絡協議会・埼玉県 http://www.hosp.go.jp/~esaitama/nanbyo/manual_a2.pdf）

の改正により，介護福祉士や一定の教育を受けた介護職員等が，定められた研修を受け，登録のうえで喀痰吸引を行うことが可能になった[*1]．

居住空間の整備：人工呼吸器を使用するのに，適切な電気容量，配線，電源が確保されている．医療機器・介護用品等の配置できるスペースを作る．室温が調整できるようにエアコン等の準備をする．

経済的基盤：各種福祉制度利用のための手続き，申請をする．

家族の介護負担への配慮：負担を軽減できるように，福祉面，医療面（レスパイト入院等）から支えていく．

■物品供給体制

自宅で継続が必要になる医療機器の確保，ケアに必要な物品の確保等を行う．

■緊急時体制

①体調不良時・人工呼吸器トラブル等

体調不良時に受診するための緊急医療機関の決定・受診方法等，人工呼吸器トラブル時の連絡方法，蘇生バッグの使用法等家族の緊急時の対応方法についての確認を行う．

②災害時（停電対応を含めて）[*2]

広域災害による大規模停電時でも，できれば在宅で1週間は療養を続けることができるように準備することが望ましい[7]．ただし，患者の治療が必要な場合，居住空間が家屋倒壊や火災などで消失した場合，介護者が被災し，患者の介護ができない場合等は病院や施設への搬送が必要になる．在宅人工呼吸器療法患者が災害時に過ごすために必要な心構えを示す（**5**）．特に蘇生バッグの準備と換気法の習得は，安全に在宅人工呼吸器療法を継続するための前提条件であることを強調したい．

在宅人工呼吸器療法と診療報酬

在宅人工呼吸器療法は，健康保険適用となっている（**6**）．在宅人工呼吸

[*1] 本巻IV.「在宅における医療行為と難病ヘルパー」（p.175-180）の項も参照

[*2] 本巻IV.「在宅人工呼吸器療法とケア」（p.181-186）の項も参照

6 在宅人工呼吸器療法に関わる主な診療報酬

在宅療養指導管理料

C107　在宅人工呼吸指導管理料（2,800点）
- 次のいずれも満たす場合に算定する.
  - ア　患者が使用する装置の保守・管理を十分に行う（委託の場合を含む）.
  - イ　装置に必要な保守・管理の内容を患者に説明する.
  - ウ　夜間・緊急時の対応等を患者に説明する.
  - エ　その他，療養上必要な指導管理を行う.
- 指導管理の内容について，診療録に記載する.

在宅療養指導管理材料加算

C164　人工呼吸器加算
　1　陽圧式人工呼吸器（7,480点）
　　注：気管切開口を介した陽圧式人工呼吸器を使用した場合に算定する.
　2　人工呼吸器（6,480点）
　　注：鼻マスク又は顔マスクを介した陽圧式人工呼吸器を使用した場合に算定する.
　3　陰圧式人工呼吸器（7,480点）
　　注：陰圧式人工呼吸器を使用した場合に算定する.

C170　排痰補助装置加算（1,800点）
　注：人工呼吸を行っている入院中の患者以外の神経筋疾患患者に対して，排痰補助装置を使用した場合.

（医科診療報酬点数表，2014年4月現在より抜粋）

Key words

機械による咳介助（MI-E）（カフアシスト®）

呼吸不全をきたした神経筋疾患患者では，気道クリアランス維持のため，咳介助が重要である．特にPCF(2) 270 L/分以下になった場合は機械による咳介助（mechanical insufflation-exsufflation：MI-E）を行う[5]．機械からマスクやチューブ等を介して，気道に陽圧（+20～40 cm H_2O）を加え，急速に陰圧（−20～−40 cm H_2O）にシフトすることで呼気流速を生じさせ，咳を増強させる．相対的な禁忌は，気胸（ブラを含む），心不全，不整脈等である．

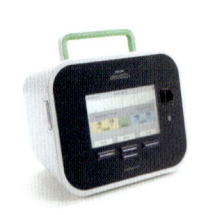

（カフアシスト E70／フィリップス・レスピロニクス）

器療法中の患者は，毎月1回，人工呼吸器を貸与・指導する医療機関を受診しなければならない．主治医は，患者の療養に必要な指導管理を行い，装置の保守・管理を行い（委託を含む），その内容を説明し，診療録に記載することが必要になる．

　在宅人工呼吸器を使用している神経筋疾患患者に対しては，排痰補助装置も保険適用になった．機械による咳介助（mechanical insufflation-exsufflation：MI-E）（カフアシスト®）は，特にNPPVの長期継続のために有用な方法であり，痰等による窒息を防ぐことができる．

（谷田部可奈，川井　充）

文献

1) 齊藤利雄ほか．国内筋ジストロフィー専門入院施設における Duchenne 型筋ジストロフィーの病状と死因の経年変化（1999年～2012年）．臨床神経学 2014；54：783-790.
2) 石原傳幸ほか．Duchenne 型筋ジストロフィー末期動脈血ガス分析所見の自然歴について．厚生省精神・神経疾患研究委託費「筋ジストロフィーの遺伝，疫学，臨床および治療開発に関する研究」．昭和59年度研究報告書．1985，pp.87-89.
3) 日本神経学会（監修），「筋萎縮症側索硬化症診療ガイドライン」作成委員会（編）．筋萎縮症側索硬化症診療ガイドライン2013．東京：南江堂；2013，pp.118-139.
4) 日本神経治療学会治療指針作成委員会（編）．III 筋萎縮性側索硬化症における呼吸ケア．標準的神経治療—重症神経難病の呼吸ケア・呼吸管理とリハビリテーション．神経治療 2013；30：203-206.
5) 日本神経学会ほか（監修），「デュシェンヌ型筋ジストロフィー診療ガイドライン」作成委員会（編）．デュシェンヌ型筋ジストロフィー診療ガイドライン2014．東京：南江堂；2014，pp.72-102.
6) 日本神経治療学会治療指針作成委員会（編）．V 筋ジストロフィーにおける呼吸ケア．標準的神経治療—重症神経難病の呼吸ケア・呼吸管理とリハビリテーション．神経治療 2013；30：210-212.
7) 川井充．広域災害による大規模停電のときでも人工呼吸器装着の神経筋疾患患者が家ですごせるようにするために何が必要か．医療 2012；66：475-481.
8) 谷田部可奈ほか．筋ジストロフィーの睡眠と呼吸の障害．*Clinical Neuroscience* 2013；31：216-217.

III. 神経難病の医療体制
緩和ケアと看取り

> **Point**
> - 緩和ケアは，がんや終末期だけではなく，あらゆる疾患が対象となる．
> - 急変があり得る状態では，急速に終末期になることもあるため，あらかじめの対応が必要である．
> - 終末期に向かって患者・家族はさまざまな選択をすることになるため，医療者は「最期までどのように生きるのか」という視点から対処について説明する姿勢が求められる．
> - 医療処置を延命治療というより緩和ケアとしてとらえられるよう，患者・家族を支援する．
> - 呼吸苦は少量のモルヒネで有効となることが多いので，過量にならないよう注意し，必要であれば緩和ケアチームに相談しながら対応する．

　日本においては「緩和ケア」というと「治癒が望めなくなったがん患者の死の直前の痛みに対するケア」といった印象をもっている人が多いのではないだろうか．しかし，本来はWHOが2002年に定義しているように，「あらゆる疾患が対象であり，死を免れない疾患になったときに行われるケア」をさし，がんだけのものでも，終末期だけのことでもない．

　神経難病には治癒困難で進行性に増悪し，最終的には死に至る疾患が少なくない．そのような疾患においては，診断され告知されたときから苦悩が始まり，治癒は望めなくとも，少しでもよいQOL（quality of life）を目指す医療が行われる．この意味では神経難病に対するあらゆる治療やケアがすべて緩和ケアの範疇と解釈できるが，本稿では特に終末期の苦痛症状に焦点をしぼって記載する．

　また，終末期の緩和ケアにはいくつかの要素がある．予後予測，意思決定支援，各苦痛症状に対する症状緩和などが共通した課題としてあげられ，さらに疾患特異性を考慮して行う．特に予後予測や医療処置の選択，苦痛症状の内容などはがんとは異なる点もあり，意識して対応に当たるようにしたい[1]．

予後予測

　どのような状態のどのような時期からを終末期ととらえるのかという点は特に慢性疾患では非常に難しい．がんでも予後予測の難しさは知られているが，さらに慢性疾患の場合は直接の死因が感染症など治癒の可能性もある合併症によることが多いため，増悪，緩解を繰り返すことになる．進行性の疾患の場合，そのつど徐々にADL（activities of daily living：日常生活動作）が低下し，さらに合併症の頻度が増加し死に至ることとなる．このような場合はどの時点で終末期を意識し，方針検討を始めるか特定しづらい．それでも

1 急変があり得る状態

1.	嚥下障害が明らかになってきたとき	誤嚥しやすくなるため，食物などの窒息による急変や誤嚥性肺炎の合併があり得る．嚥下障害が進行しても本人の意思により経口摂取を継続する場合には，食物による窒息が起きる可能性を説明し，家人には対処方法（ハイムリック法，頭を下にして背中をたたくなど）を説明する．吸引器や排痰補助装置の準備，掃除機を代用するなど対応する．
2.	重度の感染症になったとき	肺炎など救命するために，気管挿管，人工呼吸器使用などの選択を迫られることがあり得る．
3.	呼吸筋障害が進行してきたとき	少しの唾液の誤嚥や痰などで，呼吸不全を生じ致命的になり得る．
4.	声帯開大不全が進行してきたとき	多系統萎縮症などでみられる声門開大不全がある場合，炎症を起こして浮腫をきたすと声門閉鎖となり，窒息状態となり得る．定期的に喉頭鏡などでモニターをし，呼吸補助をするのか，気管切開をするのかなど意思決定を促す必要がある．非侵襲的陽圧換気（NPPV）は症例によっては症状緩和になるが，逆に悪化する場合もあるので，注意して用いる．
5.	自律神経障害が進行したとき	不整脈や中枢性の呼吸抑制により無呼吸をきたすなど急変があり得る．

1のような状況では急速に終末期になることもあるため，あらかじめの対応が必要である．予想される状態に即して，まず患者・介護者ができることを事前に説明しておく．その際，準備しておいたほうがよい物品や医療機器についても紹介し，必要に応じて導入しておくようにする．

さらに，積極的な治療をいつ保存的な治療にするのか，保存的な治療としても何をどこまで行うのかという判断も簡単ではないので，あらかじめよく患者の意向を確認しておく．

また，急変が予測される場合には発見時にすでに死亡している場合の対処についてもあらかじめ説明しておかないと警察の介入を余儀なくされる場合もある．異状死になることを避けるためには往診医や訪問看護を前もって依頼しておいたほうがよい場合が多い．異状死の扱いについては地域によっても事情が異なるので，それぞれの地域で確認が必要である（**2**）．

意思決定支援

医療処置の選択，療養場所の選択など終末期でなくとも問題になるが，特に終末期に向かっての選択はさまざまな因子が関与するため，慎重に時間をかけて取り組む必要がある．患者・家族は多くの場合，経験のないことを想像してあらかじめ決めるよう迫られることになるため，戸惑うのが当然である．医療者は患者・家族が想像できるように説明を尽くすべきで，口頭の説明のみでなく，写真や絵，ビデオなどを用いてよりイメージしやすいように心がけ，さらにできれば実際に経験している患者を紹介することで，理解を深めるように促すとよい．

ただし，患者・家族の心の準備が不十分なときにはそこまで話を進められない場合もある．病初期から患者-医師関係を確固たるものにしていないと，

異状死について   Column

　医師法第21条については誤解も多いが，「病状を良く分かっている医師が患者の死亡前24時間以内に診療していた場合には，検案しなくとも死亡診断書を書ける」という解釈が厚生労働省の通達や国会答弁で示されている．最終の診療から24時間以上たっている場合でも検案をしたうえで，病状から予測できた死亡であり，事件性がなければ死亡診断（検案）書を作成して構わないことになっている．もちろん，死因に疑問がある場合には異状死として届け出る必要があるが，「24時間以内に診療していない場合はすべて異状死として警察に届け出る」というわけではない．しかし，救急隊が駆けつけたときに心肺停止状態で発見された場合には警察に通報する場合もあり，警察がひとたび連絡を受けると，事件性がないかどうかを検証しなければならなくなり，事情聴取，現場検証として家族に話を聞いたり，実際に亡くなったと思われる自宅まで同行して検証したりする．この間，家族は患者の急変のショックも受けとめながら，犯罪性の検証を受けるという過酷な状況になってしまう．このような事態にならないためにも定期的に診療する往診医を確保しておく意義がある．

2 急変時の対応についての準備

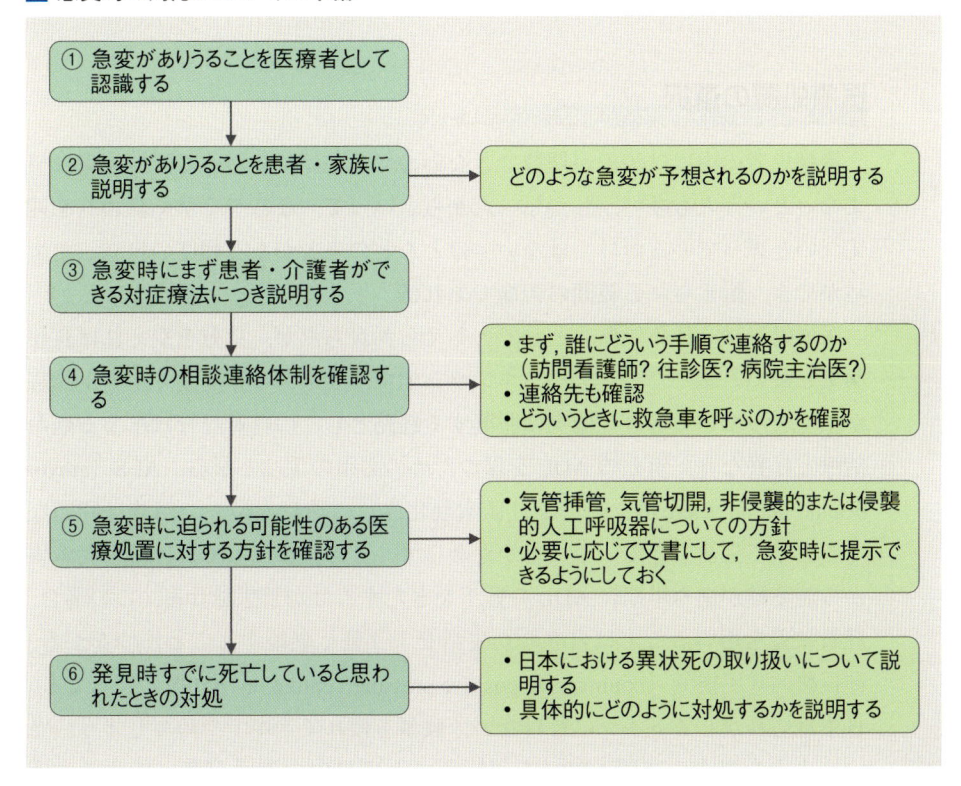

① 急変がありうることを医療者として認識する
↓
② 急変がありうることを患者・家族に説明する → どのような急変が予想されるのかを説明する
↓
③ 急変時にまず患者・介護者ができる対症療法につき説明する
↓
④ 急変時の相談連絡体制を確認する →
・まず，誰にどういう手順で連絡するのか（訪問看護師？ 往診医？ 病院主治医？）
・連絡先も確認
・どういうときに救急車を呼ぶのかを確認
↓
⑤ 急変時に迫られる可能性のある医療処置に対する方針を確認する →
・気管挿管，気管切開，非侵襲的または侵襲的人工呼吸器についての方針
・必要に応じて文書にして，急変時に提示できるようにしておく
↓
⑥ 発見時すでに死亡していると思われたときの対処 →
・日本における異状死の取り扱いについて説明する
・具体的にどのように対処するかを説明する

　終末期の意思決定支援は難しい．「主治医は私や家族の思いをきっと尊重してくれる」という信頼関係がないと，患者にとって厳しい話を切り出しても受け入れがたいものになってしまう．医療者にとっては，死にゆく話をしているのではなく，最期までどのように生きるのかを話すという意識が重要で，支援するためには患者の人生観，生活者の視点を理解したうえで，個々の対処の選択がその患者の人生にとってどのような意味をもつのかを解釈して説明する姿勢が求められる[2]．

> **point**
> 死にゆく話をしているのではなく，最期までどのように生きるのかを話す

事前指示またはAdvance Care Planning（ACP） Column

　意識障害や認知症など判断能力がなくなり，意思表示ができなくなったときのために，事前に自分の意思や選択を表示または指示しておくことを「事前指示」といい，それを文書にしたものが「事前指示書」である．事前指示には医療処置の内容について希望を示しておく内容指示と，自分に代わって判断する人を指定しておく代理人指名がある．

　最近では用語として，医療行為だけでなく，より広い意味でどのように最期を迎えたいかを示す「ACP」を用いることが多くなっている．

　いずれにしてもこれらはあくまで将来を想像して意思表示をしているので，人生観に基づいた自己決定が行われているかという作成プロセスの妥当性とともに，実際にそれを適応するときに，はたして対面している状態に事前指示を当てはめていいものかという解釈プロセスが重要である．

　事前指示やACPは，あくまで想像して決めていることであり，選択時点での意思を確認しようがないため，完全に一致するかはわからないという点を問題視する意見もある．しかし，前もって本人の考えを聞いておくことで，少しでも患者本人の望む生き方に近い選択ができるようにしようという意図自体は否定されるものではない．これらの基本にあるのは患者本人の生きることに対する考え方をできるだけ理解しようと心がけることにある．

医療処置の選択

　難病患者の中には治癒が期待できないのであれば，いわゆる延命治療は望まないという人も多い．しかし，だからといって，なるべく早く終わりを迎えたいと思っているわけではない．ほとんどの患者がある程度の自立した生活ができ，耐えられる範囲の苦痛であれば，生きていたいと考えている．

　医療処置は「延命処置」としてとらえられがちだが，見方を変えれば緩和ケアともいえる．たとえばパーキンソン病で四肢はある程度動くが嚥下障害が強くなっている場合，確実に服薬する経路としての経鼻経管は単なる延命治療とは異なり，現在のADLを保つための必須の手段となる．ALS（amyotrophic lateral sclerosis：筋萎縮性側索硬化症）の球麻痺型も，四肢は問題なく自立して生活できているにもかかわらず，そのままにしておけば栄養障害から筋萎縮が進み早期にADLの低下をきたすことが予想される．この場合，経管栄養を用いることは自立した生活をより長く継続することにつながる．非侵襲的陽圧換気（noninvasive positive pressure ventilation：NPPV）にしても，日中息切れがしてトイレに行けない，食事も疲れて途中でやめてしまう，というような場合，夜間NPPVを用いることで日中の生活が楽にできるようになりADLが改善する場合がある[3]．これらの医療処置の用い方は延命というよりもQOLの改善となっている．

　しかし，医療者が「この治療は延命治療で…」と説明したとたん，思考停止に陥り，反射的に「拒否します」となってしまうことがある．説明する側は，その患者にとっての意味をしっかり認識した説明を心がけ，患者自身が十分に理解し，納得して決められるように支援をしたい[4-7]．

終末期の迎え方

　多くの神経難病は現病の増悪というよりも合併症で致命的になる．特に誤

嚥性肺炎などの感染症が多いので，進行期には誤嚥性肺炎をきたさないように，誤嚥予防，口腔ケア，栄養管理が重要となる．

急変をきたす場合

　前述のように，なかには疾患に特異的な症状や特殊な病態による急変で最期を迎えることがある．誤嚥や声帯開大不全による窒息，自律神経障害による不整脈，呼吸筋障害に感染症を合併したことによる急性呼吸不全などがあげられる（**1**）．急変する可能性のある場合には前もって方針決定をし，希望がある場合は急変をきたさないように前もって気管切開などの医療処置を行う．しかし，積極的な延命処置を希望されないときには，急変をきたしたときにどこまでの医療処置（蘇生）を望むのかを前もって方針決定しておき，予想される急変時の対処につき，患者や家族と合意を得ておく必要がある．前もっての医療処置を希望されないが，延命処置を希望する場合には，救命のためにNPPVや気管挿管，気管切開，気管切開下陽圧換気療法（tracheostomy positive pressure ventilation：TPPV）を行う場合もあり得る．

重症感染症を合併する場合

　急変ではなくとも，感染症の合併は死因の多くを占める．肺炎や尿路感染症を繰り返すうちに徐々に栄養も十分にとれなくなり，衰弱していく場合や，重症感染症で多臓器不全になる場合などがあげられる．

他の致死的疾患の合併による場合

　パーキンソン病などの患者が高齢になるとがんなど他の疾患で亡くなる場合もある．がんの分野のガイドラインでは患者のADLに応じて治療方針を決めるため，神経難病の患者は治療適応とならないとされることも多い．しかし，たとえばTPPVを選択されているALSのように積極的に生きる選択をしている場合はADLによる治療の差し控えはそぐわない．神経内科担当医が積極的に関わって治療方針決定をすべきである．

呼吸筋麻痺をきたす疾患の場合

　呼吸筋麻痺をきたす疾患については少し特異な病状および対処となる．疾患としてはALS，筋ジストロフィー，重症筋無力症の一部，多発性硬化症の一部，多系統萎縮症の一部などがあげられる．

■呼吸補助を行わない場合

　多くの場合に呼吸筋麻痺は緩徐に進行するので，徐々に呼吸不全をきたし，CO_2ナルコーシスに陥り，意識障害をきたす．非常にゆっくり進行する場合は呼吸苦を感じる前に意識障害に至るため，特にオピオイドなど薬物による緩和医療を用いなくとも苦痛症状をあまり訴えずに最期を迎えることになる．徐々に血中酸素濃度も低下するので，酸素投与を加える場合はある．過度の酸素投与はCO_2ナルコーシスを惹起するため，酸素投与量は酸素化が

point
合併症を避け，進行期には誤嚥性肺炎をきたさぬよう，誤嚥予防，口腔ケア，栄養管理が重要

保てる程度とし，慎重に行う．
　一方，比較的急速に呼吸不全が進行する場合には呼吸苦を自覚することになる．以前は過度の酸素投与や抗不安薬，睡眠薬などを用いて CO_2 ナルコーシスを惹起したり意識を低下させることで苦痛を緩和していた．しかし患者のQOLを考えると，意識を保ちかつ苦しみをとるべきで，そのためにはモルヒネの使用が推奨される[1,2,4-7]．

> **point**
> 意識を保ちつつ呼吸苦をとるためにモルヒネが推奨される

■ NPPVを用いる場合

　延命というよりもQOLの改善のために夜間のみNPPVを使用している場合でも，日中動作時などにも呼吸苦を感じるようになり，徐々に使用時間が長くなっていく．24時間装着になる前に，このまま呼吸苦の改善をNPPVに頼っていくと離脱できない状態となることを説明し，24時間NPPVとなっていいのか，夜間のみなど間欠的に用いて，呼吸苦には薬物療法を併用して対処するのかなど，しっかり方針決定するようにしたい．自覚なくずるずると24時間使用となると，離脱は難しくなり，呼吸器に依存した生活になる．現在，日本の状況ではTPPVの中止は事実上困難であるが，NPPVにおいても同様の問題をきたす．ただし，球麻痺がある場合には誤嚥により状態悪化し得るので，NPPVのみでの長期の延命は困難である．

　急変時を切り抜けるために，NPPVを用いた場合にはそのまま24時間装着になってしまうことがある．本人への説明と同意が十分ではない中ですでにやめられなくなることもあるので，事前の方針決定が重要となる．

　NPPVを用いていてもさらに進行すると，酸素化はできていても「十分に空気が入ってこない」という呼吸苦を自覚するようになる．換気補助をしているために CO_2 ナルコーシスになりにくく，呼吸苦も自覚しやすいため，NPPVを用いている場合のほうがモルヒネによる緩和が必要となることが多い．

■ 球麻痺を伴っている場合

　球麻痺があると，食事をしていなくとも唾液により誤嚥しやすい．呼吸が保たれていればむせこんで喀出できるが，呼吸が弱いとなかなか喀出できずに常に喉に絡んでいる状態となり，苦痛となる．また，呼吸筋麻痺が進行すると無気肺をきたしやすく，感染巣になりやすいため痰の量が増加してしまう．粘稠な痰の喀出も苦痛となるため，できるだけ無気肺をつくらないように，誤嚥をしないようにという普段からのケアが大切となる．NPPVや排痰補助装置の使用はその予防に役立つ．口腔ケア，家族への吸引指導，吸引器の手配なども必須である．24時間NPPVで呼吸苦の緩和が得られたとしても，ときどき落ち込む唾液の誤嚥を防ぐことはできない．呼吸筋麻痺により喀出困難となると，少しの誤嚥でも SpO_2 が低下し，急変の可能性があるが，うまく経鼻気管内吸引できれば再び落ち着くという状況を繰り返すことになる．繰り返すこと自体が苦痛となり，それ以上経鼻気管内吸引をしないでほしいと患者が望む場合もある．このようなたび重なる誤嚥による苦しみについてはモルヒネでも緩和は困難なため，気管切開をするかどうか検討する．

> **Column**
>
> **非がんの緩和ケアにおけるモルヒネの使用**
>
> 日本の緩和ケアはがんを中心に発達してきたため、非がんの苦痛緩和の薬物療法の保険適用が立ち遅れている。その中でALSおよび筋ジストロフィーは6年以上の歳月をかけて交渉し、2011（平成23）年9月に医療保険でモルヒネを用いることができるようになった。しかし、他の非がんの多くの疾患ではモルヒネはまだ保険適用になっていない。非がんの終末期は薬物療法に限らず、疾患特異的な側面もあるため、今後発展していくべき分野である。

3 モルヒネ導入基準

次の両者を満たすときに導入を考慮する。
1. 神経難病の進行期である
2. モルヒネが有効である苦痛症状があり、他の治療では改善できないとき
   呼吸筋障害のための呼吸苦
   非ステロイド抗炎症薬（NSAID）などの既存の治療では十分な緩和が得られない苦痛
   ＊感染症など二次的に生じている場合は原因となる疾患の治療を優先する
   ＊副作用について十分な説明を行い、本人および家族の同意を得て使用する

（筋萎縮性側索硬化症診療ガイドライン2013[6]より）

本人が望まない場合には、誤嚥のための窒息や誤嚥性肺炎のために呼吸不全で亡くなることが多い。

■**気管切開を行った場合**

TPPVをしない場合は徐々に呼吸不全が進行し、前記の「呼吸補助を行わない場合」（p.149）と同様の経過となる。カフなしカニューレを用い、普段は気管切開口を閉鎖して、顔マスクでのNPPVを用いる場合もある。この場合は気管切開口は誤嚥の吸引のためだけにあるが、空気漏れをきたし、十分な換気が得られないこともある。

カフ付きカニューレを用いて人工呼吸器をNPPVと同じようにバイレベルで用いるが、換気条件を一定以上増強しないことで、限りある延命とすることもある。患者本人がどこまでを望むのか随時話し合いながら方針を決めるようにする[6,7]。

モルヒネの使い方

具体的なモルヒネの使い方について**3**、**4**に示した。呼吸苦の訴えがあるときには、原因検索を行い、他の原因がないときに初めてモルヒネの使用が適用となる。がんの疼痛緩和に比べ、呼吸苦は非常に少量のモルヒネで有効となることが多いので、くれぐれも過量投与にならないように注意する。特に貼付剤は経口モルヒネ塩酸塩に換算すると多量となるので、通常、導入には用いない。導入時期が適切であれば増量のスピードもそれほど速くないはずである。

臨死期には急速にモルヒネの増量が必要となるが、1日2回の硫酸モルヒネの投与では効果が持続しないときには3回とし、さらに持続皮下注や持続静注に切り替えて投与することもある。

副作用として便秘はほぼ必発のため、あらかじめ対処しておく。少量から

> **Memo**
>
> **モルヒネはALSの生命予後を短縮するか？**
>
> モルヒネの使用について医療者も患者・家族も「楽になるかもしれないが、生命を短縮する安楽死のようなもの」と誤解していることがある。もちろん過剰投与など誤った使い方をした場合は論外であるが、通常の使用方法にのっとって用いる場合には、モルヒネをうまく用いることでむしろ延命になっているケースもある。当院のデータではモルヒネはALSの生命予後を短縮していなかった[8]。

4 モルヒネ導入方法の例

モルヒネを開始する患者の大多数は経管栄養となっているため,粒子サイズに留意し経管からの投与可能な剤形を用いる.
① 短時間作用型モルヒネである塩酸モルヒネ散2.5 mg/回($PaCO_2$ 60 mmHg以上の場合は1.25 mg)で使用開始し,効果を実感するまで2.5 mg($PaCO_2$ 60 mmHg以上の場合は1.25 mg)ずつ増量する.
② 1回有効量(通常2.5〜10 mg)を確認し,効果がなくなったら頓用する(おおよそ3〜4時間ごと投与)ことで1日必要量を確認する.
③ 塩酸モルヒネ1日必要量が10 mg以上になる場合は硫酸モルヒネ(長時間作用型モルヒネ;最も粒子の細かいモルペス®の場合は経管栄養剤に溶かして1日2回投与)を1日量として投与.さらに苦しみを感じるときにはレスキューとして塩酸モルヒネ1回有効量を適宜使用する.
④ レスキューの必要量を平均し,硫酸モルヒネ総投与量を増量し,必要に応じて投与回数を8時間ごと3回とする.増量の目安は約2割程度とする.
⑤ 死の直前など,より効果を安定させたいときには持続注射(持続静注または持続皮下注射)に切り替えてもよい(1日経口/経管投与量:1日注射量=2〜3:1).

*1 モルヒネを用いることで,慢性的な呼吸苦や痛みに対しての緩和は得られるが,多くの症例で球麻痺を伴っているため,ときどき起こる誤嚥や痰がらみによる呼吸苦を解消するまでには至らない.三環系うつ薬や抗コリン薬の使用,持続低圧吸引などにより唾液を少なくする努力をし,ネブライザーやMAC(mechanically assisted coughing)を用いて痰を出しやすくするなどの対処を適宜併用する.
*2 低酸素が苦痛の原因となっている場合はCO_2ナルコーシスに注意しながら低用量(0.5 L/min)より酸素投与を併用する.
*3 末期の落ち着きのなさに対してはクロルプロマジンなど抗精神病薬の時間ごとの非経口的投与を考慮する.
*4 様々な対策を講じても苦しみを緩和できない場合は,ミダゾラムなどによる鎮静も考慮する.
*5 究極の呼吸苦の緩和は気管切開下の人工呼吸管理(TPPV)であるが,当初TPPVを拒否してモルヒネを用い始めたとしても,TPPV装着を希望するようになることもある.終末期のがんと異なり,TPPVを選択することで生きることができる疾患であるので,最後まで治療方針を再確認していく必要がある.

(筋萎縮性側索硬化症診療ガイドライン2013[6],p.71より)

用いるせいか嘔気・嘔吐の頻度は少ないが,ある場合には制吐薬を併用する.オピオイドローテーションまで必要になった症例の経験はないが,必要であれば緩和ケアチームに相談しながら対応するとよい.

(荻野美恵子)

文献

1) 荻野美恵子.日本におけるALS終末期.臨床神経学 2008;48:973-975.
2) Sykes N. End of life care. In:Oliver D, et al(editors). Palliative Care in Amyotrophic Lateral Sclerosis:From Diagnosis to Bereavement, 2nd edition. Oxford:Oxford University Press;2006, pp.287-300.
3) 厚生労働省難治性疾患克服研究事業「特定疾患患者の生活の質(QOL)の向上に関する研究」班 ALSにおける呼吸管理ガイドライン作成小委員会.筋萎縮性側索硬化症の包括的呼吸ケア指針—呼吸理学療法と非侵襲陽圧換気療法(NPPV)第一部.平成19年度研究報告書分冊.2007, p.58.
4) 中島孝(監修),月刊『難病と在宅ケア』編集部(編).ALSマニュアル決定版!千葉:日本プランニングセンター;2009.
5) EFNS Task Force on Diagnosis and Management of Amyotrophic Lateral Sclerosis:Andersen PM, et al. EFNS guidelines on the clinical management of amyotrophic lateral sclerosis(MALS):Revised report of an EFNS task force. *Eur J Neurol* 2012;19:360-375.
6) 荻野美恵子.3.告知,診療チーム,事前指示,終末期ケア.日本神経学会(監修),「筋萎縮性側索硬化症診療ガイドライン」作成委員会(編).筋萎縮性側索硬化症診療ガイドライン2013.東京:南江堂;2013, pp.46-74
http://www.neurology-jp.org/guidelinem/als2013_index.html
7) 荻野美恵子.10-10. ALSの診療報酬はどのようになっているか.日本神経学会(監修),「筋萎縮性側索硬化症診療ガイドライン」作成委員会(編).筋萎縮性側索硬化症診療ガイドライン2013.東京:南江堂;2013, pp.199-200.
8) Tominaga N, et al. Morphine usage in ALS patients on NPPV does not make life prognosis worse. *Amyotrophic Lateral Sclerosis and Frontotemporal Degeneration* 2014;15(Suppl 1):1-56.

IV. 神経難病の看護・介護

IV. 神経難病の看護・介護

神経難病と看護

> **Point**
> - 神経難病の看護は，病気によって侵害された生活障害に対して，他の支援とともに回復・克服を図り，QOLを維持・向上させるアプローチである．
> - 療養行程（発症期，進行期，移行期，維持・安定期，終末期）の理解と行程に応じた看護判断，対応が求められる．
> - 生き抜くことを支援するために，生命維持を支える看護，日常生活を支える看護，自己実現を支える看護からの視点での関わりが重要である．

難病看護と療養行程

難病看護は，病気によって侵害された生活障害に対して，他の支援とともに回復・克服を図り，QOLを維持・向上させるアプローチととらえることができる．

難病看護が他の慢性疾患看護と決定的に異なるのは，難病が希少性で進行する疾患であることから，療養行程の考え方を重視する点にあるといえる．

各療養行程を以下に示す[1]．

①発症期：症状が出現し，確定診断がつくまでの時期
②進行期：健康問題や症状による生活障害が軽度に生じる段階から，重度になる時期
③移行期：症状への対応（医療処置を含む）や療養の場所についての選択に基づいた対処がされる時期
④維持・安定期：呼吸や嚥下，排泄など，生命維持に困難をきたす症状はあるが軽度である，あるいは進行があまりない時期．あるいは，症状に対する必要な医療処置が実施され，生活障害への対応法も確立している時期
⑤終末期：死の直面期，ビリーブメントケアの時期

> **point**
> 神経難病では進行期，移行期，維持・安定期の過程は繰り返される

神経難病では，以上のような療養行程を示すが，その経過は一人として同じというものはなく，状況によって，すべての療養行程を経ない者もあり，個別性に富んでいる．神経難病は進行性の疾患であることから，②〜④の過程は繰り返されるという特徴をもつ（**1**）．したがって，各療養行程の期間は時間軸だけでは示せず，患者に生じている健康問題と生活障害をアセスメントし，的確な看護支援が求められるといえる．本稿では，各療養行程の特徴と看護について述べる．

1 神経難病患者の療養行程

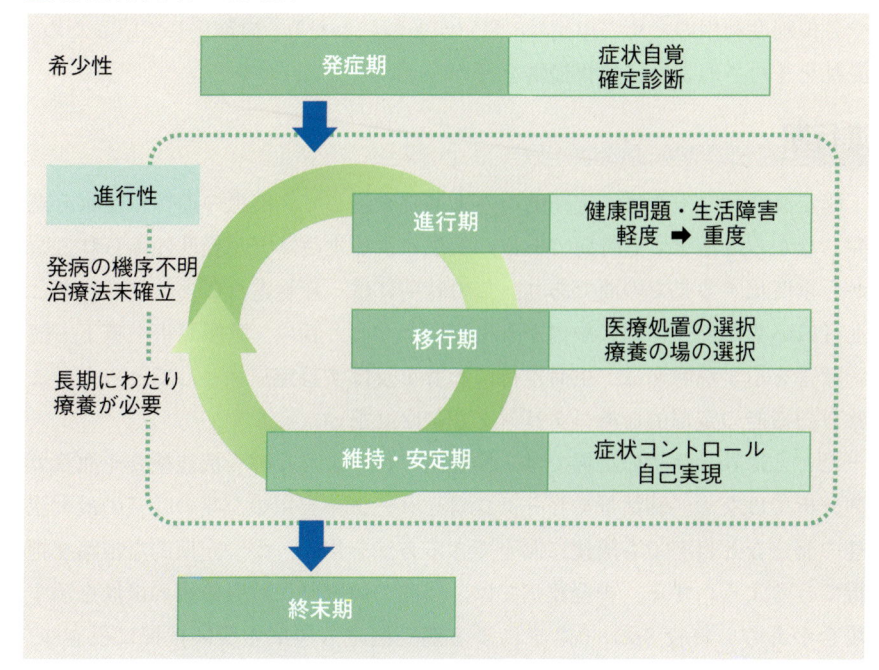

各療養行程の名称とその時期の特徴を示した．図中，進行期，移行期，維持・安定期は，難病は進行性であるため繰り返されることを意味している．

発症期

　発症から診断がつくまでの頃である．発症は，ある日突然というわけではなく「徐々に」，「気がついたら」ということが多い．多くの神経難病の発病が壮年期であることもあり，仕事や日々の生活の疲れのせいにしてしまうこともある．このため，受診行動をとるのが遅れたり，力が入りにくい・歩きにくいなどの症状の場合，整形外科を受診したり，神経内科にたどり着かず，確定診断がつきにくいこともある．このため，各地で難病相談会が実施されており，受診のアドバイスを受けられる．

発症期の看護

　この時期は看護と関わりをもつことが少ないこともあるが，関わる場面としては，外来・病棟（検査目的入院時）・保健所（指定難病申請時）等がある．最初に看護職に出会う時期でもある．近年は，インターネットの普及により，ある程度の病状の検索ができるようになっており，病気の知識を豊富にもっている患者も多い．難病を疑いつつも「まさか」「違って欲しい」という気持ちやさまざまな医療機関をめぐっても診断がつかない苛立ちなど，さまざまな思いを抱えての診断がつくまでの時期であり，患者には精神的にも辛い時期である．そのため，診断確定・告知時に患者がどのようにとらえたかを理解することが重要で，許されれば告知場面への同席も効果的である．告知後の思いを傾聴し，患者の意向に応じて，再説明を受ける機会の調整や生活の再構築へ向けた支援が求められる．入院・外来場面では，適時に制度が利

用できるような支援として，医療相談室や保健師への仲介がある．指定難病や各種制度利用のための申請は，窓口が多岐にわたり，複雑化しているため，混乱をきたさぬように情報提供を行う．

進行期

　確定診断後，多くは，定期的な外来通院を通して，疾患の進行や症状を把握しながら生活をする時期である．疾患による生活障害が軽度にみられる頃から重度化するまでの間であり，この時期には，症状進行のモニタリングと進行に応じた支援体制の整備が支援課題となる．特に，呼吸障害や嚥下・構音障害を示す球麻痺は，生命維持に影響を及ぼす特定症状としてとらえ，これらの機能の定期的なモニタリングが欠かせない．

　たとえば呼吸症状の把握では，検査室で行うような呼吸機能検査や血液ガス分析ではなく，肺活量やピークフローメーターを用いた咳の呼気の最大流速の測定など自宅でも簡便に測定できる方法を用い，かつ定期的な推移を把握できるようにする．神経難病では，夜間の睡眠時に呼吸障害の徴候を示す場合があり，終夜SpO_2モニタによる連続測定も早期の徴候把握に役立つ．また，嚥下でも，唾液飲み込み（空嚥下）などベッドサイドでの機能訓練を目的としたものは，嚥下造影検査（videofluorography：VF）等の精密な検査を要する時期についての判断に役立てることができる．

進行に応じた支援体制の整備

　専門医診療に加え，地域主治医，訪問看護，リハビリテーション，訪問介護など療養生活に必要な地域支援者の導入が重要である．早期にチームを形成することで，患者との信頼関係の構築やチーム間の結束につながる．しかし，患者によっては，サービス導入に否定的な考えをもっていたり，ADL（activities of daily living）の低下がないと必要性を認識しない場合もある．さまざまな制度の活用，保健師による調整機能が期待され，患者にとって適切なタイミングに応じた導入が必要である．

　この時期の長さは人によりさまざまであるが，進行への不安や生活障害の重度化に伴い受け入れが難しい面がある．特に，支援方法の変更への葛藤が強くみられることもあり，首下がりも著明で，移乗時の危険が高いにもかかわらず，排泄はトイレで行う希望が強く，介助者が危険と背中合わせで実施している例がある．また，嚥下障害が顕在化し，食物による気道閉塞をきたす状態であるが固形食を食べ続けるなど，安全で楽になりそうな方法を提案してもその変更が受け入れがたく，危険と隣り合わせの日々を送っている例もある．このようなときは支援者側のストレスや焦燥も強く，時に患者の希望が「わがまま」ととらえられることもある．しかし，患者にとって，今までの方法に固執することは，病気に屈しない，ある種の戦いでもあり，受け入れのプロセスでもある．危険を指摘し，安全性を優先するだけでは，受け入れにはつながらない場合もある．このような場合こそ，多専門職種ケアの真

> **point**
> 危険性をチーム全体で共有し，プロセスをともに歩む姿勢が求められる

価が問われ，チーム全体で危険性を共有しながら，プロセスをともに歩むような姿勢が求められる．

意思決定支援

さらに，進行期は特定症状が重度化する時期であり，克服するための医療処置についての患者・家族の意思決定が求められる．医療処置についての意思決定は"揺らぎ"を前提とし，一時点での決定を決定とせず，思いは変わることが当然である．看護では，医師からの病気の説明を患者・家族がどうとらえているのか，適切な情報を得ているかを把握し，医師の段階的告知に合わせて患者・家族の思いや葛藤を引き出し，考えをまとめていくような関わりが求められる．「まだ大丈夫」や「どうしていいかわからない」などと患者が語るときは，置かれている状況やその後のイメージをもつことが難しく，状況認識や橋渡し的な存在が必要となる．さらに，患者と家族の思いが相反するとき，特に支援者のジレンマは高まる．自由な決定ができるように，社会資源サービスの利用を検討するなど，療養環境整備も重要な支援課題である．揺らぎは，支援チームにも影響を及ぼすため，揺らぎのプロセスをチーム全体で共有しながら，見守れる体制整備が求められる．

移行期

移行期は，選択に基づいた医療処置を実施したり，支援体制を見直し，変更したりと療養上の変化をきたす時期である．このため，特に，病院から在宅移行など療養の場の変化に特徴づけられ，そこでの継続看護が支援課題となる．近年，各拠点病院等には在宅支援部門が設けられ，「退院調整看護師」など移行時のコーディネートを専門的に行う役割が増加している．医療処置導入，非導入の場合の在宅療養への支援，独居や高齢世帯への在宅療養環境の調整など，療養の場についての患者の意思決定に基づき，支援体制整備，療養環境整備，技術支援を多職種の連携に基づき網羅的に行う．在宅人工呼吸器療法実施時の地域連携ノートを例として，**2**-①にスケジュール（手順のめやす）と，**2**-②にフェイスシートをあげる[2]．

病院，地域の各関係者が同時並行的に支援を行うため，それぞれの進行状況や目指す方向の共有が重要であり，このようなツールの活用により，段階ごとの情報共有を効率的に行える．

維持・安定期

維持・安定期は，症状の進行がないあるいは軽度である時期，および症状に対する必要な医療処置が実施され生活障害への対応法も確立している時期である．前者は，進行期の生活障害が軽度な時期と同様の場合もある．後者の，症状に対する医療処置や生活障害への対応がなされている時期では，胃瘻や人工呼吸の実施について，さまざまな葛藤・生命維持の危険から脱却し，第二の人生のスタートともいえる時期となりうる．そのためには，生命維持

2 在宅人工呼吸器療法時の地域連携ノート

①スケジュール（手順のめやす）

実施日を（ / ）に記入していきます。

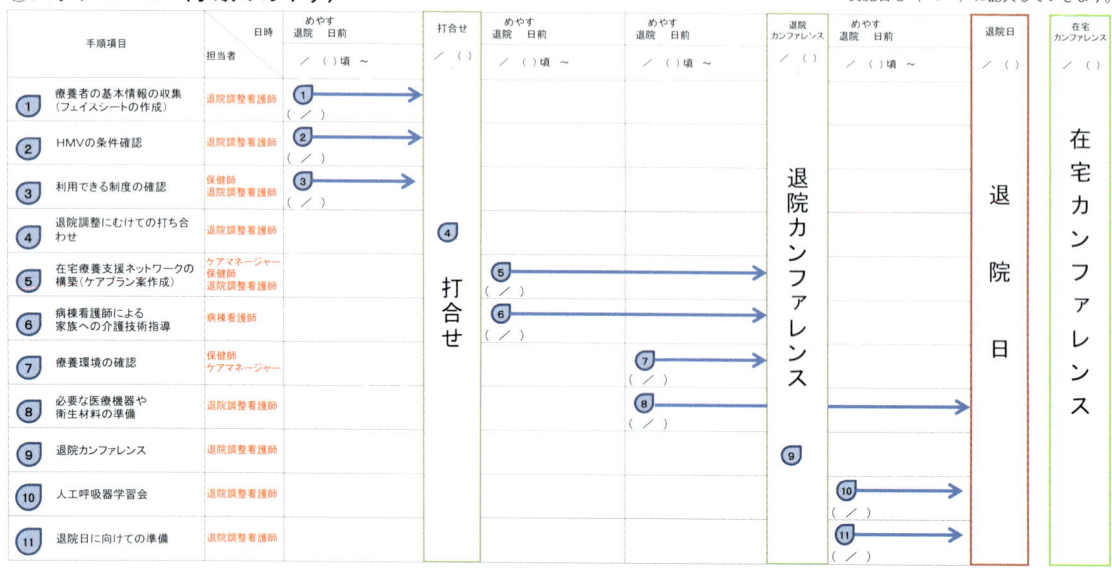

手順項目	日時／担当者	めやす 退院 日前	打合せ	めやす 退院 日前	めやす 退院 日前	退院カンファレンス	めやす 退院 日前	退院日	在宅カンファレンス
① 療養者の基本情報の収集（フェイスシートの作成）	退院調整看護師	① (/)							
② HMVの条件確認	退院調整看護師	② (/)							
③ 利用できる制度の確認	保健師／退院調整看護師	③ (/)							
④ 退院調整にむけての打ち合わせ	退院調整看護師		④ (/)						
⑤ 在宅療養支援ネットワークの構築（ケアプラン案作成）	ケアマネージャー／保健師／退院調整看護師			⑤ (/)					
⑥ 病棟看護師による家族への介護技術指導	病棟看護師			⑥ (/)					
⑦ 療養環境の確認	保健師／ケアマネージャー				⑦ (/)				
⑧ 必要な医療機器や衛生材料の準備	退院調整看護師				⑧ (/)				
⑨ 退院カンファレンス	退院調整看護師					⑨			
⑩ 人工呼吸器学習会	退院調整看護師						⑩ (/)		
⑪ 退院日に向けての準備	退院調整看護師						⑪ (/)		

注：スケジュールと番号に応じた書式（例1，療養者の基本情報の収集（フェイスシート作成；②）集からなる．

②フェイスシート（①の①）

① 療養者の基本情報の収集（フェイスシート作成）	病院名：	病棟名：
	主治医：	担当Ns．

氏名		性別 □男 □女	生年月日	年 月 日
住所			連絡先	
病名				
住居	□戸建（ 階）・□集合住宅（ 階建て 階）エレベーター（□有 □無）			

病歴	家族構成・家族歴
	□─○

医療処置	介護者の状況および介護力アセスメント
□ NPPV □ TPPV □ 経管栄養（□ Mチューブ □ 胃ろう） □ 膀胱留置カテーテル □ その他（ ）	

ADL状況
- 移動
- 食事
- 体交
- コミュニケーション
- 排泄
- 保清
- 吸引
- その他

注意事項

制度　□ 介護保険（要介護度 ）　□ 身体障害者手帳（ 級）

在宅療養支援機関

機関名	連絡先	備考
地域主治医		
専門医		
保健師		
ケアマネージャー		
障害福祉担当		
訪問看護		
訪問介護事業所		
その他		

①は在宅人工呼吸器療法実施までの移行期支援の手順を，縦軸に支援項目，横軸にスケジュール予定で示したもの．各役割の明確化・支援のチェックリスト・進行管理として活用でき，多職種連携の共通ツールとなる．

①における各手順について，具体的な支援内容を示した表がつく．「① 療養者の基本情報の収集」では，②に示したフェイスシートを用いることで，過不足ない情報収集が可能となる．

（難病患者在宅人工呼吸器導入時における退院調整・地域連携ノート[2]より）

3 従来のALS症状以外の症状に対する対応とその困難点

部位	症状 内容	対応	困難・課題点
眼	眼乾燥・眩しさ 眼球運動による易疲労	室内の照明調整 点眼・ラップでの保護 テープで眼瞼挙上 他動的に瞬きをさせる 用件を何日間かにわけて聞く	その時々で状況が変化するため対応に苦慮
耳	滲出性中耳炎	通気・鼓膜切開 チュービング 補聴器の使用	通院が必要だが、適時的な通院が困難
循環器	血圧変動	降圧剤投与(推奨されない) 頭痛薬の投与	投与後の急降下
循環器	体温低下/調節困難	保温・室温調整・掛け物調整	抜本的解決に至らず (掛け物や湯たんぽ等での保温程度によって、急激に変動し、低温やけどの恐れもあり)
循環器	末梢冷感	保温・他動運動 手浴・足浴	
循環器	浮腫	水分出納調整	
口腔	口腔内トラブル (流涎、乾燥、舌のとびだし、咬舌など)	保湿剤の投与 唾液受けの工夫 口腔ケア(歯磨き・舌磨き) 歯科受診	(開口制限や巨舌化による)口腔ケア困難
消化器	ガス貯留	排ガス・浣腸	根本的解決に至らず
消化器	便秘	投薬・浣腸・坐剤	
消化器	血糖値の変動	投薬・カロリー制限	自覚症状の把握が困難で、異常発見が遅延 血糖値の変動に対し、インスリン投与量のその時々の調整が必要
消化器	胆石・胆嚢炎	投薬など	
肺	排痰困難	機械的咳嗽補助装置(MI-E)の利用	SpO_2の低下を伴わない場合もあり、貯留徴候がつかめない 長期療養者の場合、胸水貯留や圧損傷の懸念からMI-Eの使用を見合わせる場合もある
肺	肺炎・気管支炎	気道加湿や体位の工夫など 投薬など	
泌尿器	尿管結石	鎮痛剤投薬・破砕術	自覚症状の把握が困難
泌尿器	膀胱炎	投薬	水分量をあまり増加させられない
皮膚	発疹	投薬・皮膚軟膏処置 褥瘡処置(入院加療)	自覚的症状の把握が困難 自宅での処置の限界
皮膚	褥瘡		
皮膚	帯状疱疹		
皮膚	腫瘍疑い(精査をしない)		
その他	感染症状の繰り返し (肺・膀胱・膵臓など)	投薬など	自覚症状の把握が困難 炎症の焦点を絞りにくい
その他	慢性的な頭痛・吐き気	投薬(片頭痛薬・吐気止め) 水分量を減らしたら、改善傾向	自覚的症状の把握が困難

(中山優季ほか. 日本難病看護学会誌 2010[4] より一部追記)

を支える看護,日常生活を支える看護,自己実現を支える看護からの視点での関わりが参考になる[3].

症状コントロール──合併症・随伴症状への対応（3）

神経難病の場合,残念ながら進行性であり,維持・安定期においても症状

4 療養者の社会参加

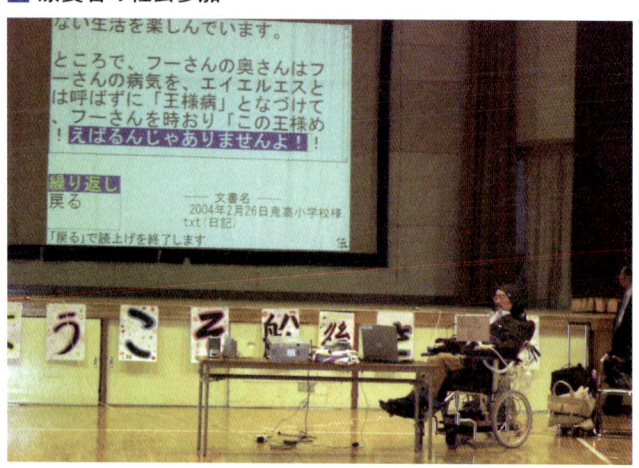

自らの体験を小学生に講演する．

の進行は避けられない．このため，生命維持を支える看護として，進行の程度や合併症・随伴症状の出現に留意した関わりが求められる．特に，筋萎縮性側索硬化症（amyotrophic lateral sclerosis：ALS）では，従来は陰性徴候として扱われていた眼球運動障害や膀胱直腸障害などが経過とともに出現しうることが明らかとなってきている．このほか3にあげるような症状が出現し，意思伝達障害を増長しうるため，注意深い観察が必要である[4]．症状が日々変わりないことを確認していないと早期発見には至らない．一方，出現している症状がすべて進行によるものとも言い切れない面もあり，疾患の進行による症状と廃用性による症状との見極めも重要であり，後者であれば改善の余地があることをあきらめずにアプローチできる．さらに，日常生活を支える看護としては，導入した医療処置の安全管理をはじめ，医療と生活が溶け込むような支援を目標とする．人工呼吸器では，トラブルシューティングなど，異常の早期発見と対応を，関わる関係者が共通認識をもって行えるよう，日頃からの共有や連絡体制を整えておく．

自己実現を支える看護

自己実現を支える看護では，体調の安定を前提に，交流や社会参加を可能とすることが支援目標となる．近年，多くの療養者が外出や人との交流等を楽しむ姿がみられている（小学生向けの講演をする患者；4）．人工呼吸器装着者など医療依存度の高い者が自由に外出を楽しむためには，安全な移乗方法の提供や外出時に起こりうるリスクを把握し，それを回避するための対策が求められる．

また，自己実現には意思伝達手段の確保が欠かせない．神経難病の場合，四肢の運動障害だけでなく，球麻痺症状から言語的な意思伝達手段を奪われ，また代替手段の維持にも多くの困難が伴う．日常的に接する機会の多い看護職が意思伝達の状況を把握し，現在の方法が維持できるか否か，次の手段の

導入を考えるべきかどうかなどの判断を行い，医師やリハビリテーション職との情報交換のうえ，次の手段の導入を同時並行的に行えるよう準備をしておくなどの調整が求められる．

また維持・安定期が長期化するとマンネリ化し，単調な日々に目標を見失う場合もある．このようなときに，SEIQoL-DW（Schedule for the Evaluating of Individual Quality of Life-Direct Weighting）5) などの面接法を用いて，患者の興味や大事にしていることを聴き，それに応じたケアを心がけることで，新たな目標や生きがいが見つかる場合もある．

> **point**
> 維持・安定期には目標を見失わないよう，主観的評価を大切にした関わりが必要

終末期

終末期は，死への直面期，および死後の残された家族へのビリーブメントケアも含む．終末期そのものは構成概念でもあり，「いつから」とはっきり区切れないところに特徴がある．また，医療処置を選択した場合としなかった場合では，その看護の特徴は異なる面が大きい．

長期療養者の終末期と看護

医療処置を選択した場合には，生命維持の危険を脱して，維持・安定期を経て終末期に至るわけであるが，前述したように「いつから」が区別しにくい．特に，人工呼吸器装着により生命予後が長期化している中では，維持期においても，合併症や随伴症状などにより，全身状態の変動をきたしながら徐々に進行する．

5 に気管切開下人工呼吸器療法（TPPV）を行った ALS 5 例の全経過中の合併症・随伴症状の出現経過を示す．5 例は全員男性で，発症年代は 30 代から 70 代で，上肢発症 3 名，下肢発症 2 名であった．全経過は，約 10 年から 34 年まで，TPPV 開始最短で 1 年 7 か月，最長で 6 年とさまざまな経過である．図中，Yes-No の伝達に困難を生じるような重度の意思伝達障害をきたした期間を別の色（—）で示した．経過中に，種々の合併症や随伴症状が出現することは明らかであるが，その出現傾向は，重度の意思伝達障害をきたす例のほうが種類も多く，繰り返して再燃する傾向がみられる．疾患自体の拡がりの可能性や意思伝達障害のため，異常の早期発見や自覚症状の程度の把握が困難になり，対応に苦慮することが多い．このため看護では，維持・安定期における症状観察や緩和に努め，生じる変化に対応する．在宅療養の場合，健康問題についての原因の探索に限界がある．しかし，検査入院を速やかに行える医療体制の充実にも地域差が大きい．療養の長期化による介護負担や家族の状況変化などをふまえ，後悔のない療養生活が送れるよう支援していく．維持・安定期の中で，生き抜くことを支え，残される家族や支援者がともに，やりきった気持ちをもてるような関わりがビリーブメントケアにつながるといえる．ビリーブメントケアにより，これまでの生活への肯定と喪失感からの立ち直り，経験を次世代に伝える活動へのつながりに期待がもてる．

5 ALS長期人工呼吸器療法者の経過と出現した症状

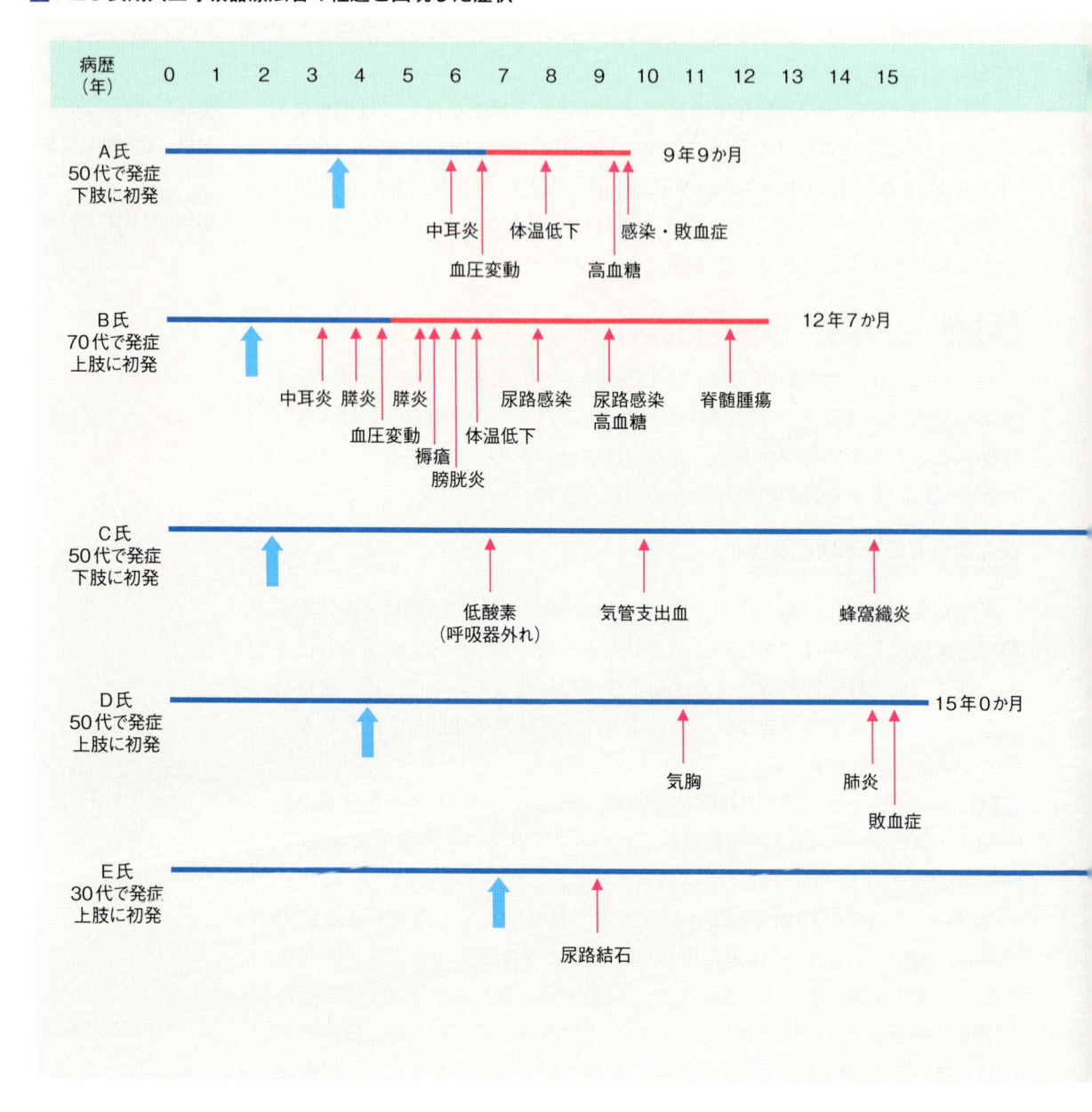

| 病歴(年) | 0 | 1 | 2 | 3 | 4 | 5 | 6 | 7 | 8 | 9 | 10 | 11 | 12 | 13 | 14 | 15 |

A氏 50代で発症 下肢に初発 —— 9年9か月
- 中耳炎
- 血圧変動
- 体温低下
- 感染・敗血症
- 高血糖

B氏 70代で発症 上肢に初発 —— 12年7か月
- 中耳炎
- 膵炎
- 血圧変動
- 膵炎
- 褥瘡
- 膀胱炎
- 体温低下
- 尿路感染
- 尿路感染 高血糖
- 脊髄腫瘍

C氏 50代で発症 下肢に初発
- 低酸素(呼吸器外れ)
- 気管支出血
- 蜂窩織炎

D氏 50代で発症 上肢に初発 —— 15年0か月
- 気胸
- 肺炎
- 敗血症

E氏 30代で発症 上肢に初発
- 尿路結石

医療処置を実施しない場合の終末期と看護

　医療処置を選択しない場合，呼吸や嚥下などの生命維持に影響する特定症状の悪化によって命の終焉をきたす．その間の症状に対する対応が重要となる． **6** に新井がまとめた医療処置を選択しなかったALS患者の終末期に生じた苦痛とその関連性を示す[6]．身体的・心理的・社会的な苦痛とそれらが互いに影響を及ぼしながらスピリチュアルな苦痛へと至る様相がみてとれる．呼吸苦に対し，呼吸状態の変化の観察に基づき，排痰ケア，栄養剤注入量の調整，安楽な体位や低圧持続吸引器の使用を試みる．疼痛に対し，体位

神経難病と看護

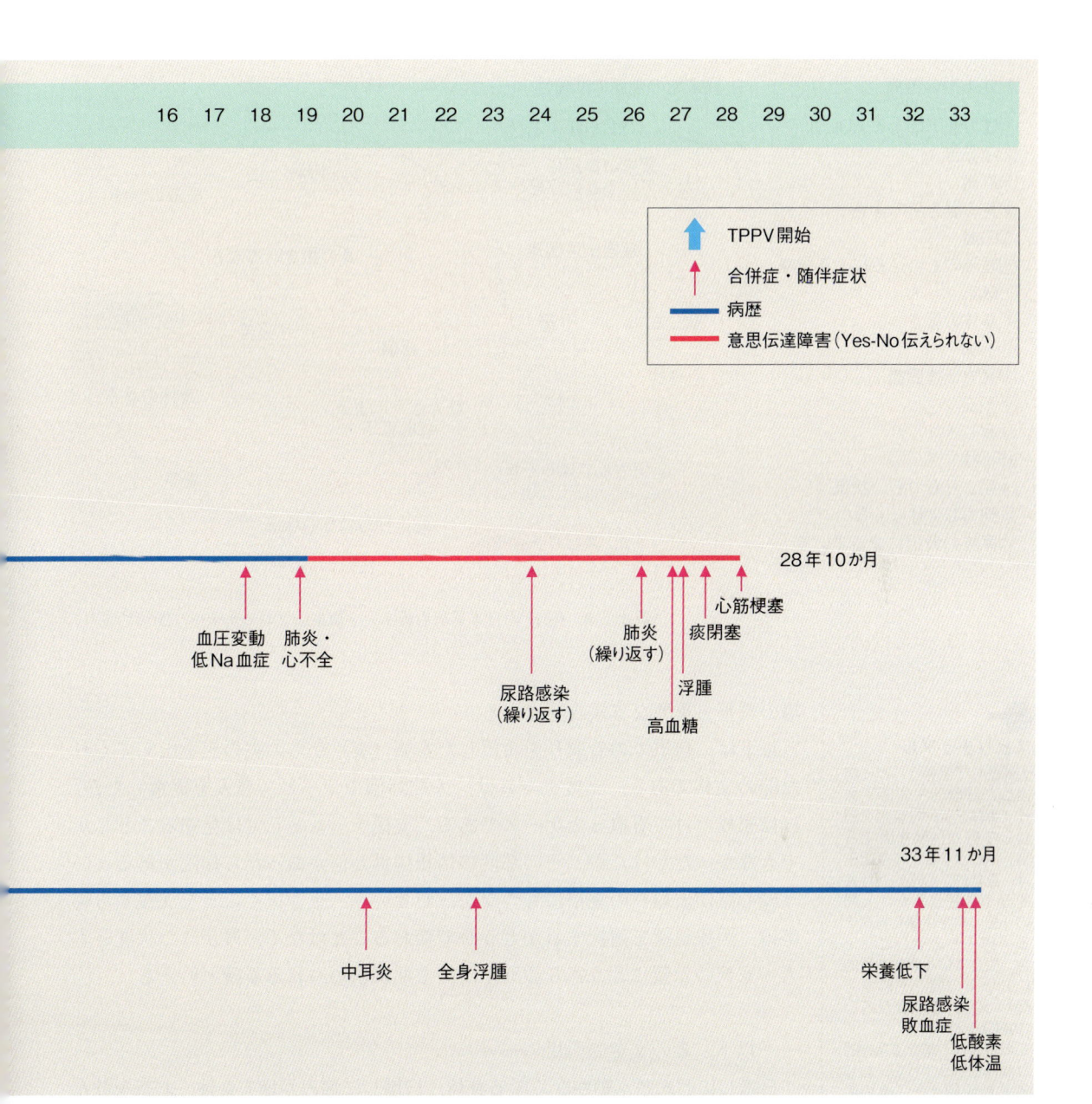

| 16 | 17 | 18 | 19 | 20 | 21 | 22 | 23 | 24 | 25 | 26 | 27 | 28 | 29 | 30 | 31 | 32 | 33 |

凡例：
- ↑（青）TPPV開始
- ↑（赤）合併症・随伴症状
- ━━（青）病歴
- ━━（赤）意思伝達障害（Yes-No伝えられない）

28年10か月

- 血圧変動・低Na血症
- 肺炎・心不全
- 尿路感染（繰り返す）
- 肺炎（繰り返す）
- 高血糖
- 浮腫
- 痰閉塞
- 心筋梗塞

33年11か月

- 中耳炎
- 全身浮腫
- 栄養低下
- 尿路感染・敗血症
- 低酸素・低体温

変換，体位調整，関節の他動運動やマッサージなどを行う．それぞれの苦痛に対し，医療・看護的なできる限りの苦痛緩和ケアを実践しているが，終末期特有の「身の置き所のない苦痛」や「死よりもつらい状況」について，効果的な対策が見出せないことがある．酸素やオピオイドの使用が効果を示す場合もあり，身体・心理・社会・スピリチュアルな苦痛の要因を把握しながら，その使用について医師へ情報提供を行っていく．

また，在宅療養の場合，苦しがる本人を前に見ていられなくなる家族も多い．特に，特定症状の苦痛は，医療処置により対応策があるだけに，それが選択されないことへのジレンマもある．最終末期をどこで迎えるか，療養の

6 医療処置を選択しない ALS 患者の終末期に生じた苦痛（A）とその関連性（B）

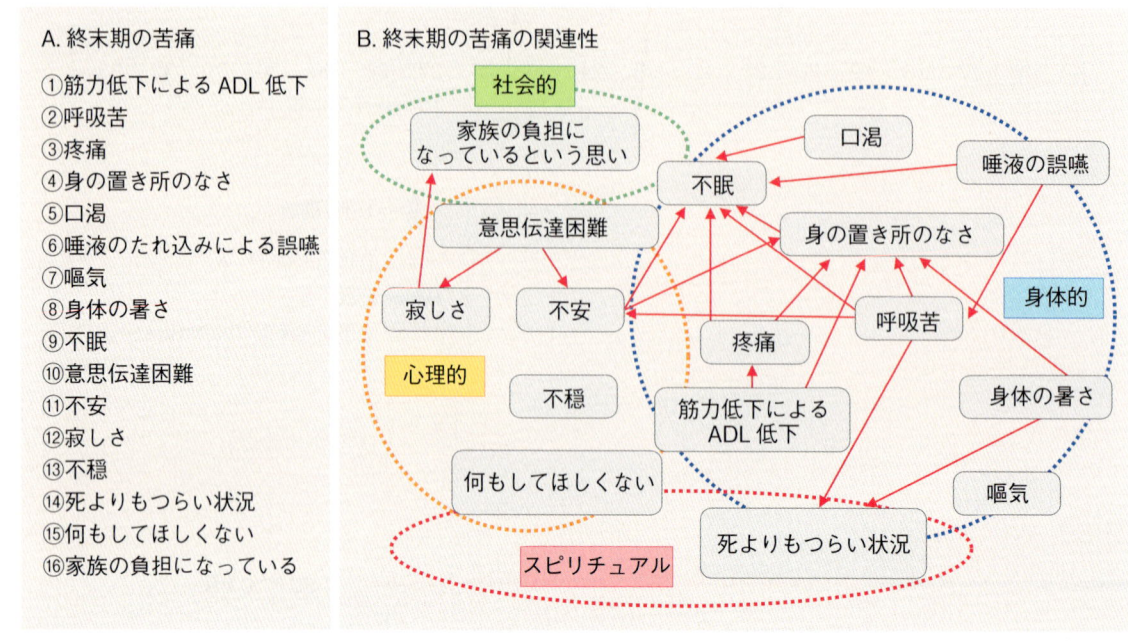

A. 終末期の苦痛

① 筋力低下による ADL 低下
② 呼吸苦
③ 疼痛
④ 身の置き所のなさ
⑤ 口渇
⑥ 唾液のたれ込みによる誤嚥
⑦ 嘔気
⑧ 身体の暑さ
⑨ 不眠
⑩ 意思伝達困難
⑪ 不安
⑫ 寂しさ
⑬ 不穏
⑭ 死よりもつらい状況
⑮ 何もしてほしくない
⑯ 家族の負担になっている

B. 終末期の苦痛の関連性

（社会的）家族の負担になっているという思い
（心理的）意思伝達困難／寂しさ／不安／不穏／何もしてほしくない
（スピリチュアル）
（身体的）口渇／唾液の誤嚥／不眠／身の置き所のなさ／疼痛／呼吸苦／筋力低下による ADL 低下／身体の暑さ／嘔気／死よりもつらい状況

（新井玉南．第17回日本難病看護学会学術集会プレセミナー，2012[6] より）

Memo

スピリチュアル

人間として生きることに関連した経験的一側面であり，身体感覚的な現象を超越して得た体験を表す言葉．スピリチュアルな因子は，身体的，心理的，社会的因子を包含した．人間の「生」の全体像を構成する一因子とみることができ，生きている意味や目的についての関心や懸念と関わっている場合が多い（WHO．1983）．
この苦痛は，単なる精神的な痛みというよりも，むしろそれを超えた"魂の叫び"，自己存在の根本的な意味や価値に関わる，より深いレベルの痛みととらえることができる．

場の調整も重要な支援課題である．

以下は，自宅での看取りを希望した家族（妻）からの夫の死を伝えてくれた際の文章である．支援チームは，入院評価やサービス導入を提案したが，ほぼ家族だけで看取ったケースである．支援チームとしては見守ることしかできなかったわけだが，その都度の情報提供と何かあったら病院があるという安心感が看取りの覚悟にもつながったという．生き抜くことを支援する姿勢は，医療処置を選択するかどうかで変わることはなく，置かれた状況と本人・家族の希望にどう寄り添うかが終末期に求められる看護といえる．

――以下，妻の文章の引用――

日増しにどんどん動かなくなる身体，日増しに痛みが増す身体，お茶を飲んでも詰まり，特に排便が一日の最大仕事みたいになりはじめ，下剤や浣腸と摘便と．病にかかると口から食べること，そして排便することの難しさを痛感致しました．

夕方，主人はまだ意識がある状態の時に借りていた酸素を計る機械で，しきりに酸素の量と脈拍を気にしていました．家族も主人が息を引き取るまで，酸素の数値を見ながら主人の弱っていく様子を見守っていました．最初の頃，最高に脈拍が上がり，物凄く歯をぎりぎりと噛み締め，歯が折れてしまうんではと思うくらい．苦しがってる姿，なにも出来ずにオロオロとみているだけでしたが，前持って心構えとして子供達に主人がどんな状態になっても，私達に出来ることは側に居て見守りをすること，と言い聞かせていましたので大きなパニックにもならず……

私達に出来ることは側に寄り添い耳元でお父さん側に居るからねと声かけ，子供達はお父さん大好きだよと声かけ．主人の左右の手は子供達にしっかりと握られて大丈夫，大丈夫とただ見守り，そんな中夜 10 時 45 分には，主人は息をしていませんでした．体力が無かったので力尽きて，最後は静かに事切れた感じでした．人が亡くなったらどうなるのかなんて知らない私共は，主人の脈拍を計ったり，胸で心臓の音を聞いたり，閉じているまぶたを開けたり閉めたりとそれぞれが最後の主人をいっぱい触っていました．本当に家族だけで朝まで主人に寄り添うことが出来ました．

　在宅介護で尊厳と自由が守られ，「できそこない家族」でしたがそれぞれが協力し合い主人の看取りが出来たことよかったと思っています．

（中山優季）

文献
1) 川村佐和子ほか．ALS 患者の療養生活支援パス．平成 14 年〜16 年度厚生労働省難治性疾患克服研究事業「特定疾患の生活の質（Quality of Life, QOL）の向上に資するケアの在り方に関する研究」班（主任研究者 中島 孝）．分担研究報告書．2005．
2) 東京都神経難病医療ネットワーク事業．難病患者在宅人工呼吸器導入時における退院調整・地域連携ノート．東京都医学総合研究所難病ケア看護研究室．2013．
http://nambyocare.jp/results/chikirenkei/chikirenkei.html
3) 中山優季．維持・安定期の看護．川村佐和子（監修），中山優季（編），ナーシングアプローチ，難病看護の基礎と実践―すべての看護の原点として．東京：桐書房；2014．
4) 中山優季ほか．意思伝達困難時期にある ALS 人工呼吸療養者における対応困難な症状とその対応に関する研究．日本難病看護学会誌 2010；14（3）：179-193．
5) 中島孝ほか．QOL 評価の新しい実践 日本語版 SEIQoL-DW．
http://seiqol.jp/
6) 新井玉南．演題「医療処置を選択しない方への看護」．第 17 回日本難病看護学会学術集会プレセミナー．2012．

神経難病の介護とケアマネジャー

> **Point**
> - 神経難病患者の在宅療養では，医療と介護が積極的に連携を強化する必要がある．
> - 在宅療養する神経難病のうち，筋萎縮性側索硬化症，パーキンソン病，進行性核上性麻痺，大脳皮質基底核変性症，脊髄小脳変性症，多系統萎縮症などは40歳から介護保険の対象となり，ケアマネジャーにより在宅療養における介護計画が作成される．
> - ケアマネジャーは在宅療養する神経難病の病態，治療について知り，ヘルパーが行う食事，口腔ケア，入浴・清潔，排泄など介護サービスの内容について知っている必要がある．

在宅療養する難病患者のうち，指定された疾患（**1**）は40歳から介護保険の対象となる[1]．神経難病では，筋萎縮性側索硬化症，パーキンソン病，進行性核上性麻痺，大脳基底核変性症，脊髄小脳変性症，多系統萎縮症などが含まれ，長期に在宅療養をする神経系疾患患者の多くが含まれる．もちろん，65歳を超えた患者では介護保険の利用が可能であり，介護支援専門員（以下，ケアマネジャー）が関与して在宅療養における介護計画を作成する．神経難病は希少であるため，個々のケアマネジャーが担当する可能性は他の疾患や高齢者と比較して低い．また，ケアマネジャーは必ずしも医療職であるわけでもない．したがって，ケアマネジャーが神経難病を理解しているとは限らず，担当を尻込みする場合もあると聞く[2]．一方，良い在宅療養構築にはケアマネジャーの関与が欠かせない時代となっている．ケアマネジャー

1 介護保険特定疾病

- がん*
- 関節リウマチ
- 筋萎縮性側索硬化症
- 後縦靱帯骨化症
- 骨折を伴う骨粗鬆症
- 初老期における認知症
- パーキンソン関連疾患（進行性核上性麻痺，大脳皮質基底核変性症およびパーキンソン病）
- 脊髄小脳変性症
- 脊柱管狭窄症
- 早老症
- 多系統萎縮症
- 糖尿病性腎症，糖尿病性網膜症および糖尿病性神経障害
- 脳血管疾患
- 閉塞性動脈硬化症
- 慢性閉塞性肺疾患
- 両側の膝関節または股関節に著しい変形を伴う変形性関節症

＊がんは，医師が医学的知見に基づき回復の見込みがないと判断した，いわゆる「末期がん」に限られる．

（難病情報センター．介護保険特定疾病[1] より）

2 主な神経難病が呈する症状

	構音障害	摂食障害	嚥下障害	呼吸障害	声帯麻痺	排尿障害
筋萎縮性側索硬化症	◎	◎	◎	◎	−	−
パーキンソン病	○	○	○	△	−	−
脊髄小脳変性症	○	◎	◎	△	○	○
多系統萎縮症	○	◎	◎	△	◎	◎

◎：必発，○：好発，△：症例によりみられる，−：例外的．

が神経難病を理解して良い個別介護計画作成に繋げられる方策を考えなければならない．

神経難病の介護を知る

神経難病を知ること

　ケアマネジャーは，医療に関係する職を経験した人ばかりではない．実務者研修のテキスト[3]を見ても，神経難病の疾患理解に関わる項目は見当たらない．多くの場合，ケアマネジャーは訪問ヘルパーを管理し難病患者の介護を構築する．したがって，ヘルパーが神経難病患者にどのような介護サービスを提供するのかを知っておく必要がある．神経難病で介護保険給付を利用する患者は，一般の高齢者とは異なり進行性で根本治療が難しい原疾患と，それに付随する合併症や廃用性機能障害等を持ち合わせており身体状況と精神状態が複雑であることが多い．以下に，在宅療養する可能性の高いいくつかの神経難病について，ケアマネジャーが知っておくべき病態・治療などについて述べる．また，2に神経難病が呈する症状を整理する．

■筋萎縮性側索硬化症

　随意運動に関連する上位運動ニューロンと下位運動ニューロンの双方が障害されることが病態の根本にある．全身に広くある骨格筋が徐々に侵され，筋萎縮と筋力低下を示す．四肢や体幹筋のみならず構音・嚥下，呼吸に関連する筋も障害されるため，掴む，持ち上げる等の上肢機能，立位，歩行等の下肢機能に加え，しゃべること，飲み込むこと，呼吸することに支障を来す．進行は早く，月単位で症状が加わることが多い．

　日常生活動作は全介助となる．在宅療養が開始されるのはこの時期である．やがて，栄養維持のために胃瘻を作成し，呼吸困難のために人工呼吸器や排痰補助装置等いくつかの医療機器を使って在宅療養する患者もいる．もちろん，これらの医療処置をよしとせず在宅療養を継続し終末期を迎えることもある．医療処置，特に人工呼吸器を装着するかは患者にとっても家族にとっても難しい判断であり，意思決定を支援する局面が必ず訪れる．医療職だけでなく介護・福祉職も支援を心がける必要が生じる場合がある．

■パーキンソン病

　脳内のドパミン神経の変性により，基底核の運動機能に障害が発生する．

手指の静止時振戦，動きが遅くかつ少なくなる無動・寡動，関節運動時に抵抗を感じる筋強剛，崩れた姿勢を回復するのが困難になる姿勢反射障害が主な症状である．レボドパ，ドパミン受容体刺激薬，ドパミン代謝阻害薬などの薬物療法が一定の効果をあげる[4]が，長い時間をかけて薬効が乏しくなり全身の筋緊張が強く動けなくなっていく．構音や嚥下も十分できないため言葉でのコミュニケーションが不自由で，食事もできなくなることがある．胃瘻造設も行われる．呼吸筋力は強く障害されないので人工呼吸器を使用することは少ないが，気道の確保が困難となり気管切開をすることがある．また，自律神経障害として頑固な便秘が起こったり，排尿障害のために留置カテーテルを挿入して管理することが多い．パーキンソン関連疾患である進行性核上性麻痺や大脳基底核変性症においても共通する病態がある．

■脊髄小脳変性症

　脊髄小脳変性症は，多くが遺伝性疾患である．優性遺伝する脊髄小脳失調症（spinocerebellar ataxia：SCA）はSCA1から順番に番号が振られている．その中で日本にはSCA3とSCA6が多いことが知られている．その他に劣性遺伝の疾患がある．SCA3は小脳の障害により運動がうまくできない運動失調（小脳失調），脳幹から基底核の障害によるパーキンソン病と同様の症状が主たる運動障害である．構音・嚥下の障害もみられる．自律神経障害として排尿障害や立ちくらみを症状とする起立性低血圧がみられることがある．なお，SCA6は小脳失調だけがみられる．この疾患では運動障害のため通院困難となり在宅療養となる．

■多系統萎縮症

　明らかな遺伝性がない疾患で，脊髄小脳失調症に似て小脳失調とパーキンソン症状と自律神経障害の3つが主症状である．在宅療養を考えるほど進行するとパーキンソン症状が目立つため，パーキンソン病と同様に寝たきり全介助となることが多い．また，自律神経障害のため，留置カテーテルでの排尿となり，嚥下障害のため胃瘻造設での栄養管理が必要となる場合が多い．声帯麻痺が起こることもあり，急な呼吸障害増悪を招く．気管切開での気道の確保と排痰を中心とした呼吸ケアを必要とするようになる．また，褥瘡に注意が必要である．

神経難病患者が必要とする介護行為

　ヘルパーは生活支援としての介護を実施する．神経難病患者では，上に述べた疾患や病態の特徴から，介護をする際に特に注意することがいくつかある．

■食事

　高齢者の在宅療養でも食事形態の考慮や誤嚥の注意をしなければならないが，神経難病では摂食・嚥下に進行性の問題を生じる．加えて，上肢筋力低下や運動障害により，頭頸部と体幹の保持困難，食事動作の障害等も加わる．疾患により，摂食・嚥下の障害が口腔相であったり咽頭相であったりするこ

> **point**
> 神経難病患者に必要な介護
> ・食事
> ・口腔ケア
> ・入浴／清潔
> ・排泄

とも意識しなければならない.

■口腔ケア

神経難病患者では開口障害が起ることがある．筋萎縮性側索硬化症（amyotrophic lateral sclerosis：ALS）では開口筋群の筋力低下によるが，パーキンソン病や多系統萎縮症等では，筋緊張が亢進していることに起因する．また，経口的に食事をしなくなると，開口筋群や咬筋の廃用につれて生じる顎関節の拘縮も加わる．口腔ケアは肺感染症の予防にも役立つ．

■入浴と清潔

神経難病の在宅入浴で，注意すべきは気管切開と胃瘻造設状態での入浴や清潔維持であろう．これに人工呼吸器装着の条件も加わることがある．多くの場合，訪問看護師と協働して入浴が行われ，ヘルパーだけでの入浴はしないと考えられる．胃瘻に関してはそれほど特殊性がないが，気管切開孔への注意をおこたると死に直結する事態も考えられる．次に，関節拘縮を来している患者の清潔保持に際し，関節可動域が狭まっているために十分に関節を伸展できないこともある．しかし，無理な関節伸展は骨折に至る可能性もあり要注意である．

■排泄

排尿障害は，自律神経症状を呈する多系統萎縮症や脊髄小脳失調症では必発である．またパーキンソン病でもよくみられる．これは，神経因性膀胱である．初期には頻尿を呈するが，後に残尿をきたす低緊張性膀胱となる．尿意を示さない場合も多々あるので，時間をみての排尿が必要となる．また，自分での排尿ができなくなると導尿をしなければならなくなり，最終的にはバルーンカテーテルを挿入して留置する状態となることが多い．便秘はADL（activities of daily living）が低下してベッド上生活になることや生活習慣・食事によって左右される．神経難病では，自律神経症状として考えられることもある．

医療的ケア

「介護サービスの基盤強化のための介護保険法等の一部を改正する法律（平成23年法律第72号）」の施行により，2012（平成24）年から一定の条件を満たすことによりヘルパー等介護従事者が喀痰吸引や経管栄養等の一部の医療的行為に従事できるようになった．条件の一つとして研修終了がある．喀痰吸引等研修には，第一号，第二号，第三号研修の3種類がある（**3**）[5]．

第一号研修は不特定多数の者に「喀痰吸引（口腔内・鼻腔内・気管カニューレ内部）」「経管栄養（胃瘻・腸瘻・経鼻）」を可能とする研修で，第二号研修は不特定多数の者に「喀痰吸引（口腔内・鼻腔内）」「経管栄養（胃瘻・腸瘻）」が可能となる．

第三号研修は特定の利用者〔筋萎縮性側索硬化症（ALS）又はこれに類似する神経・筋疾患，筋ジストロフィー，高位頸髄損傷，遷延性意識障害，重症心身障害等を患っている療養患者や障害者〕に対してのみの「喀痰吸引」「経

> **point**
> ヘルパー等が行う医療ケア
> ・喀痰吸引
> ・経管栄養

3 喀痰吸引等研修の種類

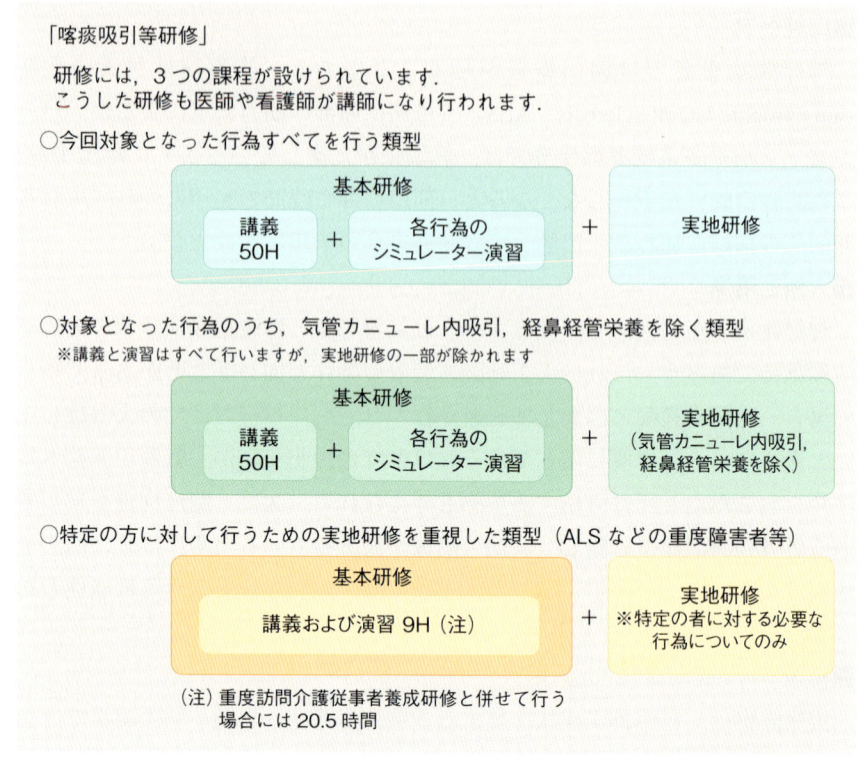

「喀痰吸引等研修」
研修には，3つの課程が設けられています．
こうした研修も医師や看護師が講師になり行われます．

○今回対象となった行為すべてを行う類型

基本研修	
講義 50H ＋ 各行為のシミュレーター演習	＋ 実地研修

○対象となった行為のうち，気管カニューレ内吸引，経鼻経管栄養を除く類型
※講義と演習はすべて行いますが，実地研修の一部が除かれます

基本研修	
講義 50H ＋ 各行為のシミュレーター演習	＋ 実地研修（気管カニューレ内吸引，経鼻経管栄養を除く）

○特定の方に対して行うための実地研修を重視した類型（ALSなどの重度障害者等）

基本研修	
講義および演習 9H（注）	＋ 実地研修 ※特定の者に対する必要な行為についてのみ

（注）重度訪問介護従事者養成研修と併せて行う場合には20.5時間

（厚生労働省資料[5]より）

管栄養」が可能となるものである．

これらの医療的行為に実際に従事するためには，個人の研修が終了し都道府県から認定証を受け取るとともに，就業する施設や訪問介護事業者が登録特定行為事業者（平成24年度〜）か登録喀痰等吸引事業者（平成27年度〜）でなければならない．

神経難病では気管内吸引のニーズがあり，これらの医療的行為が在宅療養で実施される場合が多いため，第一号研修か第三号研修終了者を必要とする患者が多い．また，今回の法律制定以前からALSに対する介護従事者の吸引が認められていたことや研修時間が短く費用も少ないこともあり，神経難病では第三号研修終了によって医療的行為に従事する場合があるため，第三号研修者用のテキストもある[5]．

第三号研修は，9時間の講義と特定の患者についての実地研修が必要とされる．対象となる疾患の重症度が高いこと，神経難病では患者と介護従事者の関係を密に構築する必要性が高いなど注意すべき点がある．

■喀痰吸引（特に気管カニューレ内吸引）について

神経難病の在宅療養で最も問題となるのが喀痰吸引である．個別の患者に吸引行為を行うための研修は第三号研修であるが，この研修では，咽頭・喉頭・気管等の解剖学的知識とともに，清潔管理，吸引手技，トラブルシューティング等を体系的に学び，実習を経て医師や看護師が手技を確認することになっている．

この研修を経て認定証を手にしたヘルパーは在宅療養を継続する患者・家族にとって強力な味方であると思われる．しかし，喀痰吸引を必要とするALS等の患者の重症度の高さなどから，なかなか神経難病で吸引行為をする研修終了者が増えないのも事実である．吸引は気道を浄化するための重要な手法であり，肺炎の防止や生命の維持になくてはならない医療行為でもある．在宅療養を希望するが人的資源を十分確保できない難病患者もおり，ヘルパーの吸引が必要とされる事例は沢山ある．

■**経管栄養について**

　第三号研修では経管栄養についても勉強する．主に胃瘻からの注入を念頭において経管栄養剤の種類，注入の方法，注意点等である．また，経鼻胃管からの注入については，胃まで経管栄養チューブが届いているかに注意することや変化に気づいたり判断に困った場合には看護師に連絡することも教育する．

終末期のケア

　神経難病においても，在宅で終末を迎えることがある．この時期の在宅療養での問題は医療職が対処することが多い．たとえば栄養の維持であり，呼吸補助であり，苦痛緩和の薬物療法などである．現代社会では，いかに患者が尊厳をもって終末を迎えるか，この時期の苦痛を緩和できるかなど患者に対する配慮が必要である．それとともに，長く療養を支えた家族への視線も忘れてはならない．

神経難病患者におけるケアマネジャーの役割

介護保険の意義

　介護保険では，基本的に高齢者の生活のお世話をすることを超えて，高齢者の自立を支援することが理念である．これを神経難病患者にそのまま当てはめることには困難がある．神経難病患者は病状が進行するため，医療処置や対症的治療が欠かせない．生活支援としての介護は経過につれて増加することはあっても減ることはない．患者の生活の自立はままならない．したがって，疾患と共生する人生の維持を医療と連携して支援することが最大の目的となると思われる．介護保険サービスを計画するケアマネジャーは，このことを念頭に個別支援計画を考えることとなる．

医療との連携

　神経難病の在宅療養に関連した医療は，家庭医と専門医の連携，医師と訪問看護師の連携，訪問看護師と介護従事者の連携が軸となるが，その他にもリハビリテーション療法士，臨床工学技士，薬剤師そして行政，特に保健師が関わる．ケアマネジャーは介護保険での居宅サービスについて個別支援計画を作成し介護保険事業者と連携してサービスを提供する体制を構築する．

172　IV. 神経難病の看護・介護

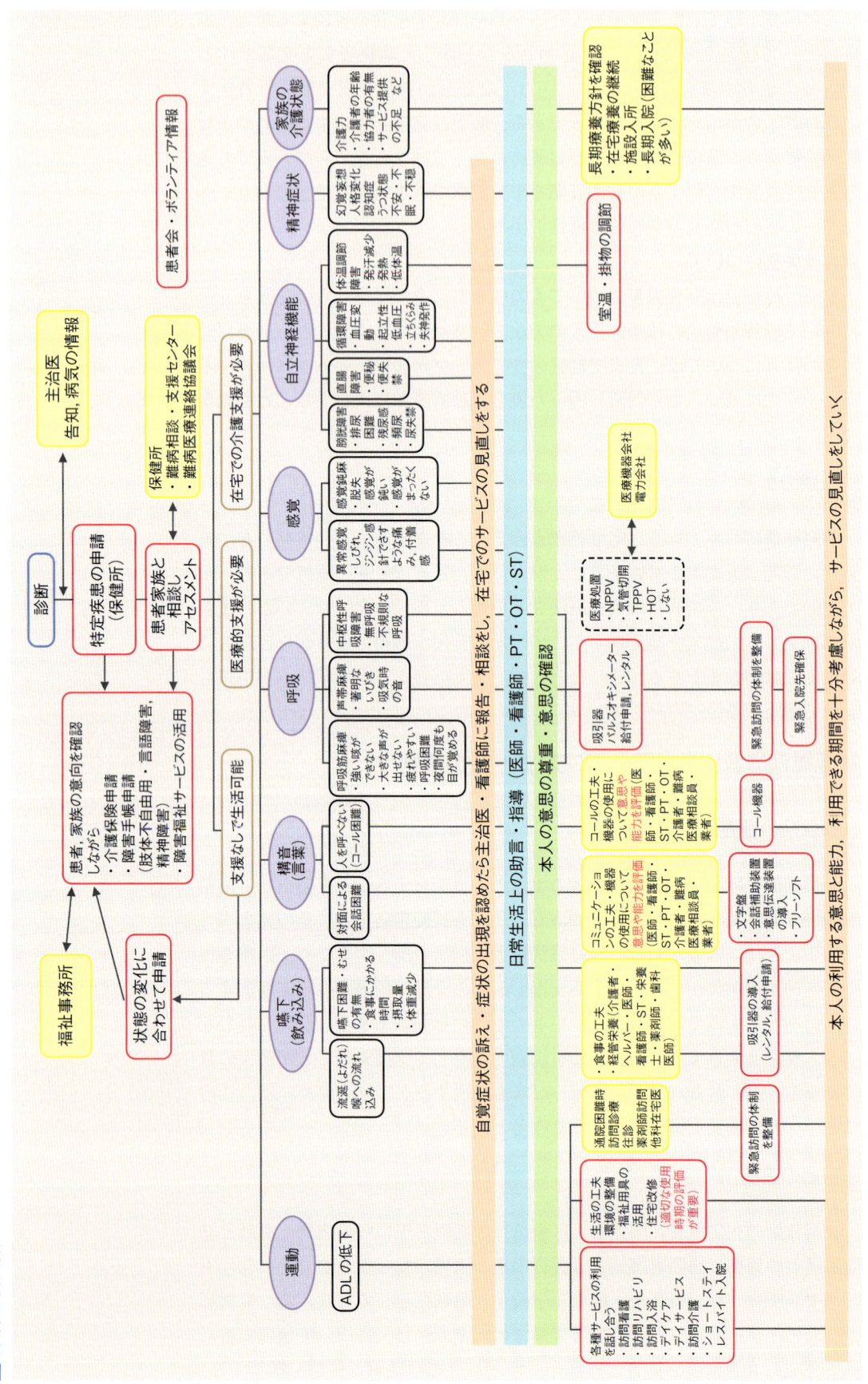

4 難病患者支援フローチャート

（難波玲子ほか．地域連携の強化―難病患者支援のためのフローチャート，平成26年[7]より）

神経難病では医療保険での訪問看護との連携の元に合理的な時間配分を計画する．この経過を通じて，介護従事者が医療面で困難を感じた場合，訪問看護師に連絡し患者に不利益が生じないように配慮する必要がある．

現実には，神経難病患者の在宅療養を継続するために，患者を取り巻く関係者チームのうち患者・家族との関係によって，医療と介護と福祉に目配りするキーパーソンがチーム内に自然発生的に生まれることが多い．それは，訪問看護師である場合もあるが，往々にしてケアマネジャーが務めることもある．その場合，介護保険だけでなく広く制度を理解しつつ，特に医療との連携を密にするよう努力が必要になる．

どのようなときにどこと連携するか

現場で神経難病患者を担当しているケアマネジャーや介護従事者の方々には，少なからず医療者とのつきあい方に戸惑う経験があると思われる．一般の高齢者と異なり，神経難病患者は病状が変化したり医療処置などの必要性を感じる場面に遭遇したりする可能性が高い．つまり，医療と介護の連携が必要となる．この連携はおそらく患者をともに担当する訪問看護師とケアマネジャーの連携で解決できることが多いと考えられる．全国的な調査等に基づく連携フローチャートなどの作成は今後の課題であるが，これまでに岡山県におけるアンケート調査などから地域に即した介護職やケアマネジャーが医療に連携するポイントを示した報告がなされている[6]．

報告されたフローチャート（**4**）では，医療的支援が必要で在宅での介護支援が必要な患者において，運動，嚥下（飲み込み），構音（言葉），呼吸，感覚，自律神経機能，精神症状，家族の介護状態の8つの側面のそれぞれで具体的な問題等から医療や看護との連携先と連携内容を記載してある[7]．また，岡山県におけるケアマネジャー研修で，半数以上のケアマネジャーから使用可能との感想が得られたので，今後の神経難病における医療・介護連携の資料となるものと思われる．

まとめ

神経難病患者の在宅療養は，医療のみならず介護や福祉の制度を利用しなければ成り立たない．介護の最前線には介護福祉士や初任者研修を終えた介護士等がいる．それぞれの患者の生活状況に合わせた個別介護計画を作成するケアマネジャーは，介護のコントロールタワーとしての役割が期待される．通常の介護保険利用者と比べ，神経難病患者は年齢が若い場合もあり，医療依存度が桁違いであって，医療機器を使用したり，医療処置が必須で生命維持に直結したりもする．医療と介護がそれぞれの領域を守りながら，積極的に連携を強化しないと神経難病患者が社会の中で生きていくことが叶わない．医療・介護・福祉連携の凝集がここにある．

（小森哲夫）

文献

1) 難病情報センター. 介護保険特定疾病.
   http://www.nanbyou.or.jp/entry/1748
2) 厚生労働科学研究費補助金難治性疾患等政策研究事業「難病患者への支援体制に関する研究」班（研究代表者 西澤正豊）. 平成26年度分担研究. 難病介護の役割. 東京都北区ケアマネジャーよりヒアリングの内容より.
3) 介護支援専門員実務研修テキスト作成委員会（編）.〔五訂〕介護支援専門員実務研修テキスト. 東京：長寿社会開発センター；平成24年.
4) 難病情報センター. パーキンソン病関連疾患（3）パーキンソン病（公費対象）.
   http://www.nanbyou.or.jp/entry/169
5) 厚生労働省資料.
   http://www.mhlw.go.jp/seisakunitsuite/bunya/hukushi_kaigo/seikatsuhogo/tannokyuuin/dl/1-1-6.pdf
6) 川田明広（編）. 第三号研修（特定の者対象）のための喀痰吸引等研修テキスト—喀痰吸引・経管栄養注入方法の知識と技術. 東京：中央法規出版；2013.
7) 難波玲子ほか. 地域連携の強化—難病患者支援のためのフローチャート. 厚生労働科学研究費補助金難治性疾患等克服研究事業「希少性難治性疾患患者に関する医療の向上及び患者支援のあり方に関する研究」（研究代表者 西澤正豊）. 平成25年度総括・分担研究報告書. 平成26年3月. pp.82-84.

IV. 神経難病の看護・介護
在宅における医療行為と難病ヘルパー

Point
- 通院困難となり在宅療養を余儀なくされる神経難病において，在宅で実施される医療行為は多岐にわたる．
- 在宅における医療行為として，呼吸の管理，気道の浄化，栄養の管理，胃瘻の管理，感染対策，排尿の管理，排便の管理，皮膚状態の管理などがある．
- 医療行為の一部である喀痰吸引が可能なヘルパーへの期待が高まっている．
- 医療資源に乏しい在宅という環境において，どのように安全に医療行為をするか，医療と介護の連携のなかでヘルパーができることは何か，は大きな問題である．
- そのための研修・練習を積むことが大切であり，その体系化が望まれる．

神経難病は発症からの進行性経過の中で通院困難になり在宅療養を余儀なくされることが多い．さらに，早期から身体の自由を奪われ日常生活動作（activities of daily living：ADL）が低下する病態があり，加えて生命に直結する呼吸，循環，摂食，嚥下・栄養などの障害に伴い高度な医療行為を継続しながら在宅療養することになるという特殊性も持ち合わせている．そこに関わる介護職員（以下，ヘルパー）は，看護師・リハビリテーションスタッフ・保健師・ケアマネジャー，さらには医師とも連携を取りながら変化する病状を理解しつつ介護するという高度な仕事を要求されている．そこで，在宅での医療行為を整理し，それらに適合していくヘルパーの仕事について記述する．

神経難病患者の在宅療養における医療行為

在宅療養の対象となることが多い神経難病について，以下に述べる在宅における医療行為を **1** にまとめた．

呼吸の管理

神経難病では，呼吸不全のために人工呼吸器を装着して在宅療養を開始する場合が多くみられる．最も多い疾患は筋萎縮性側索硬化症（amyotrophic lateral sclerosis：ALS）であるが，多系統萎縮症やパーキンソン病での利用もみられる．また，今後の指定難病選定の推移によっては，デュシェンヌ（Duchenne）型や顔面肩甲上腕型などの筋ジストロフィーの患者も神経難病の在宅療養に含まれるようになる．人工呼吸器には，マスクや鼻プラグやマウスピースを使って換気する非侵襲的陽圧換気療法（noninvasive positive pressure ventilation：NPPV）[1] と気管切開後に気管カニューレを通して換気する侵襲的陽圧換気療法（tracheostomy positive pressure ventilation：TPPV）が

1 神経難病患者の在宅療養における医療行為

- 呼吸管理
- 気道浄化
- 栄養管理
- 胃瘻管理
- 感染対策
- 排尿管理
- 排便管理
- 皮膚状態管理

2 在宅で使われる人工呼吸器

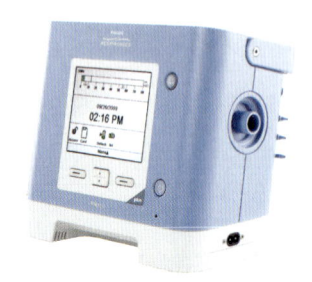

トリロジー 200 plus
(フィリップス・レスピロニクス)

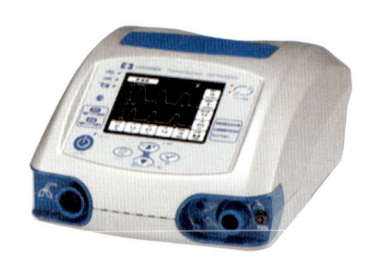

Puritan Bennett™ 560 ベンチレータ
(コヴィディエン ジャパン)

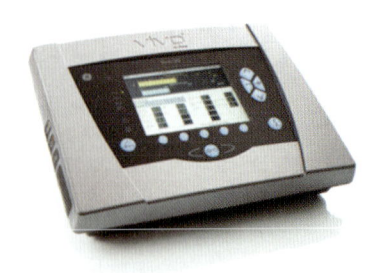

スマートベンチレータ ViVO 50
(チェスト)

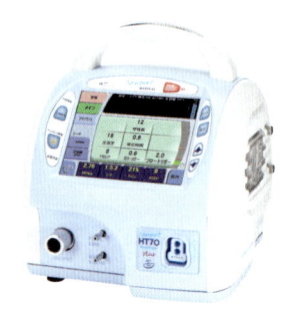

Newport™ HT70 Plus ベンチレータ
(コヴィディエン ジャパン)

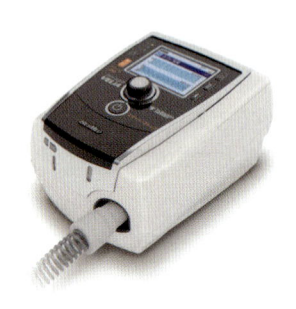

クリーンエア VELIA
(フクダ電子)

多くの機種は NPPV でも TPPV でも使用可能である．回路に在宅酸素発生器からの酸素を取り込むこともできる．

*1
本巻 IV．「在宅呼吸器療法とケア」(p.181-186) も参照．

ある*1．

　どちらの換気療法にしても，在宅においては比較的簡便な人工呼吸器を使用する場合が多い．メーカー各社の製品の一部を 2 に示す．これらは特別の医療ガス配管を必要とせず，電源を入れれば作動する．在宅酸素発生器と併用して酸素を投与することも可能である．ほとんどの機器では，内部バッテリーと外部バッテリーを使用することができるとともに，車のシガーライターからの電源供給など多彩な電源供給経路をもっている．神経難病では，人工呼吸器を 24 時間使用し，生命維持に直結する場合が多く，多彩な電源供給ができることが在宅人工呼吸器の必須条件である．

　2012（平成 24）年の診療報酬改定で，医師が在宅人工呼吸器をレンタルして患者に貸出する場合の診療報酬が増額され，メーカーに人工呼吸器にバッテリーを付けて貸出するよう指示することができるようになった．バッテリーの家庭での置き場所については，ヘルパーも把握しておく必要がある．

気道の浄化

　呼吸管理の一部ではあるが，気道浄化は神経難病の呼吸管理において重要である．在宅における気道浄化は，訪問リハビリテーションや訪問看護スタッフのみならず家族の力を借りることにより，ようやく十分な効果を担保できる医療行為である．人工呼吸器を装着していない時期から用手的呼吸介助法を用いて喀痰排出を促進することが大切であり，これは家族にもできるた

3 在宅で用いられる人工呼吸器療法に関連する機器

A. 排痰補助装置

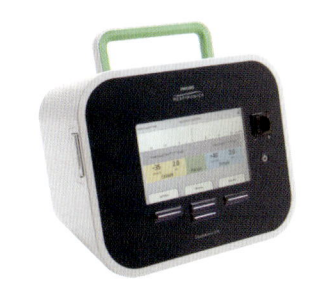

カフアシスト E70
（フィリップス・レスピロニクス）

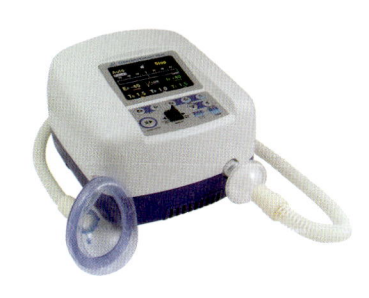

COMFORT COUGH plus
（パシフィックメディコ）

B. 高頻度間欠的陽圧換気装置

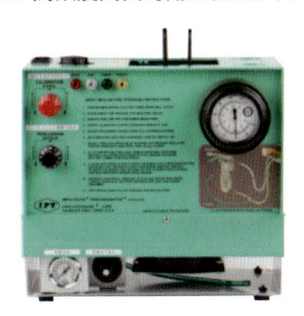

インパルセーター
（パーカッショネア・ジャパン）

C. 陽・陰圧体外式人工呼吸器

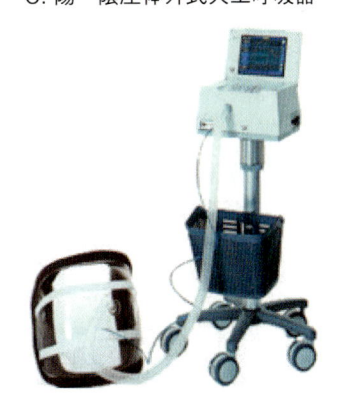

RTX レスピレータ
（アイ・エム・アイ）

め，在宅において医療スタッフから具体的な家族指導をするのがよい．NPPV や TPPV など人工換気を開始すれば保険診療で喀痰排出装置（3）を使用することも可能である．機器による喀痰排出と用手的呼吸介助法を組み合わせることで最大の呼気流量を確保し，強い喀痰排出効果を得ることができる．ただ，疾患や病態によって NPPV や TPPV を施行する割合に差があることも事実である．これに，喀痰吸引手技を加えて，気道浄化を図り換気を容易にするだけでなく呼吸器感染の機会を減じることが，長期に安定した在宅療養を継続するために必要となる．

栄養の管理

神経難病で在宅療養をする患者の大半が，摂食嚥下障害により経口摂取が困難である．経鼻胃管の挿入か胃瘻を造設しての栄養管理が必要となる．近年は，後述の胃瘻造設を経て継続的で安定した栄養管理を行うことが大半である．経管栄養食は栄養摂取に使われるが，医薬品として認可された製品と食品として認可された製品があり，それぞれバラエティーに富んでいる．その一部を 4 にあげる．

胃瘻の管理

在宅療養を開始するときには胃瘻を造設している場合が大半を占める．胃瘻にはバンパー型もしくはバルーン型のボタンやチューブが使われる（5）．どちらを使うかは患者により，療養環境により異なる．バンパー型は 4〜6 か月で交換するが，交換時の挿入確認を慎重にする必要があり，医師より入

4 濃厚流動食と経腸栄養剤

食品と医薬品に分類される製品があるが,組成などに差はない.食品として分類される製品は濃厚流動食であり,半固形化栄養剤(A)や半消化態栄養剤(B)がある.医薬品として分類される製品は経腸栄養剤(C)である.

A. 半固形化栄養剤

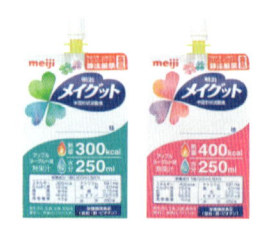

メイグット(明治)

B. 半消化態栄養剤

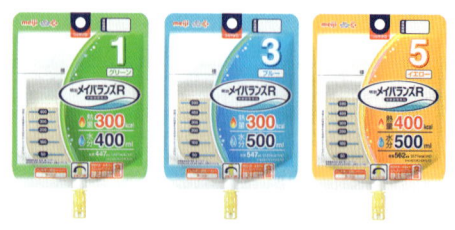

メイバランスR(明治)

C. 経腸栄養剤

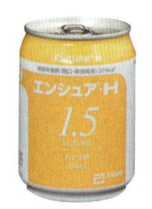

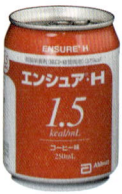

エンシュア・H(アボット ジャパン)

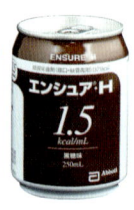

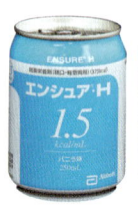

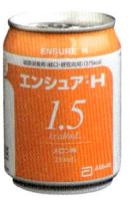

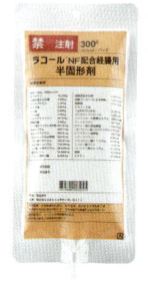

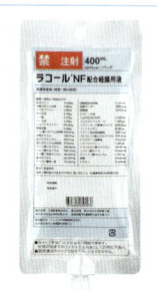

ラコールNF配合経腸用半固形剤/
ラコールNF配合経腸用液
(大塚製薬工場)

院での交換を薦められることも多い.在宅療養の定期的見直しや家族の休養,病態の定期チェックとともに入院での交換を実施する場合がある.バンパー型は自然抜去の可能性が低く,安定して使用できることが利点である.バルーン型は,注射用蒸留水等でバルーンを膨らませて固定するため1〜2週ごとの交換を必要とするが,交換自体は容易である.反面,バルーンの破損等により固定が不安定となり,バンパー型と比して自然抜去するリスクが高い.

感染対策

在宅環境での感染症は,主に誤嚥性肺炎と尿路感染症である.比較的限られた関係者との接触だけで療養できるため,インフルエンザ等への感染リスクを低減することは困難ではない.誤嚥性肺炎は口腔衛生と関連する[2]ということは常識となった.尿路感染は,カテーテル留置者で特に注意を要するが,交換時の清潔操作が必須である.また,排便処理時も注意を払う必要がある.

排尿の管理

多系統萎縮症をはじめ自律神経障害を示す神経変性疾患のみならず,長期臥床に伴いカテーテル留置を余儀なくされる神経難病患者も存在する.カテーテル留置状態になると抜去できる可能性は低いので,長期管理を念頭におくべきである.カテーテルが留置される前の在宅療養では,残尿を少なくするための用手圧迫法など看護・介護の手技が重要である.カテーテル留置後はカテーテルの誤抜去を防ぐこと,留置に伴う清潔な医療処置を通じて尿路

5 胃瘻ボタンの製品例

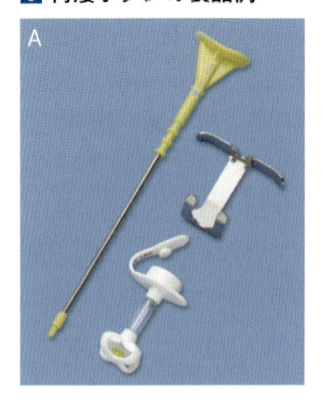

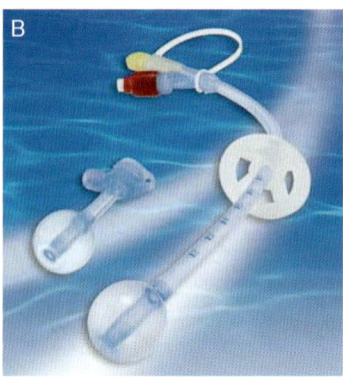

A：カンガルーボタン（日本コヴィディエン），B：GB 胃瘻バルーンカテーテル（ニプロ）．バンパー型（A）の挿入にはイントロデューサーが必要である．バルーン型（B）は注射用蒸留水等でバルーンを胃内で膨らませて固定する．

感染を予防することが必要となる．また，長期の留置により膀胱結石が確認されることもある．

排便の管理

自律神経障害としての便秘に加え臥床状態の継続，体幹筋特に腹筋群，さらに横隔膜の筋萎縮や筋力低下により腹圧が低下するための排便困難もみられる．緩下剤による薬物治療と経管栄養への繊維質追加，水分補給量確保などを駆使して状態を安定させる．

皮膚状態の管理

褥瘡が問題となる疾患は自律神経障害の顕著な多系統萎縮症，パーキンソン病等であるが，どの疾患においてもベッド上で全介助の状態では，皮膚の観察が欠かせない．加えて，気管切開孔や胃瘻周囲の肉芽や皮膚状態，瘻孔の状態にも常に目を向けるべきである．褥瘡はクッションによる皮膚圧迫の改善に加えて程度に応じて薬物治療や外科的治療が考えられるが，瘻孔についても清潔保持，軟膏等の塗布，さらに外科的な肉芽処置等を考慮する．

難病ヘルパー

都道府県単位で難病に関する介護従事者の研修として難病患者等ホームヘルパー養成研修が行われているが，難病ヘルパーという明らかな資格はない．ここでは，今後の期待される難病ヘルパーを考えたうえで，以下の2項目について述べる．

難病ヘルパーが神経難病について知っておくこと

現在，ヘルパーとして働くためには介護初任者研修を受講することが必要である．また，介護福祉士の国家資格もある．これらの研修に使用されるテキストを見ると，難病の病態に配慮した記載はみられていない[3]．したがって，難病に携わるヘルパーには特別に知っておくべき事項があると思われる．

まず，神経難病の進行性である．疾患にもよるが，在宅療養をする神経難

病患者はいずれの疾患においても進行性の経過をとる．患者のできる ADL がどんどん減っていく．今かろうじて室内歩行ができていても，1 か月後には困難になっていることもある．コミュニケーション方法も介入時に会話が可能であっても，顔面筋や球筋の障害により会話が困難となり文字盤やコミュニケーション機器が必要になったり，表情等から Yes / No だけを読み取ることができる状態に変化していく．したがって，介助方法は常に変化していくはずであり，それを意識しないと有効な介護ができなくなる．また，症状の変動についても理解が必要である．薬物療法による不随意運動があることも知っているとよい．

ヘルパーの吸引に関して

　神経難病で大きな問題となるのが，喀痰吸引である．平成 24 年から一定の研修を受けたヘルパーには口腔，鼻腔だけでなく気管カニューレ内の吸引が可能になった[4]．そのための研修は第一号研修または第三号研修である．第一号研修は不特定の患者に対する行為が可能であるが，第三号研修は特定の患者に対する行為が可能となる．これらの研修では，咽頭・喉頭・気管等の解剖学的知識とともに，清潔管理，吸引手技，トラブルシューティング等を体系的に学ぶことになっている．これらの研修を終了し申請することにより都道府県から認定証が発行される．認定証を有するヘルパーは在宅療養を継続する患者・家族にとって強力な味方であると思われる．しかし，研修の時間，費用等の問題もあり，またこれを必要とする患者の重症度の高さなどから，なかなか神経難病で吸引行為をする研修終了者が増えないのも事実である．

まとめ

　神経難病の在宅療養で実施される医療行為は多岐にわたる．一般的な高齢者の在宅療養と比して重症度が高く，高度な技術も必要とされる．また，医療行為の一端である吸引行為等が可能なヘルパーへの期待もクローズアップされている．在宅という医療資源に乏しい環境の中でどのように安全に医療行為を遂行するか，医療と介護の連携の中でヘルパーができることは何か，ということは大きな課題である．そして，そのための研修・練習をどのように体系化するかが問われている．

（小森哲夫）

文献

1) 厚生労働省難治性疾患克服研究事業「特定疾患患者の生活の質（QOL）の向上に関する研究」班．ALS における呼吸管理ガイドライン作成小委員会．筋萎縮性側索硬化症の包括的呼吸ケア指針―呼吸理学療法と非侵襲陽圧換気療法（NPPV）．平成 20 年．
2) 大類孝．誤嚥性肺炎の予防対策．難病と在宅ケア 2012；18：37-41．
3) 黒澤貞夫ほか（編）．介護職員等実務者研修(450 時間研修)テキスト．東京：中央法規出版；2014．
4) 厚生労働省．「平成 24 年 4 月から，介護職員等による喀痰吸引等（たんの吸引・経管栄養）についての制度がはじまります．」平成 23 年 11 月．
　http://www.mhlw.go.jp/seisakunitsuite/bunya/hukushi_kaigo/seikatsuhogo/tannokyuuin/dl/1-1-6.pdf

IV. 神経難病の看護・介護
在宅人工呼吸器療法とケア

> **Point**
> - 在宅人工呼吸器療法で用いる人工呼吸器の選択は，在宅で使用することを考慮して選択するとともに，災害時に対応できる機能やサービスの付加も考慮して選択する．
> - 人工呼吸器を用いながら嚥下する際には，吸気終末のタイミングで嚥下することが誤嚥の予防になる．
> - 人工呼吸器療法を行っている患者の気道ケアには，排痰補助機器や自動喀痰吸引装置の導入が有用である．

　神経筋疾患患者に対する人工呼吸器療法の導入は呼吸困難や誤嚥性肺炎，CO_2ナルコーシス，低酸素血症など呼吸状態の悪化に対する最終的な対応ではなくなっている．呼吸不全症状に対する効果を念頭に早めに導入することによって，呼吸不全の緩和や低酸素血症の治療のみならず呼吸筋力の低下を抑制し，病気全体の進行を抑制する効果が期待される．

　非侵襲的人工呼吸療法（NPPV）やカフアシスト®などの機械的排痰援助の導入により，気管切開による人工呼吸療法（TPPV）についても人工呼吸器療法の効果を実感しつつ治療法を納得し選べるようになっている．このように人工呼吸器療法は単なる延命治療ではなくなっており，生活の質を落とさないケアが重要であろう．本稿では，在宅人工呼吸器療法の実際に代えて筆者らが入院患者を対象として行っている取り組みを紹介するが，在宅で人工呼吸器療法を行っている患者でも活用できるものと考える．

本巻III.「呼吸管理と在宅人工呼吸器療法」（p.139-144）の項も参照

NPPV と TPPV

　人工呼吸器療法には非侵襲的陽圧換気療法（noninvasive positive pressure ventilation：NPPV）と気管切開下陽圧換気療法（tracheostomy positive pressure ventilation：TPPV）がある．NPPVは必要時のみ使用できる，会話・食事の制限が少ないなどの利点があり，TPPVに比べてQOL（quality of life）の面で優れている点が多い．しかし，NPPVは自発呼吸はあるが十分な換気が行えない場合の換気補助であり，強い嚥下障害や意識障害，分泌物過多で排出困難，強い鼻閉がある場合などでは禁忌あるいは慎重適応とされている．一般的にはNPPVで限界に達した際や急速に呼吸不全が増悪した場合に気管切開を考慮する．誤嚥性肺炎を繰り返す例では，むやみにNPPVを継続することで最終的に患者のQOLを下げてしまうことがあるので，患者の状態を十分に考慮した人工呼吸器療法の選択が必要である．

point
NPPVの禁忌
・強い嚥下障害
・意識障害
・分泌物排出困難
・強い鼻閉

1 嚥下指導前後での変化

	指導前	指導後
食事中のむせの回数	2.6 回	0.7 回
食事中の吸引回数	0.7 回	0.4 回
食事中の最低 SpO_2 値	95.3%	97%

1回の食事で観察されたむせの回数，吸引回数，および食事中の最低 SpO_2 値．
1日3食10日間，計30食での平均を示す．

在宅人工呼吸器の選択

　在宅で用いる人工呼吸器は外出や在宅に便利な携帯型が普及しているが，NPPV での使用のみが認可されている機種や NPPV と TPPV の両者での使用が認可されているが TPPV での使用が望ましい機種，および NPPV・TPPV 両用の機種がある[1]．NPPV・TPPV 両用の機種は高機能だが換気モードや設定パラメーターが多く，在宅での取り扱いが難しくなる．また，停電や災害時に備えたバッテリー内蔵の有無や車のシガーライターを利用した電源確保の有無，外部バッテリーの有無などが人工呼吸器の選定条件になる．

人工呼吸器療法を行っている患者への嚥下指導

　人工呼吸器療法を導入することで食事に伴う呼吸困難は軽減するが，嚥下に伴う呼吸運動が非生理的なものになるため誤嚥のリスクが高くなる．
　生理的に嚥下と呼吸のタイミングは誤嚥を予防するうえで重要な役割を果たしている．すなわち，嚥下は呼気相で生じるとともに喉頭蓋が気道の入り口を完全に閉じて呼吸が一時停止することで誤嚥を予防している[2]．
　しかし，神経・筋疾患では呼吸不全が進行すると呼吸を一時停止することが難しくなり，嚥下と呼吸のタイミングがずれてしまい，誤嚥する確率が高まる．また，嚥下時の喉頭挙上は喉頭閉鎖と食道入口部の開大を助けるが，筋力の低下に伴って喉頭挙上が不十分となり誤嚥しやすくなる．呼吸不全がさらに増悪すると NPPV や TPPV による呼吸管理が必要となるが，特に TPPV では気管切開し気管内にカニューレを挿入するため喉頭の挙上が制限され誤嚥しやすくなる[3]．
　筆者らは人工呼吸器療法を受けている入院中の患者を対象に人工呼吸器の作動状況と嚥下のタイミングを調査したところ，8名中4名が吸気時に嚥下していることがわかった．これらの患者では食事中にむせがあり，カフ上部の吸引チューブから食物残渣が吸引され，SpO_2 が低下するなど食事中の誤嚥が明らかだった．
　吸気時に嚥下しているこれらの患者を対象に吸気終末のタイミングで嚥下するように指導したところ，食事中のむせの回数は平均2.6回から0.7回に減少し，食事中の吸引回数も平均0.7回から0.4回に減った．また，食事中の最低 SpO_2 値は平均95.3%から97%に改善した（**1**）．このことから，吸

point
吸気終末で嚥下するよう指導することは誤嚥予防に有用

気終末のタイミングで嚥下するように指導することは誤嚥の予防に有用と考えられた.

　指導は患者がリラックスできる体位で行った. 一口量を口腔内に捕食して数回の咀嚼を促した後, 介助者は吸気終末で人工呼吸器の気道内圧が0であることを確認して「飲み込んでください」と声をかけて合図した. 声かけ以外にも肩を叩くなどして合図したが嚥下のタイミングが難しい場合があり, 患者の手を自身の胸にあてて吸気終末のタイミングを図ってもらうように指導したところ, 吸気終末に嚥下できるようになる例があった.

人工呼吸器療法を行っている患者の気道ケア

NPPV患者の気道ケア

　NPPVを安全に継続するためには上気道に唾液や痰, 食物残渣などが貯留しない確実な排痰手段の確保が重要である. 自力での排痰が不十分な場合, 徒手による呼気時の咳介助（胸腹部圧迫など）, 吸気時の咳介助（救急蘇生用バッグか従量式呼吸器を用いて強制吸気する）, 呼気と吸気の咳介助組み合わせ, および器械による排痰補助（mechanically assisted coughing：MAC）が行われる. 排痰補助に用いられる器械にはカフマシーン®やカフアシスト®があり, +40 cmH$_2$Oの陽圧から-40 cmH$_2$Oの陰圧に瞬時（0.1秒）にシフトすることにより生じる気道の流速が気道内分泌物を除去する補助として働く. 器械と徒手による呼気時の咳介助を併用するのも効果的である[4].

TPPV患者の気道ケア

　TPPVをしている患者にとって気管内喀痰吸引（用手吸引）は最も苦痛を伴う手技とされ, 致死的な合併症も報告されている. 吸引の必要性を確実に減らす方法として口腔・気道ケアがあり, 排痰ケアと口腔内の分泌物の調節が重要である[5].

■**排痰ケア**
　重力の力で痰を移動させる体位ドレナージ, 加湿や体内の水分バランスを調節して痰の粘性を調節する, 粘液線毛エスカレーターおよび咳の介助により痰を主気管支より手前に移動させることにより吸引チューブを奥深くまで挿入する必要がなくなる.

■**口腔内の分泌物の調節**
　気管内から吸引されるものは痰のみではなく, 口腔内分泌物が混ざったものである. 口腔内の分泌物が気道に落ち込まないようにする工夫として, 流涎ケアや口腔ケア, 唾液分泌量の調整, およびカニューレの管理がある. カニューレの管理はカフ圧を20〜30 cmH$_2$Oにして誤嚥とともに気管粘膜の損傷を予防するものである. カフの上部に吸引孔のあるカニューレでは声門下に蓄積する気管分泌液を吸引することができる. また, カニューレ内部に吸引ルーメンを装備したカニューレではカニューレ先端周辺の貯留物を吸引

> **point**
> TPPV患者の気道ケア
> ・排痰ケア
> ・口腔内の分泌物の調節

することができる.

■気管内喀痰吸引時に考慮すべきこと

吸引時に考慮すべきこととして,吸引の頻度やチューブの挿入法,吸引時間,吸引圧および感染予防がある.

①吸引の頻度

吸引は必要最低限にすることが原則で,痰があるときに取れるだけ吸引するようにする.痰があるときの判断としては,本人の訴えや痰の絡む音,聴診所見,SpO_2の低下,人工呼吸器の気道内圧の上昇などが参考になる.

②吸引チューブの挿入の仕方と深さ,チューブの太さ

吸引チューブ挿入の基本は,「ゆっくり,愛護的に挿入」とされている.人工呼吸器の場合は吸気を確認してから呼吸器回路を外して挿入する.挿入の深さは気管カニューレ内部で,深すぎると虚脱による無気肺をつくったり血痰が多くなるリスクが高くなる.チューブの太さは気管カニューレ内腔の半分以下が推奨されている.

③吸引時間

吸引はできるだけ短時間で速やかに行う.1回の吸引の目安は10～15秒とされているが,確実に吸引することが重要で吸引物が吸引チューブと接していれば多量の空気を吸引してしまう心配はない.吸引物がないのに長時間吸引しないよう注意する.

④吸引圧

過度の吸引圧は肺胞虚脱や粘膜損傷を起こす可能性がある.適正な吸引圧は150 mmHg(20 hPa)程度といわれているが,吸引チューブの性状や分泌物の状態で実際にかかる圧は変化する.合併症が起こらないような吸引圧を患者ごとに設定することが重要である

⑤感染予防

気管内吸引チューブはアメリカ感染予防協会のガイドラインに基づいて多くの病院ではディスポ(1回1吸引チューブ)が採用されているが,在宅療養の場合再利用されていることが多い.再利用する場合の気管内吸引チューブの保管法には浸漬法と乾燥法があり,どちらの方法でも吸引チューブの内腔に吸引物が残らないようにすることが重要である.気管内吸引チューブの保管や通水に水道水を用いることの是非も一定の見解がないが,水道水を利用する際は「新鮮な水道水を使う」や「水道水は3時間ごとに交換する」などのルールを厳守することが重要である.

■自動喀痰吸引装置の導入

自動喀痰吸引装置は24時間一定の低量で持続的に気管内喀痰を吸引するシステムで,持続吸引器アモレ SU-1(徳器技研工業)と専用のコーケンダブルサクションカニューレ(株式会社高研)の組み合わせで用いる.コーケンダブルサクションカニューレはカニューレ内部に吸引ルーメンを装備しており,主気管支より手前に移動してきた痰を自動吸引することで用手吸引の回数が減ることが報告されている.筆者らは,このシステムを入院中の

---

point

喀痰吸引時に考慮すべきこと
- 吸引の頻度
- チューブの挿入法
- 吸引時間
- 吸引圧
- 感染予防

2 TPPV患者の1日あたりの吸引回数の比較

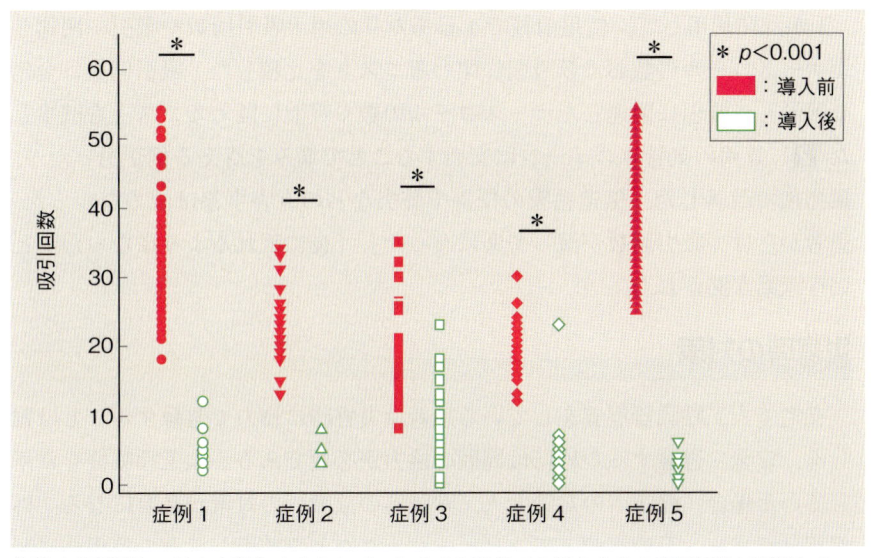

(グラフ：縦軸「吸引回数」0〜60、横軸「症例1〜症例5」、凡例 * p<0.001、■：導入前、□：導入後)

自動喀痰吸引システムを導入することで，すべての患者で1日あたりの吸引回数は著減した．

3 災害時の備え

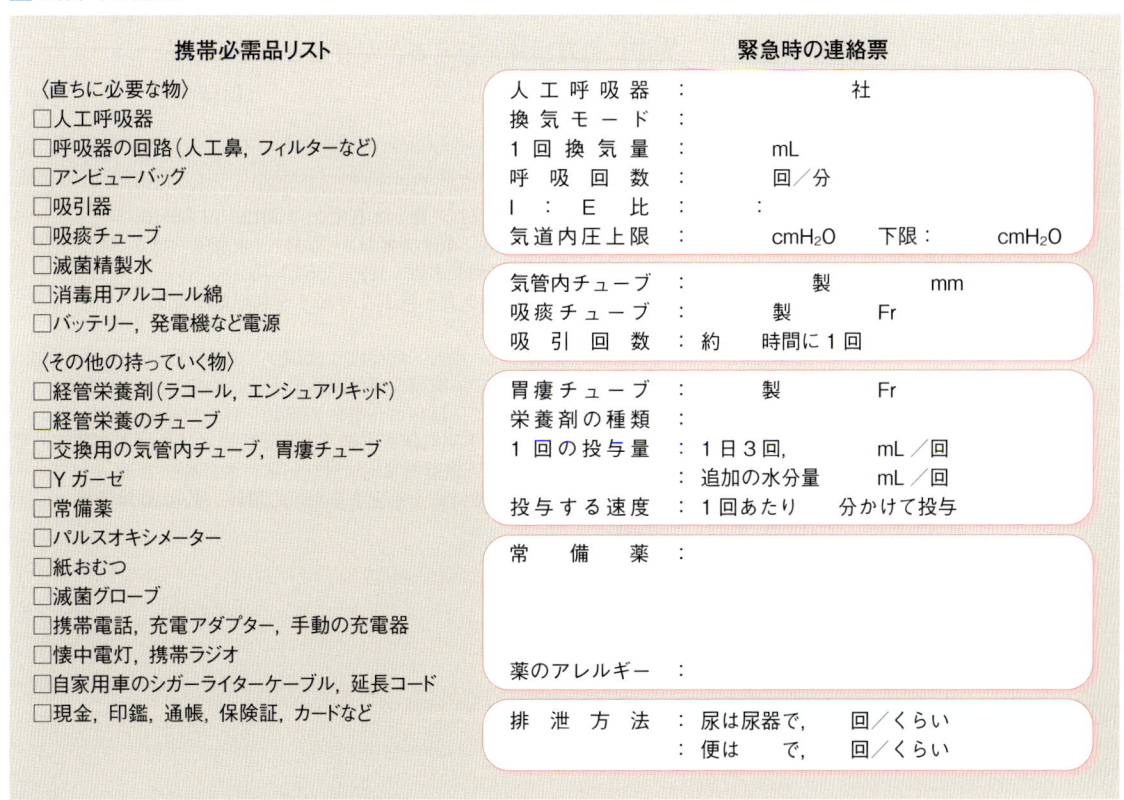

携帯必需品リスト

〈直ちに必要な物〉
- □人工呼吸器
- □呼吸器の回路（人工鼻，フィルターなど）
- □アンビューバッグ
- □吸引器
- □吸痰チューブ
- □滅菌精製水
- □消毒用アルコール綿
- □バッテリー，発電機など電源

〈その他の持っていく物〉
- □経管栄養剤（ラコール，エンシュアリキッド）
- □経管栄養のチューブ
- □交換用の気管内チューブ，胃瘻チューブ
- □Yガーゼ
- □常備薬
- □パルスオキシメーター
- □紙おむつ
- □滅菌グローブ
- □携帯電話，充電アダプター，手動の充電器
- □懐中電灯，携帯ラジオ
- □自家用車のシガーライターケーブル，延長コード
- □現金，印鑑，通帳，保険証，カードなど

緊急時の連絡票

人工呼吸器	:	社
換気モード	:	
1回換気量	:	mL
呼吸回数	:	回／分
I：E比	:	
気道内圧上限	:	cmH$_2$O　下限：　cmH$_2$O

気管内チューブ	:	製　mm
吸痰チューブ	:	製　Fr
吸引回数	:	約　時間に1回

胃瘻チューブ	:	製　Fr
栄養剤の種類	:	
1回の投与量	:	1日3回，　mL／回
	:	追加の水分量　mL／回
投与する速度	:	1回あたり　分かけて投与

常　備　薬　：

薬のアレルギー：

排　泄　方　法　：尿は尿器で，　回／くらい
　　　　　　　　：便は　で，　回／くらい

災害時に備えて携帯必需品リストや緊急時の連絡票を作成しておく．
（日本ALS協会愛知支部作成の災害対応マニュアル．愛知支部HP〈http://www1.odn.ne.jp/alsaichi/〉よりダウンロードできる）

TPPV 患者 5 名に導入してその効果を検証した.

　1 か月間使用して,使用前後で 1 日あたりの用手吸引回数や吸引に関連したナースコールの数および吸引に関わるコストを比較した.吸引回数は全例で著減し,吸引に関連したナースコールの数や吸引に関わるコストも減少した（**2**).専用の気管カニューレに交換することで痛みを訴える例があったが,鎮痛剤で改善した.気道粘膜の損傷や肺炎などの有害事象は認めなかった.患者からは「吸引回数が減って楽になった」,「夜に眠れるようになった」という意見が聞かれた.

災害時の対策

　在宅で人工呼吸器療養をしている患者は災害時に自力で避難することは難しく,安全に避難するためには周囲の協力が必要である.人工呼吸器を常用している場合,停電への対策と人工呼吸器の故障への対策が必要になる.外部バッテリー,予備電源,アンビューバッグなどを整備してその使用法に習熟するとともに,緊急時に避難する病院,施設などをあらかじめ定めて搬送の方法まで確認しておく必要がある[6].

　家庭では災害時に備えた携帯必需品リストや緊急時の連絡票（**3**）を作成するとともに,実際に避難訓練を行うことが有用と考えられる.

（福留隆泰,松尾秀徳）

文献

1) 松井晃.在宅人工呼吸器の選択と注意点.難病と在宅ケア 2012;18:8-13.
2) 金子芳洋.摂食・嚥下のメカニズム.金子芳洋ほか(監修),才藤栄一ほか(編),摂食・嚥下リハビリテーション.東京:医歯薬出版;1998,pp.23-36.
3) 田中靖代(編).看護・介護のための摂食・嚥下リハビリ―食べるって楽しい！ 東京:日本看護協会出版会;2001,pp.59-137.
4) 石川悠加.在宅呼吸管理の実際と最新機器.阿部康二(編著),神経難病のすべて―症状・診断から最先端治療,福祉の実際まで.東京:新興医学出版社;2007,pp.319-322.
5) 中山優季.看護判断と気道ケアのツボ.難病と在宅ケア 2012;17:13-18.
6) 厚生労働科学研究費補助金難治性疾患克服研究事業「重症難病患者の地域医療体制の構築に関する研究」班.災害時難病患者支援計画策定検討ワーキンググループ(グループリーダー 西澤正豊).災害時難病患者支援計画を策定するための指針.平成 20 年 3 月.

Ⅴ. 神経難病のリハビリテーション

神経難病のリハビリテーション

> **Point**
> - 各疾患の症状に即し，進行を見越した対応が必要である．
> - 早期介入・集中的介入は有効である．
> - リハビリテーションの目的を，QOL の改善・家族の介護軽減など広く設定し，多職種チームでアプローチを行う．
> - 補装具・福祉機器について品目および導入手段を知る必要がある．
> - リハビリテーションを実施できる施設・システムを知り，連携を取りながら積極的に利用することが重要である．

ガイドラインへの反映

　神経難病に対するリハビリテーションは，疾患の症候の特徴や経過に適していること，進行を見越した福祉機器等の導入，心理的な状態に配慮すること等が必要である．疾患が希少であるため個々の疾患に対するリハビリテーションの効果についてのエビデンスは多くはないが，パーキンソン病（**Column**「LSVT®（Lee Silverman Voice Treatment）BIG／LOUD」p.190 参照），脊髄小脳変性症，末梢神経疾患，運動ニューロン疾患等それぞれに，比較的運動機能の良い状態を中心に，集中的運動療法，フォローアップ方法，呼吸機能障害・嚥下障害・構音障害に対するリハビリテーション効果，チームアプローチや QOL（quality of life）に対する効果について報告され，本邦各学会によるガイドラインにも取り上げられている（**1**）[1-4]．筋力・関節可動域（ROM）・呼吸機能維持など，廃用の予防・改善に注目することや，早期介入の重要性も認識されてきている．また，多専門職チームアプローチの QOL 改善に対する有効性も示されている．特に筋萎縮性側索硬化症（amyotrophic lateral sclerosis：ALS）ガイドライン[2]では，告知・予後から QOL までほとんどの項目がリハビリテーションに関連している．しかし，これらの情報が現場で実行されるには未だ，実施する側の困難感，患者側の不足感，地域・施設間格差がある．神経難病に対するリハビリテーションのシステム上の問題点を整理し，現時点で利用できる手段を把握する必要がある．

リハビリテーションの目的

　リハビリテーションの目的として，機能改善・機能維持・機能低下の緩徐化が求められるが，反復する機能の喪失は避けがたく，機能障害に目的を限

> **point**
> リハビリテーションの目的
> ・機能改善
> ・機能維持
> ・機能低下の緩徐化
> ・苦痛の緩和
> ・「できること」の維持・向上
> ・介助者の負担軽減
> ・心理的負担感の軽減

1 神経難病リハビリテーションのエビデンスと本邦関連学会ガイドライン

各疾患ガイドライン	リハビリテーションに関する内容*	
パーキンソン病治療ガイドライン2011（日本神経学会）[1]	【リハビリテーション関連の推奨文】 ・すくみ足には，リズミカルな感覚キュー（B）や補助用具の使用（C1）を勧める． ・前傾・前屈姿勢には，まずパーキンソン病に対する基本的な薬物治療を行い，可動域訓練など理学療法を行う（C1）． ・嚥下障害はさまざまな障害でみられるので，嚥下評価を行い，対処方法を検討する必要がある．嚥下訓練により改善する（C）． ・構音障害に対して，短期的には言語療法が有効である（B）． ・運動療法が，身体機能，健康関連QOL，筋力，バランス，歩行速度の改善に有効である（A）． ・外部刺激，特に聴覚刺激による歩行訓練で歩行は改善する（A）．また，音楽療法も試みるとよい（C1）． ・運動療法により転倒の頻度が減少する（B）．	書籍 web版
筋萎縮性側索硬化症診療ガイドライン2013（日本神経学会）[2]	【リハビリテーションに関連する内容】 多職種連携診療チームの意義，痙縮への対処，摂食嚥下障害・経口摂取困難への対処，呼吸機能障害に対するリハビリテーション・排痰方法等，リハビリテーションの目的，四肢・体幹運動機能障害に対するリハ，構音機能障害に対するリハ，ADL維持・向上に使われる補助具，QOL（どのように考えるか・評価尺度・何が有用・介護者のQOL向上），コミュニケーション障害（特徴・補助手段や機器，評価方法，補助機器の選択と導入の時期，気管切開下陽圧換気導入後，文字盤，IT機器利用の現状）	書籍 web版
神経筋疾患・脊髄損傷の呼吸リハビリテーションガイドライン（日本リハビリテーション医学会）[3]	【総論】 適応となる疾患，呼吸機能障害と病理，患者評価，呼吸リハビリテーションとして行われるべき介入（肺のコンプライアンスの維持，舌咽呼吸，肺拡張，気道クリアランス），非侵襲的陽圧換気療法，気管切開と気管吸引，栄養，心理・社会・教育 【各論】 脊髄性筋萎縮症，筋ジストロフィー，ミオパチー，ポリオ後症候群，筋萎縮性側索硬化症，急性発症する神経筋疾患，遺伝性ニューロパチー，脊髄損傷，先天性重症筋無力症，ライソゾーム病	書籍
パーキンソン病 理学療法診療ガイドライン（日本理学療法士協会）[4]	【理学療法評価（指標）】 Hoehn-Yahr重症度分類・修正版Hoehn-Yahr重症度分類（B），UPDRS・PDQ-39・歩行速度・歩幅・ケイデンス（歩数/分），Berg balance scale・Functional reach test・timed up and go test・falls efficacy scale・SF-36・EuroQol（A） 【理学療法介入】 理学療法全般・複合的運動（A），筋力増強運動（B），バランス運動（B），全身運動（B），トレッドミル歩行（A），ホームプログラム・在宅運動療法（B），感覚刺激（B），太極拳（C1），ダンス（B）	web版

＊（　）内は推奨グレード．

定することにより，当事者のリハビリテーション導入や動機の維持，提供側のプログラム選定や精神的支援が困難となる．苦痛の緩和，補装具・福祉機器の利用等による「できること」の維持・向上，介助者の負担軽減，本人の心理的負担感の転換等，総合的にQOLが向上することを目的とすることにより，効果を実感できることが多い．介入早期から主治医による説明・関わる職種のチームアプローチと患者・家族との目的の統一が重要となる．

補装具・福祉機器の利用

適切な時期に適切な補装具・福祉機器を利用することにより，移動・ADL・QOLを維持することができる．神経難病のリハビリテーションの中では特に重要な部分を占めるが，機器の選定と入手，行政手続や心理的受け入れによる導入の遅れ等が問題となる．担当医師が導入のきっかけを握る場

LSVT® (Lee Silverman Voice Treatment) BIG / LOUD

　米国のRamigらが考案したパーキンソン病患者のための発声発語明瞭度改善目的の訓練法（1987〜）で，発話運動システムのための集中的な声の大きさを基本にした訓練プログラムである．NIH（アメリカ国立衛生研究所）助成金により有効性RCT（1990〜1995），波及効果研究RCT（2002〜2007）等実証研究が行われ，言語聴覚療法（speech therapy：ST）領域として高い訓練効果エビデンスレベルが得られている（**2**）[5]．また，LSVT®LOUD（声を大きくする訓練）に加えてLSVT®BIG（動作を大きくする訓練）が考案され，効果が示されている（**3**）[6]．LSVT Global, Incとして組織運営され，50か国以上で訓練セラピスト認定講習を行っている．本邦ではLSVT®LOUD認定講習会が2009年から，LSVT®BIG認定講習会が2012年から開催されている．1回1時間・週4回・4週間計16回の個人訓練で，小さくなっている声や動きのみに集中・感覚の再教育・集中的訓練・高い努力と動機づけにより，効果を得，日常生活に定着させることを目指している．

2 パーキンソン病患者におけるLSVT®LOUDの効果

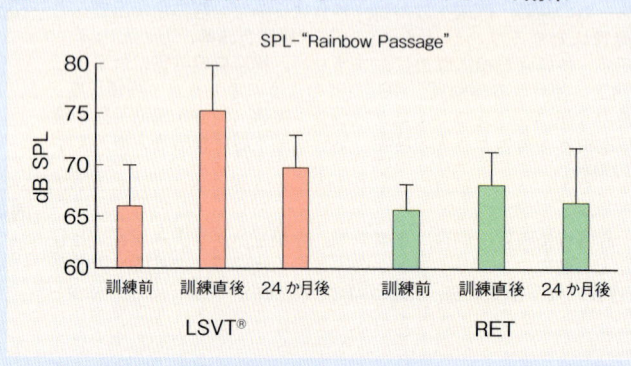

LSVT®（21人）と従来の呼吸トレーニング法（12人）とを比較すると，24か月後の音圧レベル（Rainbow Passage）でLSVT®の効果が明らかである．
（Ramig LO, et al. *J Neurol Neurosurg Psychiatry* 2001 [5] より）

3 パーキンソン病患者におけるLSVT®BIGの効果

	訓練前, mean（SD）	16週後, mean（SD）
UPDRS III		
LSVT®BIG	21.1（6.3）	−5.05（3.91）
WALK	18.5（5.8）	0.58（3.17）
HOME	19.1（9.7）	1.68（5.95）
PDQ-39		
LSVT®BIG	31.2（20.3）	−3.25（11.28）
WALK	34.3（16.5）	−5.36（11.34）
HOME	35.8（13.4）	0.21（12.00）
TUG（秒）		
LSVT®BIG	8.1（1.6）	−0.75（1.94）
WALK	7.7（1.4）	0.58（1.72）
HOME	7.7（1.3）	0.44（1.21）
10m歩行（秒）		
LSVT®BIG	7.7（1.1）	−1.12（0.84）
WALK	7.9（1.3）	−0.59（1.34）
HOME	7.9（1.3）	−0.45（1.08）

パーキンソン病（Hoehn-Yahr重症度分類Ⅰ〜Ⅲ）患者を以下の3群に分けて16週後の効果を比較した．LSVT®BIG（20人），WALK（Nordic walking）：1時間の訓練を週2回，8週間（19人），HOME（Home exercise）：1時間指導後自宅でストレッチ，筋トレ，大きな動きの体操（19人）．
LSVT®BIGは，UPDRS，TUG（timed up and go test），10m歩行で改善，PDQ-39は改善なしであった．

（Ebersbach G, et al. *Mov Disord* 2010 [6] より）

4 法律改定による補装具・福祉機器給付の統合

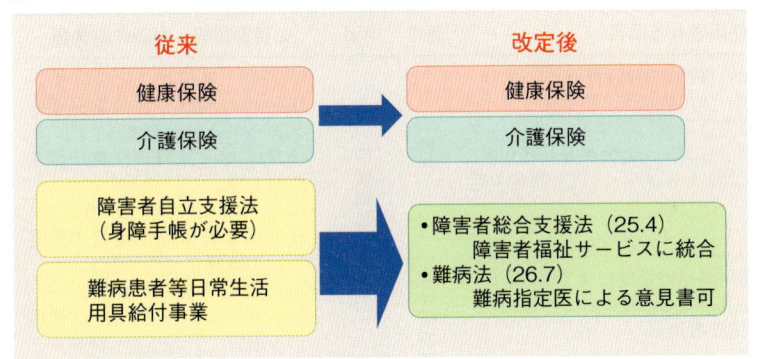

従来	改定後
健康保険	健康保険
介護保険	介護保険
障害者自立支援法（身障手帳が必要）	・障害者総合支援法（25.4）障害者福祉サービスに統合
難病患者等日常生活用具給付事業	・難病法（26.7）難病指定医による意見書可

補装具・福祉用具導入には，健康保険，介護保険，障害者総合支援法の3種類の基盤がある．難病患者への対応について法改定がなされており注意が必要な場合がある．

合も多く，機器や手続きについて理解しておく必要がある．症状や疾患の進行を見通すことができる医師が，個別のニーズに合ったものを提示し，支援のリーダーシップをとることが，手続きや心理的な受け入れの遅れの問題の改善につながる．

介護保険等でリース対応が可能なものはそのときの症状に合わせて変更できるため対応しやすいが，給付・自費購入の場合の機器選定には疾患の予後を見通すことと機器の情報収集が必要である．2014年に制定された「難病の患者に対する医療等に関する法律」（難病法）により，補装具に関して，難病指定を受けている場合は身体障害者手帳がなくても申請可能，また難病指定医による意見書作成可能となり（**4**），手続き期間の短縮が期待される．主な補装具・日常生活用具の品目と手続の対照表を**5**に記した．心理的な受け入れに関しては，前節に述べた，リハビリテーションの目的，「できること」を確認していくことで解決に近づきたい．いずれの問題に対しても，疾患が希少で現場での経験の積み重ねが困難であるので，今後のマニュアル整備と人的支援体制が重要である．コミュニケーション支援機器については別項で詳細に記載されている[*1]．

リハビリテーション医療の中での神経難病（**6**）

急性発症疾患対応へのシフト

リハビリテーションは，あらゆる疾患において予防・治療・生活とQOLの支援に密接に関わっている．その中で，現在のリハビリテーションの医療資源は，脳血管疾患や外傷をはじめとする整形外科疾患など急性疾患の早期対応に重点をおき，チーム医療・地域連携の形も医療から介護・福祉へ受け渡す形に発展してきている．発症早期からの集中的リハビリテーションが，機能予後に対して有利であることが明らかなためである．また，呼吸器疾患・循環器疾患・悪性腫瘍に対してもリハビリテーションの診療報酬の裏づけのもとに施設基準や研修体制が整備されている．

一方，神経難病は，早期からの疾患教育と運動量の確保など，頻度は低く

point
補装具・福祉機器利用に必要なこと
① 補装具・福祉機器の情報収集
② 心理的支持
③ 迅速な手続き

[*1] コミュニケーション支援機器については V.「コミュニケーション支援」（p.202-210），「Brain-Machine Interface 研究の臨床応用」（p.226-234）参照

Memo
神経難病は，「脳血管疾患等リハビリテーション」として対応される．慢性進行性疾患であるため，通常適用される起算日から180日以内という日数制限を適用しない「算定日数上限除外」として扱うことができる．ただし急性期加算の対象とはならないため，経営的にも急性期疾患を優先せざるを得ないこともある．

5 法律からみる福祉用具・補装具の例と原則*

		神経難病によく使用される品目	認定	申請	必要書類等　医師作成書類
総合支援法	日常生活用具	【難病患者等居宅生活支援事業から移行した品目】※1 特殊寝台, 特殊マット, 特殊尿器, 体位変換器, 移動用リフト, 入浴補助用具, 便器移動・移乗支援用具（手すり・スロープ等）, 特殊便器, 自動消火器, ネブライザー, 電動式たん吸引器, 動脈血酸素飽和度測定器（パルスオキシメーター）, 居宅生活動作補助用具（住宅改修費） [児のみ] 訓練用ベッド	難病	障害福祉担当課	・申請書・見積書（取扱業者）・市町村の判断で医師意見書を求められることがある ・実施主体・品目の決定：区市町村 ・実施の有無や給付の相談等：保健所または区市町村の障害福祉担当課など ・動脈血酸素飽和度測定器（パルスオキシメーター）は難病のみ適応
		【上記以外の総合支援法日常生活用具給付事業による品目】 入浴担架, 頭部保護帽, T字杖, 火災警報器, 酸素ボンベ運搬車, 携帯用会話補助装置, 情報・通信支援用具 [児のみ] 訓練椅子	身体障害者		
総合支援法	補装具	義肢, 装具（下肢装具・靴型装具・体幹装具・上肢装具ポータブルスプリングバランサーはこの項目）, 座位保持装置, 車椅子, 電動車椅子, 歩行器, 歩行補助杖（T字状・棒状のものを除く）, 重度障害者用意思伝達装置 [児のみ] 座位保持椅子, 起立保持具, 頭部保持具　排便補助具	難病または身体障害者	障害福祉担当課	申請書・書類判定の場合等には意見書（身体障害者福祉法15条指定医・補装具関係適合判定医師研修会終了医または難病指定医※2・見積書（取扱業者） 身体障害者更生相談所（都道府県）等の判定又は意見に基づく, 市町村長の決定 項目決定は厚生労働省
健康保険	治療用装具	下肢装具（短下肢装具・膝装具・足底装具）・靴型装具・体幹装具（頸椎装具・体幹コルセット） [項目は補装具（厚生労働省指定）に準ずる]	特になし	健康保険窓口※5	装着証明書（医師※3）・領収書（※4）, 生活保護の場合は要否意見書（医師※3）
介護保険	福祉用具貸与	車椅子, 車椅子付属品（クッション, 電動補助装置等）, 特殊寝台, 特殊寝台付属品, 床ずれ防止用具, 体位変換器, 手すり, スロープ, 歩行器, 歩行補助杖, 認知症老人徘徊感知機器, 移動用リフト（つり具の部分を除く）, 自動排泄処理装置	要介護・要支援（65歳以上または40歳以上の特定疾病）	介護保険窓口	申請書・領収書（指定業者）・カタログ 総合支援法による日常生活用具・補装具給付の要件に該当していても, 介護保険該当者は「福祉用具貸与」または「特定福祉用具購入」での対応が優先 購入前にケアマネジャーまたは地域包括支援センターに相談
介護保険	福祉用具購入費支給	腰掛便座, 自動排泄処理装置の交換可能部品, 入浴補助用具（入浴用椅子, 入浴台, 浴槽用手すり, 浴室内すのこ, 浴槽内椅子, 浴槽内すのこ, 入浴用介助ベルト）, 簡易浴槽, 移動用リフトのつり具部分			
なし		よく自費購入する品目 　蘇生バッグ, 呼吸器運搬ケース, 食器			

*障害者自立支援法「義肢, 装具及び座位保持装置等に係る補装具費支給事務取扱要領」（平成18年改正）, 障害者の日常生活および社会生活を総合的に支援するための法律（総合支援法）による難病患者等居宅生活支援事業の廃止（平成25年3月末）, 難病の患者に対する医療等に関する法律（平成26年）に準拠.

※1 難病患者等居宅生活支援事業は平成25年3月末で廃止され, 車椅子（電動車椅子を含む）, 歩行支援用具（歩行器）, 意思伝達装置, 整形靴は補装具として取り扱われる. 当事業から移行したものについては, 身体障害者手帳は不要で状態により判断.
※2 難病の患者に対する医療等に関する法律（平成26年設立）により難病指定医が追加となった.
※3 医師以外の資格は不要.
※4 補装具製作事業者として各市区町村と契約している必要がある.
※5 市区町村国民健康保険課・全国健保協会または雇用先担当部署.

神経難病のリハビリテーション | 193

6 リハビリテーションの提供施設と診療報酬制度

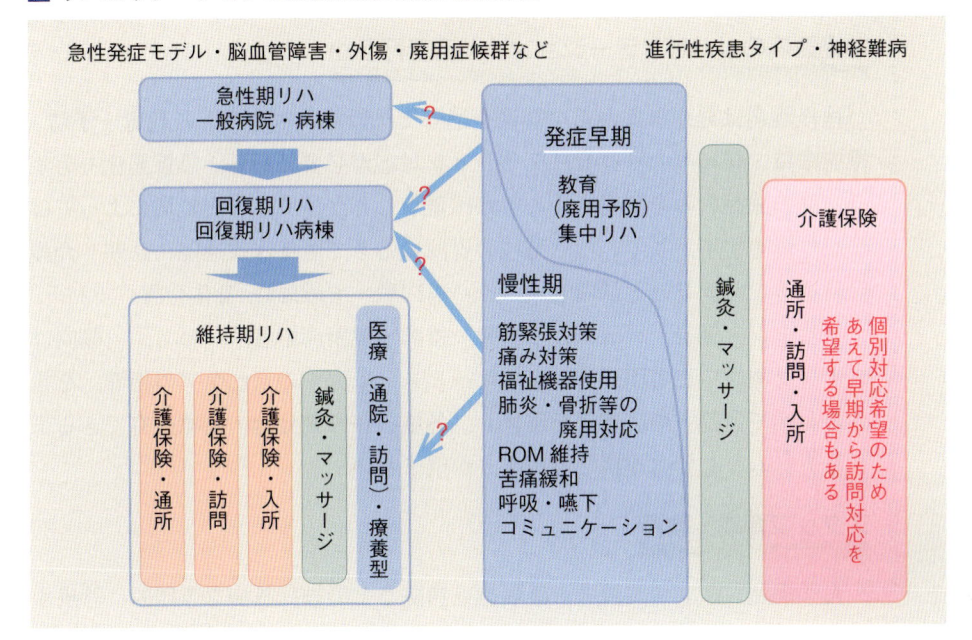

急性発症モデル・脳血管障害・外傷・廃用症候群など / 進行性疾患タイプ・神経難病

- 急性期リハ　一般病院・病棟
- 回復期リハ　回復期リハ病棟
- 維持期リハ
  - 介護保険・通所
  - 介護保険・訪問
  - 介護保険・入所
  - 鍼灸・マッサージ
  - 医療（通院・訪問）・療養型

発症早期：教育（廃用予防）集中リハ

慢性期：
- 筋緊張対策
- 痛み対策
- 福祉機器使用
- 肺炎・骨折等の廃用対応
- ROM維持
- 苦痛緩和
- 呼吸・嚥下
- コミュニケーション

鍼灸・マッサージ

介護保険：通所・訪問・入所

個別対応希望のためあえて早期から訪問対応を希望する場合もある

ても、進行する症状に合わせたリハビリテーションを行う必要がある。神経難病の診断や初期診療が行われることが多い大学病院・総合病院では、リハビリテーション外来や長期フォローを行っていない施設が多いため対応しにくい。

集中的なリハビリテーション——回復期リハビリテーション病棟

入院での集中的なリハビリテーションの効果を得るためには生活について看護部門も含めた評価訓練が行える病棟機能が重要であり、回復期リハビリテーション病棟では設備・人員・成果が施設基準とされ、リハビリテーションの時間が保障されている。対象疾患は急性発症疾患にほぼ限定されており、神経難病も、肺炎・骨折・外科手術などをきっかけとした機能低下に対して「廃用症候群」として回復期リハビリテーションの対象とされている。「集中的入院リハビリテーションが効果的である」というエビデンスを蓄積し、このシステムの利用を拡大したい。

維持期リハビリテーション・介護保険施設

要支援・要介護認定が得られている場合、慢性期を対象としている介護保険リハビリテーション（通所・訪問）は利用しやすく、近年リハビリテーション特化型の通所リハ施設が増加しており、頻度も確保しやすい。ただし、神経難病に対する対応方法が必ずしも確立しておらず、医療機関・介護保険施設の個別の申し送りが重要である。多くの医療機関では制度的に外来での長期フォローを想定していない[*2]が、神経難病は医療保険利用の通院・訪問リハビリテーションが可能であり、算定日数の上限を除外されるため、実

Memo

リハビリテーションの時間
1日9単位・1単位20分、適応疾患・発症からの期間が入院要件となっている。

*2
発症日から一定の期間が経過した場合、ひと月あたりの上限時間（13単位・1単位20分）が設けられている。医療保険・介護保険リハビリテーションの併用を認めていない。

施設を見つけることができれば継続は可能である．

神経難病のリハビリテーションはどこで行うか

　神経難病は発症早期から全経過を通じて神経内科医療ともに教育・予防・機能維持・緩和等のリハビリテーション対応が必要である．急性発症モデルの一部の施設のみを利用することは困難なことが多く，また地域によってはかなり資源が不足している．地域の資源に応じて医療保険通院・訪問，介護保険通所・訪問リハ・訪問看護（リハ専門職・看護師），身体介護ヘルパー，マッサージ，鍼灸，行政による身障・難病・健康高齢者サービス，一般向けスポーツ施設，患者団体等によるサービス・家庭での自己ケアの指導，を組み合わせて運動・離床時間を確保し，各施設が役割分担・情報共有できるようなチームとしての連携を取ることが望ましい．

スタッフ育成・教育

　大学病院，国立病院機構，難病拠点病院などの神経難病を専門的に診療する施設が神経難病のリハビリテーションについての経験・知見を重ねてきている．一方，地域サービスの場面では，希少疾患の経験が積み重ならず，神経難病患者を経験するごとに新たな教育が必要となることも多い．呼吸理学療法・コミュニケーション用具支援・嚥下障害への対応が神経難病への特有な分野であり，技術の発展と共有が求められている．リハビリテーション専門職の卒前・卒後教育，神経内科医師・リハビリテーション科医師・難病を担当する看護師・介護職の現任研修とともに，神経難病患者を受け持ったときの直接連携，情報集約と連携による教育も重要となる[7]．各都道府県で難病支援センター，連絡協議会，難病拠点病院が設置され，療養の質的向上・施設間の相互連携・人材育成について地域の状況に応じた整備が進められており，リハビリテーションについての教育・情報提供も組み込めるよう検討されている．

（小林庸子）

文献

1) 日本神経学会（監修），「パーキンソン病治療ガイドライン」作成委員会（編）．パーキンソン病治療ガイドライン 2011．東京：医学書院；2011．
2) 日本神経学会（監修），「筋萎縮性側索硬化症診療ガイドライン」作成委員会（編）．筋萎縮性側索硬化症診療ガイドライン 2013．東京：医学書院；2013．
3) 日本リハビリテーション医学会（監修），神経筋疾患・脊髄損傷の呼吸リハビリテーションガイドライン策定委員会（編）．神経筋疾患・脊髄損傷の呼吸リハビリテーションガイドライン（第1版）．東京：金原出版；2014．
4) 日本理学療法士協会．ガイドライン特別委員会 理学療法診療ガイドライン部会．8．パーキンソン病 理学療法診療ガイドライン．理学療法診療ガイドライン 第1版(2011)．(web版)
http://www.japanpt.or.jp/00_jptahp/wp-content/uploads/2014/06/parkinsons_disease.pdf
5) Ramig LO, et al. Intensive voice treatment (LSVT®) for patients with Parkinson's disease : A 2 year follow up. *J Neurol Neurosurg Psychiatry* 2001 ; 71 : 493-498.
6) Ebersbach G, et al. Compairing Exercise in Parkinson's Disease -- The Berlin LSVT®BIG Study. *Mov Disord* 2010 ; 25 : 1902-1908.

7) 南雲浩隆ほか．神経難病に対する地域リハビリテーション研修会の有用性とニーズ．東京作業療法 2013；1：27-34.

Further reading

- Sturkenboom IH, et al. Efficacy of occupational therapy for patients with Parkinson's disease : A randomized controlled trial. *Lancet Neurol* 2014；13：557-566.
パーキンソン病患者への作業療法の効果を評価するオランダの地域ネットワーク ParkinsonNet による多施設 RCT．在宅での個別作業療法はパーキンソン病患者の自覚的 ADL を向上させることが示されている

脊髄小脳変性症に対する短期集中リハビリテーション

Point
- 運動失調を主徴とする脊髄小脳変性症に対する短期集中リハビリテーションは運動失調や歩行障害を改善し，その効果は半年以上持続する．
- 集中リハビリテーション後の生活機能の維持のためには，通所・訪問リハビリテーションや自主練習による活動量の確保が必要である．
- 病状の進行に応じて日常生活機能の障害を補う環境設定も重要である．

脊髄小脳変性症に対する神経リハビリテーション戦略における問題点

中枢神経系の損傷後に生じる運動障害に対する神経リハビリテーション（リハ）は，罹患肢を使用する課題を用いた練習量の確保を基本に論じられるようになった．基礎研究や臨床研究から，運動技能の再獲得と罹患肢使用に依存して生じる脳の可塑性（use-dependent plasticity）の関連が明らかになったからである[1]．use-dependent plasticity は，一次運動野内のマップの変化（たとえば，手の支配領域の拡大）や運動関連領野の活動や領野間の結合増強などとして観察される．constraint-induced movement（CI）療法では，非麻痺側上肢の使用を日中の90％の時間，三角巾やミットで制限して（restraint），患者が成功報酬を得られるよう課題の難易度を設定（shaping）して麻痺側上肢を用いた運動練習を行う[2]．CI 療法後に麻痺側上肢機能の改善した患者で，経頭蓋磁気刺激（transcranial magnetic stimulation：TMS）を用いて頭蓋上からの刺激で運動誘発電位を調べると，一次運動野内の手の領域の拡大が観察されている．use-dependent plasticity は脳卒中などの単相性の脳損傷で検証されてきたが，脊髄小脳変性症（spinocerebellar degeneration）でも成立する可能性が指摘されている．脊髄小脳変性症患者に対して2週間のバランス練習を行った後に，MRI で脳構造の変化を調べると，運動前野などの運動関連領野や小脳の比較的病理学的変化の少ない crus I（係蹄状小葉第一脚）などの皮質容積が増加していた[3]．

課題指向型練習により運動技能の再獲得や脳の可塑的変化が生じる前提として，小脳や大脳基底核などが担う運動学習の機構が保たれている必要がある．特に小脳では，予測的な運動制御を可能にする内部モデルの誤差学習が行われる．望ましい最終状態と現在の推定された状態の差が小さくなるように運動制御を行い，誤差を最小にするように，内部モデルを適応的に変化させる．下オリーブ核からの登上線維が小脳皮質に誤差信号を伝え，プルキン

Key words

use-dependent plasticity
罹患肢の使用に伴って，脳に可塑的な変化が生じること．課題指向型練習の効果の神経基盤と考えられている．

1 脊髄小脳変性症に対する短期集中リハに関する報告の比較

	Ilg et al, 2009, 2010	CAR trial, 2012
患者数	16	42
診断（数）	SCA6 (2), SCA2 (1), ADCA (1), IDCA (6) / FA (3), SANDO (2), SN (1)	SCA 6 (20), ADCA (6), IDCA (16)
年齢 ± SD（範囲）	61.4 ± 11.2（44～79）	62.5 ± 8.0（40～82）
性別（女性）	8	20
罹病年数 ± SD（範囲）	12.9 ± 7.8（3～25）	9.8 ± 6.2（1～30）
リハ前のSARA ± SD（範囲）	15.8 ± 4.3（11～24）	11.3 ± 3.8（5～21.5）
対照群の設定	なし	短期効果についてあり
介入頻度	1時間週3回を4週間	平日2時間，週末1時間を4週間
介入後の練習	自宅練習のプロトコールあり	自主練習パンフレット
転帰指標	SARA，歩行速度，重心動揺，BBS, GAS	SARA, FIM, 歩行速度，ケーデンス，FAC，転倒回数
評価時期	リハ前2回，リハ直後，8週，1年	リハ前，リハ直後，4週，12週，24週
結果	SARA，歩行速度が8週後，1年後でも改善，効果があったのは小脳性運動失調患者のみ	SARA，歩行速度がそれぞれ12週，24週まで改善

SCA6, SCA2, SCA31：脊髄小脳失調症6型，2型，31型，ADCA：常染色体優性遺伝性脊髄小脳失調症，IDCA：idiopathic cerebellar ataxia, FA：フリードライヒ運動失調症，SANDO：sensory ataxic neuropathy with dysarthria and ophthalmoparesis caused by mutations in the polymerase gamma gene, SN：sensory neuropathy, SARA：Scale for the Assessment and Rating of Ataxia, BBS：Berge Balance Scale, GAS：Goal Attainment Score, FIM：Functional Independence Measure, FAC：Functional Ambulation Category.

エ細胞が誤差情報に従った教師信号を受けて，シナプス効率を長期的に下げる（長期抑圧）ことから内部モデルが形成される[4]．

そこで，脊髄小脳変性症に対するリハにおいて検証すべき問題は少なくとも2点ある．第一に運動学習の首座である小脳の障害による運動学習の障害や遅延が，十分な練習量によって代償されるかという点，第二に練習後に短期的効果が得られたとしても，病気の進行による機能低下とのトレードの中で，その効果がどの程度維持されるかという点である．

脊髄小脳変性症に対する集中リハビリテーションの実際とその効果

小脳性運動失調に対して，上述のような誤差学習系としての小脳への固有感覚や視覚などの感覚入力を強化するリハ介入が試みられてきた．具体的には錘負荷，弾力帯装着，フレンケル体操（Frenkel exercise）や固有受容性神経筋促通法などがあげられる．しかし，これらの介入に関してはいずれも即時効果に関する検証のみで，持続効果が得られるかどうかは不明である．

患者の運動失調に起因する生活機能の改善のためには，バランスや基本動作の練習，日常生活動作（activities of daily living：ADL）の練習など，包括的な集中リハ介入が必要と考えられる（**1**）．2009年にIlgらは小脳変性疾患患者16例に対する4週間の集中リハ介入の転帰を初めて報告した[5]．具

2 集中リハビリテーション後のSARAおよび歩行速度改善の長期経過

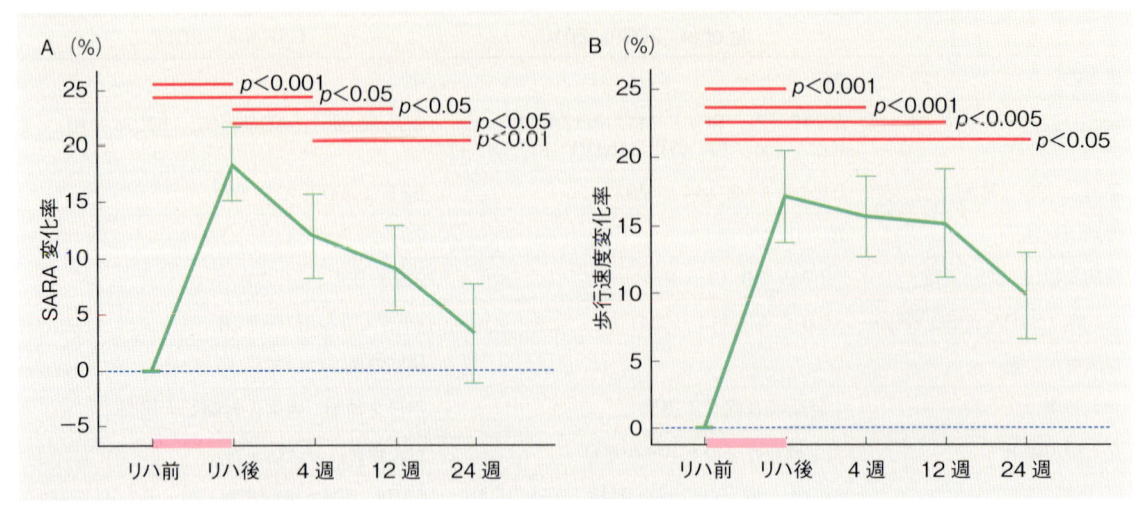

改善率＝SARA（または歩行速度）利得／リハ前SARA（または歩行速度）×100（％）で算出した．バーは標準誤差．4週間の集中入院リハによるSARA改善率は19％，その後は緩やかに低下し，24週にはほぼベースラインまで戻る傾向がみられた（A）．歩行速度改善率は18％，その後は比較的保たれ，24週では低下したがベースラインより有意に速かった（B）．p値はRepeated measures ANOVAのposthoc Bonferroni検定の結果．

(Miyai I, et al. *Neurorehabil Neural Repair* 2012[7]より改変)

体的なリハプログラムとしては，静的バランス，動的バランス，平地や凹凸地の歩行，階段昇降，体幹と四肢の協調運動，転倒防止のためのステップ練習，安全な転倒方法の練習，肩と脊椎の拘縮予防などが含まれる．1時間×週3回×4週間のリハ介入後に，小脳性運動失調の評価スケールであるSARA（Scale for the Assessment and Rating of Ataxia），（**Column**「小脳性運動失調の臨床的評価」p.200参照）の点数は全体で平均5.4ポイント改善した．うち脊髄小脳変性症患者（10例）では介入後8週までSARAや歩行に対する効果が保持された．患者に対して，介入後の自主練習も指導・推奨したところ，1年後の評価でもベースラインより良好であった[6]．特記すべきことは，フリードライヒ運動失調症（Friedreich ataxia）など求心性経路の変性症ではこのような介入は有効でなかった点である．運動学習において誤差信号が役割を果たせないことと関連する可能性がある．

本邦では厚生労働省の「難治性疾患克服研究事業運動失調症の病態解明と治療法開発に関する研究」の助成でTrial for Cerebellar Ataxia Rehabilitation（CAR trial）が行われた[7]．対象は小脳失調を主徴とする脊髄小脳変性症（脊髄小脳失調症〈SCA6，SCA31〉，皮質性小脳萎縮症）で，1人以下での介助歩行可能な42例である．平日は理学療法1時間および作業療法1時間／日，週末はいずれか1時間で4週間の入院集中リハを行った．介入としては，静的・動的バランス練習，歩行や階段昇降，ADL練習や，バランスと上肢動作の二重課題などを行った．退院時には自主練習を個々に指導した．リハ介入後はSARAが平均11.7ポイントから9.6ポイントに改善，リハ後12週まで保たれていた．10m歩行速度は24週後でもベースラインに比べて改善がみられた（**2**）．リハ後の改善の長期的保持に関しては，リハ前のSARAが

3 脊髄小脳変性症に対するリハビリテーション介入のモデル

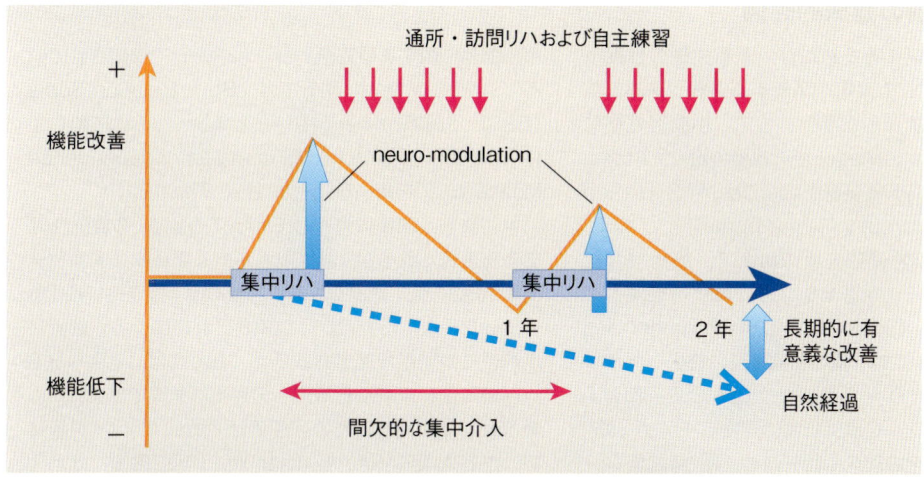

患者にとって長期的に意味のあるリハ介入を行うためには，間欠的な短期集中リハおよび日常的な通所・訪問リハの利用と実施状況のモニタリングを伴った自主練習の併用が必要と考えられる．さらに集中リハ効果を高めるためのneuro-modulationについては本文を参照されたい．

低い，すなわち運動失調が軽い患者ほど，良好であった．
　一方，自然史研究では，SCA3ではSARAが年1.61ポイント線形に悪化，SCA6の場合，SARAは初年0.35ポイント，次年1.44ポイント非線形に悪化[8]．本邦の自然史研究でもSCA6ではSARAで年1.3ポイントの悪化を認めた[9]．病状の進行を加味する日独の介入研究と自然史との比較においては，短期集中リハは約1年の改善効果をもつことが示唆される．

集中リハ後の機能維持のための介入

　脊髄小脳変性症に対する集中リハの研究の蓄積をふまえて共同執筆したコンセンサス論文でも，短期集中リハで得られた利得を維持する介入が今後の検討課題とされている．約2～3年の間隔で集中リハを行った症例では，リハ後に初回と同様のSARAの改善が得られたが，その間の週1時間前後の通所・訪問リハによる機能の維持は難しかった[10]．したがって在宅でのリハ介入の頻度や自主練習メニューの強化やモニタリング，集中リハの間隔などに検討の余地がある（3）．実際にバランス練習に特化した自主練習の指導により，患者の歩行が改善したという報告が最近なされた[*1]．患者の日常的な練習を助ける目的で，田辺三菱製薬の健康支援サイトであるSCD・MSAネット[*2]に，筆者らによる自主練習用動画を掲載している．患者指導などの一助になれば幸いである．また，リハ介入に加えて，病状の進行に伴うADLの問題を補い，転倒を予防するための環境設定（バリアフリー，手すり，ベッドなど）も重要であるが，別著[11]も参照されたい．

今後の展望

　リハ介入に伴うuse-dependent plasticityを増強するためには，同じ練習量

*1
Keller JL, Bastian AJ. A home balance exercise program improves walking in people with cerebellar ataxia. Neurorehabil Neural Repair 2014；28：770-778.

*2
http://scd-msa.net/

Column

小脳性運動失調の臨床的評価

リハの効果を検証するためには，運動失調の程度やそれに起因するADLの障害を評価する必要がある．信頼性・妥当性が検証された評価として，小脳変性症に対してはICARS (International Cooperative Ataxia Rating Scale)[13]，多系統萎縮症にはUMSARS (Unified Multiple System Atrophy Rating Scale)[14] がある．UMSARSでは小脳性運動失調に加えて，筋固縮などの錐体外路徴候，起立性低血圧などの自律神経障害も評価する．SARA (Scale for the Assessment and Rating of Ataxia)[15] は小脳性運動失調に特化した8項目0〜42点（歩行0〜8点，立位0〜6点，座位0〜4点，言語障害0〜6点，指追い試験0〜4点，指-鼻試験0〜4点，手の回内・回外運動，踵-膝試験0〜4点，点数が高いほど重症）から成る．評価に要する時間はICARSの約1/3（4分）と短く，ICARSやADLの評価であるBarthel指数（BI）[16] とよく相関する．SARAやUMSARSの評価表は「厚生労働科学研究費補助金難治性疾患克服研究事業 運動失調症の病態解明と治療法開発に関する研究班」ホームページで公開されている*．バランス能力に関しては，Berg Balance Scale (BBS) が国際的に多く用いられる[17]．ADLに関しては，Barthel指数かFIM (Functional Independence Measure)[18] を用いることが妥当と思われる．

神経障害が次第に進行していってもADLの自立性はある程度保たれるが，神経障害がある閾値に達すると一気にADLの低下がみられることがある．臨床的には「急に歩けなくなった」という現象がそれに当たる．評価尺度の多くが順序尺度であること（たとえば，2点から3点への変化と4点から5点への変化は同等ではない）に負うところが大きいため，評価はimpairment（神経障害，たとえばSARA）とdisability（ADL障害，たとえばBarthel指数）の両面で行うことが望ましい．神経障害とADL障害の問題が乖離し，後者が前景となった状態では，ADLに対する代償的手段や環境設定を含むリハ介入が主体となる．

* http://neurol.med.tottori-u.ac.jp/scd/

に対して，可塑的変化を促進するneuro-modulation技術の応用が注目されている[12]．具体的には反復経頭蓋磁気刺激（repetitive TMS：rTMS）や直流刺激（transcranial direct current stimulation：tDCS）を用いた脳刺激による興奮性の増強，セロトニン再取り込み阻害薬などモノアミン系神経伝達を増強する薬物服用とリハの併用がある．また，脳波，MRI，近赤外線スペクトロスコピーなどを用いて検出された脳からの生体信号を情報処理し，脳活動の制御（ニューロフィードバック）やリハ装置の制御に用いるbrain-machine interface（BMI）の開発が進んでいる*3．小脳性運動失調に対しても試みが期待される．

（宮井一郎）

*3 本巻 V.「Brain-Machine Interface研究の臨床応用」(p.226-234) 参照

文献

1) Nudo RJ, et al. Neural substrates for the effects of rehabilitative training on motor recovery after ischemic infarct. *Science* 1996；272：1791-1794.
2) Wolf SL, et al. Effect of constraint-induced movement therapy on upper extremity function 3 to 9 months after stroke：The EXCITE randomized clinical trial. *JAMA* 2006；296：2095-2104.
3) Burciu RG, et al. Brain changes associated with postural training in patients with cerebellar degeneration：A voxel-based morphometry study. *J Neurosci* 2013；33：4594-4604.
4) Kawato M. Internal models for motor control and trajectory planning. *Curr Opin Neurobiol* 1999；9：718-727.
5) Ilg W, et al. Intensive coordinative training improves motor performance in degenerative cerebellar disease. *Neurology* 2009；73：1823-1830.
6) Ilg W, et al. Long-term effects of coordinative training in degenerative cerebellar disease. *Move Disord* 2010；25：2239-2246.
7) Miyai I, et al. Cerebellar ataxia rehabilitation trial in degenerative cerebellar diseases. *Neurorehabil Neural Repair* 2012；26：515-522.

8) Jacobi H, et al The natural history of spinocerebellar ataxia type 1, 2, 3, and 6 : A 2-year follow-up study. *Neurology* 2011 ; 77 : 1035-1041.
9) 中島健二ほか．Machado-Joseph 病，脊髄小脳失調症 6 型の自然史に関する多施設共同研究（まとめ）．厚生労働科学研究費補助金難治性疾患克服研究事業「運動失調症の病態解明と治療法開発に関する研究」（研究代表者 佐々木秀直）．平成 23 年度総括・分担研究報告書．2012, pp.92-99.
10) Ilg W, et al. Consensus paper : Management of degenerative cerebellar disorders. *Cerebellum* 2014 ; 13 : 248-268.
11) 宮井一郎．リハビリテーションの進歩．辻省次（総編集），西澤正豊（編），アクチュアル脳・神経疾患の臨床，小脳と運動失調—小脳は何をしているのか．東京：中山書店；2013, pp.239-248.
12) 宮井一郎．脳卒中後の運動障害に対する神経リハビリテーション．日本医事新報 2011；4525：53-59.
13) Trouillas P, et al. International Cooperative Ataxia Rating Scale for pharmacological assessment of the cerebellar syndrome. The Ataxia Neuropharmacology Committee of the World Federation of Neurology. *J Neurol Sci* 1997 ; 145 : 205-211 .
14) Wenning GK, et al. Development and validation of the unified multiple system atrophy rating scale (UMSARS). *Mov Disord* 2004 ; 19 : 1391-1402.
15) Schmitz-Hübsch T, et al. Scale for the assessment and rating of ataxia : Development of a new clinical scale. Neurology 2006 ; 66 : 1717-1720.
16) Mahoney FI, Barthel DW. Functional evaluation : The Barthel Index. *Md State Med J* 1965 ; 14 : 61-65.
17) Berg KO, et al. Measuring balance in the elderly : Validation of an instrument. *Can J Public Health* 1992 ; 83 (Suppl 2) : S7-S11.
18) Keith RA, et al. The functional independence measure : A new tool for rehabilitation. In : Eisenberg MG, et al (editors). Advances in Clinical Rehabilitation. Vol 2. New York, NY : Springer ; 1987, pp.6-18.

Further reading

- 久保田競（編著），虫明元，宮井一郎．学習と脳—器用さを獲得する脳．東京：サイエンス社；2007.
運動学習の神経機構や理論について，基礎・臨床両方の立場から学ぶことができる
- 北澤茂．随意運動制御における小脳の役割．辻省次（総編集），西澤正豊（編），アクチュアル脳・神経疾患の臨床，小脳と運動失調—小脳は何をしているのか．東京：中山書店；2013, pp.17-32.
小脳における運動学習のしくみについてわかりやすく解説している

V. 神経難病のリハビリテーション
コミュニケーション支援

> **Point**
> - 神経難病における言語機能や四肢機能，さらには高次脳機能など，コミュニケーションに支障をきたす障害の支援は，患者自らが疾患を知り，できればそれを受容し，支援者や医療者が状況を理解することから始まる．
> - コミュニケーション障害が生じてきた場合，まず筆談，指文字や，文字盤が使われ，利用者の状態により補助・代替コミュニケーション手段（AAC）と呼ばれる各種IT機器も考慮される．
> - 運動機能によるスイッチ操作が困難な「完全閉じ込め状態」では，生体現象（脳波や脳の血流量等の変化）を利用して「はい・いいえ」を判定する装置の発展が期待される．

2015年1月から施行の「難病の患者に対する医療等に関する法律」（難病法）では，診断基準が確立した希少性疾患を広く難病として認定する[1]．さらに，法律上の施策として，「難病の患者に対する良質かつ適切な医療の確保及び難病の患者の療養生活の質の維持向上」が謳われている[1]．一方，希少性疾患のため，その診断名さえ聞いたことのない患者や家族は多く，疾患の理解や今後の生活の受容に困難をきたしやすい．また，疾患名によらず，個々の日常生活（ADL）の障害程度により，医療費等支援の程度が規定される[1]．しかし，認定疾患数の増加や高齢化に伴う患者数増加に対して，全体の予算額の増加は見込みにくい．医療・福祉の社会資源が有限で公平な分配が求められること，および必要な患者にはきちんと支援すること，この双方について，関係者全般の理解が必要となる．神経難病の，言語機能や四肢機能，さらには高次脳機能など，コミュニケーションに支障をきたす障害の支援は，患者自らが疾患を知り，できればそれを受容し，支援者や医療者が状況を理解することから始まる．患者にとって良くない情報，つまり「悪い知らせ」の伝達から始めなければならない．別項で「悪い知らせ」の伝達にかかわる患者・医療関係者間の問題について述べた[*1]．ここでは，コミュニケーション能力が進行性に障害される筋萎縮性側索硬化症（amyotrophic lateral sclerosis：ALS）を例に，ALS診療ガイドライン2013（日本神経学会監修）に沿って[2]，その後の知見を加えながら神経難病のコミュニケーション支援を概観する．

*1 本巻II．「いかに伝えるか―説明と合意形成」（p.66-75）参照

ALSのコミュニケーション障害の特徴

ALSでは随意運動機能の進行性障害が目立つが，高次脳機能低下を伴う例も少なくない．ALSは症候群と認識するのが妥当で，症状および進行は

個々に大きく異なる．ALS の場合，コミュニケーション障害や高次脳機能の低下が明らかになる前から，仮名文字の脱字，助詞の脱落，仮名・漢字の錯書，感情の表情認識障害が生じることがある[3-5]．コミュニケーション障害が明らかになった後，さまざまな支援機器を提示しても患者が利用できない場合，認知機能，聴力，および中耳炎の有無を評価する必要がある．ALS の約半数に何らかの認知機能障害が検出されるが，臨床的に明らかな認知症はおよそ 15 ～ 20％程度までとされる[6]．病期の進行につれて認知機能障害を呈する割合が増加する．認知機能障害の特徴として，前頭葉機能の低下（行動異常や意欲の低下，言語機能低下）が前景に立つことが多く，重度の記憶障害や見当識障害は比較的まれとされる[6]．

他の神経難病では ALS 以上に高次脳機能障害が前景に立つことが多いが，ALS でのコミュニケーション支援は他疾患にも応用可能である．

ALS のコミュニケーション障害の評価方法

構音と書字

身体機能評価として，ALS functional rating scale（ALSFRS-R），機能的自立度評価表（Functional Independence Measure：FIM），Norris Scale（四肢症状尺度・球症状尺度），関節可動域（range of motion：ROM），徒手筋力検査（manual muscle testing：MMT），上肢機能評価などがある[2]．構音障害では文章の読み上げや，手指を用いた表出機能では指文字の速度も評価に使うことができる．

文章の読み上げ（発語）の速さでは，一定の文章を読ませて完了までにかかる時間を測定し，ほぼ健常と考えられる時期（あるいは健常者の平均）の 65％を下回るようになれば補助機器導入の目安にする[7]．

指文字では，診察時に 30 秒で書ける文字数をはかり「8 か月前までは 10 文字しか書けなかったのに，今では 14 文字まで」など，リハビリ効果や症状の経時的評価を試みることも行われている[8]．

ALSFRS-R

ALSFRS-R は身体機能を 12 項目に区分し，コミュニケーション能力を評価する項目を含む．それぞれの項目を 0 ～ 4 点で評価する．満点は 48 点で，機能障害が進むほど点数は低下し，最低点は 0 点である．医師以外の医療スタッフや家族も評価でき，信頼性と経時的評価の有用性が確認されている．さらに経時的に評価して，時間あたりの項目ごとの変化量から症状増悪の速さの評価ができる[2]．

なお，現在の ALSFRS-R では，症状が進行した場合に機能評価できなくなる状況（床効果）が指摘されていて，新たに ALSFRS-R に続く重症者評価が提案された[9]．まだ，臨床的信頼性は検証されていないため，これまでのものが主に使用されている．

---

point
身体機能評価
- ALSFRS-R
- FIM
- Norris Scale
- ROM
- MMT
- 上肢機能評価

前頭葉機能評価

ALSの前頭葉機能評価に Frontal Assessment Battery（FAB）を用いることもできる．FABは，6項目，それぞれ0～3点で採点し，満点は18点である．一般に8歳以上の健常者では，ほぼ満点をとるといわれている．15点未満では，認知機能障害が疑われ，10点未満では前頭側頭型認知症も示唆される．しかし，本邦でのFABの評価についての標準化はまだなされていない．簡便さと他の高次脳機能評価との間の信頼性が韓国の孤発性ALS 61例の検討で示された[10]．

療養現場での総合的評価

患者の療養現場（患者宅など）を訪問して，コミュニケーション能力を評価し，家屋調査を基に対応を検討・実施する必要がある．生活場面や相手に応じて手段や機器を適切に使い分けることに繋がる[2]．また，療養現場には，患者や家族の意向が率直に表現されていることが多い．言葉で示されにくい患者の希望や療養者の介護への思いを示唆するものがある．医師が直接行くことができない場合，訪問看護師や保健師などの訪問が有用である．作業療法士や機器に詳しい支援者の同行があればさらによい．訪問看護師単独の場合でも，療養者の許可を得て，療養環境を写真撮影して情報共有することもできる．また，家庭を訪問した者が家族内の諸問題に気づく機会も増える．

気管切開下陽圧換気療法（TPPV）開始後の機能評価

病理学的に診断確定された29例の検討から気管切開下陽圧換気療法（tracheostomy positive pressure ventilation：TPPV）後の意思伝達能力ステージ分類が提案された[11]．5段階の評価で，予後予測因子としても検討された．発症からTPPVまでの時間が短い場合，将来TLS（完全閉じ込め状態；**Column**「完全閉じ込め状態（TLS）」p.207参照）に陥るリスクも考慮する[11]．

多彩な補助手段

コミュニケーション障害が生じてきた場合，まずは，筆談，指文字や，文字盤が使われる．構音，四肢，および呼吸機能障害へのリハビリテーションも，それぞれの機能を少しでも長く維持することを目指して検討される．また，補助・代替コミュニケーション手段（augmentative and alternative communication：AAC）と呼ばれる各種IT機器も利用者の状態に合せて考慮される[2]．

文字盤

文字盤は使い慣れるといちばん早いツールとなる．透明アクリル文字盤（対面式）は，文字の大きさ，配置など個別性を重視し，経験者からの意見も参考にして作成される．母音式（口文字盤）は，文字盤がなくともコミュニケ

---

point

多彩な補助的コミュニケーション手段
- 筆談
- 指文字
- 文字盤
- AAC（各種IT機器）
- スピーキングカニューレ　など

ーションが可能である[2]．対面式でも，口文字盤でも，十分な時間をかけ，必要に応じ内容を記録する．慣れてくると，患者の発言内容をすべて聞き取らなくても意味を了解することができる．しかし，先読みとなり，誤解の原因となることも多い．続き文字，たとえば「スタッフふたり」の「フふ」などは，先読みの誤読となりやすい．忙しいときにこそ，メモをとり，最後まで見て取るように留意すべきである．対処を急ぐ，あるいは使用頻度の高い内容はパターン化して，文字盤の見やすいところに配置する[2]．利用者によっては，透明文字盤を読み手が読みやすいように，読み手から読み取る向きで用いている．頻度の高い項目を，文字盤に依拠せず，部屋の中に居酒屋メニューのように札を下げて表示する工夫もある．

文字盤を使えるうちにIT機器の使用を進める[2]．文字盤でのコミュニケーション中に，苦情を伝えられること，双方で感情的な反応から文字盤でのやりとりを継続できなくなること，また，長時間になり疲労のため文字盤による会話がつながらないことも生じる．文字盤では，短いやりとりが多く，患者からの要求ばかりとなる場面も少なくない．文字盤では時間がかかり内容と伝達できる空間も限られたものとなりやすい．文字盤でのコミュニケーションが十分とれているうちにこそ，IT機器を使い細かな内容を伝える技術を習得し，さらに支援者へ感謝のことばをきちんと伝えることの重要性も，医師から伝えておくべきである[2]．

■ IT機器

補助・代替コミュニケーション手段としてさまざまなIT機器が使える時代となった．どこか随意的なシグナルが拾えれば，つまり随意可変部位を電気的信号変換にすることにより，さまざまな機器に接続して自らの意思を伝えることができる．随意的なシグナル源として，四肢，下顎，眼瞼，眼球運動等の運動，筋電図，視線，脳波，眼電図，前頭葉脳血流量変動（近赤外光）などが用いられている[2]．日本リハビリテーション工学協会による「重度障害者用意思伝達装置」導入ガイドライン〔平成24-25年度改訂版〕(2012-2013)には，現在の日本の制度による機器の定義，分類，個々の機器の機能紹介，付加機能とパソコン操作の関係，公費導入にあたっての制度，特例補装具としての判定，判定における注意事項など，必要な事項が簡潔，かつ具体的に記載されている[12]．

■補装具としての意思伝達装置

2006年に制度化された時点では，機器の形式に言及されず，基本構造としてソフトウェアが組み込まれた専用機器であることとされ，特定の既製品をイメージしていたと考えられる．2010年4月の制度改正で，流通する機器の機能分類を基に，公費負担の妥当性を反映して整理された．現在，下記の名称（方式）・基本構造に区分されている[12]．

文字等走査入力方式（簡単なもの）
①通信機能が付加されたもの（メール送信も許容されている）

②環境制御機能が付加されたもの（環境制御スイッチを許容）
③簡易な環境制御機能が付加されたもの（単一装置のリモコンを区分）
④高度な環境制御機能が付加されたもの

付加機能を規定した背景は，通信機能の社会変化への対応である．現在ではパソコン（PC）や携帯電話でのメール機能が広く普及し，目の前にいない人へのコミュニケーションは一般的となっている．環境制御機能は，他者の手を煩わすことなく，随時，空調や映像・音響機器へ自らの意思を伝えてスイッチを操作し欲求を実現できる．機能の必要性は個々の生活スタイルと密接に関連する．

重度障害者用意思伝達装置（生体現象方式）

生体現象（脳波や脳の血流量等の変化）を利用して「はい・いいえ」を判定する[12]．対象者は，運動機能（筋活動：まばたきや呼気等）によるスイッチ操作が困難な人，つまり完全閉じ込め状態（TLS）が念頭におかれている．相手の呼びかけに対して反応するため，聴覚や認知に問題がある場合にも，反応できなくなることを理解しておく必要がある．現在，本邦では下記2点が相当する．

①**脳波利用**：「マクトス Model WX（マクトス）」シリーズ（テクノスジャパン社製）[*2]がある．「はい・いいえ」の判定結果が電気的に出力される．理論的には，スキャン入力方式の文字等走査入力方式の機器操作スイッチと組み合わせて利用することも可能である．公費での入手には，生活の場面で利用可能かどうかを確認してから導入されるもので，一定期間の試験導入を行っている自治体もある．

②**脳血流利用**：「心語り（こころがたり）」（エクセル・オブ・メカトロニクス社製）[*3]がある．ひとつの質問に対する「はい・いいえ」の判定結果が画面で表示されるだけで，周囲の人的対応についての可否の検討が必要となる．

生態現象方式の導入可否の見極めとして，相反する既知の課題を順に提示して，それぞれの結果がどう出るかの記録をすることが一助となる．生態現象では，必ずしも本人の「はい・いいえ」の意思が100％反映された回答が得られるものではなく，同一の質問を繰り返し，答えてもらうことで正答率を上げる．当初に設定する「はい・いいえ」のデータが，以後のコミュニケーション結果に大きく影響するため，初回の設定時には，メーカーに十分な問い合わせを行う．質問の方法など，周囲の人的対応も含めて，身体障害者更生相談所として導入可能と判断されると支給（公費負担）可能となる．該当する機器では，ALSについても主治医の意見書に大脳の活動についての説明が求められる．脳波の出現が不確実な場合や，前頭葉障害がある場合などでは導入が困難となる．

随意運動が乏しくなると，脳波など生態現象方式の入力に期待が膨らむ．しかし，現在，生態現象方式を実際に有効利用しているALS患者はまれである．

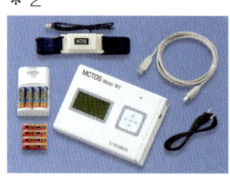

*2
MCTOS Model WX
テクノスジャパン
http://www.technosjapan.jp/index.html

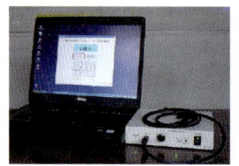

*3
心語り
エクセル・オブ・メカトロニクス
http://www.excel-mechatronics.com/medical.html

完全閉じ込め状態（TLS） Column

　完全閉じ込め状態（totally locked-in state：TLS）に至る頻度は，都立神経病院のTPPV 70例の後方視的検討で，TLSが11.4％（5年以上TPPV継続例では18.2％），最小コミュニケーション状態（minimal communication state：MCS）は33.3％であった[13]．また，全国の神経内科医への調査票によるTPPV 709例の検討では，TLSは13％であった[14]．TLSに至る例について，発症からTPPVまでの期間が短いという報告がある[11]．また，5年超のTPPV例でも48.5％は著しいコミュニケーション障害がなかったことは注目される[13]．これらの結果は，ALSの多様性を示唆している．

　完全閉じ込め状態の背景では，個々の事例において，TLSは，本来その患者が有しているコミュニケーション能力を引き出すための手段が不十分，つまり機器が未開発なのか，それとも神経変性により患者の意思能力そのものが喪失しているのか，が常に問題となる．TLSと診断する前に，必ず全身の随意運動の詳細な評価が必要である．TLSと診断された後に，随意運動を見つけ出し，スイッチ適合の後にAACから思いの丈を伝え始めた例がある[15]．また，TPPV長期例の中耳炎はよく知られている．耳の状態もチェックする必要がある．

　ドイツTübingen大学からの報告で，TLSに至る3か月前に硬膜上電極（epidural electrocorticography：ECoG）の埋め込み手術を患者が許可し，経過を追って詳細な生理学的検索を行った1例がある[16]．この例では，随意運動は外肛門括約筋よりも外眼筋が最後まで機能した[16]．さらに進行すると眼球運動も障害されコミュニケーションがとれなくなりTLSと診断された．ECoGからの聴覚性P300の反応はTLS診断の2日後まで確認できた[16]．事象関連電位を用いた認知機能評価としてmismatch negativity（MMN）test, standard oddball, priming testおよびsemantic oddball taskが実施された．TLS後3か月の時点ではMMN testのみかろうじて拾えたにすぎず，それ以降は記録されなかった[17]．この結果は神経変性による機能喪失であることが示唆された．TLSに至ったALS例では，まだ既存のBrain-Machine Interface（BMI）での長期間の成功事例の報告がないことと関連する結果と理解される．

　一方，2014年に同じTübingen大学から長期TLS例に期待を抱かせる内容が報告された[18]．67歳の女性ALS患者は2013年の同大学病院入院まで27か月間にわたりまったくコミュニケーションがとれず，TLSと診断されていた．日本の機器（ETG-4000 Optical Topography System, Hitachi Medical Co., Tokyo, Japan）による近赤外線分光法（near infrared spectroscopy：NIRS）を用いたauditory mismatchとoddball presentationを繰り返し行ったところ，正答が統計学的に有意であったと報告された[18]．TLSと診断されてある程度時間が経過した後でも，コミュニケーション成立例の存在する可能性が提示されたことは意味深い．ただ，まだ実用レベルでのコミュニケーション成立といえる段階ではない．

■入力機器固定用の補装具

　IT機器の利用にあたっては，病状，体型，使用する姿勢や，設置場所，入力方法に合わせて装置の固定を工夫する．入力装置固定用の補装具として，前腕懸垂装具，手関節装具，手指装具などを適宜，考慮する．ただし，購入にあたり公費負担が確立していないものもある．諸手続に必要な書類作成や患者会からのレンタルなど，各種ネットワークにより療養者支援に繋げる．

自らの「声」でのコミュニケーション

　患者は機能障害が進んでも，まずは自らの声でのコミュニケーションを希望する．気管切開下でも構音機能が保たれている場合，スピーキングカニューレや電気式人工喉頭の使用によりコミュニケーションができる可能性がある．また，近年，自声の合成がソフトウェアにより可能になってきた．完全に構音が障害された場合でも，健康時や病初期に録音された患者自身の声を合成し，構音機能喪失後，自分の声を用いてコンピューターに文章を音読させることが試みられている[2]．

「あるテク」──現在ある機器の応用から

　IT機器は日常生活に深く浸透してきている．コミュニケーション手段に特化したものばかりでなく，現在ある機器を用いて工夫する．タブレット型機器など，さまざまなソフトが開発されてきている．担当医や支援チームのスタッフがすべてを把握することは困難である．患者会や支援NPO組織などへ情報提供を求めたり，支援の依頼を行う．

IT機器利用の現状と問題点

補助機器選択と導入の時期

　原則は，綿密に意思疎通ができる間にさまざまな方法を試みることである[2]．一方，まだある機能が残っているうちに次の段階の方法を先行的に導入することは，疾患の進行・増悪を予見することであり，療養者に受容れられないことが多い．ALSの多様性から，症状の進行には大きな個人差がある．進みの遅い例に，早々にコミュニケーション障害とその対応を説明しても現実味がない．急速に進行する例では，説明および対応が間に合わないことも生じる．原則は，病初期から個別の支援チームを構成し，進行の程度を評価しながら，時間的にも心理的にも余裕をもって導入を図ることである[2]．公的な支援の適応判定と事務処理には時間がかかる．

TPPV導入後のコミュニケーション

　急速な呼吸筋障害や疾患の受容ができないままTPPVに移行した場合に大きな問題となる．まずは支援チームを点検し，必要に応じIT支援可能な人材への連携を確認のうえ，意思疎通の再確立を図る[2]．進行が速い例こそ，病初期の病状説明（告知）が重要である．各段階の告知後，本人の理解や受け止めた内容は，医師に直接表出されないことも多い．医療スタッフから医師へのフィードバックは重要である．担当医が病状説明（告知）を行う．担当医は，告知後に逐次情報を還流してもらえるような支援チームを形成・維持しておく必要がある[2]．

支援人材

　随意的な生体シグナルが電気信号に変換されれば，さまざまな意思伝達装置に接続できる[2,12]．しかし，シグナルを変換する装置（スイッチ）を適合させ，意思伝達装置を調整するうえで，IT機器と疾患の双方に理解と経験のある人材が必要である．地域での育成とともに数少ない人材の広域での連携が求められている．神経内科医でも，各種意思伝達装置を見る機会は少ない．患者の社会参加はコミュニケーションを前提に可能となり，生き甲斐に繋がる．支援のための地域人材育成に神経内科医が関心を寄せることが必要である．

視線入力装置

　視線入力装置は眼球運動機能が長く残ること，適合をとりやすいことから，非常に有力なコミュニケーション支援機器となることが多い．視線入力装置での素早い入力は経験することで実感できる．しかし，現状では，視線入力装置の購入費用が高価格である（約150万円）．特例補装具としての判定を受けての公費補助も期待されるが，認定基準は自治体ごとに異なり，財源等の問題があり，必ずしも容易ではない．担当医は，今ある補装具では患者の必要とする機能として使えないことをデータ等で明示する．つまり，特例ということの理解を判定者に促すため，たとえば，生体シグナル利用の機器（「マクトス®」，「心語り®」など）ではうまくいかないことを意見書として詳細に示す．患者が活発な社会的活動をされている場合には視線入力装置の必要度は高い．

その他の機器

　生体電位スイッチ（サイバニック・スイッチ）を利用する機器の研究が進められている．皮膚表面からの生体電位を検出し，随意性が電気的に判別できれば，意思伝達装置に接続できる．現時点ではまだ商品化されていない．

　Brain-Machine Interface（BMI）[*4]は，先に述べたようにTLSで機能することが期待されている．しかし，残存する内的な機能が障害されてしまうと，侵襲的なスイッチを用いてもコミュニケーションは不可能となる．

[*4] 本巻V.「Brain-Machine Interface研究の臨床応用」（p.226-234）も参照

制度への対応

　各種制度の変更がある．医師は概要を把握しておく必要がある．しかし，個々の変更について，医師が知悉することは困難である．MSWなどから，支援チーム内での情報共有が必要である．

　障害者総合支援法が2013年4月に施行された．これまでの支援対象者の定義「重度の両上下肢および音声・言語機能障害者であって，重度障害者用意思伝達装置によらなければ意思の伝達が困難な者」が，「難病患者等については音声・言語機能障害および神経・筋疾患である者」と変更された．つまり，重度の両上下肢は必須ではないことになった．さらに，「筋萎縮性側索硬化症等の進行性疾患においては，判定時の身体状況が必ずしも支給要件に達していない場合であっても，急速な進行により支給要件を満たすことが確実と診断された場合には，早期支給を行うように配慮する」との記載が追記された．完全に音声・言語機能を失ってからでは，操作がわからないのか，何ができないのかという確認ができない．確認ができる手段があるうちに確認できるよう，早期の支給を認めている．

　担当医の気づきと配慮で患者のコミュニケーション機能が改善することを念頭におきたい．

（成田有吾）

文献

1) 厚生労働省．難病法（難病の患者に対する医療等に関する法律）．
http://www.mhlw.go.jp/stf/seisakunitsuite/bunya/kenkou_iryou/kenkou/nanbyou/（accessed 14th Oct, 2014）
2) 日本神経学会（監修），「筋萎縮性側索硬化症診療ガイドライン」作成委員会（編）．Clinical Question 9 1～7．コミュニケーション．筋萎縮性側索硬化症診療ガイドライン 2013．東京：南江堂；2013, pp.161-177.
3) Ichikawa H, et al. Writing error may be a predictive sign for impending brain atrophy progression in amyotrophic lateral sclerosis：A preliminary study using X-ray computed tomography. *Eur Neurol* 2011；65：346-351.
4) Zimmerman EK, et al. Emotional perception deficits in amyotrophic lateral sclerosis. *Cogn Behav Neurol* 2007；20：79-82.
5) Girardi A, et al. Deficits in emotional and social cognition in amyotrophic lateral sclerosis. *Neuropsychology* 2011；25：53-65.
6) 日本神経学会（監修），「筋萎縮性側索硬化症診療ガイドライン」作成委員会（編）．Clinical Clinical Question 1-9 孤発例の認知機能障害の頻度はどのくらいで，その特徴は何か．1. 疫学，亜型，経過・予後，病因・病態．筋萎縮性側索硬化症診療ガイドライン 2013．東京：南江堂；2013, pp.18-19.
7) Beukelman D, et al. Communication Support for People with ALS. *Neurol Res Int* 2011；714693：1-6.
8) 尾野精一．Live Today for Tomorrow．指文字で会話し，明るく生きる．
http://www.als.gr.jp/public/story/story_09.html（accessed 11th Oct, 2014）
9) Wicks P, et al. Measuring function in advanced ALS：Validation of ALSFRS-EX extension items. *Eur J Neurol* 2009；16：353-359.
10) Ahn SW, et al. Frontal assessment battery to evaluate frontal lobe dysfunction in ALS patients. *Can J Neurol Sci* 2011；38：242-246.
11) 林健太郎ほか．侵襲的陽圧補助換気導入後の筋萎縮性側索硬化症における意思伝達能力障害—Stage 分類の提唱と予後予測因子の検討．臨床神経学 2013；53：98-103.
12) 日本リハビリテーション工学協会．「重度障害者用意思伝達装置」導入ガイドライン 2012-2013.
http://www.resja.or.jp/com-gl/gl/1-1.html（accessed 11th Oct, 2014）
13) Hayashi H, Oppenheimer EA. ALS patients on TPPV：Totally locked-in state, neurologic findings and ethical implications. *Neurology* 2003；61：135-137.
14) 川田明広ほか．Tracheostomy positive pressure ventilation（TPPV）を導入した ALS 患者の totally locked-in state（TLS）の全国実態調査．臨床神経学 2008；48：476-480.
15) 日向野和夫．ロックインに挑むコミュニケーション－「第5部」私とロックインとのかかわり．難病と在宅ケア 2004；10：31-35.
16) Murguialday AR, et al. Transition from the locked in to the completely locked-in state：A physiological analysis. *Clin Neurophysiol* 2011；122：925-933.
17) Bensch M, et al. Assessing attention and cognitive function in completely locked-in state with event-related brain potentials and epidural electrocorticography. *J Neural Eng* 2014；11：1-8.
18) Gallegos-Ayala G, et al. Brain communication in a completely locked-in patient using bedside near-infrared spectroscopy. *Neurology* 2014；82：1930-1932.

Further reading

- 日本神経学会（監修），「筋萎縮性側索硬化症診療ガイドライン」作成委員会（編）．筋萎縮性側索硬化症診療ガイドライン 2013．東京：南江堂；2013.
ALS に関して全般の知識を確認できる．コミュニケーションに関連する事項も多い

- 日本リハビリテーション工学協会．「重度障害者用意思伝達装置」導入ガイドライン 2012-2013.
http://www.resja.or.jp/com-gl/gl/a-1-1.html（accessed 25th October, 2014）
機器から制度まで詳細な情報を得られるウェブサイトで，コミュニケーション IT 機器支援全般に有用

V. 神経難病のリハビリテーション
摂食嚥下リハビリテーション

Point
- 神経難病の摂食嚥下リハビリテーションでは，臨床経過に合わせたきめ細やかな介入プランが求められる．疾患特性を見極め，廃用症候群を予防し，臨床経過を考慮した食のQOLを目指す．
- 筋萎縮性側索硬化症の摂食嚥下障害は経過中ほぼ必発し，早期発見と対策が重要である．
- パーキンソン病の摂食嚥下障害は重大な予後決定因子であるが，廃用症候群を予防し嚥下訓練や呼気筋力訓練などの対策によりその時点での最大の能力を引き出すことが可能である．
- デュシェンヌ型筋ジストロフィーの摂食嚥下障害は小児期からの慢性進行性であり，詳細な問診と観察が必要．介助者をサポートし，体重減少，痰がらみ，心理的ケアに注意する．

概説

摂食嚥下リハビリテーションとは，摂食嚥下機能を評価し，介入プランを構築して実施し，患者の食生活を全人的にチーム医療として支えることである．

特に神経難病では，進行する疾患や寛解・増悪を繰り返す疾患が多く，きめ細やかな介入プランが求められる．リハビリテーションとして，それぞれの疾患特性をよく見極め，廃用症候群を予防し，臨床経過を考慮した食のQOL維持をめざす．いかに，誤嚥・窒息のリスクを減らし，残存機能を生かした摂食環境を提供できるかが問われるところである．

摂食嚥下リハビリテーションには，摂食嚥下機能評価，機能に見合った嚥下調整食，姿勢・食具・環境の調整，嚥下訓練・体操，栄養管理，誤嚥予防，患者の理解・受容へのサポート，介護者への援助などが含まれる[*1][*2][*3]．

神経難病の摂食嚥下障害は，経過により **1** に示すタイプに分類される．それぞれの臨床経過に合わせた介入プランを構築することが必要である．

①**急速に進行するタイプ**：次に起こる障害を予測して，あらかじめ補助栄養やPEG（percutaneous endoscopic gastrostomy：経皮内視鏡的胃瘻造設術）の時期，呼吸管理の併用，誤嚥防止術などの計画をたて，患者の理解・受容を援助する．病状の進行速度に受容が追いつかないことも多く，味わう楽しみを尊重するなどのメンタルケアが重要となる．呼吸不全の摂食嚥下障害への影響を，常に観察する．

②**緩徐に進行するタイプ**：患者側に摂食嚥下障害の病識が乏しいことが多く，うつ症状や認知障害を伴うこともある．患者の理解と受容を助けることが，リハビリテーションの第一歩であり，その時点での最大の嚥下能力を引

*1 日本摂食・嚥下リハビリテーション学会医療検討委員会．嚥下内視鏡検査の手順2012改訂（修正版）．日本摂食嚥下リハビリテーション学会雑誌 2013；17：87-99．

*2 日本摂食嚥下リハビリテーション学会医療検討委員会（2014年度版）．嚥下造影の検査法（詳細版）．日本摂食嚥下リハビリテーション学会雑誌 2014；18：167-186．

*3 日本摂食嚥下リハビリテーション学会医療検討委員会．訓練法のまとめ（2014年版）．日本摂食嚥下リハビリテーション学会雑誌 2014；18：55-89．

1 神経難病の摂食嚥下障害の分類

1.	急速に進行するタイプ	筋萎縮性側索硬化症（ALS）
2.	緩徐に進行するタイプ	パーキンソン病（PD）やPD関連疾患，多系統萎縮症，脊髄小脳変性症，筋ジストロフィーなど
3.	変動するタイプ	多発性硬化症，重症筋無力症，症状変動のあるPDなど
4.	急に発症して徐々に回復するタイプ	ギラン・バレー症候群など

き出すことができる．嚥下調整食[*4]を長期に継続できるよう，メニューの工夫や調理法の指導など介助者へのサポートが重要である．長期化に伴う肺炎や栄養障害，経腸栄養剤による合併症への対策が必要である．

③変動するタイプ：悪化時の誤嚥防止対策と寛解時の嚥下機能の再評価がポイントである．悪化時にはむしろ経口摂取を中止し，一時，経管栄養法により誤嚥のリスクを減らし，早期寛解を促す．寛解後，嚥下機能検査による再評価を行い，経管栄養の継続の可否や嚥下訓練の再開を決定する．

④急に発症して徐々に回復するタイプ：経過に合わせて再評価を繰り返し，適切な摂食環境を整えることが，早期回復を助けることになる．

以下，代表的疾患として，①のタイプである筋萎縮性側索硬化症（amyotrophic lateral sclerosis：ALS），②と③のタイプを併せ持つパーキンソン病（Parkinson disease：PD），小児期から発症する②のタイプとしてデュシェンヌ型筋ジストロフィー（Duchenne muscular dystrophy：DMD）について述べる．

筋萎縮性側索硬化症（ALS）の摂食嚥下障害[1]

摂食嚥下障害はALSの経過中ほぼ必発であり，その早期発見と対策が重要である．急速に障害が進行する中で，食に対する患者の思いを受け止め，医師・看護師・管理栄養士・リハビリスタッフ・介護福祉士など多職種によるチームでアプローチをする．

ALSの摂食嚥下障害の病態[1]

ビデオ嚥下造影検査（videofluorography：VF）では，口腔期では食塊形成不全，奥舌への移動不良など，咽頭期では喉頭挙上不全，鼻咽腔閉鎖不全，梨状窩の残留，食道入口部開大不全などを認める．食道期では比較的末期まで保たれる．

感覚については，55％の患者に低下がみられたとの報告がある[*5]．経過として，咽頭期障害が先行する場合と口腔期障害が先行する場合があるが，病状が進行すると口腔期・咽頭期ともに重度に障害される．呼吸不全と摂食嚥下障害は並行して進行する（**2**）．また，誤嚥性肺炎と栄養障害は生命予後に関与する因子である．上肢運動機能障害による摂食障害もみられる．

ALSの嚥下機能評価として，ALS Functional Rating Scale swallowing part

[*4] 日本摂食・嚥下リハビリテーション学会医療検討委員会．日本摂食・嚥下リハビリテーション学会嚥下調整食分類2013．日本摂食嚥下リハビリテーション学会雑誌 2013；17：255-267．

[*5] Amin MR, et al. Sensory testing in the assessment of laryngeal sensation in patients with amyotrophic lateral sclerosis. *Ann Otol Rhinol Laryngol* 2006；115（7）：528-534．

2 ALSにおける嚥下障害と呼吸不全の経時的変化

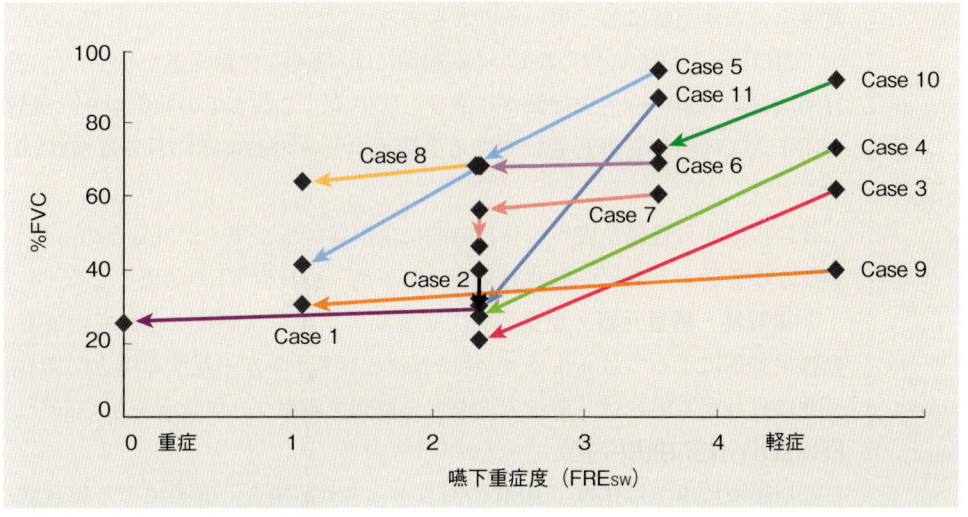

呼吸不全と嚥下障害は並行して悪化する.
(野﨑園子ほか. 筋萎縮性側索硬化症患者の摂食・嚥下障害―嚥下造影と呼吸機能の経時的変化の検討. 臨床神経学 2003；43：77-83 より)

(ALS FRSsw)[6]がよく用いられる. 構音障害が明らかでない早期から咽頭期障害がある場合もある. むせない誤嚥も少なくない. 呼吸不全が存在すれば摂食嚥下障害は必発であり, 相互に悪化要因となる[7].

以下, 日本神経学会 ALS 診療ガイドライン[8]に沿って, 摂食嚥下リハビリテーションについて述べる.

摂食嚥下障害への対策

■ ALS FRS swallowing part（以下，FRSsw）の各重症度における対策（リハビリテーション）

FRSsw 4（普通の食生活）

自覚がなくとも障害がある場合や摂食嚥下障害を受容できない場合もある. 摂食嚥下機能や栄養状態の定期的評価により, 障害の早期発見に努める.

FRSsw 3（摂食嚥下障害の症候または自覚）

残存機能を生かすリハビリテーションや代償的テクニック[9]などの指導を行う. 体位調整や上肢装具, 食具の工夫で摂食量が増加することもある. 定期的に摂食嚥下機能・栄養状態・呼吸機能の評価と介入を行う.

FRSsw 2（食形態変更が必要）

摂食嚥下機能に見合った嚥下調整食を指導する. この時期には食に対する思いが強く, 食事時間が延長して疲労感が増してくることがある. 摂食嚥下機能の悪化や体重減少が進めば, 呼吸機能悪化の前に経腸栄養などの補助栄養について説明する.

FRSsw 1（摂食嚥下障害が強く，補助栄養が必要）

病期により必要な栄養が異なるため, 定期的な栄養評価を行いながら, 経腸栄養剤の選択と調整をする. ALS では必要エネルギーが一般的な式で正

[6] The ALS CNTF treatment study (ACTS) phase I-II Study Group. The amyotrophic lateral sclerosis functional rating scale. Arch Neurol 1996；53（2）：141-147.

[7] 野﨑園子ほか. 筋萎縮性側索硬化症患者の摂食・嚥下障害―嚥下造影と呼吸機能の経時的変化の検討. 臨床神経学 2003；43：77-83.

[8] 日本神経学会（監修）. 筋萎縮性側索硬化症診療ガイドライン 2013 http://www.neurology-jp.org/guidelinem/als2013_index.html

[9] 市原典子. 筋萎縮性側索硬化症の摂食・嚥下障害―ALS の嚥下・栄養管理マニュアル. 医療 2007；61：92-98.

確に算出できない．経腸栄養剤には薬品栄養剤と食品栄養剤があり，家族の食事をミキサー状にして用いることもある．

①**カロリー**：ADLの保たれている病初期には，著明な代謝亢進がみられ[*10]，進行期にはエネルギー消費は徐々に減少していく．これまでの報告から，気管切開下人工呼吸器管理患者に対する必要カロリーのおよその目安は900 kcalである．

経口摂取から経腸栄養への移行時期には消費エネルギーが減るため，投与過多となる場合があり，脂質異常症・糖尿病・胆石症[*11]の誘因となる．

②**電解質・微量元素・ビタミン**：必要なエネルギーが投与されていても，経腸栄養剤によってはミネラル（特にNa）とビタミンが不足する場合があり，長期に投与する場合は，微量元素などを補充するサプリメントを用いる[*12]．

FRSsw0（経口摂取不能）

経口摂取のみでは体重やBMIの減少がみられる場合，食事による疲労感・食事時間の延長・誤嚥のリスクが高いなどの場合は，経口摂取を中止，または楽しみ程度とし，経腸栄養・経静脈栄養を主栄養とする．誤嚥が重症である場合には，味わうだけ，または，噛むだけでのみ込まない（吸引する）など食の楽しみに配慮する．

①**胃瘻**：安全に造設するためには，努力性肺活量（％FVC）が50％以上（鼻腔吸気圧〈SNIP〉[*13]が40 mmHg以上）の時期を選ぶのが望ましい[2)]．食道瘻・空腸瘻・腸瘻などの選択肢もある．最近では経鼻内視鏡も用いられる．患者・家族へは，造設の利点とリスク，胃瘻造設後も経口摂取可能な場合がある，造設時期が遅くなると造設時の合併症リスクが高くなることを十分に説明する．

②**間欠的経口経管栄養**：栄養剤注入時に，経口的にチューブを口から挿入し，終了後抜去する方法で，呼吸機能・呼吸管理方法によらず，幅広い時期での導入が可能である[*14]．

③**高カロリー輸液**：腸管機能の低下時でも十分な栄養投与が可能である．しかし，体内で最大の免疫組織である腸管を使用しないために生体防御に不利であり，カテーテル感染，血栓形成などの合併症がある．

■誤嚥対策

誤嚥防止術（声門閉鎖術，気管喉頭分離術，気管食道吻合術，喉頭摘出術）

重度の誤嚥がある場合や誤嚥があっても経口摂取を強く希望する場合には，耳鼻咽喉科医と連携して，誤嚥防止術を考慮する[*15]．誤嚥防止術は誤嚥性肺炎を減らし，喀痰吸引の減少，夜間の良眠など患者と介助者の満足度が高い．一方で，重症期の患者では術後経口摂取が可能になるとは限らない．

■その他

口腔装置（軟口蓋挙上装置など）

舌運動障害や舌萎縮における口腔内移送障害に対して有効との症例報告が散見される．

[*10] Desport JC, et al. Factors correlated with hypermetabolism in patients with amyotrophic lateral sclerosis. Am J Clin Nutr 2001 ; 74 (3) : 328-334.

[*11] Kitamura E, Ogino M. Occurrence of cholelithiasis and cholecystitis in amyotrophic lateral sclerosis patients with long-term tracheostomy invasive ventilation. Intern Med 2011 ; 50 : 2291-2295.

[*12] 市原典子．神経難病患者の栄養ケア―筋萎縮性側索硬化症の栄養障害の特徴．臨床栄養 2011 ; 19 : 256-261.

[*13] Capozzo R, et al. Sniff nasal inspiratory pressure as a prognostic factor of tracheostomy or death in amyotrophic lateral sclerosis. J Neurol 2015 ; 262 (3) : 593-603.

[*14] 野﨑園子ほか．筋萎縮性側索硬化症患者に対する間欠的経口経管栄養法．神経内科 2004 ; 60 : 543-548.

[*15] 後藤理恵子．神経疾患の摂食・嚥下・栄養を考える―誤嚥防止術．医療 2007 ; 61 : 122-127.

上肢装具

上肢筋力低下に対する摂食動作の補助に有用で，自食のQOLが維持される[*16].

パーキンソン病（PD）の摂食嚥下障害[4)]

日本におけるPD患者の死因の上位——肺炎・気管支炎，窒息，栄養障害を合わせると50％以上であり，これらは摂食嚥下障害との関連が示唆され，PDの摂食嚥下障害は重大な予後決定因子である[3)]．また，PD患者のQOLを著しく障害している[*17].

PDの摂食嚥下障害の病態[*18]

嚥下運動のプロセスである随意運動，反射運動，自律運動のすべて（先行期から食道期）が障害される．先行期・認知期ではうつ症状，認知障害による摂食障害，首下がり，上肢の振戦・強剛，斜め徴候，口腔期では舌運動や咀嚼運動の障害，顎の強剛，流涎，口渇，咽頭期では嚥下反射の遅延，誤嚥，咽頭蠕動の減弱，喉頭挙上の減弱，喉頭蓋谷や梨状窩への食物貯留，食道期では上部食道括約筋の機能不全，食道蠕動の減弱，胃食道逆流症，などがみられる．

発症頻度は報告によりばらつきがあるが，摂食嚥下障害はPD患者の半数以上にみられる．病初期から存在することがありHoehn-Yahr重症度などで分類される身体的運動障害とは必ずしも関連しない．摂食嚥下障害の自覚に乏しく，むせない誤嚥（不顕性誤嚥）が多い[*19][*20]．抗パーキンソン病薬の副作用としてのジスキネジア，口腔乾燥，off症状が摂食嚥下機能に影響する．

舌根・咽頭・気道の感覚低下がみられる．また，自律神経障害による食事性低血圧があり，失神時に食物を窒息するリスクがある．

摂食嚥下障害への対策

■原疾患の治療

投薬調整により摂食嚥下関連筋の強剛・不随意運動，首下がりや姿勢障害の軽減，上肢運動障害の改善を図る．

■悪性症候群

摂食嚥下機能も悪化するので，急性期に無理に経口摂取させず，一時的には経管栄養で乗り切る．摂食嚥下障害の回復後に再評価と介入を行う．

■投薬との関係

Wearing-off現象が強いときはon時に経口摂取ができるように食前にPD治療薬を服用する．また，アポモルヒネ塩酸塩の皮下注による一時的な症状改善後に，PD治療薬を内服することも有用である．

L-DOPAが嚥下反射を改善するとの報告があるが[*21][*22]，L-DOPAによる摂食嚥下障害全般の改善効果については，一定の見解は得られていない．

[*16] 湯浅龍彦，野﨑園子（編）．神経・筋疾患 摂食・嚥下障害とのおつきあい—患者とケアスタッフのために．全日本病院出版会．2007．pp25-27．

[*17] Carneiro D, et al. Quality of life related to swallowing in Parkinson's Disease. *Dysphagia* 2014 ; 29 (5) : 578-582.

[*18] 野﨑園子．パーキンソン病の摂食嚥下障害—これまでの知見と最近の話題．The Japanese Journal of Rehabilitation Medicine（リハビリテーション医学）2013 ; 50 : 905-912.

[*19] Bayés-Rusiñol À, et al. Awareness of dysphagia in Parkinson's disease. *Rev Neurol* 2011 ; 53 (11) : 664-672.

[*20] 日本神経学会（監修）．パーキンソン病治療ガイドライン2011．http://www.neurology-jp.org/guidelinem/parkinson_tuiho.html

[*21] Melo A, Monteiro L. Swallowing improvement after levodopa treatment in idiopathic Parkinson's disease : Lack of evidence. *Parkinsonism Relat Disord* 2013 ; 19 (3) : 279-281.

[*22] Sutton JP. Dysphagia in Parkinson's disease is responsive to levodopa. *Parkinsonism Relat Disord* 2013 ; 19 (3) : 282-284.

3 パーキンソン病における呼気筋力訓練（EMST）効果

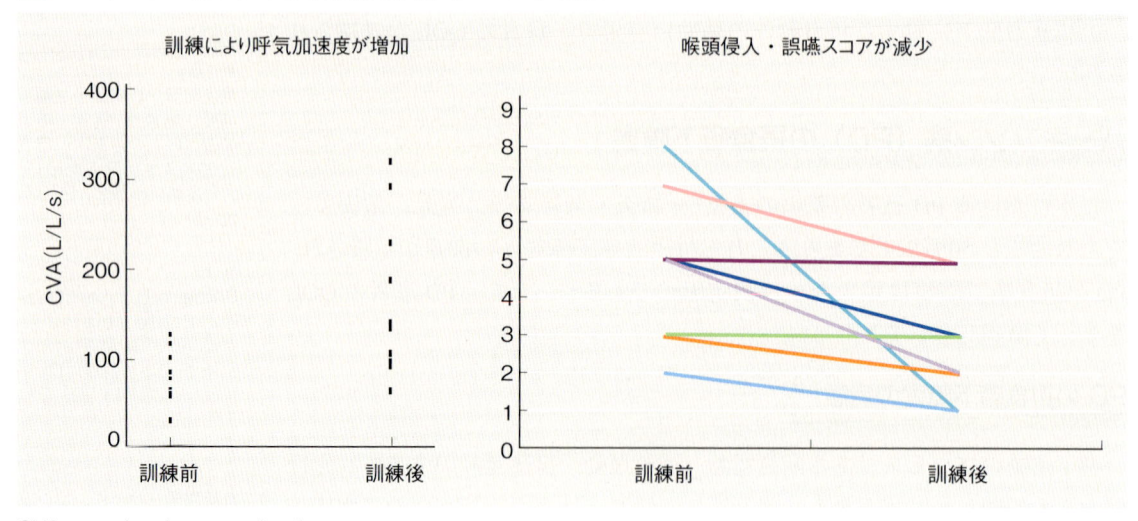

CVA：cough volume acceleration.
（Pitts T, et al. Impact of expiratory muscle strength training on voluntary cough and swallow function in Parkinson disease. *Chest* 2009 ; 135 : 1301-8 より）

■嚥下リハビリテーションの効果

廃用症候群を予防し，嚥下機能評価に基づいて嚥下訓練を行うことにより，摂食嚥下機能をその時点で最良の状態に維持することが可能である．最近の報告を以下に示す．

①食形態調整・姿勢調整の介入におけるランダム化比較試験（randomized controlled trial：RCT）では肺炎予防は蜂蜜＞ネクター＞顎引きの順であったが，認知症合併例では介入効果は乏しかった[23]．

②PD のメトロノーム訓練について，クロスオーバー法による研究デザインで短期効果が確認された[5]．本法の在宅における継続性と長期効果も認められた．

③ビデオによる嚥下訓練，舌強化訓練や声門訓練，感覚刺激や代償法などの有用性が報告されている[24]．

■手術療法の効果

機能的外科手術の一つである視床下核脳深部脳刺激法（subthalamic nucleus deep brain stimulation：STN-DBS）では，誤嚥や喉頭侵入が減少するとの報告がある一方，嚥下機能が改善しない，合併症として嚥下障害が出現するとの報告がある[6]．

呼吸との関連

随意咳の呼気加速と VF 上の誤嚥は関連があり，呼気筋力訓練（expiratory muscle strength training：EMST）は有効である（3）．EMST を 20 分週 5 日 4 週間行った RCT では，喉頭侵入・誤嚥の有意な改善を認めた[7]．

---

[23] Logemann JA, et al. A randomized study of three Interventions for aspiration of thin liquids in patients with dementia or Parkinson's disease. *J Speech Lang Hear Res* 2008 ; 51（1）: 173-183.

[24] van Hooren MR, et al. Treatment effects for dysphagia in Parkinson's disease：A systematic review. *Parkinsonism Relat Disord* 2014 ; 20（8）: 800-807.

その他

PDでは唾液嚥下回数が少なく，流涎は摂食嚥下障害の重症度と関連する．流涎のある患者には唾液の不顕性誤嚥（約10％），不顕性の喉頭侵入（約30％），咽頭感覚の低下（約90％）がみられる[8]．B型ボツリヌス毒素（botulinum toxin type B）の唾液腺への注射のRCTでは，プラセボに対して有意に流涎を改善させた．わが国では現時点での流涎に対する診療報酬は認められていない．

筋ジストロフィーの摂食嚥下障害

筋ジストロフィーにはさまざまな型があるが，最も頻度が高く重症であるデュシェンヌ型筋ジストロフィー（DMD）について述べる．DMDの摂食嚥下障害は小児期からの慢性進行性のため，患者は発症時，必ずしも障害を自覚していないので詳細な問診と観察が必要である[*25]．

DMDの摂食嚥下障害の病態[10]

口腔期では，巨舌，舌運動低下，咀嚼筋力低下，咬合不全による口腔内移送障害がある．開咬および反対咬合が高頻度で認められ，咬合面積は著しく小さい．歯列はアーチが浅く横に広がり，最大咬合力は，10歳頃の咬合力のままで推移する[9][*26]と報告されている．咽頭期では咽頭筋力低下による咽頭移送障害と舌骨挙上不全による食道入口部開大不全があり，口腔への逆流が少なからず認められる．

脊柱変形や上肢・体幹筋力低下による摂食障害があり，食事による疲労が必発である．食事時間の後半の頻脈や体動は，疲労のサインと判断する．

進行の経過としては10歳代では口腔期障害のほうが優位であるが，次第に咽頭筋力低下による咽頭残留，不顕性誤嚥による痰がらみが出現してくる[*26][*27]．進行に伴い，食事摂取量が減少し栄養状態が悪化する．進行期には，病気の進行とともに食事に関する不安が増大してくる．

摂食嚥下障害への対策[10]

① 慢性進行性疾患であり，病初期は患児や親が摂食嚥下障害に気づかないことが多い．摂食量の減少や体重減少，痰がらみなどのサインに注意する．進行期には，心理的ケアに細心の注意をはらう．
② 10歳代は口腔期障害が優位であるが，食物の咽頭残留は少なからず認められる．20歳代には，誤嚥のリスクもあり，誤嚥対策・呼吸リハビリテーションを早期に導入する．
③ ホットパックを併用した咬筋の訓練は有用である[11]．
④ 進行期（20歳代）には呼吸不全の影響を受けるので，食事中のSpO_2のモニタリングを行い，必要に応じて食事中に呼吸補助をする．
⑤ 脊柱の変形が摂食中の疲労や嚥下困難感を増強させることが多く，ポジ

*25 野﨑園子．筋ジストロフィーの摂食・嚥下・栄養マネジメント―DMDを中心に．医学のあゆみ 2008；226（5）：355-360．

*26 日本神経学会 デュシェンヌ型筋ジストロフィー診療ガイドライン
http://www.neurology-jp.org/guidelinem/dmd.html

*27 Nozaki S, et al. Videofluorographic assessment of swallowing function in patients with Duchenne muscular dystrophy. *Rinsho Shinkeigaku* 2007；47（7）：407-412．

ショニングについて早期から介入する．脊柱の変形を支持するためのクッションや座位保持装置，上肢筋力低下に対するテーブルの高さや食器の工夫などは，摂食動作を助ける．

⑥食道入口部開大不全にはバルーン法（一回引き抜き法）が有用である[28]．

⑦咽頭期障害が軽い時期は，水分の嚥下は比較的良好であることが多い．早期に栄養評価を行い，栄養摂取が不足する場合は経腸栄養剤などを補食として経口摂取させる．

⑧PEGは進行期のDMD患者の栄養管理の有用な栄養手段である．呼吸不全進行期になると，PEG造設時における呼吸不全悪化などのリスクが高くなるので，早めの対策が必要である．近年はNIV（noninvasive ventilation：非侵襲的人工呼吸）下の内視鏡的，または外科的胃瘻造設も報告されている[29]．

（野﨑園子）

[28] 野﨑園子ほか．筋ジストロフィーの食道入口開大不全に対するバルーン拡張法の試み．医療 2005；59(10)：556-560.

[29] Bach JR, et al. Open gastrostomy for noninvasive ventilation users with neuromuscular disease. Am J Phys Med Rehabil 2010；89(1)：1-6.

文献

1) 日本神経学会（監修），「筋萎縮性側索硬化症診療ガイドライン」作成委員会（編）．筋萎縮性側索硬化症診療ガイドライン2013．東京：南江堂；pp.104-117.
2) Miller RG, et al. Practice parameter update：The care of the patient with amyotrophic lateral sclerosis：Drug, nutritional, and respiratory therapies (an evidence-based review)：Report of the Quality Standards Subcommittee of the American Academy of Neurology. Neurology 2009；73：1218-1226.
3) Nakashima K, et al. Prognosis of Parkinson's disease in Japan. Tottori University Parkinson's Disease Epidemiology (TUPDE) Study Group. Eur Neurol 1997；38 (Suppl 2)：60-63.
4) 日本神経学会（監修），「パーキンソン病治療ガイドライン」作成委員会（編）．パーキンソン病治療ガイドライン2011．東京：医学書院；2011, pp.126-129.
5) Nozaki S, et al. Rhythm therapy with a metronome to treat dysphagia in patients with Parkinson's disease. 嚥下医学 2012；1：400-408.
6) Troche MS, et al. Swallowing and deep brain stimulation in Parkinson's disease：A systematic review. Parkinsonism Relat Disord 2013；19 (9)：783-788.
7) Troche MS, et al. Aspiration and swallowing in Parkinson disease and rehabilitation with EMST：A randomized trial. Neurology 2010；23；75 (21)：1912-1919.
8) Rodrigues B, et al. Silent saliva aspiration in Parkinson's disease. Mov Disord 2011；26 (1)：138-141.
9) 舘村卓ほか．デュシェンヌ型筋ジストロフィー例における摂食嚥下障害の発生に関わる歯科的因子についての検討．医療 2007；61 (12)：804-810.
10) 日本神経学会ほか（監修），デュシェンヌ型筋ジストロフィー診療ガイドライン2014．東京：南江堂；2014, pp.156-178.
11) Nozaki S et al. Range of motion exercise of temporo-mandibular joint with hot pack increases occlusal force in patients with Duchenne muscular dystrophy. Acta Myol 2010；29：392-397.

Further reading

- 野﨑園子，市原典子（編著）．DVDで学ぶ神経内科の摂食嚥下障害．東京：医歯薬出版；2014.
  摂食嚥下の背景機序から機能障害，対策までを，疾患ごとに嚥下造影や嚥下内視鏡を使って示し，テキストで解説している

- 湯浅龍彦，野﨑園子（編）．神経・筋疾患 摂食・嚥下障害とのおつき合い—患者とケアスタッフのために．東京：全日本病院出版会；2007.
  神経筋疾患の摂食嚥下障害の対応について，臨床や在宅の現場ですぐに役立つ情報と工夫を，写真や図で示しながら解説している

V. 神経難病のリハビリテーション
呼吸リハビリテーション

> **Point**
> - 神経難病疾患では呼吸不全をきたしやすいため，早期から呼吸リハビリテーションの適応を考慮する．
> - 呼吸障害の評価には，自覚的所見と FVC，SpO_2，$EtCO_2$，MIC，CPF 等の測定を行う．
> - 呼吸リハビリテーションは肺のコンプライアンスの維持と排痰能力の維持がポイントとなる．
> - NPPV の長期的な使用によりガス交換の改善，症状の軽減，生存期間の延長の効果があり，導入の時期が遅れることがないように注意する．

呼吸障害をきたす疾患

　神経難病疾患は運動機能障害が徐々に進行する．経過の途中で呼吸障害も合併することが多く，呼吸不全に陥ることが多い．神経筋疾患・脊髄損傷の呼吸リハビリテーションガイドラインでは，「神経筋疾患や脊髄損傷は，呼吸不全をきたしやすく，早期より呼吸リハビリテーションの適応を考慮するように勧められる（C1）」と推奨されている[1]．

　呼吸障害には，吸気が不十分な場合，呼気筋力低下により低酸素血症や高炭酸ガス血症に陥る場合，喉頭開大が不十分のため睡眠中の低換気が引き起こされる場合や，誤嚥性肺炎などにより低換気に陥る場合などがある．また，呼吸機能障害に影響を与える因子としては，側弯や胸郭の変形，頸部の変形，肥満，不適切な体幹装具や車いす，栄養状態の不良，心機能低下などがある．

　呼吸障害をきたす原因として呼吸中枢の障害，上位・下位運動ニューロンの障害，脊髄の障害，脊髄前角細胞の障害，末梢神経の障害，神経筋接合部の障害，筋疾患がある．各々代表的な疾患を **1** に示す[1,2]．

呼吸障害とは[1]

　神経筋疾患では進行とともに呼吸筋の筋力低下を合併し，そのために換気障害が生じる．患者の自覚的な所見としては，疲労感，呼吸困難感，頭痛，倦怠感，日中の眠気，集中力低下，学習障害，食欲低下，嚥下困難，体重減少などがある．夜間の肺胞低換気をきたしていることもあり，昼夜の動脈血酸素飽和度の測定や $EtCO_2$（呼気終末炭酸ガス分圧），$TcCO_2$（経皮炭酸ガス分圧）等を測定することが重要である．$EtCO_2$ は呼気流量が保たれていれば，$PaCO_2$（動脈血炭酸ガス分圧）に近似するといわれている[3]．

　呼吸筋の筋力低下により，深吸気が十分にできなくなると，胸郭の拡張は不十分なものとなり，それが継続することで肺・胸郭のコンプライアンスは

> **Memo**
> **$EtCO_2$**
> カプノメーターで測定される平静呼吸時の1回呼吸終末部分を採取して得られた炭酸ガス分圧．肺疾患等がなければ，$EtCO_2$ と $PaCO_2$ はほぼ同じ値になる．

> **Memo**
> **$TcCO_2$**
> 皮膚から透過してくる炭酸ガスを Stow-Severinghaus 電極によって測定するもので，この値が最も正確に動脈血炭酸ガス分圧を反映する．

1 呼吸障害をきたす疾患

呼吸障害をきたす原因	代表的な疾患
①呼吸中枢の障害	多発性硬化症，脳血管疾患
②上位・下位運動ニューロンの障害	筋萎縮性側索硬化症
③脊髄の障害	高位頸髄損傷
④脊髄前角細胞の障害	ポリオ，ポリオ後症候群，脊髄性筋萎縮症
⑤末梢神経の障害	ギラン・バレー症候群，両側横隔膜神経障害，その他ニューロパチー
⑥神経筋接合部の障害	重症筋無力症
⑦筋疾患	筋ジストロフィー（デュシェンヌ型，顔面肩甲上腕型，肢体型），先天性筋ジストロフィー，ミオパチー

Key words

MIC
アンビューバッグ等で強制的に肺へ送気された空気の量のこと．肺にためることができる最大の吸気量．

CPF
ピークフローメーターを使って測定する．最大の吸気後に強く咳をしたときの最大呼気流量のこと．

低下する．最大強制吸気量（maximum insufflation capacity：MIC）を測定し，肺活量（vital capacity：VC）よりどの程度多いかで評価を行うことができる．MICの測定方法は強制的に吸気し，声門を閉じて3〜5秒程度溜めた後，空気をはいてその量を測定する．強制的に吸気する際，救急蘇生バッグによる送気や非侵襲的陽圧換気療法（noninvasive positive pressure ventilation：NPPV）等を用いる．

呼吸筋の筋力低下により，気道分泌物の喀出が困難となり，肺炎や無気肺を生じる原因となる．また，時に窒息することもある．気道分泌物を喀出するには咳嗽を用いるが，咳のピークフロー（cough peak flow：CPF）を測定することで気道分泌物の喀出能力を評価することができる．ピークフローメーターを用いる．

呼吸リハビリテーションとは

前述の呼吸障害が生じることより，呼吸リハビリテーションでは，①肺のコンプライアンスの維持，②排痰能力の維持がポイントとなる．さらに，呼吸不全に対しては気管挿管の前に非侵襲的陽圧換気療法（NPPV）の導入の検討がある．

肺のコンプライアンスの維持

肺のコンプライアンスは予測肺活量まで肺の拡張がないと低下すると報告されている．その状況が継続すると胸郭や肺の拘束性呼吸障害を引き起こすことになる．その予防のためにも，しっかりと深呼吸を行うことが重要となる．疾患の進行とともに肺活量が低下した場合NPPVを検討することになるが，NPPVで十分な換気を確保するためにも吸気時に肺が十分拡張することと，強制吸気の後に息こらえを行うエアスタック（air stacking）が必要となる．このエアスタックはNPPVの吸気を用いて1日10〜15回行うよう指導する[4]．また，舌咽呼吸（glossopharyngeal breathing：GPB）を用いて行うこともできる[2]．これは，舌と咽頭と声門を用いて空気の塊をピストン運動

呼吸リハビリテーション | 221

2 徒手による咳介助

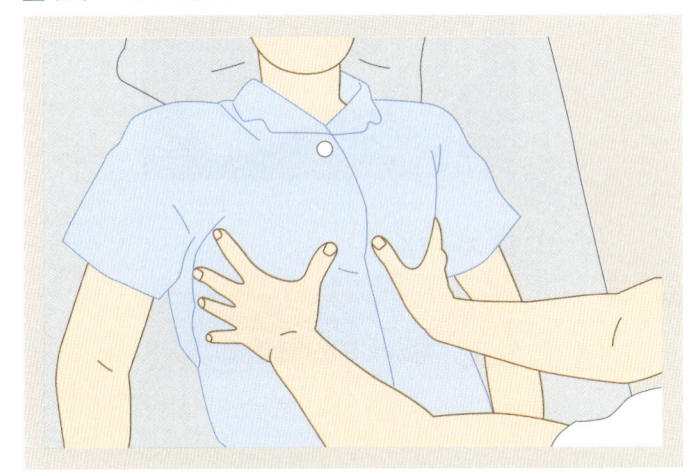

咳に合わせて胸郭下部に両手で圧迫を行う．

3 カフアシスト®

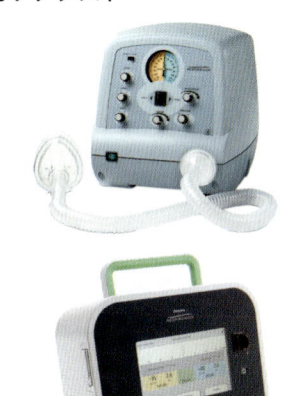

下の写真は2013年に発売された
カフアシストE70．
（フィリップス・レスピロニクス）

で肺へ送り込むものでトレーニングが必要な手技である．これは肺活量が低下した場合，MICを獲得できる手段である．肺の拡張を維持することで，咳のピークフローの増加，無気肺の予防につながる．

排痰能力の維持

　排痰能力を維持するためには咳嗽能力を可能な限り維持することを目標にしたいところであるが，進行性の神経難病患者においては，徒手による咳介助，機械による咳介助，呼吸筋トレーニング等があげられる．

　徒手による咳介助は，胸郭下部に介助者の両手を置き，咳に合わせて圧迫を行うものである（**2**）．CPFが160 L／分未満では有効な咳は得ることができないといわれている．機械による咳介助（mechanical insufflation-exsufflation：MI-E）で用いる装置は排痰補助装置といわれカフアシスト®がある（**3**）．これは，気道内圧を最大～60 cmH$_2$Oから＋60 cmH$_2$Oまで一瞬で切り替えることができ，600 L／分の呼気流量を作ることができ，咳を作り出すことができる．これは気管切開患者にも使用することができる．ただし，気胸や気圧性外傷の患者には適応を慎重に検討する必要がある．2010年度から在宅の人口呼吸器を使用している神経筋疾患患者に対して保険適用が認可されている[1]．MI-Eの呼気時にタイミングを合わせて徒手的に胸部や腹部の圧迫を行って咳介助を行うと，肺からの呼気の虚脱が十分に行われ，気道の虚脱を軽減できるといわれている[5]．

　呼吸筋のトレーニングは，簡易な器具を用いる．吸気筋の強化にはトリフローⅡ（**4**），ピーフレックス（**5**）等，呼気筋の強化にはスーフル（**6**）等を用いる．デュシェンヌ型筋ジストロフィー（Duchenne muscular dystrophy：DMD），脊髄性筋萎縮症，筋無力症などに吸気筋トレーニングは

4 トリフローⅡ

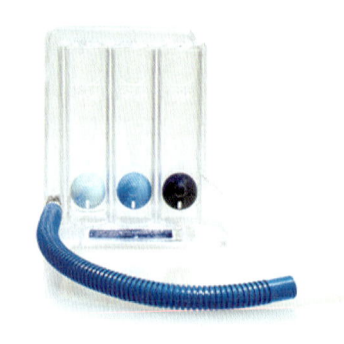

（テレフレックスメディカルジャパン）

5 ピーフレックス

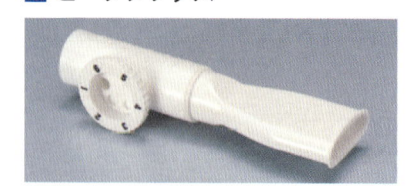

（チェスト）

6 スーフル

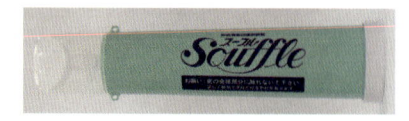

（ポーラファルマ）

効果があると報告があり，呼吸筋力，耐久性を改善するといわれている[6]．

NPPVの導入の検討

　NPPVは気管挿管や気管切開がなく，マウスピース，鼻マスク，フェイスマスクなどのインターフェイスを介して，非侵襲的に陽圧換気補助を行うものである．長期的な使用において，ガス交換の改善，症状の軽減，生存期間の延長の効果についての報告がある[7]．神経筋疾患・脊髄損傷の呼吸リハビリテーションガイドラインによると，NPPVの適応は，①睡眠時使用においては，慢性肺胞低換気，昼間にSpO$_2$（動脈血酸素飽和度）が94％以下，高炭酸ガス血症（45 mmHg以上），ポリソムノグラフ（睡眠ポリグラフ）にて無呼吸低呼吸指数（apnea-hypopnea index：AHI）が10／時間以上，SpO$_2$が92％未満になることが4回以上か全睡眠時間の4％以上，②睡眠時と覚醒時での使用においては，息つぎなしで長い文章が話せない場合，慢性肺胞低換気症状を認め，昼間にSpO$_2$が94％以下，高炭酸ガス血症（45 mmHg以上）等があげられている[1]．ただし，協力が得られない場合，咽喉頭機能低下により徒手的あるいは機械による咳介助によって気道クリアランスが難しい場合，コントロール困難な痙攣がある場合は不適応となる．また，導入後もSpO$_2$が改善しない場合は気管挿管や気管切開の検討が必要となる．

　また，NPPVを在宅で使用する場合，患者・家族への指導や環境整備，地域医療および社会資源の確保，緊急時体制の確立が必須であり，ネットワークやケアシステムの確立が重要となる[1]．

その他

　その他として，栄養状態を維持することも重要である．栄養障害や体重過多は呼吸機能を低下させるといわれている[8]．体重やBMI等の定期的な評価を継続することは大切である．嚥下障害の評価および指導を行いながら，経口からの栄養摂取が難しくなり，胃瘻増設を行う際には，努力性肺活量（forced vital capacity：FVC）が50％以下になる前に行うことが望ましい[9]．

> **Keywords**
> **AHI**
> 睡眠中の無呼吸（呼吸が10秒以上止まる状態）が1時間に起こる回数のことを無呼吸指数（AI）という．また，低呼吸（呼吸による換気が10秒以上50％以下に低下する状態）が1時間に起こる回数のことを低呼吸指数（HI）という．AIとHIの合計がAHIである．

> **Keywords**
> **FVC**
> 最大吸気位から，可能なかぎり速く最大呼気をさせて得られる肺気量変化．

呼吸リハビリテーション

7 神経筋疾患・脊髄損傷の呼吸リハビリテーションガイドラインより推奨されている内容（抜粋）

呼吸機能障害と病理	神経筋疾患や脊髄損傷は，呼吸不全をきたしやすく，早期から呼吸リハビリテーションの適応を考慮するように勧められる（C1）．
呼吸機能検査	1. 呼吸機能検査は，年に1回と症状や徴候出現時に行うよう勧められる（C1）． 2. 測定項目は，VC，CPF，MIC，SpO$_2$とTcCO$_2$またはEtCO$_2$である．急性期や測定機器がない場合には，血液ガス分析を行う（C1）． 3. 必要に応じて，睡眠時にもSpO$_2$とTcCO$_2$またはEtCO$_2$を測定する（C1）．
呼吸リハビリテーションとして行われるべき介入	・肺のコンプライアンスの維持 　MICレベルまでの深呼吸を習得するように勧められる（C1）． ・気道クリアランス 　1. 徒手による咳介助は神経筋疾患・脊髄損傷の排痰に有効である（A）． 　2. 機械による咳介助は神経筋疾患・脊髄損傷の排痰に有効である（A）． ・呼吸筋トレーニング 　1. 呼吸筋トレーニングは神経筋疾患・脊髄損傷の吸気・呼気筋力を一過性に増強させる（B）． 　2. 呼吸筋トレーニングは神経筋疾患・脊髄損傷の排痰に有効であるとの報告があり，行うことを考慮してよい（C1）． ・NPPVの適応 　NPPVは，神経筋疾患・脊髄損傷の急性呼吸不全から慢性呼吸不全に対する換気補助手段の第一選択である（B）．

VC：肺活量，CPF：咳のピークフロー，MIC：最大強制吸気量，SpO$_2$：動脈血酸素飽和度，TcCO$_2$：経皮炭酸ガス分圧，EtCO$_2$：呼気終末炭酸ガス分圧，NPPV：非侵襲的陽圧換気療法．

（神経筋疾患・脊髄損傷の呼吸リハビリテーションガイドライン，2014[1]より抜粋）

7に神経筋疾患・脊髄損傷の呼吸リハビリテーションガイドラインより推奨されている項目をいくつか示す．

各疾患における呼吸リハビリテーション

筋萎縮性側索硬化症（ALS）

筋萎縮性側索硬化症（amyotrophic lateral sclerosis：ALS）は運動ニューロン疾患で，進行とともにあらゆる筋の麻痺を生じる．呼吸筋麻痺が進行すると，呼吸機能低下を生じる．呼吸機能低下の自覚所見としては，息切れ，不安，不眠，日中の眠気，頭痛，食欲低下，注意の低下などがある[10]．呼吸機能評価としては，FVC，SpO$_2$，EtCO$_2$，CPF，MIC，鼻腔吸気圧（sniff nasal inspiratory pressure：SNIP），最大吸気圧（maximum inspiratory pressure：MIP）などを測定する．FVCは生命予後と強く相関すると報告があり[11]，特に臥位での測定は横隔膜の障害を検出するという報告がある．SpO$_2$は，夜間測定における平均値は予後予測に有用といわれ[12]，その低下はNPPVの開始基準にもなっている．また，CPFは270L／分より低下すると，有効な咳を行うことができないと報告がある．

筋萎縮性側索硬化症診療ガイドライン2013（監修：日本神経学会）における呼吸機能障害に対するリハビリテーションの推奨について8に示す[9]．呼吸理学療法には，呼吸筋の訓練，胸郭や呼吸補助筋の可動域を維持するための訓練，徒手的呼吸介助，肺の弾性を維持するための訓練，体位排痰法などがある．最近，急性および慢性呼吸器疾患を対象とした呼吸リハビリテーションマニュアルが示され，運動療法を展開する際に，コンディショニング

Memo

SNIP
鼻腔からの吸気圧を測定するもので，FVCやMIPと高い相関がある．

Memo

MIP
閉鎖した呼吸回路において，最大吸気努力中に発生する圧力のこと．

8 呼吸機能障害に対するリハビリテーションはどのように行うか

①呼吸筋麻痺は，生命予後に直結するため呼吸不全症状出現前より呼吸理学療法を開始する（グレードC1）．
②一方，過剰な運動負荷は，筋力低下を悪化させる可能性があり，やりすぎないよう十分注意する（グレードC1）．

（筋萎縮性側索硬化症診療ガイドライン2013[9]より）

を行うよう説明されている[13]．この呼吸リハビリテーションは主にCOPD（chronic obstructive pulmonary disease：慢性閉塞性肺疾患）や周術期の患者を対象としていることが多い．コンディショニングとは，対象者のディコンディショニングの状態（呼吸パターン異常，筋・関節の柔軟性低下などの身体機能の失調や低下）をまず改善することで，呼吸練習，リラクセーション，胸郭可動域練習，ストレッチ，排痰法などが含まれている．神経難病疾患においてもこの考え方は同じであり，早期からコンディショニングに取り組むことが重要となる．

筋ジストロフィー

デュシェンヌ型筋ジストロフィー（DMD）において，2004年にアメリカ胸部医学会によるDMD呼吸ケアのコンセンサス・ステートメントにおいて，呼吸ケアとして①気道クリアランス，②呼吸筋トレーニング，③睡眠時NPPV，④終日NPPV，⑤気管切開人工呼吸（NPPV拒否例）で，NPPVの選択が重要となっている．また，人工呼吸器なしでは25歳までに死亡するといわれているが，最近は，呼吸循環系への介入により日本では39.6歳との報告があり，生命予後は確実に延長している[14]．また，ステロイド投与により，四肢の機能障害を緩徐にさせ，CPFの改善やNPPVの導入などを遅らせることができると報告があり[15]，2011年から日本においてプレドニゾロンが保険診療で認められるようになった．

生命予後が改善するとともに，精神心理的問題が明らかとなり，QOL（quality of life）の観点においてもさらなる検討が必要である．

（中馬孝容）

文献

1) 日本リハビリテーション医学会（監修）．神経筋疾患・脊髄損傷の呼吸リハビリテーションガイドライン．東京：金原出版；2014.
http://www.jarm.or.jp/wp-content/uploads/file/member/member_publication_isbn9784307750400.pdf
2) 花山耕三．神経難病のリハビリテーションのトピックス—呼吸リハビリテーション．江藤文夫ほか（監修），神経難病のリハビリテーション—症例を通して学ぶ．CLINICAL REHABILITATION 別冊．東京：医歯薬出版；2012. pp.26-30.
3) Bach JR, Alba AS. Management of chronic alveolar hypoventilation by nasal ventilation. *Chest* 1990；97：52-57.
4) Kang SW, Bach JR. Maximum insufflation capacity. *Chest* 2000；118：61-65.
5) Bach JR. Respiratory muscle aids to avert respiratory failure and tracheostomy：New patient management paradigms. *Journal of the Canadian Society of Respiratory Therapy* 2010；46：24-32.

6) Winkler G, et al. Dose-dependent effects of inspiratory muscle training in neuromuscular disorders. *Muscle Nerve* 2000；23：1257-1260.
7) Eagle M, et al. Managing Duchenne muscular dystrophy--The additive effect of spinal surgery and home nocturnal ventilation in improving survival. *Neuromuscul Disord* 2007；17：470-475.
8) Desport JC, et al. Nutritional status is a prognostic factor for survival in ALS patients. *Neurology* 1999；53：1059-1063.
9) 日本神経学会（監修），「筋萎縮性側索硬化症診療ガイドライン」作成委員会（編）．筋萎縮性側索硬化症診療ガイドライン 2013．東京：南江堂；2013．
10) Heffernan C, et al. Management of respiration in MND/ALS patients：Evidence based review. *Amyotroph Lateral Scler* 2006；7：5-15.
11) Czaplinski A, et al. Forced vital capacity（FVC）as an indicator of survival and disease progression in an ALS clinic population. *J Neurol Neurosurg Psychiatry* 2006；77：390-392.
12) Pinto A, et al. Nocturnal pulse oximetry：A new approach to establish the appropriate time for non-invasive ventilation in ALS patients. *Amyotroph Lateral Scler Other Motor Neuron Disord* 2003；4：31-35.
13) 日本呼吸ケア・リハビリテーション学会ほか（編）．呼吸リハビリテーションマニュアル―運動療法，第2版．東京：照林社；2012．
14) Ishikawa Y, et al. Duchenne muscular dystrophy：Survival by cardio-respiratory interventions. *Neuromuscul Disord* 2011；21：47-51.
15) Bach JR, et al. Duchenne muscular dystrophy：The effect of glucocorticoids on ventilator use and ambulation. *Am J Phys Med Rehabil* 2010；89：620-624.

Brain-Machine Interface 研究の臨床応用

Point
- 脳波を用いた非侵襲型ブレイン–マシン・インターフェイス（BMI）研究を行い，特定の視覚刺激を注視した際に生じる脳由来信号を利用し，家電の操作やコミュニケーションを可能とする環境制御システムを開発した．
- このシステムに用いる視覚刺激の強調表示の手法として，これまでの輝度変化に加えて色変化（緑/青）を用いることで，使用感および正答率を有意に向上させることに成功した．
- さらに，着脱容易で長時間使用可能な脳波電極等を含め内製のシステムを開発し，これらを用いた臨床研究を進めた．
- こうした BMI 技術をさらに研究開発していくことで，神経難病等により麻痺を伴う患者・障害者の活動領域拡張へと貢献していくことが期待できる．

BMI とは

　脳からの信号を計測し，それを利用して機器操作を行い，コミュニケーションの補助，生活環境の制御，運動の補助などを行おうとする，「ブレイン–マシン・インターフェイス（Brain-Machine Interface：BMI）」もしくは「ブレイン–コンピュータ・インターフェイス（Brain-Computer Interface：BCI）」と呼ばれる新たなヒューマンインターフェイス技術が注目されている[1]．

　BMI は，脳からの信号を測定する電極等を留置するために手術を必要とする『侵襲型』と，手術を必要としない『非侵襲型』に分類される．手術を必要とする侵襲的な手法としては，脳に電極を刺して神経細胞活動を記録するものや，脳表に電極を留置して皮質脳波を記録するものがあげられる．手術を必要とせず，非侵襲的に脳からの信号を測定する手法としては，脳波（EEG），ポジトロンエミッション断層撮影（PET），機能的磁気共鳴画像法（fMRI），脳磁図（MEG），近赤外線分光法（near infrared spectroscopy：NIRS）等があげられる．fMRI や MEG は，それぞれ高い空間分解能や時間分解能にて脳機能計測が可能であり，これらを利用することで，より多くの情報を引き出すための研究がなされている．脳波は，頭皮上の電極から比較的簡便に測定することができ，時間分解能も高いため，BMI で多く利用されている．これまで，脳波の空間分解能は低く，得られる情報に制限があり複雑な情報を引き出すことは難しいと考えられていたが，信号取得や解析の手法を工夫することでこうした点が改善されてきた．P300，定常視覚誘発電位（steady state visual evoked potentials：SSVEP），感覚運動リズム（sensory motor rhythm：SMR）といった方式を利用した脳波の BMI が注目されている．

　本稿では，筆者らが開発してきている，視覚刺激への認知機能を反映する

1 BMIに基づいた環境制御システムの概念図

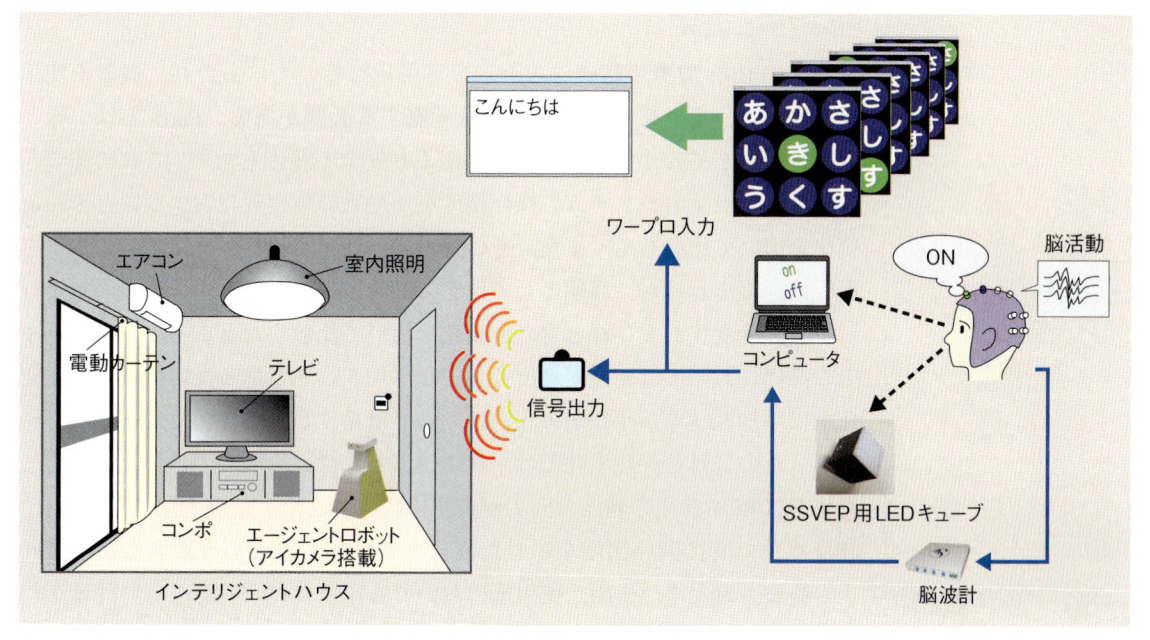

脳からの信号を利用することでワープロ入力や生活環境制御等が可能となる．

（Kansaku K. Systems Neuroscience and Rehabilitation, 2011 [11] より改変）

P300様脳波を利用したBMI技術に基づきワープロ・環境制御を可能とするシステムなどを紹介しながら，BMIが神経難病等により麻痺を伴う患者・障害者のために貢献する可能性について論じていきたい．

BMIによるワープロ・環境制御

視覚誘発性脳波の利用

筆者らは，視覚刺激にて誘発された脳波信号をもとに，ワープロ文字入力およびデスクライトの点灯やテレビのチャンネル切り替えといった家電や情報機器等の操作を行うシステムを開発した．このシステムでは，操作パネル上に配置した，制御対象を模したアイコンや文字から成る視覚刺激を提示しながら，頭皮上に装着した脳波電極から信号を計測し，それを解析することで，提示したアイコンや文字のうちどれを注視しているのかを判別し，その特定されたコマンドを赤外線で家電等の機器に送る．こうすることで，手足を動かさずに脳からの信号だけで機器を操作することが可能となる（**1**）．操作パネルとしては，Donchinらによって提案されたP300スペラー[2]と呼ばれる方式を変更して用いた．このP300スペラーでは，6×6マスのマトリクス上にアルファベットと数字を配置しており，マトリクス上のセルを1行または1列ずつ同時に強調表示するといった手法を用いることで，被験者が注視しているセルが強調されたときに特徴的な脳波信号が誘発され，これによって行と列をそれぞれ特定する．

視覚刺激の工夫

　上記のBMI型環境制御システムを実用化していくにあたり，機器の使用感や安全性，そして効率についても考慮する必要がある．Parraらは，緑と青の色変化がてんかんの発作に対してより安全と報告した[3]．これに基づき筆者らは，上記のシステムの操作精度を，従来の輝度変化および緑と青の色変化を用いて比較した．また，その使用感について視覚アナログスケールを用いた評価を行った．課題としてはデスクライトの操作と平仮名の入力を行った．輝度変化および緑と青の色変化を用いて比較したところ，デスクライトの操作においては精度が輝度変化では平均53.8%であったのに対し，色変化では平均82.8%，平仮名の入力においては精度が輝度変化では平均51.7%であったのに対し，色変化では平均78.3%と，課題を問わず色変化を使用した場合に20%前後の精度の向上が有意に観察された．被験者別で見た場合，輝度変化で特に低い精度を示した被験者で40%程度という顕著な精度の向上が観察された[4]．また，使用感においても，色変化が有意に高い評価を得た[5]．さらに視覚刺激の与える影響を詳細に調査するべく，輝度変化，緑と青の等輝度での色変化，色と輝度の両方の変化の3条件を用意し，特段の訓練を行っていない被験者に対して，平仮名の入力を行わせた．輝度変化の条件と等輝度色変化の条件では正答率に有意差は観察されなかったが，輝度変化の条件と色と輝度の両方を変化させる条件では，色と輝度の両方を変化させる条件において有意に高い正答率を示した[6]．

　このように従来の輝度変化による視覚刺激に色変化を加えることで，BMIとしての精度が向上することが示されたが，その背景にある脳活動は明らかでない．このため筆者らは，これらの視覚刺激を提示した際の脳活動の違いについて，fMRIと脳波の同時計測，さらにはMEG計測を用いて検討した．その結果，fMRIと脳波の同時計測では，色刺激の際に全体として右半球優位の活動がみられ，その中でも右後部頭頂皮質に強い活動が観察された[7]．MEG計測では，α帯での虚部コヒーレンスの機能的結合解析を行ったところ，右後部頭頂皮質にて色刺激の際に有意な活動が観察された[8]．これらの結果を受け，筆者らのこれまでの脳波によるP300-BMIのデータ[6,9]を再解析したところ，色刺激を用いたときのみα帯での右頭頂領域と左後頭頭頂領域間のコヒーレンスとBMIの精度の間で有意な相関が観察された．輝度変化による視覚刺激に色変化を加えたことによるこれらの脳活動が，BMI操作精度の向上に寄与すると考えられた．

　定常視覚誘発電位（SSVEP）の応答も注視する視覚刺激に影響を受ける．筆者らの研究室では，緑と青の交代点滅刺激によってSSVEPの誘発を試みている．まず，両色間の輝度差の有無に応じたSSVEPの振幅の変化を検証した．緑と青の等輝度，緑高輝度・青低輝度，緑低輝度・青高輝度の3条件を用意し，30〜70 Hzの範囲（5 Hzきざみ）における視覚刺激を提示した際に生じるSSVEPの振幅を評価した．その結果，輝度差あり条件では等輝度

条件に比べて有意に振幅が大きく，特に 55 Hz 以上の高周波帯域では，輝度差がある刺激を提示することで SSVEP が効率的に誘発できることが確認された[10]．さらに，緑高輝度・青低輝度の刺激を用い，外部機器の制御を試みたところ，ちらつきを知覚できない周波数帯域（61, 63, 65 Hz）の刺激提示条件においても，高い精度（平均 88.0％）で SSVEP を検出し，機器制御に成功した．また，このような 60 Hz 台の刺激を利用することで，使用中に生じる目の疲労が軽減されることも確認された．

拡張現実（AR）技術の付加

これらの BMI 技術に基づき，脳からの信号で操作できるインテリジェントハウス（スマートハウス／スマートホーム）の開発，さらにはインテリジェントホスピタル（スマートホスピタル）やインテリジェントタウン（スマートタウン）の開発へと展開させることも夢ではない（**1**）[11]．その将来的な普及においては，使用可能なエリアの拡張が容易であることが望まれる．従来の BMI 型環境制御システムでは，状況に合わせて適切な操作パネルを使用者に提示することは難しかった．そこで筆者らは，環境（位置や物）に情報を付与しそれを使用者に提示する技術である拡張現実（augmented reality：AR）と BMI 技術とを融合させ，環境に応じて操作パネルを提示可能な『AR-BMI 技術』を開発した．これを利用することでシステムが環境に応じた情報を取得し，それに合わせた BMI 用操作パネルを使用者に提示することが可能となる．

筆者らが開発したシステムでは，操作すべき対象に対して関連づけられた AR マーカーを使用者が身に付けたカメラで認識することで，対象に合わせた操作パネルが提示される．このシステムを用いて，健常者を対象としてテレビの操作を行わせる実験を行い，その操作精度を評価した．操作パネルは，ヘッドマウントディスプレイ（head-mounted display：HMD）もしくは液晶モニターを通して提示した．その結果，HMD を用いた場合に 82.7％，液晶モニターを用いた場合に 88％の操作精度が得られた．HMD を用いた場合でも液晶モニターを用いた場合と同様に操作が可能であることが示された．また，頭のどの部分から計測した脳波が精度の向上に寄与しているかを調べたところ，後頭 – 頭頂領域の電極が精度向上に高く寄与していることも見出された[12]．

さらに筆者らは，これを応用し，アイカメラをつけたエージェントロボットを介する AR-BMI システムも構築した．このシステムでは，BMI により制御可能なエージェントロボットのアイカメラが AR マーカーを認識すると，その AR マーカーに関連づけられた家電等の操作パネルが提示される．すなわち，本システムを用いることで，操作者が移動しなくとも，ロボットを代理として移動させ，隣室など，ネットワーク上にある離れた空間の操作対象を制御できるようになる．このシステムを使用した実験において，ロボットの制御とデスクライトの操作を行ったところ，ロボットの制御で 90.0％，デスクライトの操作で 80.7％の精度で動作が可能であった[13]．

患者・障害者による試用

臨床評価用システムの開発

　これまでの研究で，こうしたシステムの実用可能性が高いことが明らかとなってきた．そこで筆者らは，臨床評価に用いるための装置の開発を始めた．ハードウェア部の開発では，BMI用の脳波計を開発するとともに，BMI用脳波電極の開発も行った．従来のペースト電極は，使用後に洗髪する必要があったり，長時間の使用に伴いペーストが乾燥し機能を損なうことがあったため，使用後に洗髪を必要とせず，起床から就寝の間等より長い時間乾燥せずに連続使用が可能な電極が望まれていた．このため，筆者らは非粘着性の固形ゲルを用いた脳波電極を開発した[14]．開発したゲルを用いることで，BMI機器使用後も洗髪が不要となった．また時間経過によるインピーダンスの変化を計測したところ，ペーストでは長時間の使用で乾燥によりインピーダンスが上昇するのに対し，ゲルでは安定したインピーダンスを得た．

　また，ソフトウェア部の開発では，コミュニケーション機能として，日本語入力，電子メール，インターネット電話，ウェブブラウジング環境を実装した．また，BMI機器の設置・操作および電極設置を容易化し，遠隔地間サポートシステムも実装した．これを用い，埼玉県所沢市の国立障害者リハビリテーションセンター研究所から兵庫県養父市の公立八鹿病院に設置した機器に対し，システムの起動・終了，脳波計の波形チェック，各種ファイル送信，閲覧および文字によるメッセージ交換を行い，いずれも可能であることを確認した．これらにより，作業療法士等のみの研究者が同席しない環境での機器使用を実現した[15]．

　さらに，現在使用されている環境制御装置やコミュニケーション補助装置は，入力の手法ごとに別の機器を使用する必要があるため，麻痺の進行により入力方法の変更を余儀なくされた場合にユーザーインターフェイスが変更されてしまう．そのため，入力方法の変更が負担となるのみならず，新たなユーザーインターフェイスについて習熟する必要も生じる．筆者らは，同じユーザーインターフェイスで複数の入力方法に対応することで入力方法の変更に伴う負担を軽減させることを目的とし，システムの開発を行った．本システムには，脳波による入力に，ボタンや筋電などを利用するスイッチ入力，さらには視線やマウスのクリック等による入力を追加した．これによって，より多様な病態への対応が可能となる[16]．

　これらのハードウェア・ソフトウェアを組み合わせた簡易なBMIシステムの開発も行っている（**2**）．このシステムでは用途や目的に応じて複数の方式（P300，SSVEP，SMR）での動作が可能である．たとえば，システムのメインスイッチとしてSSVEP方式での操作を用い，その後，多数の選択肢からP300方式を用いて選択する，といった使用法が想定される．これはSSVEP方式の特長である任意のタイミングで動作が可能である点と，P300

2 開発した電極等（A），および環境制御装置一式（B）

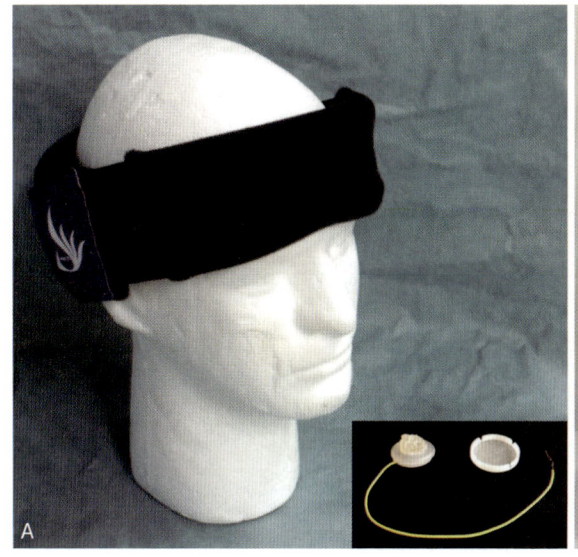

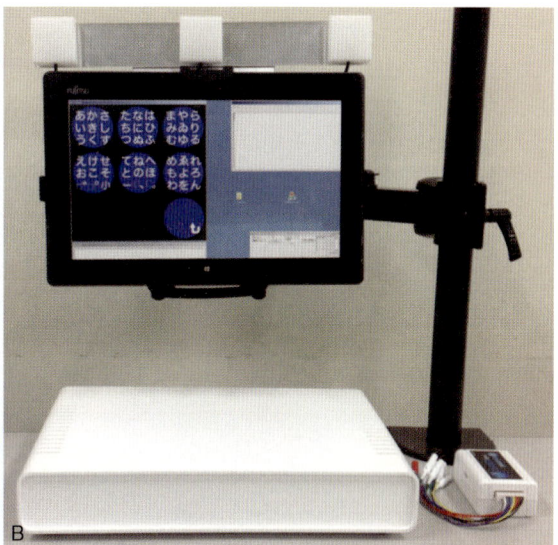

方式の特長である多数の選択肢からの選択が可能である点を組み合わせている[17]．このように，用途に応じた簡易システムの構築が可能である．

臨床評価研究

　筆者らは，まず頸髄損傷者を対象として，開発したシステムの実証評価を行った．対象は頸髄損傷者（10名）と年齢・性別を合わせた対照健常者（10名）とした．実験には 8×10 マスに文字を配列した操作パネルを用い，これを輝度変化および緑と青の色変化の条件で強調表示した．脳波を頭皮電極から記録・解析し，被験者がどの文字を注視していたかを判別し，その正答率を評価した．その結果，頸髄損傷者群，対照群ともに緑と青の色変化の条件で高い操作精度が認められた．特に頸髄損傷者群で緑と青の色変化の条件では，その操作精度は90.7％に達した[9]．頸髄損傷者はこのシステムを操作可能であり，さらに緑と青の色変化を導入することで操作精度が改善した．

　また筆者らは，意思決定が可能でもそれを表出することが難しい進行期の筋萎縮性側索硬化症（amyotrophic lateral sclerosis：ALS）患者を対象とした，視覚刺激によるBMIシステムの実証評価も開始している．これまで，比較的進行したALS患者では通常の機器の操作が難しい場合があることが明らかとなっており，その一因として操作パネルの見にくさが考えられたため，文字入力方式の改変を中心に検証した．ALS患者7名（女性4名，平均64.1歳，ALSFRS-R：0-38，平均9.4）と年齢・性別を合わせた対照健常者7名を対象とし，P300方式によるBMI文字入力システムの操作精度を評価した．文字入力方式は，従来までの行列強調による方式（行列方式）と新たに開発した2段階で1文字を入力する方式（2段階方式）とを検討した（**3**）．入力の選択肢数はいずれも54とし，2段階方式においては，第一段階（Step

3 2段階方式による視覚誘発性BMI

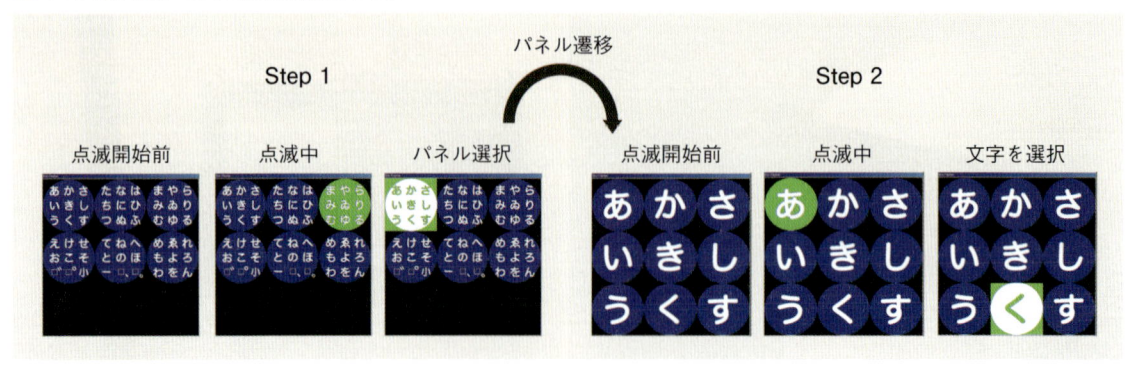

Step 1　　　　　　　　　パネル遷移　　　　Step 2

点滅開始前　　点滅中　　パネル選択　　　　点滅開始前　　点滅中　　文字を選択

2段階で1文字が入力される.

（Ikegami S, et al. *Clin Neurophysiol* 2014 [18] より改変）

1）では6つの領域（9文字の背景に円形の視覚刺激を重ねたもの）から，第二段階（Step 2）では9つの領域（1文字ごと背景に円形の視覚刺激を重ねたもの）から選択を行い，文字を入力した．使用開始時の文字入力の正答率としては，患者群で行列方式24％および2段階方式55％で，2段階方式で有意に正答率が向上した．対照群では，行列方式71％および2段階方式83％で，有意な正答率の向上はみられなかった．また，行列方式では患者群で有意に正答率が低かったが，2段階方式では患者群と対照群の間に有意な正答率の差はみられなかった．患者群についてより詳細に結果を見ていくと，7名中2名が使用開始時より先行研究において実用的とされる70％以上の正答率を示し，さらに複数回の使用を試みた他の2名も90％以上の正答率に到達した[18]．

　さらに筆者らの研究室では，BMIの多様な疾患への適用をめざし，脊髄小脳変性症患者を対象とした実証評価も行っている．被験者は8名の脊髄小脳変性症患者（女性6名，52～72歳）および年齢，性別を合わせた対照健常者8名とし，2段階方式での入力を行った．その結果，文字入力の正答率としては，患者群で70.6％，対照群で69.5％となり，患者群と対照群の間に有意な正答率の差はみられなかった[19]．

　一方で，さらに病態が進行し，完全閉じ込め状態（totally locked-in state：TLS）となったALS患者の場合には，上記のような視覚刺激を用いたBMIをそのまま用いることが困難と考えられる．そのような患者への対応としては，質問への受け答えに伴う脳活動を読み取る方法が検討されている．完全閉じ込め状態のALS患者1名を対象とした近赤外線分光法（NIRS）を用いた研究[20]と脳波を用いた研究[21]では，質問を聴覚提示した後に25秒間続けて質問への答えとしてYes／Noを意識しつづけるという課題を行ったところ，NIRSと脳波のどちらも70％以上の正答率が示されている．

おわりに

　脳情報を活用した新たなヒューマンインターフェイス技術であるBMIが

脚光を浴び，さまざまな研究開発がなされている．これまで「脳を知る」といった基礎的な研究の方向性が中心であったシステム脳神経科学も，このBMIというテーマで応用へと展開している[11,22]．BMI技術の応用・実用化には，医学，工学などの，分野間のこれまで以上の連携が不可欠と考えられる．また，こうした取り組みを進めていくためには，倫理的な問題を十分に配慮しながら進めていくことが前提となるだろう．

　BMI技術をさらに研究開発していくことで，神経難病等により発話の困難や四肢の運動麻痺を伴い，コミュニケーションや日常動作に支障をきたしている患者・障害者の自立支援へとつなげたい．

（神作憲司）

文献

1) Birbaumer N, Cohen LG. Brain-computer interfaces : Communication and restoration of movement in paralysis. *J Physiol* 2007 ; 579 : 621-636.
2) Farwell LA, Donchin E. Talking off the top of your head : Toward a mental prosthesis utilizing event-related brain potentials. *Electroencephalogr Clin Neurophysiol* 1988 ; 70 : 510-523.
3) Parra J, et al. Is colour modulation an independent factor in human visual photosensitivity? *Brain* 2007 ; 130 : 1679-1689.
4) Takano K, et al. A non-training BMI system for environmental control : A comparison between white/gray and green/blue flicker matrices. Washington DC : Society for Neuroscience ; 2008. Online. Program No.863.9 (2008). Neuroscience Meeting Planner.
5) Takano K, et al. Green/blue flicker matrices for the P300 BCI improve the subjective feeling of comfort. *Neurosci Res Suppl* 2009 ; 65 : S182.
6) Takano K, et al. Visual stimuli for the P300 brian-computer interface : A comparison of white/gray and green/blue flicker matrices. *Clin Neurophysiol* 2009 ; 120 : 1562-1566.
7) Ikegami S, et al. Effect of the green/blue flicker matrix for P300-based brain-computer interface : An EEG-fMRI study. *Front Neurol* 2012 ; 3 : 113.
8) Takano K, et al. Coherent activity in bilateral parieto-occipital cortices during P300-BCI operation. *Front Neurol* 2014 ; 5 : 74.
9) Ikegami S, et al. Operation of a P300-based brain-computer interface by individuals with cervical spinal cord injury. *Clin Neurophysiol* 2011 ; 122 : 991-996.
10) Sakurada T, et al. Critical flicker frequency and a high-frequency SSVEP-based brain-computer interface. Washington DC : Society for Neuroscience ; 2013. Program No.80.20. Neuroscience Meeting Planner.
11) Kansaku, K. Brain-Machine Interfaces for persons with disabilities. In : Kansaku K, et al (editors). Systems Neuroscience and Rehabilitation. Tokyo : Springer ; 2011, pp.19-33.
12) Takano K, et al. Towards intelligent environments : An augmented reality-brain-machine interface operated with a see-through head-mount display. *Front Neurosci* 2011 ; 5 : 60.
13) Kansaku K, et al. My thoughts through a robot's eyes : An augmented reality-brain machine interface. *Neurosci Res* 2010 ; 66 : 219-222.
14) Toyama S, et al. A non-adhesive solid-gel electrode for a non-invasive brain-machine interface. *Front Neurol* 2012 ; 3 : 114.
15) Takano K, et al. Development of an easy-to-use BMI system for ALS patients. Nagoya : The Japan Neuroscience Society ; 2012. Online. Program No.P1-k02 (2012). JNS Meeting Planner.
16) Komatsu T, et al. Development of a unified user interface ready for EEG and other signals for ALS patients. New Orleans : Society for Neuroscience ; 2012. Online. Program No.792.18 (2012). Neuroscience Meeting Planner.
17) Komatsu T, et al. A development of an environmental control system based on wideband SSVEP-BMI. Yokohama : The Japan Neuroscience Society, 2014. Online.

Program No.P2-369（2014）．JNS Meeting Planner.
18) Ikegami S, et al. A region-based two-step P300-based brain-computer interface for patients with amyotrophic lateral sclerosis. *Clin Neurophysiol* 2014；125：2305-2312.
19) Takano K, et al. An application of P300-based BMI in patients with spinocerebeller ataxia. Yokohama：The Japan Neuroscience Society；2014. Online. Program No P3-363（2014）．JNS Meeting Planner.
20) Gallegos-Ayala G, et al. Brain communication in a completely locked-in patient using bedside near-infrared spectroscopy. *Neurology* 2014；82：1930-1932.
21) Takano K, et al. Brain communication in a completely locked-in-patient using an EEG system. Washington DC：Society for Neuroscience；2014. Online. Program No 74.02（2014）．Neuroscience Meeting Planner.
22) 川人光男．ブレイン-ネットワーク-インターフェースによる操作脳科学．生体の科学 2006；57：315-322.

V. 神経難病のリハビリテーション
ロボットスーツの臨床応用

Point
- 日本で，新医療機器を臨床利用するためには，GCP省令に基づく無作為化比較対照試験等による治験を行う必要がある．
- 神経難病の治療においては根治療法の治療開発研究のみならず，歩行などの随意運動の治療研究が重要である．
- 随意運動治療は古いリハビリテーション手技ではなく，現代の脳神経科学に基づく方法によって確立すべきであり，サイバニクス技術により作られたロボットスーツHALは装着者の脳・神経・筋の可塑性を促進するため，新たな随意運動改善治療として期待されている．
- 神経難病治療においては，薬剤，抗体医薬，核酸医薬，幹細胞，iPSなどの治療とHALの治療を組み合わせる複合療法が考えられる．
- 脊髄運動ニューロンより下位を障害する疾患群に対して開発されたHAL-HN01の生体電位検出インターフェースを使うことで意思伝達スイッチに応用可能性があり期待できる．

医療機器の臨床応用ための治験の必要性

　医療現場で機器を使うためには，生産物賠償責任保険（Product Liability保険）がカバーする必要があり，さらに，標準的な治療法として医療保険適用とするためには，福祉機器ではなく，医療機器として認められる必要がある．日本では，「医療機器とは，人若しくは動物の疾病の診断，治療若しくは予防に使用されること，又は人若しくは動物の身体の構造若しくは機能に影響を及ぼすことが目的とされている機械器具等（再生医療等製品を除く）であって，政令で定めるものをいう．」[*1]と規定されている．新医療機器は，対象，効能（性能）効果，安全性を検証するために法律で定められた臨床試験すなわち治験に基づいて医療機器製造販売承認申請を行い認めてもらう必要がある．

　治験はICH（日米EU医薬品規制調和国際会議）[*2]によって定められた臨床試験統計学，倫理学，標準化方法に従うが，その体制はICH E6 Good Clinical Practice（GCP）で定められ翻訳され「医薬品の臨床試験の実施の基準に関する省令（厚生省令第28号）」となっている．医療機器治験では「医療機器の臨床試験の実施の基準に関する省令（厚生省令第36号）」に定められ，ISO14155:2011を反映した改正が行われている．主に希少難病などの分野で，企業は治験に消極的なため，医師が企業から薬物・機械器具の提供を受けて治験を行うことが2003年の改正で可能となった（医師主導治験）．治験に慣れた医師により難病患者が真に望む主要評価項目を設定できるようになった．希少難病分野の医薬品・医療機器開発を支援する希少疾病用医薬品・

*1「医薬品，医療機器等の品質，有効性及び安全性の確保等に関する法律」（薬機法）第2条第4項．

*2 ICH：International Conference on Harmonisation of Technical Requirements for Registration of Pharmaceuticals for Human Use（日米EU医薬品規制調和国際会議）

希少疾病用医療機器指定制度があり，優先審査，優遇措置が受けられる．2014年11月に，薬事法は「医薬品，医療機器等の品質，有効性及び安全性の確保等に関する法律」（略称：医薬品医療機器法，薬機法）に変わった．

上記の関連省令を遵守し治験は行われ，対象疾患，病態に対する使用法，有効性と安全性から成る治験結果は治験総括報告書としてまとめられる．国際誌で治験結果を公表するためには事前に，国際医学雑誌編集者会議（International Committee of Medical Journal Editors：ICMJE）のリコメンデーションに従う必要がある．

随意運動の改善治療

随意運動障害を来す病気として，脳血管障害，脊髄損傷をはじめ，神経難病として，多発性硬化症，HAM（HTLV-I associated myelopathy：HTLV-1関連脊髄症），パーキンソン病，脊髄小脳変性症，筋萎縮性側索硬化症，脊髄性筋萎縮症，筋ジストロフィー等さまざまな疾患がある．これらの根治療法の開発のみならず，随意運動機能に対する治療法確立が重要な課題であり，特に歩行能力の障害に対してはambulation disorder（歩行不安定症）に対して治療方法を研究する必要がある．

随意運動は人が内的環境を自ら整え，主体的に生きていく際に重要な機能であり，それが障害された場合の治療法として，脳卒中モデルを基にした反射階層理論[*3]，ポリオモデルを基にしたPNF（proprioceptive neuromuscular facilitation：固有受容性神経筋促通法）[*4]，脳性麻痺モデルから導かれたBobath法[*5]などがあるが現代の脳神経科学に基づいているとはいえない．新しい理論と方法として，促通反復療法[*6]があり，機器を使う方法として本稿で扱う筑波大学の山海嘉之教授の提唱するCybernics（サイバニクス）がある[1]．

随意運動障害治療に対するサイバニクスの利用――ロボットリハビリテーションの可能性

サイバニクスはCybernetics，Mechatronics，Informaticsを融合した，装置と人の身体/脳がリアルタイムに情報を交換して人を支援する技術概念である．

山海はそれに基づいて生体電位駆動型装着型ロボット，すなわち随意運動意図に対応して皮膚表面に出現するmotor unit potentialを生体電位信号（bioelectric signal）として検出し，装着者の運動意図を解析し，各種センサー情報と運動パターンのデータベースを参照し，適切なモータトルクで随意運動を増強するHAL®（Hybrid Assistive Limb®）を発明した．HALは，装着者の随意運動意図に基づき操作する，サイバニック随意制御（Cybernic Voluntary Control：CVC），HAL内部の運動データベース（例．起立，歩行，走行等）を参照し，生体電位信号が不完全でも正しい運動パターンを完成させるサイバニック自律制御（Cybernic Autonomous Control：CAC），装着者

[*3] Brunnstrom S. Movement Therapy in Hemiplegia : A Neurophysiological Approach. New York : Harper & Row ; 1970.

[*4] Knott M, Voss DB. Proprioceptive Neuromuscular Facilitation : Patterns and Technique. New York : Harper & Row ; 1956.

[*5] Bobath B. Adult Hemiplegia : Evaluation and Treatment, 2nd ed. London : Heinemann Medical Books ; 1978.

[*6] Kawahira K, et al. Improvements in limb kinetic apraxia by repetition of a newly designed facilitation exercise in a patient with corticobasal degeneration. Int J Rehabil Res 2009 ; 32 : 178-183.

にHALの重量を感じさせない，サイバニックインピーダンス制御（Cybernic Impedance Control：CIC）により構成されている[2,3]．

HALを使うと運動プログラム理論[*7]の理想的な脳・神経・筋系再プログラミングを現実に行える可能性がある[1]．HALのCICにより，装着者は固有感覚に基づき身体感覚情報をリアルタイムに感じることができるし，CVCにより随意運動意図を生体電位により実際の運動現象よりも早期に検出するため，随意運動意図に基づく運動発現を得ることができる．CACにより歩行などの正確な動作パターンがサポートされ，複数の脳領域の活動と複数の筋-関節の動作がリアルタイムに同期される．HALには人の身体機能を増強する特徴だけでなく，脳活動と運動現象を正しく反復して行わせることにより神経可塑性を促進する運動プログラム学習効果がある．山海は以前から，iBF仮説（interactive Bio-Feedback hypothesis）すなわち，「動作意思を反映した生体電位信号によって動作補助を行う装着型ロボットスーツHALを用いると，HALの介在により，HALと人の中枢系と末梢系の間で人体内外を経由してインタラクティブなバイオフィードバックが促され，脳・神経・筋系の疾患患者の中枢系と末梢系の機能改善が促進されるという仮説」を提唱している．脳・脊髄・運動神経・筋の障害からくる歩行不安定症に対して，患者がHALを装着して定期的に歩行練習を行うことで，HALを脱いだ後の歩行改善効果が期待される．

ロボットスーツHAL-HN01

HAL-HN01はサイバーダイン株式会社でHAL福祉用[4]とは別に開発・製造されている治験モデルであり，医療機器品質保証のための国際標準規格ISO13485に基づき製造され，同様のモデルはEUの医療機器としてのCE0197を取得し（2013年8月），ドイツで脊髄損傷に対する労災保険適用を受け，実際に臨床利用が開始されている[2]．HAL-ML5[5]は欧州でのその商品名である．これは神経・筋難病疾患等における特徴的な生体電位信号（運動単位として微弱でまばらな電位）の検出・処理機能が実装され，筋萎縮が高度な患者が使用するための強度と構造を有している．最も難易度の高いと思われる神経・筋難病疾患で動作することで，脳卒中や脊髄損傷を含むあらゆる脳・脊髄・神経・筋疾患による歩行不安定症に対応可能と思われる．

HALによる歩行改善治療プログラム

HAL福祉用[4]や医療用のHAL-ML5[5]を用いて脳卒中片麻痺患者に対して臨床研究が行われ，歩行改善効果が認められている．ドイツで不全脊髄損傷に対して[6,7]，HAL-ML5を使った歩行練習により歩行改善効果が得られている．

厚生労働省難治性疾患実用化研究事業（2012年度～2014年度）において，多施設共同医師主導治験として「希少性神経・筋難病疾患の進行抑制治療効果を得るための新たな医療機器，生体電位等で随意コントロールされた下肢

[*7] Bernstein NA. The Co-ordination and Regulation of Movements. Oxford：Pergamon Press；1967.

> **point**
> HALには神経可塑性を促通する学習効果がある

1 HAL-HN01が有効性を示すと想定される疾患群

疾患群・病態	代表される疾患名	疾患のレベル	HAL-HN01の有用性（想定）
神経・筋疾患	脊髄性筋萎縮症（SMA），ALS，球脊髄性筋萎縮症（SBMA），筋ジストロフィー（muscular dystrophy），遠位型ミオパチー（distal myopathy），シャルコー・マリー・トゥース病（CMT）など	運動ニューロンより下位の病変	○
感染症	ポリオ（polio myelitis）		
免疫神経疾患1	ギラン・バレー症候群（GBS），慢性炎症性脱髄性多発ニューロパチー（CIDP）		
免疫神経疾患2	多発性硬化症（MS），視神経脊髄炎（NMO）	運動ニューロンより上位の病変	◎
神経変性疾患	パーキンソン病（PD）関連疾患，脊髄小脳変性症（SCD），遺伝性痙性対麻痺症（hereditary spastic paraplegia）		
脳血管障害（CVD）	脳梗塞（infarction），脳内出血（hemorrhage），くも膜下出血（SAH）		
感染症	脳炎後遺症（encephalitis），HAM		
周産期障害・先天代謝異常症	脳性麻痺（cerebral palsy），ウイルソン病（Wilson disease），ポンペ病（Pompe disease）		
その他脳疾患	脳腫瘍（brain tumor），脳挫傷（brain injury），正常圧水頭症（iNPH）		
脊髄障害	脊髄損傷，脊髄腫瘍，脊髄血管障害，HAM		

（中島孝，臨床評価 2014[8]）より）

装着型補助ロボット（HAL-HN01）に関する医師主導治験―短期効果としての歩行改善効果に対する無作為化比較対照クロスオーバー試験：NCY-3001試験」が行われた．目的は緩徐進行性の希少性神経・筋難病患者の歩行不安定症がHAL-HN01を短期間，間欠的に治療的装着することで改善するという有効性と安全性を評価することである．対象疾患は，脊髄運動ニューロンより下位病変に基づく神経・筋疾患であり，脊髄性筋萎縮症，球脊髄性筋萎縮症，下肢症状が緩徐進行性の筋萎縮性側索硬化症（amyotrophic lateral sclerosis：ALS），シャルコー・マリー・トゥース病（Charcot-Marie-Tooth disease：CMT），遠位型ミオパチー，封入体筋炎，先天性ミオパチー，筋ジストロフィーおよび同等とみなされるものである[8]．

脊髄運動ニューロンより上位の病変に基づく歩行不安定症として，HTLV-1関連脊髄症（HAM）等の痙性対麻痺症による歩行不安定症に対する短期の歩行改善効果についての多施設共同無作為化比較対照並行群間試験：NCY-2001試験を2014年9月から開始した．対象疾患にはHAMだけでなくその他の原因によって起きた慢性単相性痙性対麻痺症による歩行不安定症として遺伝性痙性対麻痺，外傷性脊髄損傷なども含まれている．今後，多発性硬化症，視神経脊髄炎（neuromyelitis optica：NMO），パーキンソン病などのあらゆる歩行不安定症に対する比較対照試験を計画中である．

歩行リハビリテーションは日本において理学療法士の介助か，平行棒内で

2 ホイストを装着した歩行訓練

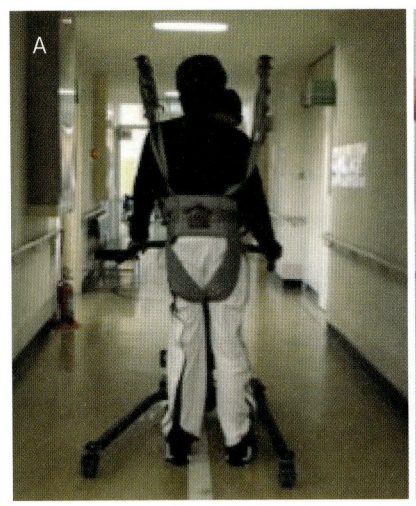

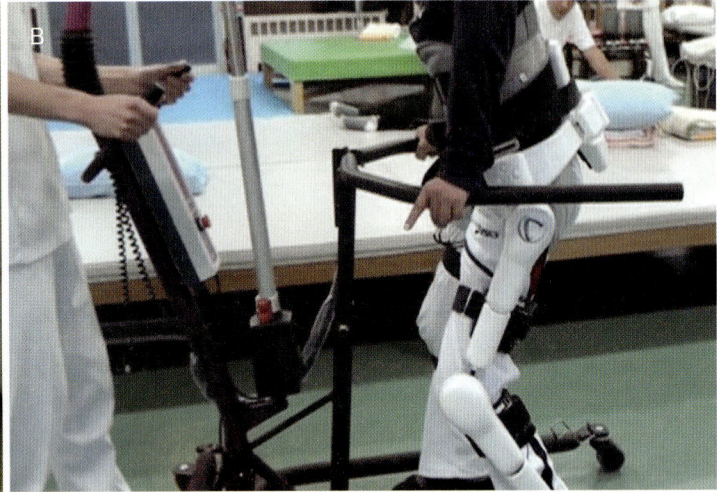

写真のような移動型ホイストは転倒を予防し，安全管理のために歩行訓練の際に装着するとよい（A）．天井走行型のホイスト，リフトシステムも利用可能である．HALと移動型ホイストを同時に装着した歩行訓練の例（B）．

3 進行性疾患に対する治療開発戦略のパターン

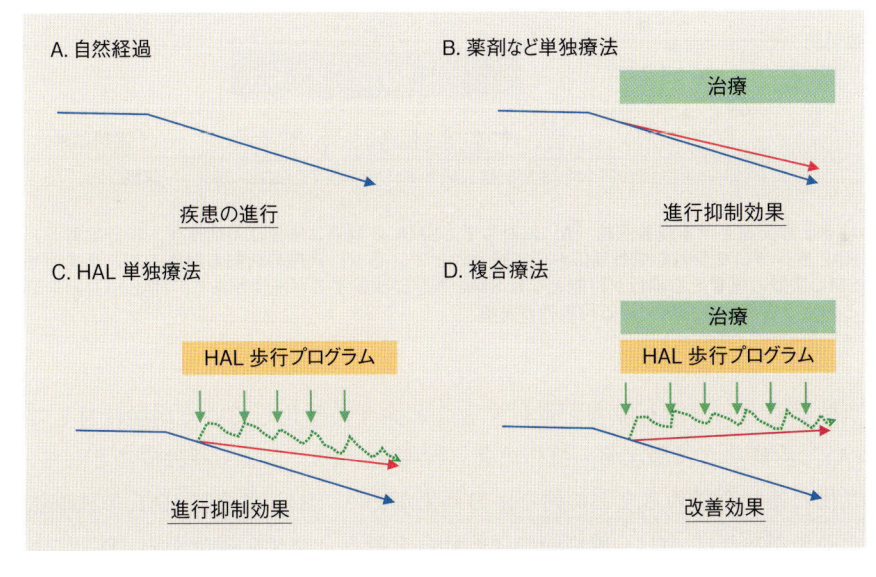

神経難病の自然経過（A），薬剤などの単独療法（B），HAL単独療法（C）を示す．複合療法（D）により改善効果はさらに期待できる．赤線（→）は治療によって変化した経過を示す．

行われることが多いが，ホイストによって安全性を確保したうえで，HALを使用する歩行治療プログラムはあらゆる疾患に応用可能と考えられる（**1**，**2**）．

HALとの複合療法

神経難病のような進行性の病態に対しては，短期的な改善効果または長期的な進行抑制効果が期待されるが，薬剤とHALとを複合療法（combined therapy）として使うことでさらに改善を得られる可能性がある．進行性疾患に対する治療開発戦略について，想定するさまざまなパターンを示す（**3**）．

4 脊髄性筋萎縮症（SMA）2型へのHALの臨床効果（仮説）

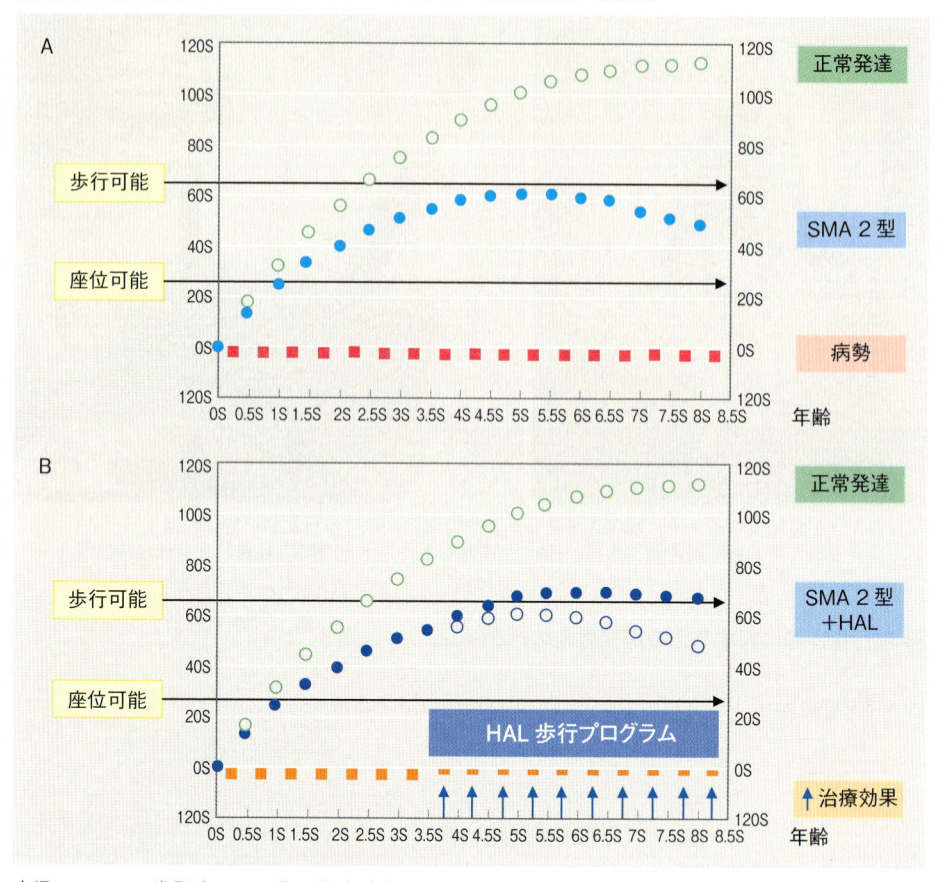

小児における正常発達を示す成長曲線（A）に対して，SMA 2型では座位は可能だが，歩行は獲得できない．HAL歩行プログラムを成長期において行うことで，もし，疾患の病勢を弱めることが成功できれば，SMA 2型の患者でも歩行が可能となりSMA 3型に改善する可能性がある．HAL小児用モデルによりこのような仮説が検証できる可能性がある．

　自然経過として歩行障害が進行するなど徐々に悪化していく病態に対して（A），治療薬（核酸医薬，抗体医薬，幹細胞，iPS）による単独療法として，悪化の速度を緩めるなどの何らかの効果があり（B），さらにHAL単独療法で効果があれば（C），最終的にはそれらを組み合わせた複合療法（D）によりさらによい臨床改善効果が得られると考えられる．脊髄損傷や脳血管障害などの急性疾患に対しては，たとえば通常のリハビリでは歩けないという場合に，回復の早さだけでなく，到達度も高くなるといったシミュレーションモデルが考えられる[8]．

　脳性麻痺や脊髄性筋萎縮症などの神経筋疾患などでは，小児の成長発達曲線にいかにしてHALの臨床効果を上乗せするかということが重要である．座位ができ，そして歩行獲得していく発達過程において，たとえば脊髄性筋萎縮症の2型（SMA 2）は成長しても歩行できないが（4-A），適切な時期にHALによる歩行プログラムで歩行可能になれば，SMA 2からより軽症なSMA3に変化させたと考えられる（4-B）．この場合，4歳，5歳の小児が積極的にHALを用いて歩行訓練する必要があり，HAL小児モデルだけでな

> **Column**
>
> ## サイバニックインターフェース
>
> HAL-HN01のもつ微小でまばらな生体電位信号から随意意図を検出する機能をモータトルク発生ユニットから独立させたデバイスのことを指す．ALS，SMA，筋ジストロフィー，脊髄損傷など四肢麻痺患者用の意思伝達装置に接続するためのCybernic Switch（サイバニックスイッチ）が開発され，実用化に向けた準備が行われている．病気の進行が高度になり筋収縮が消失しても，患者に随意意思さえあれば，生体電位信号のみで，意思伝達装置用のスイッチが動作する．姿位や微妙な位置合わせが不要であるだけでなく，過剰な神経筋活動を抑制できるので，局所での病気の進行を抑制できる可能性も期待される[8]．

く，小児の「アセント」（賛意）を得るためのプレパレーションプログラムが必要である[8]．

倫理的な視点と治療概念と今後

HALによる治療をhuman enhancement技術と考え，Transhumanism概念に基づくBeyond therapy（超治療）とするのは妥当ではない．iBF仮説に基づいて，装着患者がダイナミックに病態や外界に対して適応する際に必要な脳・神経・筋の可塑性を促進する医療技術と考えている．この意味でHALは，正常・異常の健康概念からではなく，人の適応概念に基づき構築され，2011年に*British Medical Journal*で提唱された新たな健康概念，「健康とは社会的，身体的，感情的問題に直面したときに適応し自ら管理する能力」に対応している．

希少性難病は世界の人に共通の課題であり，それを解決することで，他の医学分野も同時に進歩する．また，人と人は普遍的に時空を超え疾患を超えて助け合うことが可能である．

（中島　孝）

文献

1) 中島孝．ロボットスーツHALによる歩行改善効果の可能性．日本医事新報 2014；4691：50-51．
2) 中島孝．ロボットスーツ"HAL-HN01（医療用 HAL）"．医学のあゆみ 2014；249（5）：491-492．
3) Suzuki K, et al. Intention-based walking support for paraplegia patients with Robot Suit HAL. *Advanced Robotics* 2007；21（12）：1441-1469．
4) Watanabe H, et al. Locomotion improvement using a hybrid assistive limb in recovery phase stroke patients：A randomized controlled pilot study. *Arch Phys Med Rehabil* 2014；95（11）：2006-2012．
5) Nilsson A, et al. Gait training early after stroke with a new exoskeleton--The hybrid assistive limb：A study of safety and feasibility. *J Neuroeng Rehabil* 2014；11：92．
6) Cruciger O, et al. Locomotion training using voluntary driven exoskeleton（HAL）in acute incomplete SCI. *Neurology* 2014；83（5）：474．
7) Aach M, et al. Voluntary driven exoskeleton as a new tool for rehabilitation in chronic spinal cord injury：A pilot study. *Spine J* 2014；14（12）：2847-2853．
8) 中島孝．脳，脊髄，神経・筋疾患に対するHAL®の医療応用の基本戦略—医師主導治験の経験から．臨床評価 2014；42（1）：31-38．

VI. 神経難病の地域支援

VI. 神経難病の地域支援

地域医療ネットワーク

Point
- 地域医療ネットワークは，神経難病における適切な医療の供給と生活の質を確保するために有用である．
- 地域医療ネットワークは難病拠点病院，基幹病院，協力病院，かかりつけ医等の医療機関から成るが，難病相談支援センター，保健所等との連携も重要である．
- 地域医療ネットワークの運用にあたっては，各地域の医療・福祉資源を確認し，病診連携，多職種連携が実現できるようコミュニケーションを図り，顔の見える関係を構築して，地域の特性，患者の状況等の変化に適合していくことが必要である．
- 地域医療ネットワークの維持発展のためには，実践事例検討や新たな法制，概念，技術の伝達など，医療・福祉・行政関係者の不断の学習が必要である．
- 紹介状は病状と生活障害がよくわかるように書く．社会資源（指定難病，身体障害者手帳，介護保険，障害者自立支援法等）の活用にあたっては，審査員にわかりやすい診断書・意見書を書く．

地域医療ネットワークとその必要性

　神経難病，とりわけ筋萎縮性側索硬化症（amyotrophic lateral sclerosis：ALS）は身体的・精神的・経済的・介護労力の負担がきわめて大きく，診断・治療・療養には単一の医療機関で対応することは困難である．また患者家族による支えにも限度がある．こうしたことから1999（平成11）年前後，全国的に県を単位とする，難病医療連絡協議会が設置され，難病拠点病院，基幹病院，協力病院等を組織し，主に人工呼吸器を装着したALSを念頭においた「重症難病患者入院施設確保事業」が開始された．地元の医学部に神経内科を専門とする講座のないところは，地域の中核病院にも常勤の神経内科医が不在のことが多く，事業の進展は全国的に地域格差が大きかった．その後，厚生労働省の難病に関する研究班会議からの提言，先進地域の実践例の蓄積，難病医療専門員配置の広がり，各医学部での神経内科の独立が進み，さらに一般病院における在院日数評価の強化と相まって，全国的に難病に関する地域医療ネットワークの整備が進んでいる．特に難病医療専門員はネットワークを結ぶ担い手として活躍している[*1]．

　ALS等の神経難病の診断と患者・家族への説明は，診断補助機器が整備された拠点病院や基幹病院で，神経内科専門医が行うことが一般的である．しかし重症化の可能性もある感冒等への初期対応，病状の進行に伴う胃瘻の造設と交換，非侵襲型あるいは気管切開を伴う人工呼吸器装着の検討や実施，人工呼吸器の維持管理，介護家族の休養を目的とするレスパイト入院[*2]，緩

*1
本巻 VI.「難病医療コーディネーターの役割」（p.248-253）参照

*2
本巻 III.「レスパイトケア」（p.127-132）参照

和ケア*3などは協力病院やかかりつけ医と連携しながら行う必要がある．また在宅療養は医療機関だけでは限度があり，患者・家族の生活を支える難病相談支援センター，地域の保健所*4との連携も欠かせない．

地域医療ネットワークの運用

ALSの場合

難病拠点病院や基幹病院で患者をALSと診断する場合で考えてみると，診断までの諸検査や病名の告知における病院内の医療系多職種の関わりは当然であるが，自宅への退院時には，院内の主治医，看護師，難病医療専門員またはケースワーカー，かかりつけ医，在宅介護支援センターの介護支援専門員（ケアマネジャー），訪問看護師，保健所保健師等による調整会議がもたれる．この際，社会資源の活用に必要な指定難病診断書，身体障害者手帳申請の診断・意見書，介護保険意見書，障害者自立支援法に関わる意見書の発行，拘縮予防と筋力維持のリハビリ指導，栄養士による嚥下しやすい食事の指導などが行われる．

退院後は，病院担当医（専門医）とかかりつけ医がともに主治医となり，専門医による病気の節目の評価と，かかりつけ医による日常的な問題の対応を上手に組み合わせる．また難病医療専門員またはケースワーカー，在宅介護支援センターのスタッフが適宜加わりサポートしていく．胃瘻や呼吸器装着の説明と確認を繰り返し，これらが必要になった場合には入院のうえ，消化器内科医，耳鼻科医，臨床工学士，呼吸管理チームスタッフが関与して実施する．看護師による家族への痰吸引等の指導を行う．呼吸器をつけての退院に際しては地域の消防，電力会社，呼吸器メーカーなどに協力を求め，呼吸器の維持・管理，災害時の対応などについて相談する．

会話が困難な場合にはコミュニケーションエイドやスイッチの設定を作業療法士やITサポーターに依頼する*5．介護者の休養を目的とするレスパイト入院や，医療依存度が高く入院による療養が必要な場合には，「難病医療ネットワーク」を構成する病院施設への要請と調整を難病医療専門員に依頼する．地域によっては難病相談支援センター（地域により呼称が異なる）*6が，医療・福祉系の経験者，音楽療法士等のボランティアを「難病応援員」として派遣して，希望する患者の在宅生活の質の向上を図っているので，必要に応じて利用に繋げたい．

終末期の緩和医療は，在宅ではかかりつけ医と在宅支援スタッフ，宗教家，病院では主治医，担当看護師，緩和医療スタッフ等が連携して当たることが多い．

ALS以外の神経難病の場合

ALS以外にも多くの神経難病があり，パーキンソン病のような対症的治療をある程度行うことができるものであっても，生活障害が徐々にあるいは

*3 本巻III.「緩和ケアと看取り」（p.145-152）参照

*4 本巻VI.「保健所保健師の役割」（p.264-273）参照

*5 本巻V.「コミュニケーション支援」（p.202-210）参照

*6 本巻VI.「難病相談支援センターの役割」（p.254-263）参照

急速に進行する．多くの地域で神経内科専門医は不足しており，さまざまな合併症の初期対応や日常的医療を診る，かかりつけ医との連携はきわめて重要である．神経難病には認知症を呈し行動心理学的症状が強い場合もあるので，精神科との連携も適宜必要になる．生活障害が軽く見守り程度であれば，地域包括支援センターや民生委員に相談できる．ある程度の障害があれば，介護保険の導入を積極的に図り，在宅介護支援センターとの関係を作り，将来の本格的なケアに繋がるように配慮する．

多発性硬化症のように寛解期には就労できる者もいる．就労は精神的支柱となり得るが，就労にあたり，担当医は心身負担の限度に関する知識と洞察力をもち，提言することが求められる[*7]．神経難病には遺伝性のものも多く，遺伝カウンセリングのニーズに応えることができるよう整備する[*8]．難病拠点病院等の中には，地域の医療・福祉資源を明示し，疾患による連携パス構築に努力している[1]．難病の多彩性，生活基盤の個別性から，すべてに満足できる単一のものは難しいが，ある状況に対する一連の対応をミニパスとして作成し，それを組み合わせて地域の特性，患者の状況変化に適合させるなどの工夫が必要である．

地域医療ネットワークの維持発展

神経難病は希少である点からも認知度は一般に低い．一方で病診連携，多職種連携，医療・福祉等の連携など，数多くの人々の協力が欠かせない．また病院医師や行政職では転勤も多い．神経難病については，疾患そのものの理解，支援の内容，法制や支援技術，災害への備えなど，繰り返し学習できることが重要である．また，地域の難病拠点病院の難病医療専門員や神経内科医が各地域に出向き，難病医療福祉相談会，多職種による事例検討会，啓発講演や技術指導，災害避難訓練等を通して，各地域ごとに神経難病患者を支える医療・福祉・行政関係者相互に，顔の見える関係を作り続けることが有効な力となる．ITを利用した相互コミュニケーション，情報共有システムももっと活用されるべきである．多面的な支援を要する診療・療養を支えるにあたり，共有される個人情報の扱いに注意が必要である．また各々が独善的な態度をとってはならない．

地域医療ネットワークを結ぶキーパーソンである難病医療専門員を定常的に確保するために，常勤化，複数化が是非とも必要である．また医療圏管轄の保健所保健師がきわめて広範な業務のごく一部として難病に当たっていること，市町村管轄の介護保険，障害者総合福祉法関連業務を十分把握するに至っていないことなど，人的，制度的に解決すべき問題もある[*4]．

紹介状，診断書，意見書を書くにあたって

これらは難病医療ネットワークを円滑に機能させるために重要なものである．

難病患者の紹介状は，単に診断と経過，身体所見，検査所見，服薬内容だ

[*7] 本巻 Topics「就労支援の実際」(p.341-344) 参照

[*8] 本巻 Topics「遺伝カウンセリング」(p.345-349) 参照

けではなく，今後の連携を念頭において，生活障害の内容と程度，どのような支援が必要で有効であるかを具体的に記載し，受け取り側が全体像をイメージできるようなものが必要である．また介護のキーパーソンは誰か，社会資源を利用している場合には直近の診断書等のコピーを添付するとよい．指定難病，身体障害者手帳，介護保険，障害者自立支援法等の診断書，意見書の記入にあたっては，まず記入医師の資格を確認する．それぞれの審査員によく理解してもらえるように記入することが大切である．また，これらの有無が患者の経済的事情や施設入所等の処遇に大きな影響力をもつので，患者の申告のみに頼ることなく，常に必要性を考えて，申請を患者に提言することも大切である．

　指定難病の診断基準については厚生労働省のホームページを確認する[2]．身体障害者手帳の診断書は，神経疾患専用の書式ではないので，障害が単なる麻痺や関節可動域制限ではなく，強剛，寡動，失調，不随意運動による場合は，備考欄に障害のポイントを記載するとよい．歩行障害の場合は下肢障害と体幹障害のどちらにするかを考える．進行性疾患の場合はその旨記載する．また障害の総合所見の記載には，身体障害認定基準および認定要領[3]などを参照して，審査・評価に適した表現を心がける．介護保険意見書の審査には神経内科医が携わることはほとんどなく，医師以外の審査員もいるので，疾患と障害の種類や程度についてわかりやすく記載する．また療養生活に必要度の高いサービスについて詳記する．なお，神経難病のうち変性疾患については40～64歳の患者は2号被保険者となることに注意する．

〔犬塚　貴〕

文献

1) 東京都立神経病院地域療養支援室・医療相談室．
 http://www.byouin.metro.tokyo.jp/tmnh/medical/support/index.html
2) 難病情報センター．診断・治療指針．疾患群別索引．
 http://www.nanbyou.or.jp/entry/504
3) 身体障害認定基準及び認定要領—解釈と運用，新訂第二版．東京：中央法規出版；2010．

VI. 神経難病の地域支援
難病医療コーディネーターの役割

> **Point**
> - 難病医療専門員（難病医療コーディネーター）は，難病医療連絡協議会（難病医療ネットワーク）で患者・家族等からの医療相談に応じる．
> - 難病医療コーディネーターの業務は，関係機関との連絡調整，患者等からの各種相談に応じること，適切な機関へ紹介・支援要請を行うこと，拠点病院・協力病院への患者の紹介，医療従事者向け研修会の開催，である．
> - 難病医療コーディネーター独自の役割として，「広域的なケアコーディネート」「専門的な立場からの助言（スーパーバイザー）」「難病医療・ケアの質向上のための啓発的な役割」の3点が考えられる．
> - 今後の難病医療コーディネーターのあり方として，ケア会議等で専門的な立場から助言を行い，個別のケアネットワークを構築し，地域の難病ケア力の向上を進めていく．

　神経難病は医療依存度や日常生活障害が高度である．在宅療養時の介護負担がきわめて大きい一方で，長期入院あるいはレスパイト入院の受け入れ施設は著しく少ない．このような難病療養者や家族の支援体制の確立が大きな問題となったため，1998（平成10）年度より国の施策として重症難病患者入院施設確保事業がスタートし，都道府県単位で推進されることになった．現在，全国の各都道府県に難病医療連絡協議会が設置されており，「難病医療ネットワーク」の呼称で，患者・家族等からの医療相談に応じている．対応している専門職が，難病医療専門員または難病医療相談員（以下，難病医療コーディネーター）である．

　本稿では，難病医療コーディネーターの活動や実態について紹介し，難病法下での役割について展望を述べたい．

難病医療コーディネーターとは

難病医療連絡協議会の役割

　難病医療ネットワークの実施主体が，難病医療連絡協議会である．現在，各都道府県の難病医療連絡協議会には，保健師や看護師等の資格をもった難病医療専門員が配置され，重症難病患者入院施設確保事業を実施している．その具体的な業務として，次の4点が示されている[1]．
　①難病医療の確保に関する関係機関との連絡調整を行うこと．
　②患者等からの各種相談（診療，医療費，在宅ケア，心理ケア等）に応じると共に，必要に応じて保健所への適切な紹介や支援要請を行うこと．

Memo
難病医療連絡協議会は2015（平成27）年1月時点で全都道府県に設置されている[2]．2013（平成25）年度には日本難病医療ネットワーク学会が発足し，全国的な連携が図られている[3]．

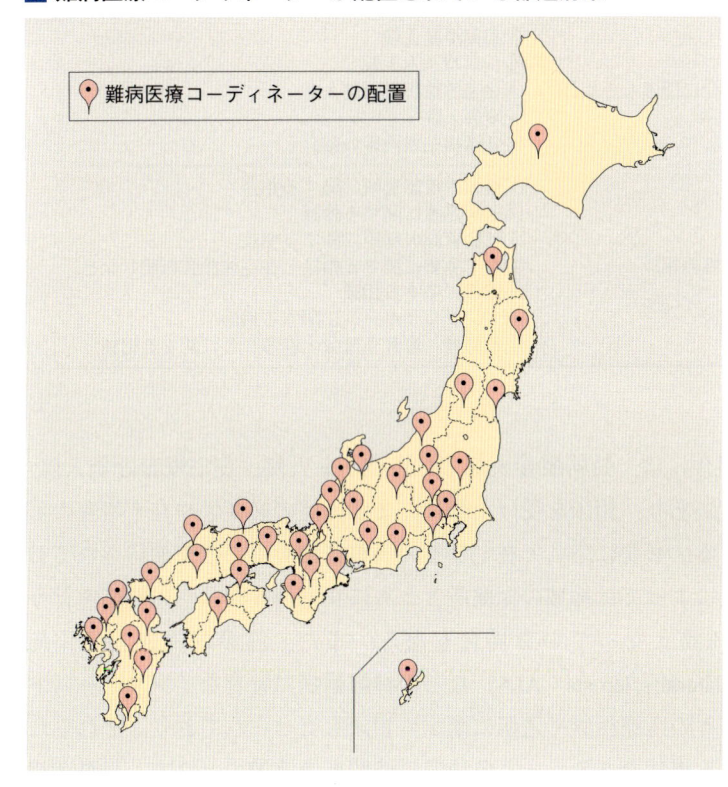

1 難病医療コーディネーターが配置されている都道府県

難病医療コーディネーターは39都道府県の難病医療連絡協議会に57名配置されている（2014〈平成26〉年12月）.

③患者等からの要請に応じて拠点病院及び協力病院へ患者の紹介を行うなど，難病医療確保のための連絡を行うこと．
④拠点病院および協力病院等の医療従事者向けに研修会を開催すること．

難病医療コーディネーターの配置について

　難病医療コーディネーターは，39都道府県の難病医療連絡協議会に57名配置されていることがわかっている（2014〈平成26〉年12月時点；1）．地域の実情により，全都道府県への配置には至っていない．

　その職種は保健師・看護師の看護職割合が91.2％で，医師や社会福祉士が配置されている県も散見される．雇用条件は，常勤37％，非常勤29％，嘱託15％で，病院や県職員の本来の業務と兼務している者も15％みられる．

　配置場所としては，53％が大学病院，大学以外の病院が29％，その他には県庁に配置など，多岐にわたっている．また，68％の難病医療コーディネーターは，県に単独で配置されている．平均在職月数は47.5か月で，30％は勤務して17か月未満という状況にあり，交替による人員の入れ替わりが顕著であることも特徴としてあげられる．

難病医療コーディネーターの活動概要

　難病医療コーディネーターは，入院先紹介に関連した相談対応とそれ以外の相談対応を行っている（2）．

2 難病医療コーディネーターが行う相談

(A) 入院紹介に関連した相談	①長期療養入院 ②レスパイト入院 ③在宅療養評価調整入院 ④緊急入院 ⑤介護福祉施設等の紹介
(B) 上記以外の相談	①告知や疾患理解に関する相談 ②医療処置に関する相談 ③社会資源の利用に関する相談 ④在宅療養に関する相談・在宅往診医の紹介など ⑤遺伝に関する相談 ⑥メンタルサポートに関する相談 ⑦その他（患者交流会・就労などに関する相談）

　入院先の紹介には，長期療養入院，レスパイト入院，在宅療養評価入院，緊急入院などがあり，相談を受けた際に，まず入院の必要性や在宅療養の可能性を検討する．必要に応じて在宅療養の調整に関わることが期待されており，都道府県によっては地域の保健所とともに在宅療養相談への対応を行うことが主な任務となっている場合もある．また，筋萎縮性側索硬化症（amyotrophic lateral sclerosis：ALS）などの神経難病に特有なインフォームドコンセントなどの医療相談や遺伝に関する相談も寄せられており，それらにも対応している現状である．また各種関係機関との連携のとり方，当事者団体との連携のあり方，ネットワークの拡充に向けた活動も難病コーディネーターによる円滑な相談事業の推進には欠かせない．

　3は，2006（平成18）年度と2009（平成21）年度に実施した難病医療コーディネーターの業務調査結果である．各都道府県が焦点を当てている業務5項目を選択してもらった．都道府県によって多様であるが，困難事例に対する相談対応に力を入れており，難病に関するさまざまな情報提供や啓発活動，調査などにも取り組んでいる．

　難病医療コーディネーターには特別な教育体制はないが，関連学会・研究会への参加や，組織内外の勉強会等で研鑽を積んでいる．これらの情報交換は，難病医療コーディネーターで運営しているメーリングリストなどで行っている．

難病医療コーディネーターに期待できる役割

難病法における難病医療コーディネーターの役割

　難病医療コーディネーターは，平成25年1月25日，難病対策の改革（今後の対応）の中で，「新・難病医療拠点病院に所属しており，医療又は福祉の専門家を複数配置すること」とされ，その役割として次のように提言された[4]．

- 新・難病医療拠点病院に所属し，難病患者に関する情報，地域の医療資源等の情報の共有をはかるため，都道府県，難病医療地域基幹病院，保

3 難病医療コーディネーターの業務調査結果──各都道府県が焦点を当てている業務5項目の平成18年度と21年度の比較

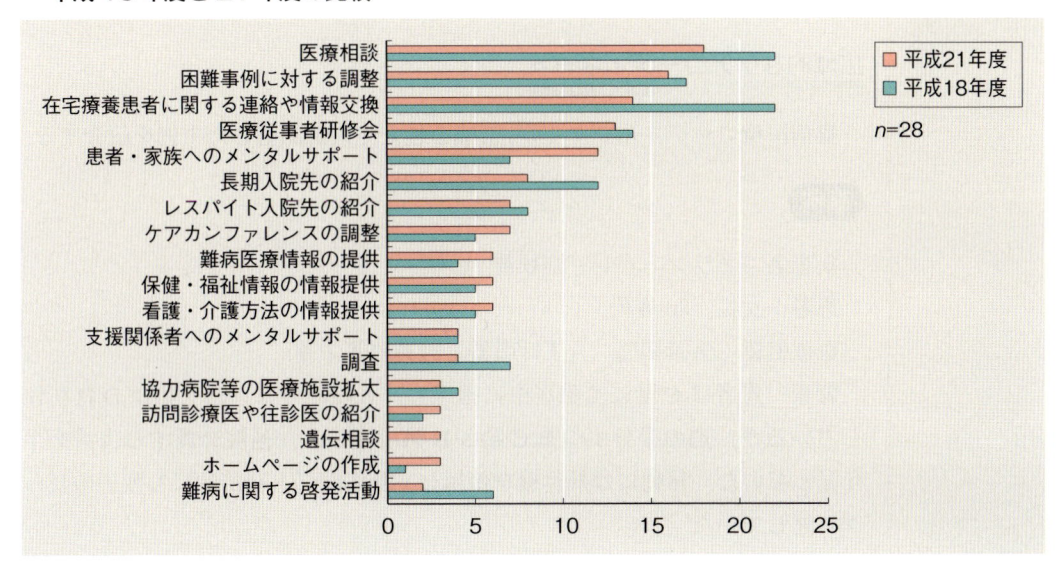

医療相談	
困難事例に対する調整	
在宅療養患者に関する連絡や情報交換	
医療従事者研修会	
患者・家族へのメンタルサポート	
長期入院先の紹介	
レスパイト入院先の紹介	
ケアカンファレンスの調整	
難病医療情報の提供	
保健・福祉情報の情報提供	
看護・介護方法の情報提供	
支援関係者へのメンタルサポート	
調査	
協力病院等の医療施設拡大	
訪問診療医や往診医の紹介	
遺伝相談	
ホームページの作成	
難病に関する啓発活動	

平成21年度／平成18年度　n=28

健所，難病相談支援センター等との連携体制を整備する際，関係者と連携し中心的役割を担うこと．
- 地域の医療機関，難病医療地域基幹病院等からの問い合わせに応じて，さまざまな医療，福祉支援が複合的に必要で対応が困難な難病患者に対する広域的な医療資源等の調整，専門的な立場からの助言等を行うこと．
- 難病医療地域基幹病院の難病医療従事者に対して研修会を実施すること．

難病医療コーディネーターの体制整備については，難病法ではふれられず，方向性の提示にとどまっているのが現状であり，よりいっそうの検討が求められる．

難病医療コーディネーターの実践能力と役割について

2012（平成24）年度，筆者らは厚労省「希少性難治性疾患患者に関する医療の向上及び患者支援のあり方に関する研究班（西澤班）」分科会1のプロジェクト研究において，難病医療コーディネーターから収集した21事例をもとに，その実践能力や役割について分析した[5]．

難病医療コーディネーターは，専門知識や患者の療養背景の理解を基にニーズを明確化し，介入の必要性を判断していた．そして，問題解決に資する方法として社会資源を検討する際，プライバシーの保護に配慮しつつ，地域社会資源や必要な多専門職種と連携し，問題解決に向けた計画の提案や実現に向けて支援体制を構築していた．さらに配置された都道府県だけでなく，時には県域を越えた専門職種や資源に関する情報収集と整理が必要で，他の専門職種間の連携とネットワークの保持と活用が求められていた．

以上のことから，難病医療コーディネーター独自の役割には，「広域的な

ケアコーディネート」「専門的な立場からの助言（スーパーバイザー）」「難病医療・ケアの質向上のための啓発的な役割」の3点があると考えられた．

広域的なケアコーディネート

難病医療コーディネーターが，県域を越えて入院調整した事例を紹介する．

事例

疾患名：ギラン・バレー症候群．
患者：女性，80歳代．
医療処置：気管切開，人工呼吸器，経鼻経管栄養．
背景：患者はC県にて独居中に罹患し，入院中であった．娘はD県在住しているが，週の半分ずつをC県とD県で過ごし，通院介護する生活を半年送っていた．移動には飛行機を使用し，身体的にも経済的にも疲労のピークに達していた．

このような中，C県X病院のソーシャルワーカーから，D県の難病医療コーディネーターに，転院できる病院がないかという相談があった．

調整の経過：C県の娘自宅近隣に長期療養先を確保し，転院の運びとなった．娘との面談で，「唾液の流出が多く，誰かがそばにいて拭き取ってやらなければ」という思いを聴取した．C県X病院のソーシャルワーカーに低圧持続吸引器の使用を提案し，転院先でも使用できるように情報提供した．

D県転院後は，娘の体調回復を見計らい，地域の保健所と連携して在宅療養の調整を行った．

地域病院のソーシャルワーカーの活動のみでは，当該病院での限られたネットワークでの療養環境整備に終始しがちである．希少難病においては必要とされる医療資源が地域では限界があったり存在しなかったりする場合もあるので，広域的な難病に関する情報とのマッチングが必要とされるのである．本事例においては，C県X病院のソーシャルワーカーが適切に難病医療専門員に相談を行った結果，入院紹介や専門的なケアへの助言など適切な処遇へとつながり，意義が大きかったと評価する．

難病医療コーディネーターの今後のあり方

今後の難病医療コーディネーターのあり方として，難病医療コーディネーターは，地域病院や保健所で対応困難な事例が発生したときに，その場に出向いて，関係者が集まったケア会議等で専門的な立場から助言を行い，個別のケアネットワーク構築に働くことが望まれる．このプロセスを通じて，地域の難病ケア力の向上を進めることが可能となる．

また地域に必要な医療資源がない場合は，当該地域を超えた入転院先紹介や広域的な在宅ケア体制の構築を行い，県境を越えた広域的なネットワーク構築を進めることが必要である（**4**）．

4 今後の難病医療コーディネーターのあり方

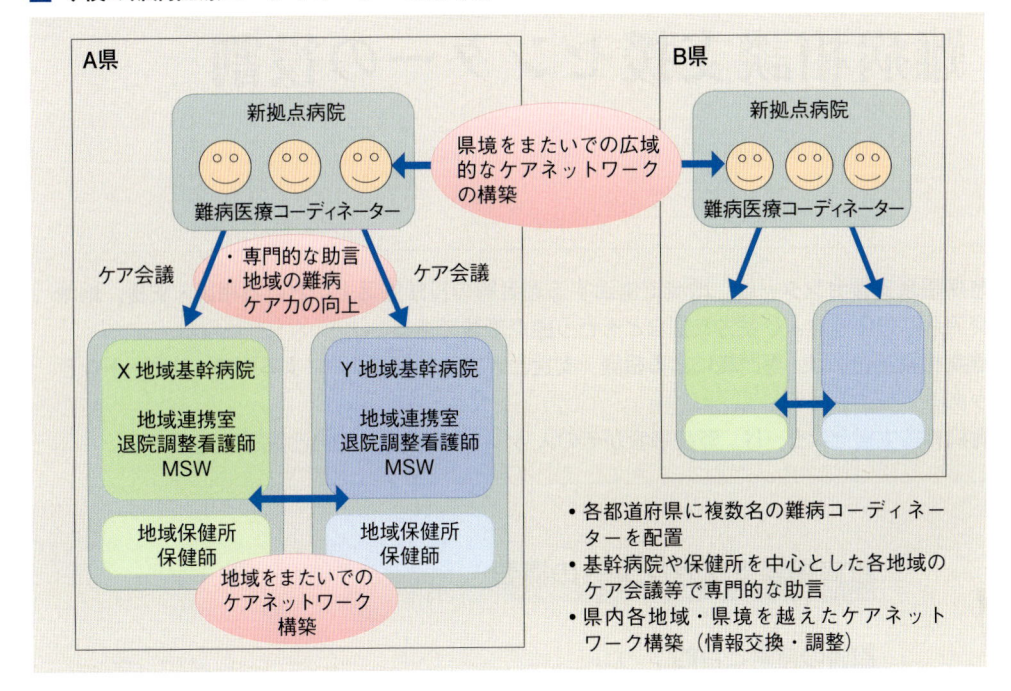

まとめ

　難病医療コーディネーターは，難病法に基づいて拡充予定である難病相談支援センターの難病相談支援員や，難病担当保健師との連絡会議などにより，新体制を充実させていくことが必要である．したがって難病医療コーディネーターへの就任には，十分な経験と一定の資格を不可欠とし，労働に見合った社会的認知と待遇を与えることが，モチベーションの維持という面からも望まれる．

（岩木三保，吉良潤一）

文献

1) 難病対策提要．平成10年4月9日　健医疾発第635号　各都道府県知事，政令市長，特別区長宛保健医療局長通知　別紙第2-3-(2)．p.168.
2) 難病医療連絡協議会・難病医療拠点病院・難病医療協力病院．
http://www.nanbyou.or.jp/entry/1439#REN
3) 日本難病医療ネットワーク学会．
http://www.med.kyushu-u.ac.jp/nanbyou/kenkyu/
4) 難病対策の改革について（提言）説明資料②（今後の対応）．
http://www.mhlw.go.jp/stf/shingi/2r9852000002udfj-att/2r9852000002udik.pdf
5) 厚生労働科学研究費補助金難治性疾患等克服研究事業「希少性難治性疾患患者に関する医療の向上及び患者支援のあり方に関する研究」（研究代表者 西澤正豊）．平成25年度総括・分担研究報告書．2014, pp.69-70.

Further reading

- 吉良潤一（編）．難病医療専門員による難病患者のための難病相談ガイドブック，改訂2版．福岡：九州大学出版会；2011.
難病コーディネーターの相談対応技術や情報が集約されている

Ⅵ. 神経難病の地域支援
難病相談支援センターの役割

Point
- 難病相談支援センターは，地域で生活する患者等の日常生活上における相談・支援，地域交流活動の促進および就労支援などを行う拠点施設である．
- 難病相談支援には，専門職による相談・支援とピア・サポーターによるピア・サポートなどがある．
- 難病相談支援センターは，難病患者がその人らしく生きるための自己決定を支援する．

難病相談支援センターの概要

設置の背景と目的

　国は1972年に難病対策要綱を制定して以来，難病対策を実施してきた．難病対策要綱では，難病対策の対象となる疾患の範囲が整理され，具体的な対策の進め方などが示されている．①調査研究の推進，②医療施設などの整備，③医療費の自己負担の軽減を3本柱に据え，医療中心の視点から事業を進めた．1989年には，地域における在宅医療の推進という観点から，④地域における保健・医療・福祉の充実・連携が4本目の柱として加わった．さらに，1995年に提出された難病対策専門委員会の最終報告では，長期療養を続ける患者および家族の生活面にも目が向けられ，⑤QOL向上を目指した福祉施策の推進が新たに5本目の柱として加わった．

　難病相談支援センター事業は，「地域における保健・医療・福祉の充実」の中に位置づけられた事業として始まった．その目的は，「地域で生活する患者等の日常生活上における相談・支援，地域交流活動の促進及び就労支援などを行う拠点施設として，難病相談支援センターを設置し，患者等の療養上，日常生活上での悩みや不安等の解消を図るとともに，患者等のもつ様々なニーズに対応したきめ細やかな相談や支援を通じて，地域における患者等支援対策を一層推進するものとする」(「難病特別対策推進事業実施要綱」1998〈平成10〉年4月9日厚生労働省保健医療局長通知 健医発第635号）と記載されている．実施主体は都道府県で，事業運営の全部または一部を適切な事業運営の確保が認められる団体に委託できるとされている．

　このような背景のもと，難病相談支援センターは2003年，「難病相談・支援センターの整備について」が厚生労働省から通達されてから全国に設置され始め，2007年度末には全国の都道府県すべてに設置された．運営主体は，難病患者当事者団体，医療機関，県庁内や保健所などさまざまである（**1**）．

1 全国の難病相談支援センターの運営主体

運営主体	合計	(%)
患者団体（患者会が中心となっているNPOを含む） 北海道，青森，岩手，宮城，秋田，山形，東京，神奈川，山梨，岐阜，静岡，三重，滋賀，大阪，佐賀，長崎，宮崎，沖縄	18	(38.3)
県直営（県庁内，県関係施設を含む） 福島，栃木，石川，奈良，山口，徳島，香川，愛媛，高知，鹿児島	10	(21.3)
県直営（県立病院内） 茨城，福井，兵庫，和歌山	4	(8.5)
病院（大学附属病院，国立病院機構，医療連絡協議会を含む） 群馬，千葉，長野，京都，鳥取，広島，福岡，大分	8	(17)
公益財団法人 島根，岡山	2	(4.3)
NPO（患者会を含む関係機関が中心になっているNPO） 新潟，熊本	2	(4.3)
患者団体と国立病院機構 埼玉	1	(2.1)
医師会 愛知	1	(2.1)
社会福祉協議会 富山	1	(2.1)
合計	47	(100)

(平成25年度希少性難治性疾患患者に関する医療の向上及び患者支援のあり方に関する研究．「難病相談・支援センターの機能向上に関する研究」アンケート調査結果より)

事業内容

　難病相談支援センターの事業内容については，難病特別対策推進事業実施要綱に定められているが（**2**），実際には，地域のニーズと運営主体の実情に合わせた事業が行われており，受託しているセンター事業の業務以外に所属組織本来の業務を兼務しているセンターも約7割存在し，そのうち約4割のところではセンター事業ではなく，所属組織の本来業務をメインにしている[1]．

新たな難病対策事業の中で

　2014年に制定された「難病の患者に対する医療等に関する法律」の中でも，難病相談支援センターは重要な柱の一つとして位置づけられ，さらなる機能向上が求められている．これまでの厚生労働科学研究費補助金難治性疾患等克服研究事業による研究班の研究成果は，難病相談支援センターが地域のニーズに応じてさまざまな形で運営されていることについて一定の評価を与え

2 難病相談支援センター事業（難病特別対策推進事業実施要綱より）

センター事業	事業内容
I. 各種相談支援	電話，面接，日常生活用具の展示等による，療養，日常生活，各種公的手続き等に対する相談・支援．またそれらについての情報（住居，就労，公共サービス等）の提供等を行う
II. 地域交流会等の（自主）活動に対する支援	レクリエーション，患者会等の自主的な活動，地域住民や患者団体との交流等を図るための場の提供支援，医療関係者等を交えた意見交換会やセミナー等の活動支援を行うとともに，地域におけるボランティアの育成に努める
III. 就労支援	難病患者の就労支援に資するため，公共職業安定所等関係機関と連携を図り，必要な相談・支援，情報提供を行う
IV. 講演・研修会の開催	医療従事者等を講師とした患者等に対する講演会の開催や，保健・医療・福祉サービスの実施機関等の職員に対する各種研修会を行う
V. 地域支援対策事業	特定疾患の関係者にとどまらず，地域の実情に応じた創意工夫に基づく地域支援対策事業を行う

ている．今後の課題としては，①都道府県の難病対策事業の主体である保健所と連携する地域の相談・支援の窓口としての位置づけの明確化，②「保健・医療・福祉など専門性の高い相談・支援」と「ピア・サポーター（難病を抱えて生きる同じ立場の者）によるピア・サポート」の協働，③研修の充実や全国ネットワークの構築があげられている（**3**）．

支援目的

全国の難病相談支援センターでは，それぞれの運営主体の特徴が反映した取り組みがみられるが[2]，共通する目的は「難病に罹患したことで生じた問題を相談者が自身の力で解決し，新たな人生を構築するための自己決定を支援すること」である．

各種相談・支援からみた難病相談支援センターの役割

- 難病に関する最新情報を収集・整理・提供すること
- 難病支援に関する地域の情報を収集・整理・提供すること
- 地域で関係する支援者を繋ぐこと
- 相談者が自分自身で気持ちを整理できるように支援すること
- 難病に罹患したために生じた喪失感・孤独感が軽減されるように支援すること

難病相談支援センターに寄せられる相談を大きく分けると，相談・支援，センター事業と患者交流支援に区分される．その内容は多岐にわたり，対応に必要な専門職もさまざまであることが想定されている（**4**）．

ここでは群馬県難病相談支援センターの2010～2012年度までの3年間の相談実績を例に，各相談・支援からみた難病相談支援センターの役割を述べる．

Memo
難病の特徴による支援の難しさ

希少性
罹患患者数が少ない

難治性
完治させる治療法がない

進行性
病気はだんだん悪くなっていく

再燃性
よくなったように見えても再び悪くなる

不可視性
症状や障害が見た目ではわからない

不安定性
症状が変動しやすい

3 難病に関する相談・支援体制の充実（保健所の機能強化と専門相談体制の充実）

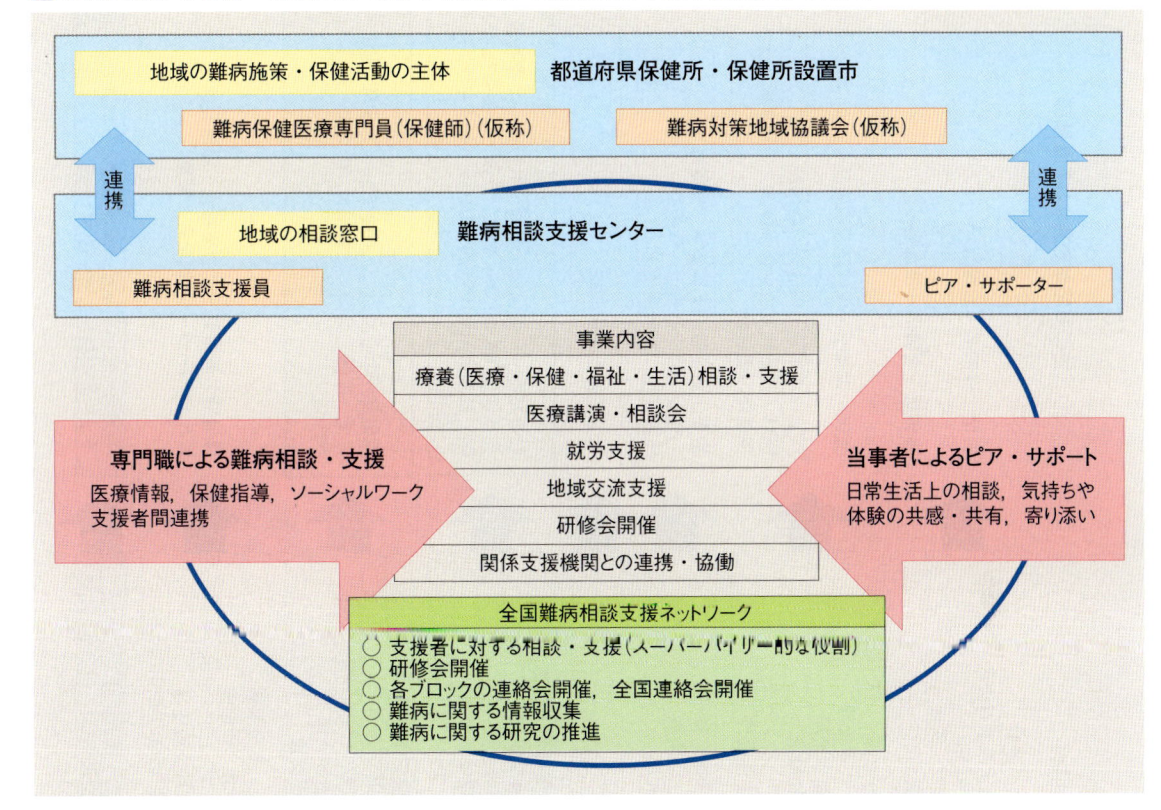

地域の難病施策・保健活動の主体　都道府県保健所・保健所設置市
- 難病保健医療専門員（保健師）（仮称）
- 難病対策地域協議会（仮称）

↕連携

地域の相談窓口　難病相談支援センター
- 難病相談支援員
- ピア・サポーター

↕連携

事業内容
- 療養（医療・保健・福祉・生活）相談・支援
- 医療講演・相談会
- 就労支援
- 地域交流支援
- 研修会開催
- 関係支援機関との連携・協働

専門職による難病相談・支援
医療情報，保健指導，ソーシャルワーク，支援者間連携

当事者によるピア・サポート
日常生活上の相談，気持ちや体験の共感・共有，寄り添い

全国難病相談支援ネットワーク
- 支援者に対する相談・支援（スーパーバイザー的な役割）
- 研修会開催
- 各ブロックの連絡会開催，全国連絡会開催
- 難病に関する情報収集
- 難病に関する研究の推進

相談者と相談方法

　群馬県難病相談支援センターにおける 2010～2012 年度までの相談延べ件数は 2,652 件であり，相談者は多い順に，患者本人，支援者，家族，患者会，友人・知人，その他，不明であった．患者と家族を合わせると全体の約半数を占めていた．支援者で多い職種は，保健師，医療ソーシャルワーカー，他県の難病相談支援員，医師，ケアマネジャー，市町村障害福祉担当職員の順であった．相談方法は，電話，メール，面接，訪問，FAX などで，電話が最も多く全体の約 8 割を占めていた．

対象者の疾患と相談内容

　対象者の疾患は，「神経・筋」が最も多く，次いで「免疫」「消化器」「呼吸器」「皮膚・結合組織」などであった．相談内容は 2,652 件の相談から 2,907 件が抽出され，内訳は，個別相談が全体の約 6 割を占め，その中では「受療に関する相談」が最も多く，次いで「生活」「支援」「療養環境」「疾病自己管理」の順であった[3]．以下，その主な内容について述べる．

■受療に関する相談
①専門医療の受療

　専門医による診察・治療・セカンドオピニオンを希望し，専門医療機関・

4 難病相談支援センターに寄せられる相談内容と相談に対応する職種等

〈機能〉〈分野〉〈内容〉〈相談〉〈主に対応が想定される職種等〉

相談

- 療養
  - 受療
    - 病気の理解／治療法の選択の意思決定／治療計画／医療機関／医師／療養場所
    - → 医師・保健師・看護師
    - → 保健師・看護師・社会福祉士
  - 自己管理
    - 症状管理／栄養・代謝管理／医療処置管理／薬物療法／コミュニケーション方法／日常生活動作
    - → 医師・栄養士・保健師・看護師
    - → 医師・薬剤師・保健師・看護師
    - → 医師・言語聴覚士・作業療法士・理学療法士
    - → 保健師
- 生活
  - 療養環境
    - 保健・医療・福祉／療養生活全般／家族
    - → 療養生活全般・支援体制：保健師
    - → 心理面：臨床心理士、支援制度：社会福祉士
  - 生活
    - 経済／就学／就労
    - → 社会福祉士・保健師

支援

- 調整
  - 体制
    - 療養者と支援者間の調整／支援者間会議／地域支援体制整備／往診・転院・レスパイト入院
    - → 社会福祉士・保健師　事務が中心となって療養者支援者（医療・保健・看護・介護・社会福祉等間、社会資源利用のためのコーディネートを行う
  - 方法
    - 療養生活支援方針／告知／治療方法選択／療養者・家族との関係形成／支援者間研修／技術支援
    - → 保健師が中心となって、療養者・支援者間（医療・保健・看護・介護・社会福祉等）のコーディネートを行う

センター事業

- 療養相談／医療相談会・研修会／人材育成（ボランティア、ピア・サポーター）／患者・家族交流事業／地域支援対策事業（地域の実情に対応）
- → 保健師・看護師・社会福祉士・臨床心理士・ピア・サポーター（難病患者・家族）

患者交流支援

- 患者会設立・運営支援／難病交流支援
- → 保健師・社会福祉士・臨床心理士・ピア・サポーター（難病患者・家族）

相談事例（障害年金の申請） Column

事例

障害年金3級を受給することができたために、軽作業のパートで家計を助けることができたケース（重症筋無力症、40歳代の女性）

相談内容

「結婚後、正職員（事務）として働いていたときに重症筋無力症を発症し、治療のために仕事を辞め、現在、在宅療養中です。日常生活はなんとか送っていますが、以前のようにフルタイムでは働くことができません。主人は働いていますが、経済的に苦しく、私も働かなくてはならなくなりました。しかし、病気の症状に応じて働くと、半日程度が限度で、それ以上働くと翌日起き上がれなくなります」

「病気による倦怠感、眼瞼下垂などの症状には変化があり、体調の良いときもあります。身体障害者手帳の等級には該当しませんでした」

「主治医に相談したら、『身体障害者手帳に該当しないのだから、障害年金は申請できない。』と言われました」

「障害年金を受給しながら、無理をしない程度のパート勤務ができたらと考えています。このような内部疾患の難病患者でも障害年金の受給はできますか？」

相談支援員の役割

- 障害年金制度に関する情報提供をする。身体障害者手帳の等級に該当しない場合でも、障害年金の受給対象になることがあると伝える。
- 次の受給要件を満たしているかどうか確認する。
  1) 初診日要件、2) 制度加入要件、3) 保険料納付要件、4) 障害要件。
- 通院先の病院のソーシャルワーカーへの相談を勧める。
- 障害年金の申請作業を行うことが難しい場合は、有償で申請手続きの代行を請け負っている社会保険労務士に相談することを勧める。

医師の役割

- 主治医は、まずは病院のソーシャルワーカーに相談するように患者に勧める。
- 障害年金と障害者手帳は制度が違うので、受給要件も違うことを認識して診断書を作成する。
- 申請の際に必要な所定の診断書には、体調が良好なときの状態ではなく、症状の日内変動などを考慮した情報を記載することが必要である。
- 日常生活上で「その患者にとって無理をすること」が病気の進行や症状悪化に繋がることなど、発病以前の状態とは異なる点を記載し、患者の状態を正しく伝える診断書を作成する。
- 上記のような情報は記載するための欄がないので、「その他」の欄に記載し、必要に応じて「主治医からの情報提供」として別紙（特に規定なし）を添付する。

医師の情報を求める相談は多い。地域によっては、遠方までの通院を余儀なくされることも少なくない。より専門的な医療を希望し、全国の医療機関の治療実績や特定の疾患の外来・入院治療などの情報を求める相談もある。難病相談支援センターでは、特定疾患医療受給者が登録している医療機関、患者会の顧問になっている医師、難病情報センターに掲載されている研究班名簿などから相談者の条件に応じて情報提供を行っている。

②主治医とのコミュニケーション

病気に関する相談では、主治医とのコミュニケーションが十分ではないために不安が解消されていないケースがある。受診は、患者が適切な医療を受け、自己管理ができるように、医師と情報・意見交換をする貴重な機会だが、「主治医が忙しそうで質問できない」「何度も同じことを質問したら不愉快そうだった」と訴える相談もあった。なかには患者の質問の方法に問題があるケースもあった。難病相談支援センターでは、医療相談会・患者交流会を開催し、専門医から最新の医療に関する情報を得たり、個別に相談したりすることで病気や治療に関する不安の軽減を図っている。さらに患者交流会では、主治医との付き合い方や受診の際に医師に質問する方法などを参加者の体験談を通して学び合い、主治医とより良いコミュニケーションがとれるように

Memo

障害年金は身体障害者手帳をもっていなくても受給可能

障害年金とは、公的年金の一つで、障害を負ったことで国民生活の安定が損なわれることのないように、働くうえで、あるいは日常生活を送るうえで困難がある人に支払われる年金である。

Memo

診察の最後に

ある神経内科医は、診察の最後に「他に心配なことや聞きたいことはないですか」と語りかける。難病患者や家族は、このひと言で病気と向き合い、生きる意欲を奮い立たせることができるという。

支援している．

■生活に関する相談
①発病による経済的損失
　経済に関する相談では，発病により就労が困難になることに関する相談と，治療費の家計への負担に関する相談がある．患者が家計を支えている場合はより深刻な問題となる．加入している保険や雇用条件により受けられる保障に差があるため，難病相談支援センターでは，相談者の条件にあった保障が受けられるように相談窓口を紹介している．

②障害年金の請求
　障害年金は，「肢体の障害」者が受給するというイメージが強く，治癒することがない内部疾患の患者が請求することは少ない．医師も障害年金について誤解していることが多く，「この程度で障害年金をもらうのはおかしい」と診断書を突き返される患者もいる．しかしその反面，「障害年金の受給は，治療の継続に役立ち，その人らしく生きることに役立つ」と面倒な診断書作成に協力的な医師もいる[4]．

　診断書は障害年金の審査結果に大きく関わり，患者の人生に影響を与える重要な情報であるから，医師はソーシャルワーカーや社会保険労務士と相談しながら，認定基準に照らし合わせ診断書を作成することが大切である．難病相談支援センターは主治医に対し，患者に障害年金を申請する希望があること，申請の必要性，診断書作成の際の留意点を文書で伝えて診断書作成を支援し，必要があればソーシャルワーカーや社会保険労務士と連携し，障害年金の請求が滞りなく行えるように支援している．

③就労の継続・就労活動の困難
　難病は確定診断までに時間がかかり，かつ難治性，進行性，再燃性，不可視性，継続性という特徴をもつために，患者は仕事を続ける自信を失い，早期に仕事を辞めようと考えることが多い．相談時には「辞めないで，まずは主治医と上司と相談すること」を勧めるが，「病気の進行（再燃）について職場での理解をどう求めたらいいのか」「上司に病気のことを相談すべきか」と悩みながら退職に至るケースもある．

　就労活動では，「病気と自己管理を両立できる仕事を探すにはどうしたらよいか」「就職試験の面接時に病気のことを告げるべきか」「就職前健康診断で異常が見つかり不合格になった」などの相談がある．2013年度より障害者総合支援法で障害者手帳をもたない難病患者も支援対象とされ，難病患者の就労支援においても地域のハローワーク，障害者職業センター，障害者就労・生活支援センターが連携して支援体制を整備している．難病相談支援センターは，主治医と患者，各支援者を繋ぐ役割を担っており，必要に応じて患者の受診に同行する．また，就労環境や自己管理などの相談を患者自身が行えるように支援し，その結果を支援者会議などで各支援者と共有し，共通の認識のもとで支援できるようにしている．

Keywords
障害者手帳
一般に「障害者手帳」と呼ばれるものには，次の3種類がある．
・身体障害者手帳：障害の種類によって1～6級
・精神障害者保健福祉手帳（精神障害）：障害の種類によって1～3級
・療育手帳（知的障害）：A（主に重度），B（主に中度）等の区分（都道府県により異なる）

Memo
障害者手帳は各種の福祉サービスを受けるためのパスポート
障害者手帳は，各種の福祉サービスを受けるために必要．身体障害者手帳の等級を認定するための障害程度区分は，難病患者の内部障害について十分に対応できていないという指摘もあり，今後の検討課題となっている．

■支援に関する相談
①地域の関係支援機関との連携
　難病患者への保健所保健師の支援は特定疾患医療助成を申請した際の面接から開始される．診断直後に病院の地域連携室の担当者などが保健所保健師に連絡するのは，対応が困難なケースに限られている．難病相談支援センターの場合，「難病の疑いがある」と言われたときや診断直後の特定疾患医療助成の申請前など，もっと初期の段階に，病気や治療，将来への不安に関する相談が寄せられることがある．特に進行性の神経難病である筋萎縮性側索硬化症では，早期から呼吸障害や嚥下障害，コミュニケーション障害に対応する支援チームを作ることが必要となるため，難病相談支援センターは，まだ支援者が関わっていなければ，患者・家族の許可を得たうえで，地域の保健所保健師へ連絡し，支援を依頼している．

②支援者の支援
　難病は希少性が高く，医療・保健・福祉の情報が得にくい．また，支援者は希少性，個別性が高い難病に関して支援経験を積むことは難しく，情報も得にくいために支援に苦慮することも多い．難病相談支援センターは，難病に関する情報や地域の難病支援に関する情報を収集・整理し，支援者のニーズに応じた情報提供をすることで間接的に難病患者を支援している．

難病相談支援センター独自の相談・支援

■相談者が自分自身で気持ちの整理ができるように支援する
――相談者が「自己の物語[5]」を語ることができる場の提供

　難病患者は「難病の疑いがある」と医師から告げられたときから，聞き慣れない病名や初めての検査などに戸惑いを感じる．漠然とした不安，混乱した気持ちから始まり，次第に現実的な経済・仕事・学業に関する不安を抱えるようになることが多い．ほとんどの場合，主治医や看護師，ソーシャルワーカーや地域の保健所保健師，行政の窓口，家族などに相談することで問題は解決するが，なかには「突然，難病と告知されて混乱している．治療のことや仕事，家庭のことなど何から考えてよいかわからない」，などと気持ちの整理ができず，前に進むことができない人もいる．難病相談支援センターでは，相談者が難病のために生じた不安や悩み，これからどのように生きていきたいのかなどについての「自己の物語」を心置きなく安心して語れる場を提供することで，自分自身で気持ちの整理ができるように支援している．

■ピア・サポートにより，難病に罹患したために生じた喪失感・孤立感が軽減するように支援する
――不安な気持ちや悩みに共感できる，ピア（同じ体験をした人）との交流の場の提供

　難病との診断を受けたときの思いや，治療法を選択する際の葛藤は，体験者でなければなかなかわからない．不安や悩みを共感し合える体験者との語り合いは，難病のために生じた喪失感・孤独感を軽減させ，病いと向き合う

Memo

病いの語り（illness narrative）
病気の診断を受けたときの思いや，治療法を選択する際の迷いや葛藤などは，体験者でなければなかなかわからない．体験者の語りは，同じ体験をした人々にとって，病いと向き合う際の大きな助けになる[5]．

Keywords

ピア・サポート（peer support）
ある人が同じような苦しみをもっていると思う人を支える行為，あるいは，そのように思う人同士による支え合いの相互行為[5]．

Column: 難病相談支援センターの全国ネットワーク構築のための試み

難病は希少性が高いため情報を得にくく，支援経験も積みにくいために対応に苦慮することが多い．そこで国は，平成24年度から全国の難病相談支援センターのネットワークを構築することを目的に，厚生労働省補助金委託事業として「全国難病相談支援センター間ネットワーク事業」を開始した．本事業では［相談票システム］［掲示板システム］「ワークショップ」を行い，難病相談支援センター業務を支援している．平成26年度末現在，［相談票システム］は，全国の約9割の難病相談支援センターが利用可能な状況で，うち半数が稼働中である．

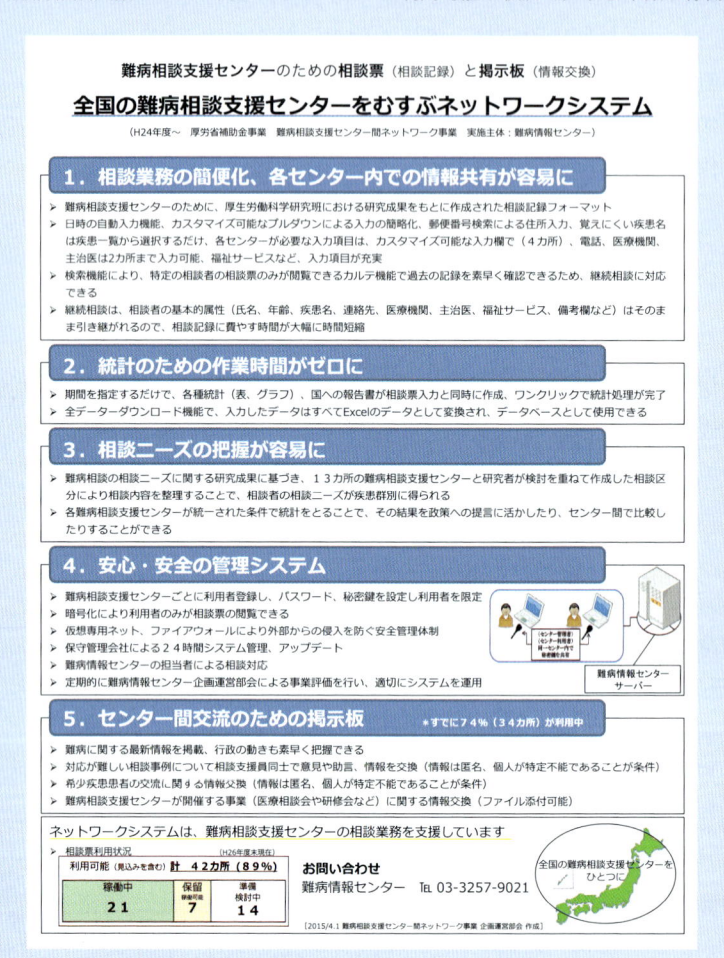

難病相談支援センターのための 相談票（相談記録）と 掲示板（情報交換）
全国の難病相談支援センターをむすぶネットワークシステム
（H24年度～ 厚労省補助金事業 難病相談支援センター間ネットワーク事業 実施主体：難病情報センター）

1. 相談業務の簡便化、各センター内での情報共有が容易に
- 難病相談支援センターのために，厚生労働科学研究班における研究成果をもとに作成された相談記録フォーマット
- 日時の自動入力機能，カスタマイズ可能なプルダウンによる入力の簡略化，郵便番号検索による住所入力，覚えにくい疾患名は疾患一覧から選択するだけ，各センターが必要な入力項目は，カスタマイズ可能な入力欄で（4カ所），電話，医療機関，主治医は2カ所まで入力可能，福祉サービスなど，入力項目が充実
- 検索機能により，特定の相談者の相談票のみが閲覧できるカルテ機能で過去の記録を素早く確認できるため，継続相談に対応できる
- 継続相談は，相談者の基本的属性（氏名，年齢，疾病名，連絡先，医療機関，主治医，福祉サービス，備考欄など）はそのまま引き継がれるので，相談記録に費やす時間が大幅に時間短縮

2. 統計のための作業時間がゼロに
- 期間を指定するだけで，各種統計（表，グラフ），国への報告書が相談票入力と同時に作成，ワンクリックで統計処理が完了
- 全データダウンロード機能で，入力したデータはすべてExcelのデータとして変換され，データベースとして使用できる

3. 相談ニーズの把握が容易に
- 難病相談の相談ニーズに関する研究成果に基づき，13カ所の難病相談支援センターと研究者が検討を重ねて作成した相談区分により相談内容を整理することで，相談者のニーズが疾患群別に得られる
- 各難病相談支援センターが統一された条件で統計をとることで，その結果を政策への提言に活かしたり，センター間で比較したりすることができる

4. 安心・安全の管理システム
- 難病相談支援センターごとに利用者登録し，パスワード，秘密鍵を設定し利用者を限定
- 暗号化により利用者のみが相談票の閲覧できる
- 仮想専用ネット，ファイアウォールにより外部からの侵入を防ぐ安全管理体制
- 保守管理会社による24時間システム管理，アップデート
- 難病情報センターの担当者による相談対応
- 定期的に難病情報センター企画運営部会による事業評価を行い，適切にシステムを運用

5. センター間交流のための掲示板 ＊すでに74％（34カ所）が利用中
- 難病に関する最新情報を掲載，行政の動きも素早く把握できる
- 対応が難しい相談事例について相談支援員同士で意見や助言，情報を交換（情報は匿名，個人が特定不能であることが条件）
- 希少疾患患者の交流に関する情報交換（情報は匿名，個人が特定不能であることが条件）
- 難病相談支援センターが開催する事業（医療相談会や研修会など）に関する情報交換（ファイル添付可能）

ネットワークシステムは、難病相談支援センターの相談業務を支援しています

相談票利用状況（H26年度末現在）
利用可能（見込みを含む）計 42カ所（89％）

稼働中	保留	準備検討中
21	7	14

お問い合わせ　難病情報センター　TEL 03-3257-9021

[2015/4.1 難病相談支援センター間ネットワーク事業 企画運営部会 作成]

患者の精神的な支えになる．

今後の難病相談支援センターに期待される役割と課題

　難病に関する専門的な情報を提供することで患者や家族の不安や悩みを軽減するだけでなく，患者がその人らしく生きるための自己決定を支援するため，自己の物語を心置きなく語ることができる場を提供することも期待されている．今後は，専門職とピア・サポーターの役割と両者の協働のあり方についてさらに検討を重ね，明確化し，他の相談・支援機関にはない特徴をもった相談・支援体制を構築することが課題である．

（川尻洋美，岡本幸市）

文献

1) 熊川寿郎ほか．難病患者の実態把握の手法の開発．厚生労働科学研究費補助金難治性疾患等克服研究事業「今後の難病対策のあり方に関する研究」（主任研究者 林謙治）．平成 23 年度研究報告書．2012, pp.59-69.
2) 岡本幸市ほか．全国の難病相談・支援センターにおける特性を活かした取り組みに関する実態調査．厚生労働科学研究費補助金難治性疾患等克服研究事業「希少性難治性疾患患者に関する医療の向上及び患者支援のあり方に関する研究」（主任研究者 西澤正豊）．平成 25 年度総括・分担研究報告書．2014, pp.135-138.
3) 川尻洋美．群馬県難病相談支援センターの経験から．保健師ジャーナル 2013；69：595-599.
4) 塚越良也．精神疾患にかかる障害年金申請手続完全実務マニュアル．東京：日本法令；2012.
5) 伊藤智樹（編）．ピア・サポートの社会学— ALS，認知症介護，依存症，自死遺児，犯罪被害者の物語を聴く．東京：晃洋書房；2013.

VI. 神経難病の地域支援
保健所保健師の役割

Point
- 保健所保健師の活動の対象は，難病等健康問題をもつ個人，集団，地域全体である．
- 保健所保健師による難病患者への個別支援活動の目的は，個々の患者の課題対応と，それをつうじて得られた療養地域全体の課題集約と地域全体の施策評価であり，それによって難病患者と家族のQOLが向上することをめざす行政としての活動である．
- 「難病法」において保健所保健師は「難病対策地域協議会」を実施するが，協議会は単なる会議ではなく，難病地域対策推進事業にある，「在宅療養支援計画策定・評価事業」「訪問相談事業」「訪問指導事業」などを活用する保健活動と連動して企画されるものである．
- 難病療養支援において支援関係機関・者は，上記の行政職としての「保健所保健師」の役割を知り，保健所保健師との協働・連携を行うことが重要である．

Memo
保健所
本稿では，地域保健法に基づく保健所の定義から，都道府県および保健所設置市（含む特別区）に設置された保健所を，「保健所」と称することとする．

　1972年制定の難病対策要綱によりわが国の「難病対策」は実施されてきたが，2014年5月に「難病の患者に対する医療等に関する法律」（以下，「難病法」）が公布され，現在，わが国の難病施策は大きな転換期を迎えている．

　「治療方法が確立していない疾病その他の特殊の疾病により長期に療養を必要とする者の保健に関する事項」についての企画，調整，指導及びこれらに必要な事業を行うことは「保健所」の業務の1つであり（地域保健法第6条），「保健所の保健師」は，地域で生活する難病の人々とその家族を支え，歩んできた．

　そして今回の「難病法」においても，「保健所」の役割があらたに提示されたところである．

　本稿では，保健所保健師の役割，次にわが国の従前からの難病対策・施策下での難病保健活動について概観し，加えて本年度施行の「難病法」下での難病保健活動の今後について展望したい．

保健所保健師の役割

保健師の役割

　本稿で取り上げる「保健師」とは，「厚生労働大臣の免許を受けて，保健師の名称を用いて，保健指導に従事することを業とする者」（保健師助産師看護師法総則第2条）であるが，この「業」の範囲は社会の要請に応じて大きく拡大・変化してきた．2013（平成25）年4月に出された「地域における保健師の保健活動に関する指針」（健発0419第1号平成25年4月19日）には，特に保健所・市町村の行政職としての保健師の役割等が下記4点に整

1 保健師による個別支援と地域課題の集約・施策化

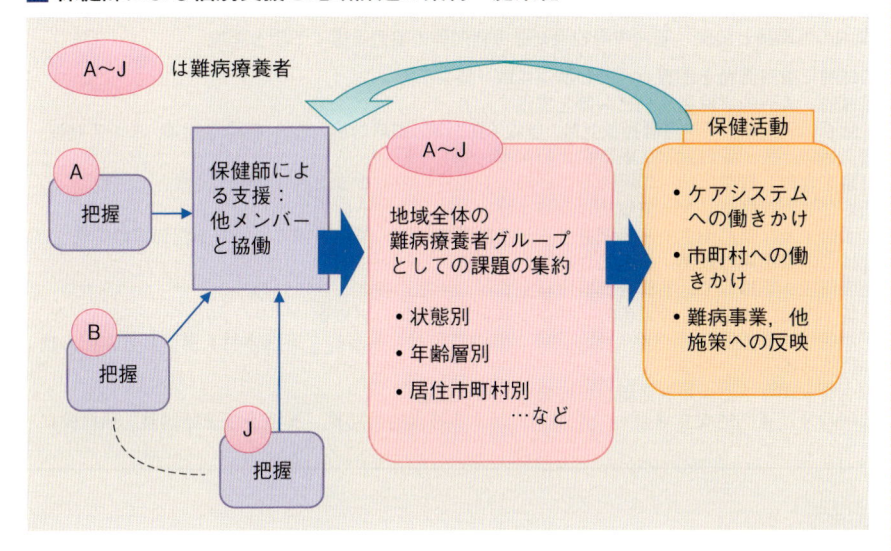

図中:
- A~J は難病療養者
- A 把握 → 保健師による支援:他メンバーと協働
- B 把握 →
- J 把握 →
- → A~J 地域全体の難病療養者グループとしての課題の集約
  - 状態別
  - 年齢層別
  - 居住市町村別
  …など
- → 保健活動
  - ケアシステムへの働きかけ
  - 市町村への働きかけ
  - 難病事業,他施策への反映

埋されている.

①住民に対する直接的な保健サービスや福祉サービス等の提供及び総合調整
②地域保健関連施策の企画,立案,実施及び評価
③総合的な健康施策への関与
④持続可能でかつ地域特性をいかした健康なまちづくり,災害対策等の推進

これらに示されるとおり,行政に所属する「保健師」の役割は,さまざまな健康レベルにある個人・グループへの「直接的なサービスの提供」と,「施策の企画,立案,実施及び評価」との2本柱であることがわかる.

また同時に,前述の指針では,それらの役割を,下記により実施することとされている.

1. 地域診断に基づくPDCAサイクルの実施
2. 個別課題から地域課題への視点及び活動の展開
3. 予防的介入の重視
4. 地区活動に立脚した活動の強化
5. 地区担当制の推進
6. 地域特性に応じた健康なまちづくりの推進
7. 部署横断的な保健活動の連携及び協働
8. 地域のケアシステムの構築
9. 各種保健医療福祉計画の策定及び実施
10. 人材育成

「保健師」は,個々の療養者・家族への直接的なサービス提供をつうじて地域のケアシステムをつくり,その療養者の居住地域の関連課題を把握し,それによってもう一つの役割の柱である,「施策を評価し,施策を実施する」という活動につなげており,この点が「保健師」の活動の特徴である(1).

Keywords

PDCAサイクル
PDCAサイクルとは,plan(計画)-do(実行)-check(評価)-action(改善)cycleのことであり,さまざまな活動にあたって,計画から評価,改善までの一連の活動を循環させて実施すること.

Memo

地域のケアシステム
システムとは「複数の要素が有機的に関係しあい,全体としてまとまった機能を発揮している要素の集合体.組織.系統.仕組み」(広辞苑第6版)で,地域のケアシステムとは,対象のニーズに応じて,保健・医療(含む看護)・介護・福祉サービスあるいはこれらのサービスを担う関係機関・者が連携して,サービスを統合的に提供する仕組みである.「保健師は,健康問題を有する住民が,その地域で生活を継続できるよう,保健,医療,福祉,介護等の各種サービスの総合的な調整を行い,また,不足しているサービスの開発を行うなど,地域のケアシステムの構築に努めること」(健発0419第1号平成25年4月19日)とされている.

2 保健所保健師の活動・役割

○所属内の他職種と協働・管内市町村及び医療機関等の協力を得て下記を実施
1. 広域的に健康課題を把握し，その解決に取り組む
2. 広域的，専門的な保健サービス等を提供
   生活習慣病対策，精神保健福祉対策，自殺予防対策，難病対策，結核・感染症対策，エイズ対策，肝炎対策，母子保健対策，虐待防止対策等
3. 災害を含めた健康危機への迅速かつ的確な対応が可能になるような体制づくり
4. 新たな健康課題に対する先駆的な保健活動の実施およびその事業化・普及
5. 生活衛生及び食品衛生対策と関連する健康課題の解決・医療施設等に対する指導等の実施
6. 地域の健康情報の収集，分析及び提供
7. 調査研究を実施して，各種保健医療福祉計画の策定に参画
8. 保健，医療，福祉，介護等の包括的なシステムの構築に努める
   広域的な関係機関との調整を図り，また管内市町村と重層的な連携体制を構築して上記の構築に努める
9. ソーシャルキャピタルを活用した健康づくりの推進
10. 広域的及び専門的な立場から，市町村に対する技術的な助言，支援及び連絡調整を積極的に行う

保健所保健師の役割と活動

地域の保健にかかわる公的機関としては，「広域的・専門的課題に対応する"保健所"」と，より市民に近い自治体にある，市区町村の保健センター等がある．難病は，「希少性，治療法未確立，長期の療養」等の特性があり，広域的・専門的な対応を必要とすることから，難病にかかわる支援およびケアシステムの構築における企画・調整は，「保健所保健師」の役割とされている（地域保健法第6条）．

なお，療養の過程において「難病療養者」は，市区町村を基盤とする介護保険や障害者総合支援法に基づくサービスを利用して生活することとなる．また生活の安全にかかわる災害対策についても，市町村における計画が基盤となる．したがって「保健所保健師」は，難病療養者支援およびケアシステムの構築等の活動においては，関係する市区町村の関係部署・保健師等との連携・協働を行う．

前述の指針（「地域における保健師の保健活動に関する指針」健発0419第1号平成25年4月19日）では，保健所保健師の役割を 2 のように整理している．

> **point**
> 保健所保健師は行政職としての独自の役割を担っている

以上のことから，保健所保健師の役割のキーワードは，広域的・専門的技術提供・（市町村等に対する）技術支援，感染症・災害等健康危機管理，保健医療福祉施策の立案・実施，と集約することができ，さまざまな健康レベルにある人々への直接的サービスの提供を含む，統合的な活動を担っている．

保健所保健師による難病の保健活動

ここまで，難病に限らず，総合的に，保健所保健師の役割を述べてきた．次に，わが国の難病対策と保健活動について整理してみたい．

3 難病患者地域支援対策推進事業のうち保健所等保健師等が直接活用できる事業

事業名	事業内容
在宅療養支援計画策定・評価事業	在宅の重症難病患者の療養を支援するため、保健所が医療及び福祉関係者の協力を得て、保健・医療・福祉にわたる各種サービスの効果的な提供を行うための対象者別の支援計画を作成し、適宜評価を行う
訪問相談事業	在宅の重症難病患者・家族の精神的負担の軽減を図るため、保健所が保健師・看護師等有資格者及び経験者を派遣して訪問相談（日常生活の相談応需や情報提供等の援助）を行う
医療相談事業	専門医・看護師・ケースワーカー等により構成された相談班を設置し、都道府県自ら又は適当な団体に委託し、会場を設定して医療相談を実施する
訪問指導事業（訪問診療）	専門医・主治医・保健師・看護師・理学療法士等による診療班を設置し、都道府県自ら又は適当な団体に委託し、在宅療養患者を訪問して診療・療養指導を実施する

（難病対策提要，平成23年版[1]より）

わが国における従前の難病対策と保健活動

わが国では，1972（昭和47）年に難病対策要綱が制定され，「難病」を「(1) 原因不明，治療方法未確立であり，かつ，後遺症を残すおそれが少なくない疾病，(2) 経過が慢性にわたり，単に経済的な問題のみならず，介護等に著しく人手を要するために家族の負担が重く，また精神的にも負担の大きい疾病」と定義し，難病対策を実施してきた．その対策は，①調査研究の推進，②医療施設の整備，③医療費の自己負担の解消，④地域における保健医療福祉の充実・連携，⑤QOLの向上を目指した福祉施策の推進，の5本柱で構成しており，なかでも④地域における保健医療福祉の充実・連携，⑤QOLの向上を目指した福祉施策の推進，にかかわる事業は，難病療養者の地域における療養生活を統合的に支える事業である．

「難病特別対策推進事業」などがその対策に含まれる．これは1998（平成10）年から開始されたが，この事業の一つに「難病患者地域支援対策推進事業」がある．この実施主体は，都道府県，保健所設置市・特別区であり，保健所保健師はこれらの事業を活用して，個々の療養を支えることとなる．また地域の支援機関を有機的につなぎ，地域ケアシステムを構築する，あるいは地域特性や地域の課題に応じてあらたな難病施策を実施する，などの活動を行っている．

「難病患者地域支援対策推進事業」のうち，保健所の保健活動と密接に関係する四事業の事業内容を，3[1]に示した．

「在宅療養支援計画策定・評価事業」の重要性

前述の事業は，いずれも，保健所保健師が保健活動に活用できる非常に重要な事業であるが，「在宅療養支援計画策定・評価事業」は，特に保健師の活動の特徴を示す事業である．この事業の主たる内容は，「難病療養者の対象者別の支援計画の作成と評価」であるが，これは介護保険における担当者

4 難病対策地域協議会（「難病法」より）

「難病の患者に対する医療等に関する法律」
第三十二条（難病対策地域協議会）
　都道府県，保健所を設置する市及び特別区は，単独で又は共同して，難病の患者への支援の体制の整備を図るため，関係機関，関係団体並びに難病の患者及びその家族並びに難病の患者に対する医療又は難病の患者の福祉，教育若しくは雇用に関連する職務に従事する者その他の関係者（次項において「関係機関等」という．）により構成される難病対策地域協議会（以下「協議会」という．）を置くように努めるものとする．
　2　協議会は，関係機関等が相互の連絡を図ることにより，地域における難病の患者への支援体制に関する課題について情報を共有し，関係機関等の連携の緊密化を図るとともに，地域の実情に応じた体制の整備について協議を行うものとする．

会議，あるいは病院から退院する際の，退院カンファレンス等とは一部意義が異なるものである．

　本事業は，①療養者個人に対する支援計画を多角的に検討することで，療養支援および療養の質向上に資することを目的とするのはもちろんであるが，同時に，②管轄地域における療養支援に関する資源の不足や支援体制の課題，ケアシステムの成果や課題を保健所として公式に把握することをも目的としている．そしてこれらを集約することで，当該地域の難病療養における課題への対策等を検討するための資料とし，市町村の介護保険や障害サービス，その他地域のもつ支援ネットワーク等のシステムに働きかけたり，難病施策，その他施策の評価等を行うものである．またこの過程で「難病対策地域協議会」が活用される場合もある．

「難病法」において明示された保健所・保健師の役割

　2015年1月施行の「難病法」には，「都道府県，保健所を設置する市及び特別区は，単独で又は共同して，難病の患者への支援の体制の整備を図るため，…関係機関等により構成される難病対策地域協議会を置くように努めるものとする」（第32条）と示され，法のもとに，改めて保健所・保健師の役割が明示されたところである．そこで「難病対策地域協議会」をキーワードに，各保健所では，保健活動のあり方を再考し，活動体制の再構築等が検討されているところであり，これらを具体的にどう進めるか，というノウハウが求められている[2]（ 4 ）．

　2013年度厚生労働科学研究費補助金難治性疾患克服研究事業「希少性難治性疾患患者に関する医療の向上及び患者支援のあり方に関する研究」班では，「都道府県保健所・保健所設置市（含む特別区）における難病の保健活動指針」[3]を作成し，難病の保健活動の範囲および具体的な展開法について整理している．そのなかで述べられているように，効果的な「難病対策地域協議会」を実施するためには，協議会が通常の保健活動と連動している必要があり，保健活動・実施体制を整備する必要が生じている（ 5 ）．

難病対策事業および難病対策地域協議会等の現状

　前述の研究班において，全国の保健所における，表記の実施状況について

5 難病の保健活動と「難病対策地域協議会」

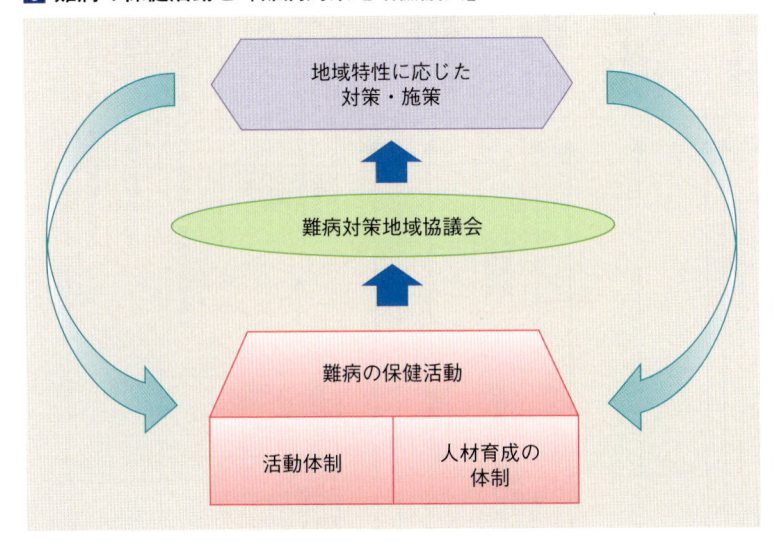

難病対策地域協議会は，難病療養にかかわる課題への対策・施策について協議を行う場であり，通常の保健活動と連動する形で本協議会が企画・運営されることが重要である．なお，通常の保健活動を充実するためには，保健活動の体制を整えること，また難病の保健活動に従事する保健師の人材育成も同時に重要である．

6 難病対策地域協議会実施状況

- 都道府県全体・設置市（含む特別区）全体の難病対策に関連する協議会の実施状況

	回答数	あり	なし
都道府県	36	30（83.3%）	6（16.7%）
設置市	67	13（19.4%）	54（80.6%）

- 二次医療圏・保健所単位の協議会の実施状況

	回答数	あり	なし
都道府県	34	18（52.9%）	16（47.1%）

7 難病患者地域支援対策推進事業のうちの四事業実施状況

	県型保健所 ($n=36$)		保健所設置市* ($n=67$)	
①在宅療養支援計画策定・評価事業	28	78%	31	46%
②訪問相談事業	36	100%	57	85%
③医療相談事業	36	100%	50	75%
④訪問指導事業（訪問診療）	24	67%	19	29%

＊設置市：保健所設置市および特別区．

の調査を実施した．そのうち「難病対策地域協議会」ならびに前述の四事業の実施状況は，下記の通りであった[4]（ 6 ， 7 ）．

難病対策地域協議会ならびに難病地域支援事業のうちの四事業実施状況

6 ， 7 に示す通り，「難病法」施行前の難病対策地域協議会「難病事業」の実施状況には違いのあることが明らかになっている．法制化を契機に，今後，保健行政における施策の対象として「難病」を位置づけ，難病事業，難病対策地域協議会を実施すること，また保健活動の体制整備を進める必要がある．

8 難病患者在宅療養支援ネットワーク（プロセスマップ）―島根県出雲保健所

年度	H9	H10	H11	H12	H13	H14	H15	H16	H17	H18	H19	H20～現在
県の施策	難病患者療養支援事業（H7～） 難病患者居宅生活支援事業（H8～）		難病患者地域支援対策推進事業 各保健所に難病を担当する部署が配置 重症難病患者入院施設確保事業 島根県難病医療連絡協議会の設置		難病医療専門員の配置			難病相談支援センター事業 難病相談支援センター開設、事業開始				重症難病患者一時入院支援事業の創設（21年度） 在宅難病患者等療養生活用機器貸出事業の開始（21年度）
出雲保健所の取り組み		難病患者療養支援事業（H7～） 難病患者療養支援検討会の設置 患者会の発足（支援）			難病ボランティアの育成、組織化	在宅人工呼吸器使用患者を支える体制づくり	人工呼吸器の医療安全対策報告システム小委員会の設置	難病患者在宅療養支援検討会の設置	ヘルパーの痰吸引に関する研修		レスパイト的入院システム、連携パス検討	
	状況把握（課題発見）	援助（ケア・資源開発）		教育的働きかけ（資質向上）		実施		ネットワーク化（関係者・地域・圏域）		評価・施策		現在

保健所保健師による活動の実際

　ここまで，保健所保健師による難病保健活動の役割等について，制度等における位置づけのなかで述べてきたが，なかなかその活動の実態を感じていただくことは困難かもしれない．下記に，難病の保健活動について，その概要を紹介した[3]．詳細については参考文献を参照されたい．

難病対策と難病保健活動の経年的展開──地域の難病のケアシステムを創る

　島根県[*1]，新潟県[*2]における，難病対策と保健活動の展開についてみてみると，難病対策要綱が制定された1972（昭和47）年以降，昭和50年代早期から，保健所としての難病患者と家族への個別支援が開始され，地域のケアシステム，支援ネットワークの構築等へと発展していった．またこの過程で国の事業に加えて，県独自の施策を展開するなど，行政としての，各地域に応じた難病のケアシステムづくりが実施されている．

　2015年1月より，「難病法」の施行に伴い指定難病の範囲が拡大し，あらたな対象患者を含めた難病療養支援のあり方をどうしていくか，が難病保健活動における一つの課題となっている．このようななか，島根県，新潟県等の保健活動の展開プロセスに多くを学ぶことができる．島根県における取組を 8 に示す．

[*1] 保健所が中核となる難病等療養者支援の地域ネットワーク事業—島根県における取り組みから（文献3：指針 pp.92-96）

[*2] 新潟県難病対策における難病保健活動の機能—個別支援と関係機関とのネットワーク構築（文献3：指針 pp.103-107）

保健所設置市における，保健所と保健センターにおける難病保健活動の展開

　大阪市においては，保健所と保健センターにおいて難病保健活動を実施しており，その役割分担は，下記のようであるという[2]．

■保健所
　①療養相談会，交流会・講演会　難病をもつ集団への支援
　②人材育成（ホームヘルパー養成研修，区保健師への研修）
　③大阪府および他市との連携による難病にかかわる施策の推進
　④大阪神経難病医療推進協議会への参画
　⑤難病の関連機関との連携，協働（大阪難病医療情報センター等）

■区保健センター
　①特定疾患医療受給者証申請時面接
　②訪問指導等による支援
　　・主治医や支援関係機関との連絡調整
　　・サービス導入支援
　　・近隣の支援機関，施設の紹介
　　・状態の変化に合わせた継続支援
　　・近隣との交流支援
　③災害時要援護者名簿の更新と平時の支援
　④障害・介護認定調査への同行訪問

⑤ALS患者の実態調査（大阪府への協力）

　難病療養者は，介護保険や障害サービス，あるいは災害時対策等，多岐にわたる支援を必要としており，自治体・行政においては，それらを主管する関係部署との横断的な支援組織が必要である．大阪市の難病の療養支援に携わる保健所および保健センターは，それらを統合する役割を担っていた．難病の法制化に伴い，難病の保健活動体制を再構築しようとする動きのあるなか，大阪市の活動体制等，各地のノウハウを参考にさせていただきたいところである[*3]．

*3 大阪市における難病対策と保健活動（文献3：指針pp.108-109）

地域における療養課題の把握から解決にむけての取り組み

　倉敷市では，在宅神経難病患者に対する療養状況についての実態調査を実施し，在宅療養継続にはレスパイトケアが不可欠であることを明らかにしていた．そしてレスパイトケアの入院病床確保のために，①保健活動における個別患者へのレスパイトケア利用に関する支援強化，②在宅長時間サービス体制の検討，および③病院の地域連携室との情報交換を行い，レスパイト入院受け入れ時の課題への対策を検討したり，④関係者への研修会の開催等により，レスパイト入院に関する制度の普及や受け入れ時の療養者への理解の推進を図り，レスパイト入院の受け入れ病院を2か所から9か所に増加させる活動を行っている．療養者への個別支援において把握された「介護負担への対応の必要性，レスパイト入院が利用できていない」という課題を，地域のシステムの課題としてとらえ，改善のための有効な活動が展開されていた．今後の活動の参考にさせていただきたい[*4]．

*4 倉敷市における難病保健活動—地域における療養課題の把握から解決にむけての取り組み（文献3：指針pp.85-91）

健康危機管理──災害対策への取り組み

　災害対策基本法に基づき，災害時対策は，市区町村が策定することになっているが，在宅人工呼吸器装着等難病療養者は，医療にかかわる支援を多く必要としていることから，災害時個別支援計画の策定等にあたっては，広域的・専門的技術支援を担っている保健所保健師のかかわりは非常に重要である．東京都では，先の東日本大震災時の経験に学び，「東京都在宅人工呼吸器使用者災害時支援指針」（平成24年）を作成し，それに基づいて，「災害時個別支援計画の策定」を難病の保健活動のなかに位置づけて，療養支援を展開している．しかし本指針作成以前から，通常の難病療養支援において，療養状況を把握し，保健所で集約していた経験から，下記に示す活動が実施されていた．

　八王子市では，東日本大震災時の計画停電の実施に際して，計画停電前支援および事後確認とその後の体制整備を実施していた．前支援では，事前に準備していた支援リストをもとに，個々の在宅患者に対する停電時の備えの状況確認と「危険」・「心配」者への入院調整や吸引物品等の配備などの対応を行っていた．また事後対策としては，リスト対象者の基準の検討や平常時

の支援機関とのより具体的なシミュレーションなどを実施していた[*5].

また，八王子市では，在宅人工呼吸器装着者の災害時個別支援計画作成を，訪問看護ステーションとの協働，他支援機関との連携で実施した結果，療養者・家族の自助力を高めるための保健所による支援，保健所による支援機関への働きかけ等の必要性，およびこれらの人々が災害時に利用できる支援についての情報や体制整備の不足など，公助の課題を明らかにし，今後の対策推進のためのポイントを指摘している[*6].

以上，保健所における難病保健活動の実際として，個別支援における役割，個別支援の課題を地域全体の課題として対応，市町村との連携など，その活動を多側面より紹介した．主として，厚生労働科学研究班の研究活動をつうじて得られた資料であるが，その活動の実際や意義の一端をご理解いただけたことと思う．

おわりに

通常，医療機関等の診療活動等においては，「保健所保健師の役割」「難病保健活動の役割」等はあまり認識されていないことが多い．また，個別の療養支援において「保健所保健師」と協働する際には，医療機関の看護職や地域の看護職と，あるいは介護保険における介護支援専門員（ケアマネジャー）等と一見重なる役割を担っているように感じる部分もあるかもしれない．しかし，今回述べてきたように「保健所保健師」は，「保健所保健師」にしか行えない，行政職としての独自の役割を担っている．

いままでは，難病対策事業という位置づけであったことから，難病対策事業や「難病保健活動」が必ずしも十分に実施しにくい地域もあったかもしれない．しかし今後は「難病法」のもとで，保健所の難病保健活動の推進が期待される．現在，国の施策は地域包括ケアシステムの実現であるが，その対象に難病者を含め，「難病をもっても生活しやすい地域の実現」にむけて，それぞれの立場から取り組みを進めたい．難病医療・療養支援にかかわる人々に保健所保健師の役割が理解され，大きくそして細やかなスクラムをともに組んでいかれることを切に願っている．

（小倉朗子）

文献

1) 厚生労働省健康局疾病対策課．難病対策提要．平成23年版．
2) 小倉朗子ほか．保健所等における難病保健活動の現状と新たな施策下での難病保健活動の推進に関する研究．厚生労働科学研究費補助金難治性疾患等克服研究事業「難病患者への支援体制に関する研究」（研究代表者 西澤正豊）．平成26年度総括・分担研究報告書．平成27年3月．pp.13-16．
3) 都道府県保健所・保健所設置市（含む特別区）における難病の保健活動指針．厚生労働科学研究費補助金難治性疾患克服研究事業「希少性難治性疾患患者に関する医療の向上および患者支援のあり方に関する研究」班（研究代表者 西澤正豊）難病関連職種のスキルアップ分科会（分担研究者：小倉朗子）．平成25年度分担研究報告書別冊．2014．http://nambyocare.jp/results/25hokenkatsudoshishin/25hokenkatsudoshishin.pdf
4) 難病対策地域協議会を効果的に実施するために．厚生労働科学研究費補助金難治性疾患等克服研究事業「難病患者への支援体制に関する研究」（研究代表者 西澤正豊）．平成26年度分担研究報告書「保健所保健師の役割」．平成27年3月．

[*5] 八王子市：東日本大震災時の，保健所としての安否確認と，計画停電の実施に対する保健所としての対応（文献3：指針 pp.97-100）

[*6] 多摩府中保健所：東京都の指針に基づく，在宅人工呼吸器装着難病療養者の災害時個別支援計画策定への経過と市町村との連携等の取り組み（文献3：指針 pp.101-102）

VI. 神経難病の地域支援

神経難病の災害対策
自助

Point
- 災害対策の中では，自助が大きな比重を占めている．
- 自助の目標は，3日間以上，自宅で過ごせることである．
- 避難しなければならない条件を設定し，避難の準備も併せて行う．
- 人工呼吸器装着者は数種類の電源を組み合わせて使用可能にしておく．
- 災害時にできることは，日頃から練習・訓練していることだけである．

自助の重要性

災害とは，地震などの「異常な自然現象や人為的原因によって，人間の社会生活や人命に受ける被害」と定義されている．2011（平成23）年3月11日に発生した東日本大震災は地震，津波，原発事故による甚大な被害をもたらした．また，2014（平成26）年8月にも，台風の大雨による水害，集中豪雨による広島市の土砂災害など，さまざまな災害が発生している．

こうした災害に対する対策には，「自助」，「共助」，そして，「公助」がある．日本火災学会の報告書によれば，阪神淡路大震災発生時に生き埋めや閉じ込められた際，避難を自力で行った人が34.9％，家族で行った人が31.9％であったのに対し，救助隊に救出された人は1.7％という結果が示されている[1]．また，東日本大震災の際，「釜石の奇跡」と呼ばれた釜石市鵜住居地区の小中学生が津波から迅速に避難し，身を守った行動[*1]が記憶に新しい．こうした記録からも，自助が災害対策の基本であることがわかる．特に，大きな災害では，訪問看護や医療機関なども被災者であることから，まずは，自分たちの力で身を守ることが必要になる．

本稿で取り上げる神経難病患者では，運動合併症により，避難行動などが困難であるとともに，経管栄養や人工呼吸器装着など医療依存度が高い場合が多い．だからこそ，神経難病患者にとって，自助の力を高めることが災害対策の大きな課題である．

なお，本稿では，主に地震を想定した自助について解説する．

自助のポイント

自助を考えていく場合，平常時の準備と発災時の対応とに分かれる．しかし，平常時にできないことを災害時に行うことはできないので，平常時から，災害時に備えて，準備・訓練しておくことが重要である（**1**）．

ただし，災害の種類により対応が異なるため，災害情報を正確に取得する

Memo

災害対策
自助とは「自分の身は自分で守る」，共助とは「近隣が助け合って，自分たちの街は自分たちで守る」，そして公助とは「自分たちの都道府県あるいは国は自分たちで守る」といえる．公助の中には，電気，ガス，水道などのインフラの整備・復旧も含まれる．

*1
http://wedge.ismedia.jp/articles/-/1312?page=1

1 自助のポイント

1. 家族と自宅の安全の確保	・自宅の耐震診断と改修 ・家具の固定，ガラスの破損防止など ・最低3日間，可能ならば，1週間程度の食料と水の確保 ・情報収集のためのラジオなどの準備 ・乾電池，ガソリンなどの備蓄と予備電源の確保 ・家族間の連絡方法・役割の確認
2. 避難に関すること	・避難する条件を設定 ・避難場所，避難方法の確認 ・避難のための移動手段と代替方法の確認 ・災害時避難行動要支援者個別支援リストへの登録 ・避難訓練の実施
3. 医療・看護・介護に関すること	・避難先で用いる緊急医療手帳への記載 ・予備薬剤・衛生用品，医療機器の予備品などの備蓄と安全な収納場所の確保 ・訪問看護，訪問介護，かかりつけ医療機関，保健所等との連絡方法の確認 ・薬剤や医療機器メーカー，電力会社等との連絡方法の確認
4. 周囲の人たちとの連携	・日常的に支援者を確保し，災害時には，近隣住民との連携を図る ・民生委員，防災委員への患者情報の提供（災害時避難行動要支援者個別支援リストへの登録）

ことが大切である．また，大きな災害では，支援者も被災者であること，医療機関も被災者への医療が中心になることを，患者と家族は理解していなければならない．

目標

原則として，72時間を自宅で過ごすことを目標とする．しかし，自宅で過ごすことができない場合には，すみやかに医療施設等へ移動できるよう態勢を整える．

> **point**
> 原則として，72時間を自宅で過ごすことを目標に

安否確認

平常時に，安否確認方法について，患者・家族と在宅看護・ケアに関わる人たちの間で確認しておく．ケアに関わる職種としては，かかりつけ医，ケアマネジャー，訪問看護，訪問介護，かかりつけ薬局，病院，保健所や消防関係などの行政などである．人工呼吸器を装着している場合は，それらに加えて，人工呼吸器取扱会社，電力会社なども含まれる．これらの連絡先を表にして，ベッド周囲に貼っておく．災害時には，これらのうち2～3か所と連絡が取れるようにする．

連絡方法として，災害時には，電話，特に携帯電話はつながらないことが多いため，携帯電話やスマートフォンでメールや災害用伝言ダイヤルなどを利用する．訪問看護などとは，アドレスなどを携帯電話等に登録しておき，

利用できるようにする．

　さらに，市町村単位で行われている災害時避難行動要支援者個別計画への登録を行い，近隣住民，民生委員，自主防災組織とも，日頃から，患者の状況などの情報を共有することが望ましい．

家庭での準備

　自宅で過ごすという目標を達成するためには，通常行われるべき家屋の安全は確保されなければならない．すなわち，自宅の耐震診断を受け，必要な耐震工事は行っておく．また，家具の転倒防止や落下防止，ガラスの飛散防止など，室内の安全も確保する．

　水，食料（流動食を含む），薬剤や衛生用品，乾電池やガソリンなどは，最低3日間，可能であれば7日程度を想定して備蓄する．情報収集のため，ラジオなども準備しておく．

　抗パーキンソン病薬など，服薬の中断により危険な状況に陥る恐れのある薬剤や，ステロイド剤など特殊な薬剤を使用している場合，あるいは，胃瘻などの経管栄養を行っている場合には，最低7日分の薬剤や経管栄養食を備蓄する．

　薬剤などは非常持ち出し品として，お薬手帳などとともに，蛍光テープを貼ったリュックサック等に入れ，ベッド周囲に備えておく．

　緊急医療手帳などの準備を平常時から行っておく．必ずしも決まった様式は必要ではないが，医療的ケアの多い患者では，基本情報に加えて，疾患名，服用薬剤，経管栄養の有無，人工呼吸器装着の有無，吸引の必要性などが記載されていることが望ましい．特に，災害時には，患者のかかりつけ医療機関に搬送されるとは限らないため，備えておかなければならない．ただし，患者と家族だけでは記載が困難であるため，かかりつけ医，訪問看護師，保健師などの援助が必要である．

　電源は非常に重要で，家庭用太陽光発電や家庭用蓄電池を備えておくことも考慮する．

> **point**
> 水，食料，薬剤，経管栄養食は最低3日分，可能なら7日分備蓄する

避難

　災害時，多くの医療施設は災害により発生した外傷者を受け入れることになる．そのため神経難病患者は，避難の必要がない限り，自宅で過ごせるように準備し，あらかじめ避難する条件を設定しておく．具体的には，避難勧告が発令された，自宅が損壊してしまった，長期間の停電により電源確保ができなくなったなどである．災害時避難行動要支援者個別計画では，こうした避難に関する想定ができるため，積極的に登録するべきである．

人工呼吸器装着者

　東日本大震災発生後，宮城県で，停電のため，一両日中に入院を余儀なくされた患者はTPPV（tracheostomy positive pressure ventilation：気管切開下陽

人工呼吸器装着者の電源確保対策

人工呼吸器装着者が72時間自宅で生活をするためには，さまざまな電源を組み合わせて使用しなければならない（**2**）[6]．

人工呼吸器の電源として最も安全に使用できるのは，機種ごとの専用外部バッテリーである．使用時間は機種によって異なり，1台だけでは，内蔵バッテリーと合わせても数時間しか作動しない．したがって，2台以上準備する必要がある．専用外部バッテリーの充電時間は使用時間とほぼ同じ程度であるため，1台を使用し，他のものを充電するという使い回しを行う．また，専用外部バッテリーも内蔵バッテリーと同様に，経年劣化があり，使用可能時間が短くなるため，定期的な更新が必要となる．

発電機には，ガソリン以外に，カセットボンベタイプ，LPガスタイプがある．カセットボンベタイプの発電機を使用した場合，カセットボンベが1時間で2本必要となる．したがって，72時間使い続けるには144本必要となり，災害時には困難である．ガソリンタイプでは，長時間使用するためには，ガソリンが20L以上必要になり，携行缶を常に装備しなければならない．LPガスタイプは長時間使用可能であるが，専用配管の工事が必要である．さらに，これらの発電機は，平常時から，定期的に作動させておかなければならない．

自動車のシガーライターから電源を取ることも可能である．機種専用ケーブルがあり，利便性が高い．しかし自動車のエンジンをつけておく必要があるため，ガソリンの備蓄，排気ガスや騒音の問題，さらには長時間の使用によりケーブルや接続部分が加熱するなどの問題がある．

汎用バッテリーとインバーターを組み合わせて使用することも可能であるが，出力波形の問題などのため，人工呼吸器会社が推奨するものを使用することが望ましい[4]．

蓄電池は汎用性も高く，利便性が高い．他の電気機器の電源としても利用できるが，高価であること，蓄電池そのものが大きいなどの問題がある．

以上より，一つの方法のみでは，72時間を乗り切ることは不可能である．したがって，呼吸器専用の外部バッテリーを数台準備し，発電機でこれらを充電しながら，使い回しをするのが現実的である．実際には，72時間電源を維持するためには，数回の充電が必要となり，煩雑ではあるが，最も安全な方法である．いずれにせよ，人工呼吸器会社と相談していくことが望ましい．

なお，東京都，静岡県などでは，発電機，外部バッテリーなどの予備電源の確保のための補助金が制度化されているので，こうした制度を利用して，複数台の非常用電源を確保することが望ましい．

2 人工呼吸器予備電源の比較

	専用外部バッテリー	汎用バッテリー	蓄電池	車載バッテリー	発電機
利点	・人工呼吸器専用であるため，使用方法が簡便	・汎用性がある ・入手しやすい	・通常の電源に接続しておくだけで充電が可能で，無停電電源装置を内蔵している ・汎用性が高い	・インバーターとシガーライターケーブルを連結して，接続可能	・汎用性が高い ・機種によりガソリン，カセットボンベ，LPガスを用いる
課題	・経年劣化があり，使用時間が短縮する ・専用充電器による充電が必要	・経年劣化がある ・専用の充電器が必要 ・価格，性能ともさまざまである ・インバーターとシガーソケットが必要 ・必ずしも人工呼吸器会社は推奨していない	・高価で，大きい ・経年劣化がある	・自動車のエンジンを動かすため，騒音，排気などの課題がある ・自動車のエンジンを駆動するためのガソリンの確保が必要である ・インバーターやケーブルが加熱することがある	・精密機器に対応している機種でも，推奨されていない ・定期的に駆動する必要がある ・ガソリン，カセットボンベ，LPガスが必要 ・LPガス式では専用配管工事が必要
使用時間	・3〜10時間	・8〜12時間	・9〜24時間	・自動車のガソリンの残量に依存	・カセットボンベ2本で約1時間 ・ガソリン2.1Lで約7時間，LPガス50kgで110時間
価格	・人工呼吸器指導管理料に含まれる	・10万〜20万円	・30万〜100万円	・2〜3万円（機種ごとの純正品がある）	・10万〜30万円

圧換気療法）の人工呼吸器装着者 120 名のうち 85 名であった．停電から最も回復が早かった地区で約 3 日かかったため，川島は 3 日間の電源確保を推奨している[2]．そのためには，上記のことに加え，外部バッテリー，発電機など，人工呼吸器を維持するための電源の確保が必要となる．さらに，交換用回路，回路破損時に応急的に補修するためのガムテープも準備する．なお，外部バッテリーは 2012（平成 24）年度の診療報酬改定により，人工呼吸器指導管理料内で装着可能となったが，地域により，装着率には大きな格差があった[3]．ぜひ，医療機関には，配慮していただきたい．

また，在宅酸素を使用している場合も，液化酸素ボンベなどに加え，バッテリー等の準備が必要となる．

充電式吸引器が多くなってきているが，電源不足に備えて，足踏み式や手動式吸引器を準備する．こうしたものがない場合には，50 mL の注射器に吸引用カテーテルをつけ，喀痰の吸引を行う．災害時に備えて，あらかじめ練習しておく[4]．

自助を推進するために

患者と家族が，災害対策について，能動的に考え，行動できることが重要である．そのためには，常日頃から，患者と関わっている医療・介護の人たちが自助を促し，練習・訓練を支援する必要がある．たとえば，自宅の安全を考える場合，家庭用災害想像ゲーム（Disaster Imagination Game：DIG）を利用することも一つの方法である．

人工呼吸器装着者が外出をすることも，必要な物品，移動方法，支援者など，さまざまなことが体験でき，避難行動に役立つ．また，災害時避難行動要支援者個別計画への登録を促すことも避難行動には必要なことである．いずれにせよ，災害時にできることは，平常時に行ったことだけであることを肝に銘じておくべきである．

そのほか，医療機関では，退院時指導の一つとして災害対策を含めることも自助を促す一つの方法である．また，患者会で災害対策を取り上げることやアンケート調査[5]を行うことなども啓発効果がある．

なお，こうした災害対策について参考となる指針「災害時の難病患者対応マニュアル策定についての指針（2013 年版）」，また，都道府県で地域の状況に応じた災害対策マニュアルが，難病情報センターホームページ[*2]からダウンロードできるので，参考にしていただきたい．

謝辞

国立病院機構 箱根病院 臨床工学室 瓜生伸一先生には，予備電源についてのアドバイスをいただきました．深謝いたします．

（溝口功一）

Memo

災害想像ゲーム（DIG）

1997 年，小村隆史らにより考案された簡易型災害図上訓練の一つの方法である．通常，地域住民のグループワークを通して，地域の図上に避難所，危険な場所などを記入し，防災のシミュレーションを行う方法である．訪問看護事業所などが難病患者・家族を対象に家庭用 DIG を行う場合，あらかじめ説明会を受講し，災害対策の一つの方法として実施することが可能である．静岡県地震防災センターのホームページから家庭用 DIG がダウンロードできる．http://www.pref.shizuoka.jp/bousai/e-quakes/manabu/dig/index.html

*2 http://www.nanbyou.or.jp

文献

1) 日本火災学会. 1995年兵庫県南部地震における火災に関する調査報告書(執筆担当 室崎益輝). 1996年11月, pp.238-258.
2) 川島孝一郎. 取り残された在宅人工呼吸器装着者の行方と教訓. 難病と在宅ケア 2011; 17 (6): 29-32.
3) 宮地隆史. 在宅人工呼吸器装着者の都道府県別全国調査―装着者数および外部バッテリー装備率の検討. 厚生労働科学研究費補助金難治性疾患克服研究事業「希少性難治性疾患患者に関する医療の向上及び患者支援のあり方に関する研究」(研究代表者 西澤正豊). 平成25年度総括・分担研究報告書. 平成26年3月, pp.243-245.
4) 瓜生伸一. 災害発生時の電源と必要な医療機器の取り扱い. 難病と在宅ケア 2011;17 (6): 29-32.
5) 溝口功一. 在宅神経難病患者の災害時の支援. 医療 2012;66 (11):631-636.
6) 瓜生伸一. 災害時の難病患者対応マニュアル策定についての指針(2013年版). 厚生労働科学研究費補助金難治性疾患克服研究事業「希少性難治性疾患患者に関する医療の向上及び患者支援のあり方に関する研究」(研究代表者 西澤正豊). 2013, pp.47-51.

VI. 神経難病の地域支援

神経難病の災害対策
共助・個別避難支援計画

> **Point**
> - 神経難病患者の災害対策として，共助に相当するのは市町村が策定中の「個別避難支援計画」である．
> - 難病患者の個別避難支援計画策定には医療関係者の関与が必須であるが，組織構築が不十分である．
> - 難病患者は，共助の担い手である近隣住民とその組織との連携が不足していることが多く，個別避難支援計画が進まない原因の一因となっている可能性がある．

難病患者の災害対策の必要性

　災害発生後の被災リスクを軽減（減災）するためには，平常時からの自助・共助の備えが重要である．自助は「自らの安全は，自らが守る」であり，共助は「近隣や地域で助け合いお互いを災害から守る」である．また，公助は「警察・消防・医療機関・保健所・自治体・国などの行政機関の応急対策活動」であるが，その整備状況の確認も必要である．市町村主導の共助としての避難行動要支援者の避難支援計画が策定されつつある．

　災害の規模によっては共助・公助の提供者も被災する．神経難病患者の重症度によっては，避難所ではなく医療機関に直接移動も要する．また，災害の種類や被害状況によっては避難移動が最善とは限らず，自宅で一定期間を過ごす準備も必要となる．

　神経難病患者にとっての災害対策は，安全地域への避難だけではなく，それまでの医療を継続できるような備えが重要となる．副腎皮質ステロイドや抗パーキンソン病薬，抗てんかん薬などは中断によって症状の増悪が予想され，治療薬の備蓄が必要である．また，電源を必要とする医療機器（人工呼吸器や喀痰吸引器など）を使用している場合は，停電対策が必須であり，機器の定期点検と使用訓練の必要が生じる．疾患の特性に配慮した災害対策が重要である[1,2]．防災訓練の実施により，さらに実効性の高い計画に改訂する作業も必要である．

　個々の難病患者が自助を中心に災害対策を準備しておくことは重要であるが，大規模災害になるほど，自助のみならず共助や公助の力も必要となる．難病患者は，地域住民との連携が不足していることが多く（**1**）[3]，改めて共助の理解を促すことも必要である．共助や公助に関わりのある関係者に平常時からよく連携をとることが，実効性の高い災害対策の要点である．

1 難病患者の災害時の連絡先・連絡方法の確認先

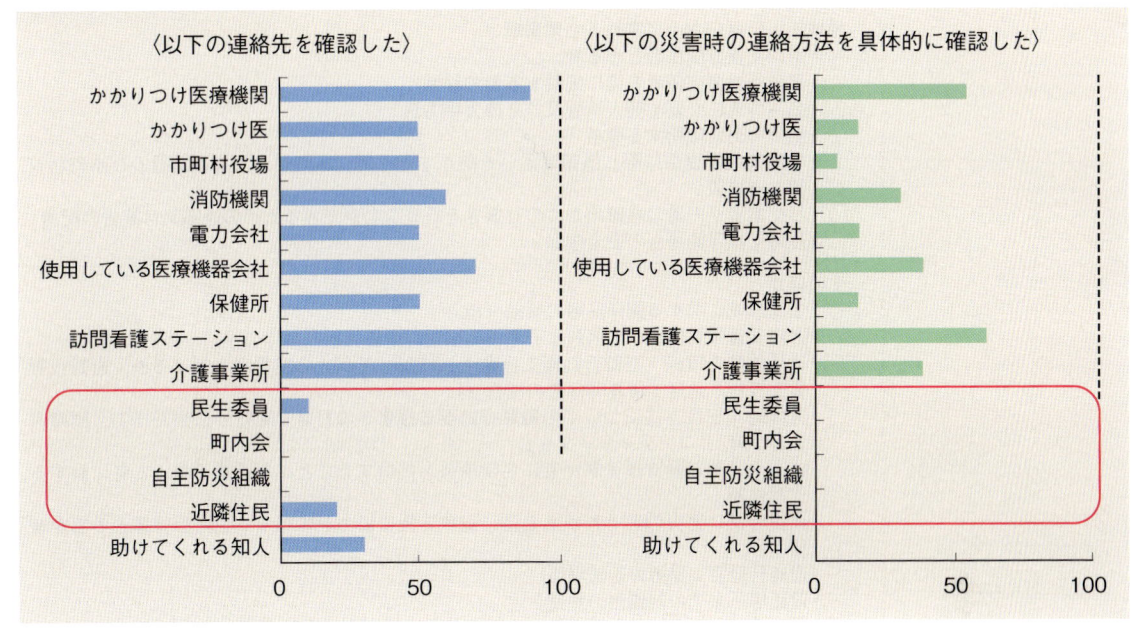

〈以下の連絡先を確認した〉　　　　　〈以下の災害時の連絡方法を具体的に確認した〉

かかりつけ医療機関
かかりつけ医
市町村役場
消防機関
電力会社
使用している医療機器会社
保健所
訪問看護ステーション
介護事業所
民生委員
町内会
自主防災組織
近隣住民
助けてくれる知人

在宅人工呼吸器使用筋萎縮性側索硬化症患者に対する調査.
地域住民（ ◯ ）との連携は不足している.

（和田千鶴. 難病患者の要援護者避難支援計画策定における課題. 2014[3] より）

避難行動要支援者の個別計画

　2013（平成25）年6月21日に，2011（平成23）年3月の東日本大震災の経験を受けて，1959（昭和34）年以来の「災害基本法」が改訂され公布された（改正災対法）．近い将来に同様の大規模災害が予想されることから，防災・減災の意識が高まっている．同法49条の10に避難行動要支援者名簿に関して規定された．

　避難行動要支援者については，2006（平成18）年3月に内閣府（防災担当）・総務省（消防庁）・厚生労働省（社会・援護局）合同での「災害時要援護者の避難支援ガイドライン」で規定されたものを受けている．これは2004（平成16）年の災害被災状況から，災害避難勧告の伝達体制が整備されていないこと，要援護者情報の共有や活用が進んでおらず発災時の個人情報の活用が困難なこと，避難行動支援計画・体制が具体化していないことにより制定されたもので，市町村が要援護者に対する具体的な避難支援計画を策定するとした[4]．

　新しい災害基本法において，避難行動要支援者について全体計画・地域防災計画として定める事項を **2** に示す．全体計画・地域防災計画に従って避難行動要支援者名簿を作成することになるが，いくつか規定が追加され，名簿活用についても明記された．個別計画については，「避難行動要支援者の避難行動支援に関する取組指針」（「指針」）第Ⅱ部として規定された．

> **Key words**
>
> **災害時要援護者**
>
> 「災害時要援護者」とは，「災害時要援護者の避難支援ガイドライン」（平成18年3月）において，必要な情報を迅速かつ的確に把握し，災害から自らを守るために安全な場所に避難するなどの災害時の一連の行動をとるのに支援を要する人々をいい，一般的に高齢者，障害者，外国人，乳幼児，妊婦等があげられている．

2 避難行動要支援者について全体計画・地域防災計画として定める事項

地域防災計画において定める必須事項
- 避難支援等関係者となる者
- 避難行動要支援者名簿に掲載する者の範囲
- 名簿作成に必要な個人情報及びその入手方法
- 名簿の更新に関する事項
- 名簿情報の提供に際し情報漏えいを防止するために市町村が求める措置及び市町村が講ずる措置
- 要配慮者が円滑に避難のための立退きを行うことができるための通知又は警告の配慮
- 避難支援等関係者の安全確保

そのほか
- 名簿作成に関する関係部署の役割分担
- 避難支援等関係者への依頼事項（情報伝達，避難行動支援等の役割分担）
- 支援体制の確保（避難行動要支援者1人に対して何人の支援者を配するか，避難行動要支援者と避難支援等関係者の組合せ）
- 具体的な支援方法についての避難行動要支援者との打合せを行うに当たって，調整等を行う者（「コーディネーター」）
- あらかじめ避難支援等関係者に名簿情報を提供することに不同意であった者に対する支援体制
- 発災時又は発災のおそれがある時に避難支援に協力を依頼する企業団体等との協定締結
- 避難行動要支援者の避難場所
- 避難場所までの避難路の整備
- 避難場所での避難行動要支援者の引継ぎ方法と見守り体制
- 避難場所からの避難先及び当該避難先への運送方法

（「避難行動要支援者の避難行動支援に関する取組指針」平成25年8月〈内閣府〉より）

避難行動要支援者

「避難行動要支援者」とは，災害時に安全な場所に避難するなどの災害時の一連の行動に支援を要する人々をいい，一般的な対象者として高齢者，障害者，外国人，乳幼児，妊婦等があげられている．避難行動要支援者として被災リスクの高い者を重点的・優先的に個別計画策定の作業を進めるよう促されているが，「指針」に具体的例として，要介護認定3〜5を受けている者，身体障害者手帳1・2級第1種を所持する者，療育手帳Aを所持する知的障害者，精神障害者保健福祉手帳1・2級で単身世帯者，市の生活支援を受けている難病患者，自治会で支援の必要を認めた者，があげられている．

市町村の広報の避難行動要支援対象者に難病という記載がない場合には，介護や障害認定を受けている難病患者に限られていたが，平成25年6月，災害対策基本法の改正により，避難行動要支援者名簿の作成を市町村に義務づけ，その作成に際し必要な個人情報を利用できることとなった．これによって，市町村長は必要な難病患者の個人情報を都道府県に求めることができ，難病患者の登録が容易になった．

避難行動要支援者情報の収集

各市町村において，避難行動要支援者名簿の作成は，「関係機関共有方式」，「同意方式」，「手上げ方式」の単独あるいはその組み合わせで行われる．
- 関係機関共有方式とは，福祉関係部局等が保有する避難行動要支援者情

Keywords
「要配慮者」
「避難行動要支援者」

平成25年6月の災害対策基本法の改正から使われるようになった言葉で，高齢者，障害者，乳幼児その他の特に配慮を要する者（「要配慮者」）のうち，災害発生時に自ら避難することが困難な者であって，その円滑かつ迅速な避難の確保を図るため特に支援を要するものを「避難行動要支援者」という．「避難行動要支援者の避難行動支援に関する取組指針」（平成25年8月内閣府）でも使用され，以後，各市町村ではこの言葉が使用されつつある．

報等を関係機関の間で共有する方式
- 同意方式とは，避難行動要支援者本人に直接的に働きかけ，必要な情報を収集する方式
- 手上げ方式とは，自ら避難行動要支援者名簿等への登録を希望した者の情報を収集する方式

いずれの方式も，難病患者の情報を掌握する都道府県保健部局との直接の連携はないため，難病患者情報の取得・共有は，各市町村長が都道府県の長に難病患者情報を求めるところから始まることになる．

避難行動要支援者名簿作成・個別計画の策定

　各市町村で作成された要支援者名簿は，9割以上で市町村から避難支援等関係者へ提供され，個別計画の作成が委嘱されている．ここでの避難支援等関係者は民生委員，社会福祉協議会，自主防災組織や自治会，福祉事業者などである．個別計画は，円滑かつ迅速な避難支援を行うために地域防災として構築することになっているためである．要支援者名簿は，避難支援等関係者に提供されるが，ここでの避難支援等関係者は，上記に加えて，地域防災計画の定める消防機関，都道府県警察である．平常時での名簿提供には要支援者の同意が必要で，市町村は同意取得に努めるとされた．要支援者名簿の提供は，発災時は同意を要せず，市町村条例により平常時でも同意を要しないよう規定できるとした．

　この個人情報の取り扱いについては，2004年の一連の豪雨や台風等における高齢者等の被災状況等をふまえ，個人情報への意識の高まりに伴い要援護者情報の共有・活用が進んでおらず，発災時の活用が困難だったことが問題点の一つとしてあげられたことに始まる．これを受けて，「災害時要援護者の避難支援ガイドライン」では，災害時要援護者情報の共有においては，地方公共団体の個人情報保護条例において保有個人情報の目的外利用・第三者提供が可能とされている規定を活用して，要援護者本人から同意を得ずに，平常時から福祉関係部局等が保有する要援護者情報等を防災関係部局，自主防災組織，民生委員などの関係機関等の間で共有すること（関係機関共有方式）を可能とした．国の行政機関に適用される「行政機関の保有する個人情報の保護に関する法律」では，本人以外の者に提供することが明らかに本人の利益になるときに，保有個人情報の目的外利用・提供ができる場合があることを参考にしつつ（第8条第2項第4号・参考条文を参照；**3**），市町村では積極的に取り組むこととされている．その際，避難支援に直接携わる民生委員，自主防災組織等の第三者への要援護者情報の提供については，情報提供の際，条例や契約，誓約書の提出等を活用して要援護者情報を受ける側の守秘義務を確保することが重要であることはいうまでもない．

point
避難支援等関係者
- 民生委員
- 社会福祉協議会
- 自主防災組織
- 自治会
- 福祉事業者　など

point
平常時での要支援者名簿の提供は要支援者の同意を必要とするが，発災時には同意を要しない．条例により平常時でも同意を要しないよう規定できる

3 参考条文

行政機関の保有する個人情報の保護に関する法律（利用及び提供の制限）

第8条　行政機関の長は，法令に基づく場合を除き，利用目的以外の目的のために保有個人情報を自ら利用し，又は提供してはならない．

2　前項の規定にかかわらず，行政機関の長は，次の各号のいずれかに該当すると認めるときは，利用目的以外の目的のために保有個人情報を自ら利用し，又は提供することができる．ただし，保有個人情報を利用目的以外の目的のために自ら利用し，又は提供することによって，本人又は第三者の権利利益を不当に侵害するおそれがあると認められるときは，この限りでない．

一～三　略
四　前三号に掲げる場合のほか，（中略），本人以外の者に提供することが明らかに本人の利益になるとき，その他保有個人情報を提供することについて特別の理由のあるとき．

神経難病患者の避難行動要支援者名簿作成・個別計画の現状と問題点

　はじめに，避難行動支援を必要とする神経難病患者が避難行動要支援者名簿に登録されることが重要である．

　災害対策基本法改正前に難病患者を要援護者の対象者としてあげている自治体は約3割程度であった[5]．ガイドラインの要援護者の中に，「難病患者」の記載がなかったこともその一因と思われる．難病患者の個別避難支援計画を策定している自治体は，平成25年では約4％にとどまっており[6]，また，要援護者情報の収集においても，市町村が要援護者になりうる難病患者個人情報を都道府県保健部局から得る手段が確立されておらず，市町村が情報を有する障害認定者や介護保険利用者に限っての情報にとどまる傾向にあった．災害対策基本法の改正により，避難行動要支援者名簿の作成を市町村に義務づけるとともに，市町村長は必要な個人情報を都道府県の長に求めることが可能となって，神経難病患者の個別避難支援計画策定は法改正前よりは容易となった．

　また，神経難病患者における個別計画が，避難所への避難支援のみでは不十分であることは明白であるが，人工呼吸器や在宅酸素など医療機器を使用している医療依存度の高い難病患者の避難支援について，コーディネーターである避難支援等関係者のみで計画を立てることは難しい．日頃，患者にかかわっている保健師，医療や介護担当者などとの連携は必須で，「指針」に避難行動支援者連絡会議の設置が推奨されているものの，これに医療機関は含まれておらず，いまだ不十分な規定である．

　一方で，神経難病患者の災害対策として，すでに保健所中心に立案された地域もある．避難移動手段としてタクシー会社との協定を締結した地域もある．これらの試みを避難行動要支援者名簿作成・個別計画の策定に結びつけることが重要である．そのためには，現在の「指針」にある「避難支援等関係者」を少し広げて協議の場を設け（4），実効性のある個別計画を作成できる必要がある．

4 難病患者の要援護者避難支援計画策定のあり方

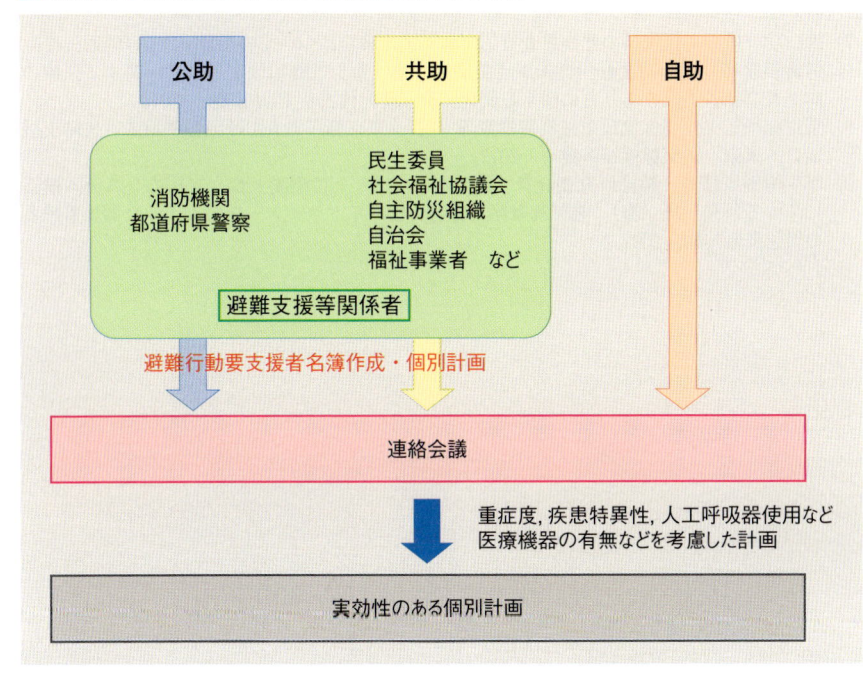

```
   公助            共助            自助
    │              │              │
    ▼              ▼              │
┌─────────────────────────────┐   │
│  消防機関      民生委員       │   │
│  都道府県警察  社会福祉協議会 │   │
│                自主防災組織   │   │
│                自治会         │   │
│                福祉事業者 など│   │
│        避難支援等関係者       │   │
└─────────────────────────────┘   │
    避難行動要支援者名簿作成・個別計画
              │                  │
              ▼                  ▼
         ┌──────────────────────────┐
         │      連絡会議            │
         └──────────────────────────┘
                  │
                  ▼  重症度,疾患特異性,人工呼吸器使用など
                     医療機器の有無などを考慮した計画
         ┌──────────────────────────┐
         │   実効性のある個別計画   │
         └──────────────────────────┘
```

難病患者は日頃から関わっている訪問看護ステーション,介護事業所,保健所などと自助としての災害対策を行いつつある.難病患者の要援護者避難支援計画策定のあり方として,これらの自助と,地域の避難支援等関係者,場合によっては公助を請け負う機関や市町村担当者との連絡会議を設け,その協議の場で,重症度,疾患特異性,人工呼吸器使用の有無などに関する情報をもとに実効性のある個別計画を立案することが望ましい.

 避難行動要支援者名簿の記載事項は改正災対法の条文に規定され,個別計画の様式が「指針」に掲載されているが,神経難病患者には不十分である.具体的な災害対策のプラン作成にあたっては,他項のほか,「災害時難病患者支援計画を策定するための指針」[1],「災害医療における難病対策」[2],「災害時要援護者の避難支援ガイドライン」[4],「災害時の難病患者対応マニュアル策定についての指針(2013年版)」[7],「東京都在宅人工呼吸器使用者災害時支援指針」[8],在宅人工呼吸器療法に特化した災害対策マニュアル[8,9]などを参考にされたい.

〔和田千鶴,豊島 至〕

文献

1) 西澤正豊.災害時難病患者支援計画を策定するための指針.厚生労働科学研究費補助金難治性疾患克服研究事業「重症難病患者の地域医療体制の構築に関する研究」班.2008.
2) 和田千鶴.災害医療における難病対策.祖父江元(編),アクチュアル 脳神経疾患の臨床,すべてがわかる ALS・運動ニューロン疾患.東京:中山書店;2013, pp.329-334.
3) 和田千鶴.難病患者の要援護者避難支援計画策定における課題.「難病と災害対策」フォーラム記録集.厚生労働科学研究費補助金難治性疾患克服研究事業「重症難病患者の地域医療体制の構築に関する研究」班(研究代表者 糸山泰人).2014, pp.88-97.
4) 内閣府.災害時要援護者の避難支援ガイドライン(改訂版).2006.
5) 和田千鶴.難病患者の災害時の個別支援計画における現状と課題.あきた病院医学雑誌 2013;1(2):17-22.
6) 豊島至.難病患者の災害時個別支援計画策定における現状と課題.厚生労働科学研究費補助金難治性疾患克服研究事業「希少性難治性疾患患者に関する医療の向上及び患者支

援のあり方に関する研究」班（研究代表者 西澤正豊）. 班会議報告書. 2014, pp.210-212.
7) 溝口功一ほか. 災害時の難病患者対応マニュアル策定についての指針（2013年版）. 厚生労働科学研究費補助金難治性疾患克服研究事業「希少性難治性疾患患者に関する医療の向上及び患者支援のあり方に関する研究」班（研究代表者 西澤正豊）. 2013.
8) 東京都福祉保健局保健政策部疾病対策課（編）. 東京都在宅人工呼吸器使用者災害時支援指針. 東京：東京都福祉保健局；2012.
9) 厚生労働省精神・神経研究委託費「筋ジストロフィーの療養と自立支援のシステム構築に関する研究」班（編）. 神経筋難病災害時支援ガイドライン—在宅人工呼吸器装着患者の緊急避難体制. 2007.

VI. 神経難病の地域支援

神経難病の災害対策
公助

> **Point**
> - 災害対策には自助,共助,公助のバランスのとれた連携が重要である.
> - ライフラインの確保・復旧などインフラ整備が公助の大きな役割の一つである.
> - 神経難病患者は災害医療・避難所生活・広域搬送について個別の検討が必要である.
> - 神経難病患者は災害発生前から要援護者の視点で災害対策を行うことが防災・減災につながる.

　災害と一概にいってもさまざまな種類がある.台風,豪雨,河川の氾濫,土砂災害,大雪などの気象災害,地震[1],津波,火山噴火などの地震・火山災害,化学工場の爆発,化学兵器テロ,鉄道事故,原子力災害などの人為災害などがある.本項では神経難病患者を中心に災害時の公助について概説する.

災害対策と神経難病

　災害時には障害者,高齢者,妊婦,乳幼児,外国人などは災害弱者であり「災害時要援護者」と呼ばれる.「災害時要援護者の避難支援ガイドライン(平成18年3月内閣府)」[*1]によると「災害時要援護者」とは,「必要な情報を迅速かつ的確に把握し,災害から自らを守るために安全な場所に避難するなどの災害時の一連の行動をとるのに支援を要する人々をいい,」「要援護者は新しい環境への適応能力が不十分であるため,災害による住環境の変化への対応や,避難行動,避難所での生活に困難を来す.」とされている.神経難病患者は,運動障害を伴い一人では避難できない患者,内服治療が常に必要で急に中止することにより生命に危険を及ぼす患者やライフラインが途絶することですぐに生命に係わりかつ避難に多くの人手を要する在宅人工呼吸器装着患者などの災害弱者が多いが,一般的には「災害時要援護者」である認識に乏しい[2,3].

> **point**
> 災害時の災害弱者
> (災害時要援護者)
> ・障害者
> ・高齢者
> ・妊婦
> ・乳幼児
> ・外国人　など

[*1] http://www.bousai.go.jp/taisaku/youengo/060328/pdf/hinanguide.pdf

災害フェーズと自助・共助・公助

　災害発生後の対応は時期ごとにフェーズが決められている[2].発災直後から24時間までをフェーズ0とし生命維持,72時間までをフェーズ1とし医療確保,72時間以降をフェーズ2とし,その後の復旧,仮設住宅入居などの時期をフェーズ3とし復興対策が重要である時期とし,各関係機関がそれぞれの役割を担う[2](**1**).災害発生時の対応は患者および家族による「自助」,

1 災害発生後の各関係機関の役割

<table>
<tr><th colspan="3"></th><th>フェイズ0
(24時間以内)</th><th>フェイズ1
(72時間以内)</th></tr>
<tr><td colspan="3">難病患者特有の患者・家族の問題点</td><td>◎呼吸器装着患者：ライフライン寸断による在宅療養の限界
◎薬中断とストレスによる体調悪化
○歩行不安定・転倒
◎自力避難の不安</td><td>◎病院受診困難（内服継続困難，交通事情の問題，医療機関変更）
◎食事確保（成分栄養，嚥下困難患者対応食）
◎リハビリ継続困難</td></tr>
<tr><td colspan="3"></td><td>生死に係わる問題に直面</td><td>被災によるストレスの激増（生活パターンの変化，病状悪化への不安）</td></tr>
<tr><td colspan="3">健康課題</td><td>生命維持</td><td>医療の確保（薬の確保）</td></tr>
<tr><td rowspan="10">役割</td><td colspan="2">患者
家族</td><td>・安否，避難先を知人・関係スタッフへ情報発信（伝言ダイヤル「171」の活用）
・近所，地域の自主防衛組織等への情報発信，協力要請
・必要な薬，食材（2～3日分），物品の持ち出し
・必要時，医療機関へ連絡</td><td>・薬剤の確保（医療機関の処方状況を確認のうえ）
・関係スタッフへ連絡</td></tr>
<tr><td rowspan="4">行政</td><td>本庁担当者</td><td>・難病の患者に対する医療等に関する法律（平成27年1月1日施行），災害対策基本法に基づき対応
・情報発信，マスコミ利用
・難病医療連絡協議会……入院・診療可能医療機関の把握と情報発信
・各種患者団体との窓口調整</td><td>・難病対応可能な支援チームの編成，調整
・被災地域外の医療機関が診断・相談に対応できるよう調整
・患者広域搬送の調整</td></tr>
<tr><td colspan="3">DMAT，DPATの調整（災害医療コーディネーター）</td></tr>
<tr><td>保健所</td><td>・管内医療機関の被災状況の確認
・安否確認（平常時作成のリストをもとに）
・所内において役割分担，被災情報の共有</td><td>・市町村支援をとおし難病患者情報把握</td></tr>
<tr><td>市町村</td><td>・管内医療機関の被災状況の確認
・安否確認（平常時作成のリストをもとに）
・所内において役割分担，被災情報の共有</td><td>・要支援の避難先確保
・高齢者や障害者も利用可能な避難所の検討</td></tr>
<tr><td colspan="2">関係機関</td><td>・安否確認</td><td>・ケアマネジャー：要介護者の避難先調整（緊急ショートステイ）</td></tr>
<tr><td colspan="2">近隣住民等</td><td>・複数の介護者，協力者による搬送への協力（平常時の避難訓練実施）
・情報発信</td><td></td></tr>
<tr><td colspan="2">日本神経学会，国立病院機構等</td><td>患者受け入れ病院の調整，広域搬送調整</td><td></td></tr>
<tr><td colspan="2">関連企業（人工呼吸器取扱企業，電力会社等）</td><td>・安否確認
・ライフライン復旧
・機器の確認</td><td></td></tr>
</table>

フェイズ2 (72時間以降)	フェイズ3 (復旧・復興対策)
◎避難生活（避難所）の生活しづらさ…… 　○移動：移動方法，排泄：トイレまで遠い，トイレの不便さ→水分制限 　○他者への気兼ね 　○病気についてのプライバシー 　○食事時間が不規則なため，内服コントロールができない ◎仕事（就労）の不安	◎今後の生活不安 　○仮設住宅の不便（段差，風呂，等） 　○家族，周囲への気兼ね 　○楽しみ，生き甲斐の制限 　○一人暮らしの高齢者が在宅生活への自信喪失→長期入所・長期入院 ◎長期に予想される精神的ストレス
症状悪化させないための生活が困難	人生にとって病気，災害の危機を乗り越え生きていく
生活環境の確保	生活の再構築
	・新しいコミュニティの中でもご近所付き合いを大切にする ・医療機関受診を中断しない ・災害体験，つらさ，気持ちを互いに表出，話を聞く
・必要ケースに対し，心のケアチームとの連携 ・訪問による個別ケアの展開	・集い，訪問活動をとおして精神面への支援 ・難病ボランティアの調整
・確実な物資配給（災害弱者用の支援物資）	
・介護保険サービスの再開，調整	

（厚生労働科学研究費補助金　難治性疾患克服研究事業　「重症難病患者の地域医療体制の構築に関する研究」班　災害時難病患者支援計画を策定するための指針〈平成20年3月〉を参考に作成）

2 災害対策としての公助

1. 発災時のインフラ管理	ライフラインの確保・復旧（水，電気，ガス）
	通信・情報手段の整備・復旧 情報管理（リアルタイムに情報収集）
	交通の確保・復旧（ガソリンなどの確保，緊急通行車両・規制除外車両の速やかな申請・許可）
2. 発災時の医療・避難体制	災害対策本部，現場と外部援助との連携（災害医療コーディネーター），医療資源の有効活用
	救急災害医療（DMAT，DPATなど，医師会・歯科医師会，保健師，薬剤師との連携）
	安否確認（健康福祉センター，患者会，電力会社・人工呼吸器取扱企業などの企業，民生委員，訪問看護ステーション等と連携）
	避難所の確保・運営（医療の継続・実践，心のケア，深部静脈血栓症の予防）
	災害時受け入れ施設の確保（老人保健施設などの活用・ケアマネジャーとの連携）
	外部の災害ネットワークとの協力（日本神経学会，国立病院機構ネットワークなど）・広域医療搬送
3. 発災事前対策	難病患者への災害対策の啓発
	ハザードマップの作成・周知
	要援護者安否確認名簿の作成
	要援護者個別避難支援計画の作成
	個別避難シミュレーション・自治体レベルでの避難シミュレーション
	他の自治体・企業との連携，協定の締結

地域の住民，ボランティア，訪問看護ステーションや企業等と連携した「共助」，国や地方公共団体，消防・警察，ライフライン維持に重要な電力会社・ガス会社などの公共企業，医師会との医療連携等による応急対策である「公助」があるが，それぞれの独自の対応力・対応スピードを高めるとともに，自助・共助・公助のどれか一つに重きを置くのではなく，それぞれのフェーズでのバランスの取れた連携[4]が重要である．

災害発生時の対応（公助）（2）

発災時のインフラ管理

■ライフラインの確保

電気，ガス，水の確保・復旧は公助の重要対策の一つである．特に災害発生後にも医療を継続する必要性から在宅人工呼吸器を装着している筋萎縮性側索硬化症等の患者では電源の確保は重要であり，患者・家族は「自助」として複数の電源を準備するとともに，近隣との「共助」で生命維持を行いつつ避難するかを検討し，「公助」による早期のライフラインの復旧を待ちながら状況に応じて速やかに医療機関への患者搬送を行う必要がある．

■通信・情報手段の整備，確保，復旧

　医療機関では病院内の災害時優先電話の周知，災害無線・衛星電話の活用が必要である．一方，患者自身の通信・情報手段としては，大規模災害時には携帯電話が不通になることが多く，災害伝言ダイアル，ソーシャル・ネットワーキング・サービス（SNS）などの利用を日頃から啓発し，安否確認，医療機関の業務継続状況の確認等の情報収集に役立てる必要がある．

■交通手段の確保

　幹線道路の復旧，安全確保とともに，被災地への薬剤，ガソリン等の物資輸送に必要な規制除外車両の申請・許可が速やかに行われることが大切である．

発災時の医療・避難体制

　発災時には災害の規模等を考慮に入れ，初動医療体制の構築を早急に行う必要がある[5]．災害対策本部を設置し，被災地域へのDMAT（Disaster Medical Assistance Team：災害派遣医療チーム）[6]の出動を指示し，災害拠点病院・被災地域外のDMAT，救護班，地域，医師会，薬剤師会，健康福祉センター（保健所）等との有機的連携が必要である．東日本大震災の混乱した現場では，他県からDMATなどの人的応援が駆けつけても必ずしも有効に使えない場面があった．限られた医療資源を有効に活用するためにも災害医療コーディネーターが必要であり[7]，災害規模，被災状況，医療資源全体を俯瞰したうえでスムーズな災害医療体制の構築を行う必要がある．

　神経難病患者は一般的な災害弱者と異なり，運動障害，神経症状の変動などの疾患特異性がある．また在宅で人工呼吸器を装着するなど，常に医療行為の継続が必要である場合もある．災害現場で対応しているDMATは神経難病の専門ではないことが多く，神経難病患者では個々で医療ニーズが異なり，災害発生時における神経難病患者支援について神経内科医とDMATとの間で，どのような事柄が災害時に必要であるかを事前に情報共有する必要がある．

■安否確認

　フェーズ0～1の時期に神経難病患者の安否確認が必要となる[8]．神経難病患者には要援護者が多く，要援護者の「安否確認名簿」に基づき，健康福祉センター（保健所），訪問看護ステーション，患者会，特に在宅人工呼吸器装着患者等では電力会社，人工呼吸器取扱企業等と連携して速やかな安否確認を行うことが必要である．

■避難施設の設置

　DMATは発災初期の72時間が主な医療提供の時期である．DMATは現場での速やかな外傷の対応やトリアージを行うとともに，可能なかぎり神経難病患者の疾患名，治療内容などの情報を収集・把握し伝達できるような関わりをもつことが望ましい．さらに，被災地域や他地域からの救護班の避難施設等への医療提供がなされるまでに，医療の空白時間がないようにしなけれ

Keywords

DMAT（Disaster Medical Assistance Team：災害派遣医療チーム）
大地震や津波，列車事故などの大規模災害発生時の急性期に被災地に駆けつけ，救急治療を行うための厚生労働省の認めた専門的な研修・訓練を受けた医療チーム．多くの傷害者が発生し，被災した都道府県のDMATのみでは対応が困難な場合，地域外からも応援として派遣され現場でのトリアージとともに緊急治療などを行う．

災害医療コーディネーター
大規模災害発生時に医療・医療資源に関するあらゆる情報をまとめ，行政機関への医療体制についての助言や医療機関への患者の受け入れの調整などの役割を担う．

ばならない．避難所で神経難病患者は疾病が理解されにくく，周囲の避難者からの協力が得られないことがある．移動動作の困難な神経難病患者では避難所での簡易ベッドの設置等が必要であり，また抗パーキンソン病薬など特殊な内服薬が必要なことが多く，薬剤師会とも協働して医薬品の備蓄および避難所への提供体制の構築を行う必要がある[9]．神経難病患者等では避難所での生活が困難な場合はケアマネジャーが中心となり，老人保健施設への緊急避難的な入所を促す必要もある．また，一般の避難者にもあてはまるが，避難所では行動範囲の減少，水分摂取不足，ストレスなどから深部静脈血栓症を合併する率が高いため発症予防対策が必要であり[10]，その他の二次的な疾病の発症を防ぐためにも，避難所での保健師等による健康管理が重要である．被災者に対する心のケアも重要であり，PTSD（post traumatic stress disorder：心的外傷後ストレス障害）を防ぐためにも避難所での精神医療が注目されている．2014年8月の広島県広島市での大規模な土砂災害において全国で初めてのDPAT（Disaster Psychiatric Assistance Team：災害派遣精神医療チーム）が出動した．

■災害ネットワークの活用

負傷者などが発生した場合被災地域内での患者搬送が行われるが，大規模災害等では域外への搬送も必要になってくる．特に人工呼吸器装着者の広域搬送には陸路・空路などドクターヘリ，防災ヘリ，自衛隊などの協力が必要となる[11]．患者受け入れ先の医療機関の調整には，各種学会や国立病院機構などの全国組織による系統的な調整が必要となる．現在，日本神経学会では日本神経学会災害支援ネットワークを構築している[12]．

災害発生前の対策（公助）（2）

神経難病患者の災害対策は災害発生後の対応はもちろんのことであるが，特に医療・介護の依存度の高い重症神経難病患者は，本来最も配慮を必要とされる弱者でありながら，逆にやむなく後回し（逆トリアージ）される可能性が指摘されており，事前の対策を検討し，情報を共有しておくことが逆トリアージを防ぎ，さらに防災・減災の観点からも重要である[2,13,14]．

神経難病患者への災害対策の啓発

自助・共助を促すためにも神経難病患者に対して事前に災害対策を啓発する意義は大きい．患者が在住する地域によって想定される災害の種類は異なり，それぞれの避難場所の設定等も異なる．災害時ハンドブックなどのツールを各自治体や日本難病・疾病団体協議会等が作成しており，自らが避難所の確認，避難ルートの確認，薬の備蓄などを準備し災害に対する意識を高めるように働きかけること自体が各自治体・主治医の大きな役割であると考える．

Keywords

DPAT（Disaster Psychiatric Assistance Team：災害派遣精神医療チーム）

災害時に被災者は災害のストレス等により精神的問題が生じうる．そのストレスにより心的外傷後ストレス障害（PTSD）を発症し，後の生活へも影響を及ぼす．災害発生早期に被災地域の精神保健医療ニーズを把握し，精神科医療・精神保健活動の支援が必要である．DPATとはこのような活動を行うために都道府県等によって組織される．専門的な研修・訓練を受けた災害派遣精神医療チームである．

Keywords

防災・減災

防災とは被害を出さないようにする取り組みであり，減災は被害を最小限に抑えようとする取り組みのことである．

3 都道府県別の在宅気管切開下人工呼吸器（TPPV）装着者数

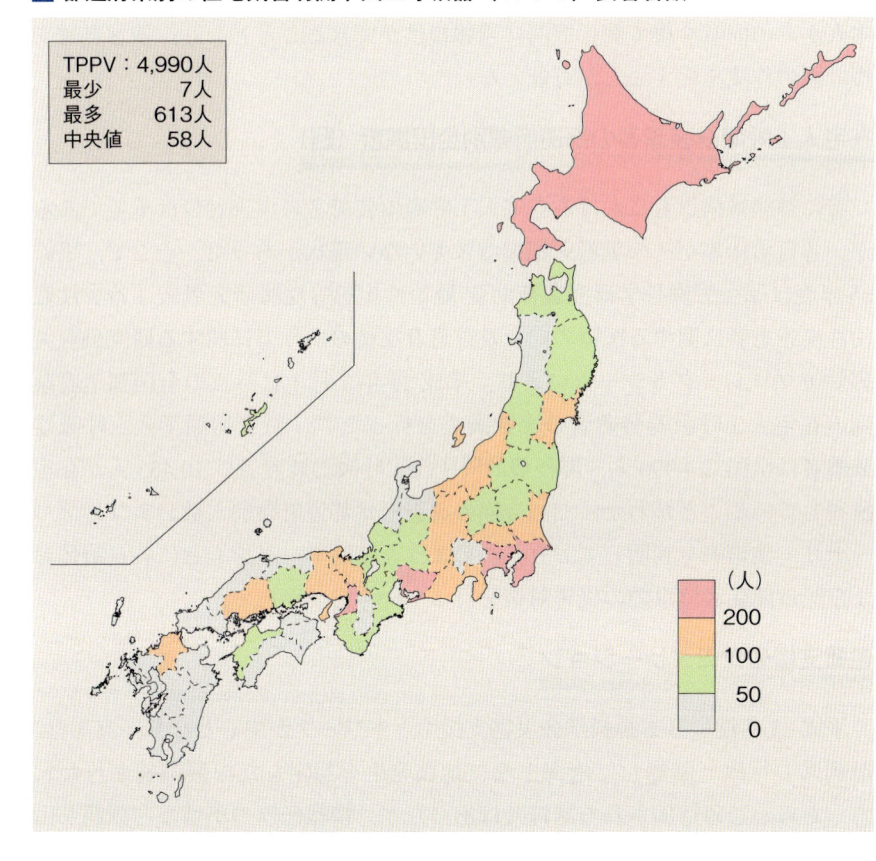

TPPV：4,990人
最少　　　7人
最多　　613人
中央値　　58人

(人)
200
100
50
0

在宅人工呼吸器取り扱い企業7社の協力のもと，都道府県別の在宅人工呼吸器装着者の実数調査を行った（2013年7月1日時点）．在宅気管切開下人工呼吸器装着者総数は4,990人であり，都道府県別では最少7人，最多613人であった．
（宮地隆史ほか．在宅人工呼吸器装着者の都道府県別全国調査—装着者数および外部バッテリー装備率の検討．2014[15] より一部改変）

他の自治体・企業との連携

　災害発生前の事前対策として近隣の自治体や企業等と災害時の協力体制の締結などの検討を要する．東日本大震災では人工呼吸器等取扱企業が在宅酸素療法施行中の患者に対する安否確認や患者への酸素ボンベの供給などを行い，減災の大きな役割を担った．

要援護者安否確認名簿の作成・登録

　災害時要援護者の避難支援ガイドラインでは避難に援助が必要な神経難病を含めた災害弱者に対して，「安否確認名簿」をあらかじめ作成し，発災時に速やかに安否を確認して避難を誘導する取り組みを促していた．当初，個人情報保護の観点から名簿の作成について，患者等からの「手上げ式」の方法がとられることが多く，実際に避難に援助が必要な人の登録が進まない現状があった．しかし東日本大震災の経験から2013（平成25）年6月に災害対策基本法が一部改正され，「市町村長は，高齢者，障害者等の災害時の避難に特に配慮を要する者について名簿を作成し，本人からの同意を得て消防，民生委員等の関係者にあらかじめ情報提供するものとするほか，名簿の作成に際し必要な個人情報を利用できることとすること．」とあり，事前に要援

護者の名簿を作成することに個人情報が利用できるよう明記された．さらに本人からの同意を得て関係機関に情報提供ができることとなり，個別避難支援計画の作成を促すことが可能となった．

在宅人工呼吸器装着者の都道府県別全国調査（3）

特に神経難病患者における在宅人工呼吸器装着者の災害対策は重要であるが，各自治体等がその実態を把握できていない現状があった．そこで，平成25年度に厚生労働科学研究費補助金 難治性疾患等克服研究事業「希少性難治性疾患患者に関する医療の向上及び患者支援のあり方に関する研究班」災害対策プロジェクトチームにより，平成25年7月1日時点の全国都道府県別の在宅人工呼吸器装着者の実数調査を行った[15]．気管切開下人工呼吸器装着者は全国で4,990人，非侵襲的陽圧人工呼吸器装着者は10,453人が在宅療養していることがわかった．今回の調査では都道府県別人数および外部バッテリー装備率も判明しており，このような基礎データをもとに各自治体および医療関係者は事前の災害対策を行っていく必要がある．

避難支援のシミュレーション

平成25年度に日本神経学会災害支援ネットワークが中心となり，高知県，静岡県で行政と協働して南海トラフ地震発生を想定した模擬訓練が行われた．あらかじめ準備された訓練ではあったが，情報伝達の不備など課題が山積しており，それぞれの地域で模擬訓練が必要と考えられる．

おわりに

神経難病患者，特に在宅人工呼吸器装着者等では「日々の生活を生き抜くことで精一杯である」と言われることが多い．われわれは災害にいつ直面するかわからない．神経難病患者が在宅で安心して生活できるようにするために，事前の災害対策を患者，難病医療従事者，行政等が一緒になり検討し，かつ災害発生時には「自助」・「共助」・「公助」の連携が重要である．

（宮地隆史）

文献

1) 甲斐達朗ほか．地震．最新医学 2012；67：534-543．
2) 西澤正豊ほか．災害時難病患者支援計画を策定するための指針．厚生労働科学研究費補助金難治性疾患克服研究事業「重症難病患者の地域医療体制の構築に関する研究」班．災害時難病患者支援計画策定検討ワーキンググループ．平成20年3月．http://www.nanbyou.or.jp/pdf/saigai.pdf
3) 溝口功一．在宅神経難病患者の災害時の支援．医療 2012；66：631-636．
4) 大桃丈知．災害対応体制3．連携．Modern Physician 2012；32：633-637．
5) 高里良男．大規模災害における災害医療と神経救急．日本神経救急学会雑誌 2012；24：1-7．
6) 近藤久禎．DMAT―災害派遣医療チーム．最新医学 2012；67：830-838．
7) 荻野美恵子．後方支援の経験からの問題点．神経治療学 2012；29：227-230．
8) 中島孝．災害に備えた難病医療ネットワークと災害時の対応―2回の地震を経験して．臨床神経学 2009；49：872-876．

9) 柴田隼人. 災害サイクルに応じた薬剤師業務のポイント―医薬品の準備. 薬事 2011；53：63-66.
10) 宮島衛, 広瀬保夫. エコノミークラス症候群. 最新医学 2012；67：757-765.
11) 中島孝. 神経難病患者の災害時の対応―二回の地震と東日本大震災への支援経験から. 神経治療学 2012；29：207-211.
12) 阿部康二ほか. 日本神経学会災害救援ネットワークの構築に向けて. 臨床神経学 2013；53：1155-1158.
13) 西澤正豊. 在宅神経難病患者の災害時支援計画. 臨床神経学 2011；51：1027-1028.
14) 宮地隆史ほか. 在宅人工呼吸器装着者の災害時対策. 小児内科 2013；45：116-120.
15) 宮地隆史ほか. 在宅人工呼吸器装着者の都道府県別全国調査―装着者数および外部バッテリー装備率の検討. 厚生労働科学研究費補助金難治性疾患等克服研究事業「希少性難治性疾患患者に関する医療の向上及び患者支援のあり方に関する研究」（研究代表者 西澤正豊）. 平成25年度総括・分担研究報告書. 2014, pp.243-245.

Ⅶ. 神経難病患者・家族の自立支援

VII. 神経難病患者・家族の自立支援

自立支援に向けた理念

> **Point**
> - 専門職とは，科学的知識に基づく熟練した技能によって他者へ奉仕する職業といえる．
> - 医療のエキスパートは，患者－医師関係を構築できること，チーム医療の一員となれること，チーム医療を組織し管理できること，医学的知識を学習し適用できること，専門性や影響力を地域・社会に発信できること，プロフェッショナルであること，をその要素とする．
> - 難病の重要なアウトカムはQOLであり，患者の認識を含めたQOLを向上させていくことが重要である．
> - 難病患者の自立支援の理念は，「尊厳をもちながら社会と共生していくことを実現すること」といえる．

　難病の定義や歴史・制度・医療体制・臨床場面でのかかわり・治療・在宅・地域など他項で，広範に具体的にかつ詳細に述べられているので，本項では患者・家族の自立支援に向け，医師はどのような気概・考え方をもって支援に当たればよいかということを中心に述べたい．そこで最初に「専門職とは」，「医師という専門職の役割とは」についてまず述べ，自らの高い専門性を利他的にそして社会との関係性も考慮ながら実践に生かす中で，多様な視点をもつことの重要性を強調する．次いで支援の対象となる患者や家族の最重要のアウトカムである，「生活あるいは生命の質（QOL）」とその関連因子について考察し，それらに向かって「難病を取り扱う専門医はどう向き合うべきか」を考えてみたい．

専門職（プロフェッション）とは

　Cruessらによるとプロフェッションの定義は以下の通りである[1,2]．

　「複雑な知識体系への精通，および熟練した技能のうえに成り立つ労働を核とする職業であり，複数の科学領域の知識あるいはその習得，ないしその科学を基盤とする実務が，自分以外の他者への奉仕に用いられる天職である．そして，その構成員は，自らの力量，誠実さ，道徳，利他的奉仕，および自らの関与する分野における公益増進に対して全力で貢献する意志を公約する．この意志とその実践は，プロフェッションと社会の間の社会契約の基礎となり，その見返りにプロフェッションに対して実務における自律性と自己規制の特権が与えられる」

　すなわちプロフェッションとは，
1. 複雑な知識に精通し，熟練した技能をもつ職業，

1 臨床医の視点をどこまで広げるか？

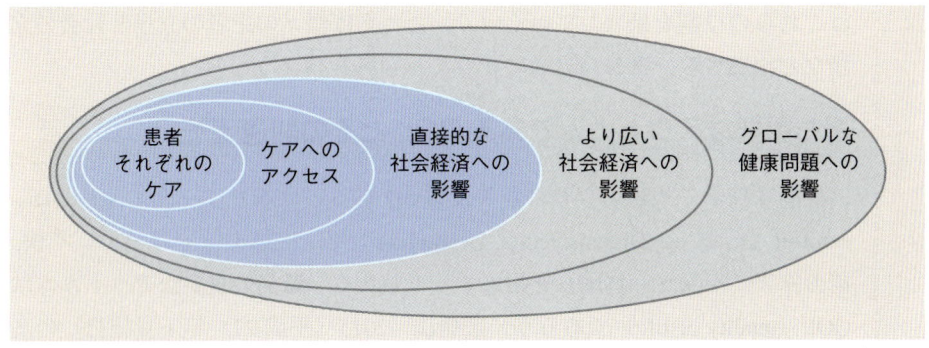

患者それぞれのケア／ケアへのアクセス／直接的な社会経済への影響／より広い社会経済への影響／グローバルな健康問題への影響

(Gruen RL, et al. *JAMA* 2004[4]より)

2．科学的知識，その習得，それに基づく実務を他者への奉仕に用いる天職，であり社会から①自らの力量（質の保証），②誠実さ，③道徳，④利他的奉仕，⑤公益増進に貢献する意志を求められている．換言するとプロフェッションと社会は，前述①～⑤を実践する契約を結んでいて（社会契約），その見返りに，社会はプロフェッションに，自律性，自己規制の特権を与えているのである．

個々の専門医は自らの思い，患者への共感とコミットメントだけでなく，社会との関係性を十分認識しなくてはならないことを特に強調したい．

医師の役割

カナダが発表した"CanMEDS 2005 Framework"[3]*1には，医師のコンピテンシー（成果につながる行動特性）として，医療のエキスパートを形作る6つの要素があげられている．すなわち，

①コミュニケーター（患者-医師関係を構築できる）
②協力者（チーム医療の一員となれる）
③マネージャー（チーム医療を組織・管理できる）
④学者（医学的知識を学習・適用できる）
⑤健康増進の提唱ができる（自分の専門性や影響力を個人・地域・社会に対して用いることができる）
⑥プロフェッショナルであること（個々人や社会の健康などに，倫理性・専門職としての自己規制・高い行動規範をもってかかわることができる）

である．

このことから，医師，とりわけ専門医は，⑥を背景にして目の前の患者・家族に対する専門性をもった④であるとともに①として患者の傍にいながら，ある時は③として，ある時は②としてチーム医療をそれぞれの場で行っていくこととともに，⑤として特に地域・社会への関与も同時に行う必要がある．別な言い方をすれば，医師の視点は，時には患者に近く，時には社会全体を重視するなど，時間的にも空間的にも俯瞰することも重要である．**1**[4]に示すように，時々視点をどう絞るか，広げるか，振り返ることがい

*1 http://www.royalcollege.ca/portal/page/portal/rc/canmeds/framework

最も重要なアウトカムである QOL とその関連因子

疾病は疫学の代表的な教科書[5]では 5D あるいは 6D（Death, Disease, Discomfort, Disability, Dissatisfaction, Destitution：死，疾患あるいは病い，不快，能力障害，不満足，貧困）を招来するとされる．難病の重要なアウトカムは QOL（quality of life）であろう．難病法（2015〈平成 27〉年 1 月施行）の基本理念も「難病[*2]の治療研究を進め，疾患の克服を目指すとともに，難病患者の社会参加を支援し，難病にかかっても地域で尊厳をもって生きられる共生社会の実現を目指す」と謳い，人間としての尊厳，社会の中の人間を中心に据えている．

QOL（生活の質，生命の質）とは何かについては拙著[6,7]を参考にして頂きたいが，自分自身のこうありたいという状態と現状認識のギャップととらえることもできる．

疾患自体はなかなか治療が困難な，難病患者においては，人としてのあり方について，自分自身折り合いがつくようになるようにゆっくりと策を講じていくということが重要と思われる．もちろん疾患自体の治療や症状の緩和などは重要ではあるが，IT やテクノロジーを活用しての代替機材で能力障害を補完することや，基本的な患者の思い・価値観や重要と認識しているものを書き換えるような支援をしていくことも重要である．QOL の評価をする際に大きな問題となるものにリスポンスシフトといわれる現象がある．**2**[8]に大枠を図示するが，このような要素を考慮して患者の感じる QOL の向上を図っていくことを大切に考えるべきである．何を大切にするか（たとえばやるスポーツから見るスポーツに），重要なものの書き換え（仕事から家族へ，身体から心へ…等）など社会の中の存在する人間としての患者の認識の変革に加え，身体的，心理的，社会的な支援体制，経済的支援までいろいろとあるであろう．患者の QOL の向上に患者の認識などを変化させることの重要性は多く報告されている[9,10]．専門医は関連する人々の意見を聞きながら，戦略を立てていく必要がある．この際，治療者は自分自身の価値観はもちながらも，いったんわきに置き患者・家族がどう思っているのであろうか，QOL の変化要素はないか，と振り返ることは大変重要である．

専門医の理念とあり方

難病の病期や種類にもよるが，やはりなかなか疾患自体の克服が難しい，難病患者の自立支援は，理念にあるような，「尊厳をもちながら社会との共生」であろう．この自立支援のためには，1 つ目は患者の主体性を重視しながら，能力や ADL（activities of daily living）の面で困難なことについてはできる範

[*2] 「原因不明で，治療方法が未確立であり，生活面で長期にわたり支障が生じる疾病のうち，がん，生活習慣病等別個の対策の体系がないもの」とされている．

2 リスポンスシフト──理論的モデル

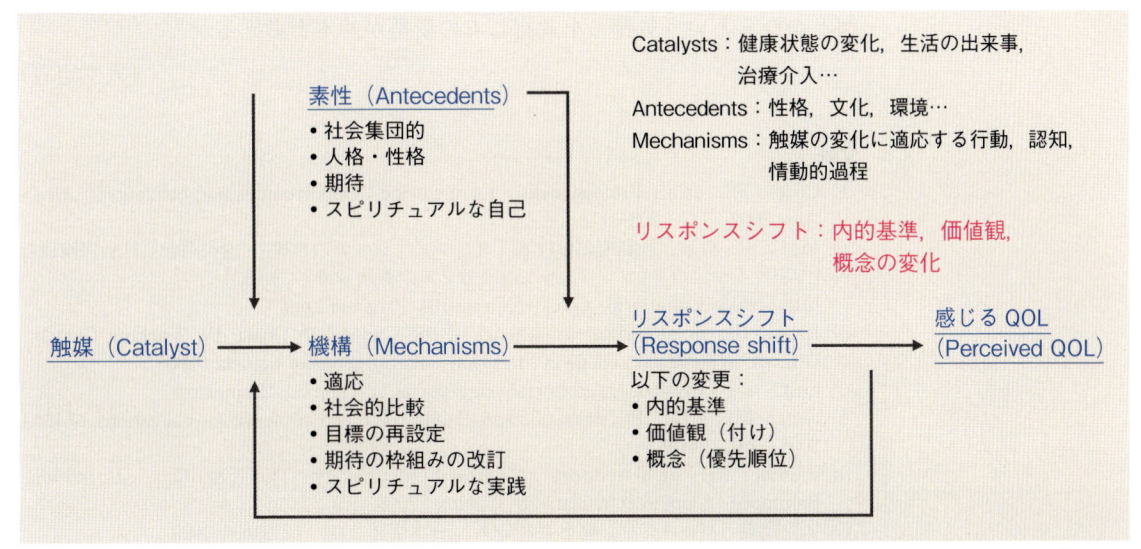

Catalysts：健康状態の変化，生活の出来事，治療介入…
Antecedents：性格，文化，環境…
Mechanisms：触媒の変化に適応する行動，認知，情動的過程

素性（Antecedents）
・社会集団的
・人格・性格
・期待
・スピリチュアルな自己

リスポンスシフト：内的基準，価値観，概念の変化

触媒（Catalyst） → 機構（Mechanisms） → リスポンスシフト（Response shift） → 感じるQOL（Perceived QOL）

機構（Mechanisms）
・適応
・社会的比較
・目標の再設定
・期待の枠組みの改訂
・スピリチュアルな実践

リスポンスシフト
以下の変更：
・内的基準
・価値観（付け）
・概念（優先順位）

（Sprangers MA, et al. *Soc Sci Med* 1999 [8]）より）

囲で補完していくことが重要ではないかと考える．2つ目は患者の認識を含めた QOL の向上であろう．この際に気をつけねばならないのは，患者・家族と医療者，とりわけ専門医との距離感である．東京大学の清水哲郎はそのホームページ[*3]で臨床倫理の考え方を示し[11]，人間関係には2つの倫理（同の倫理と異の倫理）があり，前者は互いに支え合う，親密な人間の間の倫理（悪く言えばおせっかい），後者は互いに独立した疎遠な人間の間の倫理（悪く言えば冷淡）があり，場によってのバランスがあると示している．患者との距離感が近い場面とやや遠い場面など複数の視点が重要なのである．

患者は疾患をもちながらも，QOL を保つために，「まあこれでよいのだ」とか「何とかなる」という気持ちをもつようになることもあるが，大変不安定な時期や場面もあり，そのときには医師の態度や言動に大きく影響を受けることも事実であろう．医師の専門性に立った，人間性などを加味したプロフェッショナリズムが問われることになる．患者・家族の傍らでは十分に彼らの言葉に耳を傾け，想像力を駆使して共感性を高めることが望まれる．また一方，冷静に経過を眺め，社会的視点からの判断も追加するような，社会性を加味した考慮も必要である．ある種の複眼的な視点も必要である．

難病の対応や判断は，マニュアル通りの決まりきった，唯一の方策ということは少なく，種々のジレンマを抱えながらの決断をしていくことが多い．そのとき専門医は，多様性を受け入れていくことが重要になる．アンソニー・ウエストン（Anthony Weston）の「すべての立場に一理ある」，あるいはフィッツジェラルド（Fitzgerald FS）の「知性が一級かどうかは，二つの正反対の考えを同時に抱きつつ活動できるか否かでわかる」という言葉にもあるように，多様性を許し，それを含めた判断をしていくように専門医は心がけるべきであろう．

*3 http://www.l.u-tokyo.ac.jp/~shimizu/cleth-dls/1004cleth&pal.pdf

暖かいハートと冷静なブレインの両方をもちながら，患者・家族とともに何とかなるという気持ちを共有しての姿勢が基本と考える．

（大生定義）

文献

1) Cruess SR, et al. Professionalism for medicine：Opportunities and obligations. *Med J Aust* 2002；177：208-211.
2) 野村英樹．健康保険制度における「プロフェッションの自律」．内科系学会社会保険連合「ワークショップ」「プロフェッショナリズムと保険診療」．2008.
   http://www.naihoren.jp/gijiroku/gijiroku104/104gian3-1.pdf
3) Frank JR, et al（editors）. Report of the CanMEDS Phase IV Working Groups. Ottawa：The Royal College of Physicians and Surgeons of Canada；2005.
   http://www.royalcollege.ca/portal/page/portal/rc/canmeds/framework
4) Gruen RL, et al. Physician-citizens--Public roles and professional obligations. *JAMA* 2004；291：94-98.
5) Fletcher RH, et al（editors）. Clinical Epidemiology：The Essentials. 4th edition. Baltimore：Lippincott Williams & Wilkins；2005, p.5.
6) 大生定義．パーキンソン病患者のQOL．日本臨牀 2004；62：1696-1699.
7) 大生定義．神経疾患とQOL—パーキンソン病と認知症を中心に．*Medical Practice* 2009；26：1970-1979.
8) Sprangers MA, Schwartz CE. Integrating response shift into health-related quality of life research：A theoretical model. *Soc Sci Med* 1999；48：1507-1515.
9) Matuz T, et al. Coping with amyotrophic lateral sclerosis：An integrative view. *J Neurol Neurosurg Psychiatry* 2010；81：893-898.
10) Eriksson M, Lindström B. Antonovsky's sense of coherence scale and its relation with quality of life：A systematic review. *J Epidemiol Community Health* 2007；61：938-944.
11) 清水哲郎．臨床倫理の考え方．臨床倫理学と医療人類学のフォーラム—緩和ケアの臨床現場を支えるために．2010.
    http://www.l.u-tokyo.ac.jp/~shimizu/cleth-dls/1004cleth&pal.pdf

VII. 神経難病患者・家族の自立支援
自己決定と事前指示

Point
- 他者の不利益をきたさない限り患者本人の意向（自己決定）を尊重する．
- 事前指示は，この自己決定を延長する可能性がある．
- 事前指示は，Advanced care planning（ACP）など，さらに大きな概念に含まれる．
- 事前指示にはメリット/デメリットがあり，事前指示を行わないという意向も尊重すべきである．
- 医療チーム（多専門職ケア）のなかで無理なく行われることが重要であり，強制してはならない．
- 常に変更や取り下げを行う権利が保障される．
- ケアチームや家族等を含む話し合いのプロセスが重要である．
- 事前指示が実行される際にも，解釈のプロセスが必要である．
- 患者・家族等と医療者のあいだで不断のコミュニケーションが行われること，良好な信頼関係を構築しての患者の人生観（価値観）への共感が大前提である．

自己決定と患者の権利

　人は自身の病気や病状について知る権利を有するが，知りたくないことを知らされない権利も保障される．治療に関しても，他者の不利益でない限りは本人の意向が最大限に尊重されるが，医療は臨床医学を含めて高度に専門的な分野であり，患者が理解することは困難であることが多い．この不均衡を了解したうえでの医療者の役割は，患者の自己決定のプロセスを専門家として支援することである．自己決定は，決して強制するものではない．また決定を変更し，取り消す権利も保障しなければならない[1,2]．

　医療関連でない人たちは，患者には自己決定する権利があるのが当たり前という感覚がある．それは一面では正しいが，知らないでいる権利，自己決定しない権利も同様に尊重されるべきである．医療者側は，医学的診断と病名告知で終わってはならない．正確な病名と病態の告知は入口にすぎず，有効とされる医薬品がない疾患であっても医療として行うことは多くあり，患者には適切なサポートを受ける権利がある．なおインターネットなどで病気を検索することも妨げてはならないが，正確な情報を得られるように，たとえば難病情報センター[*1]や日本神経学会[*2]等の正確な情報源を推奨しておく．

事前指示

　事前指示は，病状の進行などにより患者が意思決定能力を失い，または自ら意向を表明できなくなった場合に，自己決定を延長しうる方法の一つと考

*1 難病情報センター
http://www.nanbyou.or.jp/

*2 日本神経学会
http://www.neurology-jp.org/

日本における神経難病での代理人指名（または代理人同意）型の事前指示の検討

欧米では，法的に代理人指名の制度がつくられている国が多い（法的代理人）．日本では法的代理人の制度はないため，代理人指名型で事前指示を行うことはほとんどない．

東京都立神経病院（川田明広先生）との共同研究で，人工呼吸器療法を希望された筋萎縮性側索硬化症（amyotrophic lateral sclerosis：ALS）患者での任意代理人指名に関して以下の検討を行った．なお，後見人制度は経済的な事柄に関しての代理人であり，医療行為に関しても代理決定が可能か否かは賛否両論がある．

東京都立神経病院において代理人指名を行ったALS 24例を検討した．自分が意思疎通困難になった状況を想定し，その場合の医療処置の選択に関して代理人指名を行っていた．当初の代理人はすべて家族であった（配偶者19例，配偶者を含む複数の家族3例，長男1例，嫁1例）．内容指示は2例で併用されていたが，詳細な医療内容指示ではなかった．代理人とキーパーソンは23例で同一であった．異なっていた1例は，患者の唯一の家族である息子が海外在住で代理人となり，主たる介護者でもある患者の知人がキーパーソンとなったという例外的事例であった．後見人制度は2例で利用されており，いずれも代理人と同一であった．1例は配偶者（夫）の死去により代理人が娘2人に変更された．

この検討から，日本においても任意代理人指名は人工呼吸器装着，コミュニケーション障害が予想される症例に対しては有用であると思われる．また，内容指示の場合と同様に代理人が決定するまでのプロセスが重要であり，それが病状や状況の変化に対応して代理人の変更を容易にし，代理人指名の欠点を補っていると考える．

なお代理人には法定代理人と任意代理人があり，厚生労働省は医療現場におけるdurable power of attorneyを認めていないので，法的手続きにより代理人（法定代理人）を決めることはできない．この検討では，「キーパーソン」の概念を拡張することで，日本においても任意代理人指名は可能であることを示した．

１ 事前指示を含む概念

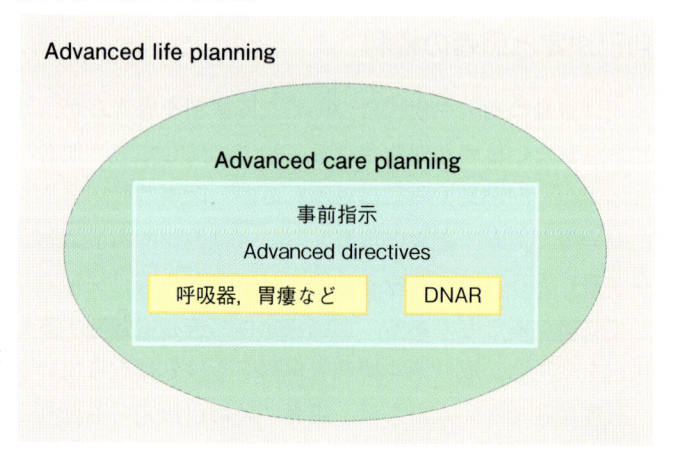

事前指示は，さらに大きな概念のなかにある．最も大きいAdvanced life planningは，いかに生きるかという人生そのもののあり方を含んでいる．
（伊藤博明．医療2014[6]より改変引用）

えられている[3]．これはインフォームドコンセントの考え方[4,5]を拡張したものであり，生かされ続けることを望まない状況について医療者に伝えることも，生命維持を望むことを示すこともできる．

しかし事前指示の使用に対しては多くの反論があり，事前指示が患者のQOLを改善するというエビデンスは存在しない．最も重要なことは，この概念が，Advanced care planning（ACP）や，より広いAdvanced life planningといわれる，患者の人生全般における長期的な視点の中に包含される概念であることを理解することにある[2,6]（**１**）．

すなわち，事前指示をする／しないも含めて，患者自身がどのような療

2 事前指示の2類型

	内容指示型	代理人指名型
方法	指示内容を文書等に残す	代理決定する人を指定する
具体例	文書にして残す（事前指示書） 口頭で行う（誰かが書きしるす） 記録媒体やインターネット上に残す	指名した人に受諾してもらう
メリット	具体的医療内容を決められる	細部を決めなくともよい
デメリット	想定しなかった事態への対応 書き換えの保証 保管と必要時の入手に関する手段 ほとんどの場合に解釈が必要	代理人の負担が大きい 代理人の意思にすり替わる危険 代理人の死亡・辞退や変更への対応

3 患者の意向と事前指示，および事前指示の変更

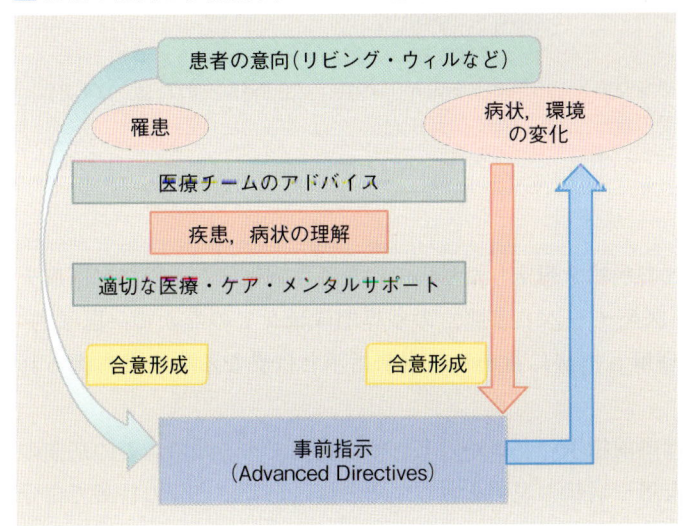

患者の意向とされるものは，罹患前の意向のことがほとんどである．罹患した後に，この意向をもとに医療チームによるアドバイスやサポートにより疾患や病状を理解したうえで合意形成されるものが事前指示である．その内容は，病状や環境の変化に応じて変化する．この変化に対して再度医療チームが関与し，新たな合意形成がなされる．

（伊藤博明．医療 2014[6]より改変引用）

養生活を送るのかという生の全体の一部として考えなくてはならない[2]．

事前指示の2類型

事前指示には，内容指示型と代理人指名型の2類型がある[3]．それぞれのメリット／デメリットを表に示す（**2**）（**Column**「日本における神経難病での代理人指名（または代理人同意）型の事前指示の検討」参照）．

2類型は相互に関連しているが，以下で事前指示というときには，内容指示型を念頭において述べる．

事前指示とリビングウィル等（**3**）

「リビングウィル」や「エンディングノート」，「私の希望書」，「患者の事前の意思表示書」等は日本尊厳死協会作成のもの（日本尊厳死協会ホームページ：尊厳死の宣言書〈リビング・ウイル Living Will〉[*3]）に代表されるように，病気になる前と推察される比較的健常なときに「延命処置」など具体的医療行為の差し止め等の要望の目的で作成されたものである．それゆえ，

*3 http://www.songenshi-kyokai.com/living_will.html

Column: 医療チーム

難病など慢性疾患の診療では，終末期のみでなく病初期からの多専門職種による医療・ケアが必要である（「終末期」に関しては厚生労働省のガイドライン*参照．なお最近は「終末期」に代わり「人生の最終段階」という表記が使われている）．きちんとしたチームをつくることが，難病医療・ケアの基本である．

医師は医学に関しては専門家であるが，医学的な妥当性だけで治療方針の決定をすべきではない．また医師と患者のみでの決定は，パターナリズムに陥る危険が指摘されている．特に慢性疾患の医療は多面性が著しく，それぞれの医療分野の専門職とチームをつくって医療方針を決定していくことが求められている（チーム医療）．また家族等のキーパーソンもチームの重要なパートナーである．

多専門職種ケアでは，各専門職種が対等に意見を交換できることが大切である．各専門職は当該分野での責任を負い，リーダーのもとで方針が決定される．医師は病院医療においてはチームリーダーの役割であることが多いが，在宅では他の職種のこともある（当然ながら，在宅でのメンバーは入院の場合と異なる）．医師は，医学的妥当性の視点で意見を述べるが，それが最も妥当な立場であるかは不明である．それぞれの専門職種が，自らの視点から発言できるように配慮するのも，医師の役割である．またチームで合意したからには，その内容が自説と異なっていても責任を負う．

どうしても医療チームで合意・決定できないときには当該施設の倫理委員会等に検討を申請するなど組織的に解決を図るが，最終決定は医療チームでなされる（厚生労働省HP参照）．

*「終末期医療の決定プロセスに関するガイドライン」
http://www.mhlw.go.jp/shingi/2007/05/s0521-11.html

罹患時のそれぞれの病状を想定したものではなく，病気になった後に医療チーム（**Column**「医療チーム」参照）の多専門職種ケアのなかで，医学的，社会的に病状を理解した後に行われる事前指示とは異なるものと考えられる[6]．

これらの意向は事前指示のきっかけとしては重要であるので，この病前の意向をふまえて疾患や病状の説明を行う．その後に患者に自分の言葉で自分の病気や病状についての考え（患者の解釈モデル）を表現してもらい，その解釈を尊重しつつ多専門職種がサポートする確認作業を繰り返す[6]．患者・家族等の診療に対する期待感も言葉で表現してもらい，不確実性が常にあること，過大な期待のあるときには不可能なこともあるが，医療チームが最善と思われるサポートを行うことを保証する．

神経難病のような慢性疾患においては，疾患のみならず社会的背景にも配慮し，時間をかけて患者・家族等と医療チームの良好な信頼関係（ラポール）を築くことが可能であり，最も重要な事項である．その上にのみ，事前指示やACPは患者の生き方を支える意味をもつ可能性がある．

事前指示と「緩和」

神経難病は，難病の定義からして根治療法がない．免疫性神経疾患やパーキンソン病のように治療法が確立されてきた疾患もあるが，それでも完治するわけではない．神経難病は，完治して社会復帰できる外因性疾患や救急医療とは異なり，内因性で進行性の疾患である．したがって，その先に死があることを念頭におき，その前提のうえでその人らしく生きることを考えるべきである[7]．

Keywords

家族等
血縁の家族のみでなく，知人のこともあり得る．また事実婚やLGBT(Lesbian / Gay / Bisexual / Transgender)など，性や文化の多様性にも配慮する．重要なことは患者本人の意向である．

> **DNAR**
>
> 　心停止や呼吸停止になったときに心肺蘇生をしないという内容指示型の事前指示である．患者の意向のみなく，この病状では心肺停止時に心肺蘇生を行っても無益であるという医学的判断を根拠として指示が行われる．心肺停止に対して心肺蘇生をしないということに限定した指示であり，DNAR指示が行われたとたんに医療スタッフが関心をなくしてはならない．その他の治療や苦痛のコントロールなどのケアは，むしろ積極的に行われることが望まれる．
>
> 　DNR（Do Not Resuscitate）ともいわれたが，蘇生する可能性もあるのに蘇生するなというイメージがもたれるために標準的な治療さえも行われない危惧があるため，DNAR（Do Not Attempt Resuscitate）が使用されるようになってきた．
>
> 　なおDNAR／DNRは心肺停止に限った指示であるので，心肺停止にまでは至っていないが早急な治療が必要な場合は，たとえばConfort Measues Only, Limmitted Additional Investigation, Full Treatmentに分けて指示を行おうとする意見もあるが，筆者は反対である．本文にもあるように，事前指示は，さらに大きな概念に含まれることの理解が重要である．

　すなわち前臨床レベルを除けば，現在行われている神経難病におけるすべての治療は対症療法，または病態修飾療法（disease modifying therapy）であり，神経細胞の変性を改善するまでには至っていない．胃瘻や人工呼吸器も，神経難病の緩和モデルのなかで palliation と呼んだ単なる医療処置である[7]．しばしば「無駄な延命治療」と称されるが，それは勝手な解釈にすぎない．このような医療的処置の解釈や意味づけは個々の事例で異なり，標準化されるべきものではない[8] *4．

　このように生き方の選択には個別性が最大限に重視されるべきであるが，あくまで関係性の中での多様性（diversity）であり，社会で認められない事項は含まれない．事前指示もACPも医療チームとのコミュニケーションから自然に提案されるべきものである（**Column**「DNAR」参照）．

共有プロセス

　事前指示は，言語化するためのプロセスでもあり，医療チームとの間でこれからの人生をともに考える「共有プロセス」の中で，無理なく提案され言語化されることが重要である[2]．

　したがって最初から具体的医療行為の選択肢のみを示して，その中から選択する方法は推奨されない．医療者でない者には，医療行為を行われた自身の状態を想像するのは困難であり，「胃瘻を造設したら経口での食事はできない」など医療行為には多くの誤解がある．医療チームが個別に対応する必要があり，病状などの変化を見極め，患者の理解を確認すべきである．また，いつでも事前指示の見直しができる柔軟性を医療チームが担保することも重要である．

　事前指示の内容はさほど重要でなく，お互いに十分考えたこと自体に価値を見出すのがプロセス論の要諦である．

*4
本巻Topics「人工呼吸器療法の中止」（p.355-361）も参照

解釈プロセス

内容指示型の事前指示が意思決定能力を失った患者に使用される際には，ほとんどの場合に医療チームや家族等による解釈が必要である．たとえ人工呼吸器療法を希望しないという事前指示があったとしても，それは原病による呼吸機能の低下を念頭においたものであって，心筋梗塞や肺炎のような十分治癒しうる病状は想定していないかもしれない．事前指示は重要な「手がかり」であり，それをACP等から推定し患者の生を支えようとするアプローチが不可欠である[2]．

疾患別の相違について

疾患別に問題となりうる事項を，2疾患をとりあげて考察する．なお，遺伝性疾患には別の配慮が必要である．

■パーキンソン病

近年の抗パーキンソン病薬や脳深部刺激療法の進歩は目覚ましいものがあるが，神経細胞の変性を改善しているわけではなく，対症療法／病態修飾療法である．

パーキンソン病では進行期症例の多くが認知障害や認知症を合併するため，進行期認知症に関しての議論を参考にする必要がある．

判断能力の低下に関しては，小児へのインフォームドコンセント（インフォームド・アセント）が参考になると思われる．判断能力の乏しい小児においては法的な保護者からインフォームドコンセントを得るが，この場合であっても小児の人権を尊重し，理解力に応じて説明を行う必要があるとされている．成人においても，「希望しない医療行為は行わない」ことを原則とし，可能な限りの情報提供をして本人の意向を確認すべきである．

■筋萎縮性側索硬化症

呼吸運動系麻痺を超えた「新しいALS観」を認めたうえで，人工呼吸器療法や胃瘻を行わず，神経難病の緩和医療を選択することも，また可能な生き方である．ここでも個別の生の全体像から考えるべきである．

人工呼吸器療法を選択した後も，疾患が進行性である限り十分な緩和医療・ケアを含む十分な医療・介護が行われるべきであるが，ともすれば人工呼吸器療法を選択したことで，医療や事前指示に関心がなくなりがちである．それまで以上に生きることを支えなくてはならないはずであり，人工呼吸器療法開始後にも事前指示やACPがある．この点はDNARで触れた問題に類似している（**Column**「DNAR」p.307参照）．

事前指示を超えて

事前「指示」とはいうが，患者・家族等と医療チームが生きることを支えるプロセスのなかで行われるものである．また「事前」指示には常に不確実性があることが明らかで，これは正確な未来予測が不可能であるという，当

Memo

新しいALS観

ALSの病態は呼吸筋麻痺後も連続しているとし，呼吸運動系麻痺を疾患の終末とする「従来のALS観」と対比して林[9,10]により提唱された．またALS患者が侵襲的人工呼吸器療法後の全過程を通して周囲の人々と生きていくために，医療者も療養環境を構築する取り組みに参加していく役割があるとされ，癌における終末期ケアとは異なる概念として「ALSの緩和ケア」ではなく「ALSの生の拡充ケア」が用いられた．

ディベート

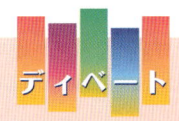

自己決定は「自己」決定か──自由意志をめぐって

　医療者と患者（家族等）の間でインフォームドコンセントが行われるにせよ，両者が共同決定（shared decision making）という形で方向性を決めるにせよ，自己の存在が前提となるが，そもそも「自己」はそれほど自明のものであろうか.

　脳神経科学においては，自由意志（free will）の存在に疑問が呈されている.

　リベット（Libet B）は，「好きなときにボタンを押してください」と依頼し，被験者が自分自身のタイミングでボタンを押しているときの脳活動を測定するという実験を行った．すると，行動しようとする意図に気づいた時点に先行して準備電位がみられた．リベットは，先に「ボタンを押す」というプログラムが動き，その後に「動かそう」という意識（意図）が現れたと考えた．リベット自身は free will はないかもしれないが，意識（意図）から行動の間に拒否権を行使する free won't はあるのではないかと解釈した．

　もっとも解釈に関しては諸説ある．たとえば高速で飛んでくるテニスボールを打ち返す選手など，パターン化したプログラムが働いているときには意図が後からついてくるという現象は，意識とは無関係に運動は実行できることを示しているといえよう．この事象は，リベットの実験系を複雑な（社会的）行為に一般化することに疑問を呈するのみならず，自由意志は長期にわたる現象であり「意図」として意識する時間をある一時点で計測することに疑問をなげかけている．

　なお，その後のfMRIを用いた精密な実験[11]ではさらに時間をさかのぼって補足運動野（supplementary motor area）のみでない広範囲の活動変化がとらえられ，哲学や法学分野を含めて現在も論争が続いている．リベットを嚆矢とする自由意志の研究は，われわれが自由意志での行動（決定）と思っていることには，無意識下の段階が含まれている可能性を示している.

然の事実から説明できるものである[6]．震災などの非常時には，今までの枠組みを捨て，生き延びるためには自身の「身についている知恵」に従って行動したほうが，より生存する可能性がある[6]．事前指示には限界があり，われわれの理性の限界に起因するものと考える．今後「事前指示」という訳語の問題も議論される可能性がある．

　すぐれた臨床医は，たとえば診断の場面でも，常に自分が行った診断に疑問を残しておき，経過をみることがある．また時には検査所見より自分の経験を重視する柔軟性をもっているものである．このような曖昧な状態をそのまま受け入れる態度は，事前指示のプロセスでもまったく同様であり，重要である．

　これまで自己決定や事前指示に関しては倫理学や社会学の立場で議論されていた．しかし脳神経科学からアプローチを行う脳神経倫理学がこれらの問題にも関与できるようになった（**ディベート**参照）．筆者は，mirror neuron 研究で明らかになったように脳活動は他者や環境との相互作用で生じるものであり，自己決定に関しても例外ではないと考えている．Social Brain(s) の研究手法等によってこれらの事柄を臨床で検証することも，これからの臨床神経学の課題であろう．

（伊藤博明）

文献

1) 厚生労働科学研究費補助金難治性疾患克服研究事業「特定疾患患者の自立支援体制の確立に関する研究」班．事前指示検討ワーキンググループ．筋萎縮性側索硬化症患者の意向の尊重とケア（事前指示）に関する検討．中間報告書．2011.
2) 板井孝壱郎．ACP（事前ケア計画）としての事前指示―患者意思の「共有プロセス」を支える臨床倫理サポート．人間と医療 2011；1：22-31.
3) Post SG（editor）．Encyclopedia of Bioethics. 3rd edition. New York：Macmillan Reference USA；2004 ／水野俊誠（訳）．事前指示と事前ケア計画．生命倫理百科事典翻訳刊行委員会（編），日本生命倫理学会（編集協力），生命倫理百科事典．東京：丸善；2007, pp.1258-1263.
4) 大生定義．本書のねらいと使用上の注意．認定内科専門医会（編），より良いインフォームド・コンセント（IC）のために．東京：日本内科学会；2003, pp.1-2.
5) 白浜雅司．インフォームド・コンセント書式のひな形について．認定内科専門医会（編），より良いインフォームド・コンセント（IC）のために．東京：日本内科学会；2003, pp.8-9.
6) 伊藤博明．事前指示と事前ケア計画―「想定外」に対応する方法の考察．医療 2014；68（4）：170-174.
7) 伊藤博明，中島孝．在宅神経難病患者のQOL．神経内科 2006；65（6）：542-548.
8) 川島孝一郎．統合された全体としての在宅医療．現代思想 2014；42（13）：146-156.
9) 林秀明．ALSの呼吸筋麻痺と呼吸装着―最近の考え方―「今までのALS観」から「新しいALS観」への進展．理学療法ジャーナル 2000；34：46-48.
10) 林秀明．ALSとともに今の社会に生きていくこと―「今までのALS観」から「新しいALS観」へ．日本医事新報 2012；4616：26-28.
11) Soon CS, et al. Unconscious determinants of free decisions in the human brain. *Nat Neurosci* 2008；11：543-545.

参考文献

● 厚生労働省．終末期医療の決定プロセスに関するガイドライン．2007.
http://www.mhlw.go.jp/shingi/2007/05/dl/s0521-11a.pdf
解説編
http://www.mhlw.go.jp/shingi/2007/05/dl/s0521-11b.pdf
● Lo B. Standards for decision when patients lack decision-making capacity. In：Lo B. Resolving Ethical Dilemmas：A Guide for Clinicians. 2nd edition. Philadelphia：Lippincott Williams & Wilkins；2000 ／北野喜良ほか（監訳）．医療の倫理ジレンマ解決への手引き―患者の心を理解するために．東京：西村書店；2003, pp.110-128.

Further reading

● 成田有吾（編著）．神経難病在宅療養ハンドブック―よりよい緩和ケア提供のために．大阪：メディカルレビュー社；2011.
在宅で神経難病を診るためのポイントが簡潔にまとめられている

● Joyce CRB, et al. Individual Quality of Life：Approaches to Conceptualisation and Assessment. Amsterdam：Taylor & Francis；1999.
従来のQOL測定では，どうしてもADLの要素が含まれている．本来，両者は別の尺度のはずである．事前指示の目的は何かを考えるために

● 日高敏隆．動物と人間の世界認識―イリュージョンなしに世界は見えない．東京：筑摩書房；2007.
ヒトも生物（動物）であり，世界認識には生物学的な制限（限界）が原理的に存在する．たとえばヒトは紫外線を「見る」ことはできない

● Libet B. Mind Time：The Temporal Factor in Consciousness. Cambridge：Harvard University Press；2005 ／下條信輔（訳）．マインド・タイム―脳と意識の時間．東京：岩波書店；2005.
運動準備電位が意思（will）に先行していることを示した有名な著作．リベットの解釈が正しいとは限らないが，自由意志（free will）の存在に疑問を投げかけた

● 岩田健太郎．コンサルテーション・スキル―他科医師支援とチーム医療．東京：南江堂；2010.
著者の専門は感染症学であるが，すべての医療チーム，専門家のあり方に共通する事項が多い．コミュニケーションは技法（ツール）ではないことを前提として書かれている

VII. 神経難病患者・家族の自立支援
就労支援

Point
- 難病患者では特徴的に「全身的疲れやすさ等の体調変動」により，非正規雇用では退職しやすく，正規雇用では職場での治療と仕事の両立の葛藤が大きくなっている．
- 疲労回復や体調管理に適切な勤務時間や休日等のある，無理なく能力を発揮できる仕事の選択，および，治療と仕事の両立のための職場での配慮等の促進等が，多くの難病患者にとって効果的な就労支援である．
- 診断・告知時や診療時，特に休職時における治療の見通しの説明や情報提供，就労可能性や留意事項についての相談によって，退職等の就労問題の予防や早期対応が可能な場合がある．
- 6級以上の身体障害者手帳等を取得している難病患者は，企業の法定障害者雇用数にカウントされ，企業の雇用コストの調整や環境整備，支援機器・人的支援等への助成金支給の制度の対象である．
- 障害者手帳の対象とならない軽症患者であっても，長期の就労困難性を有する難病患者は，ハローワーク等の多様な職業リハビリテーションサービスや制度の対象である．
- 最重度の障害者に対しても，社会との相互依存関係の構築や個人の自己実現の支援として，カスタマイズ就業という方法論がある．

難病患者の「就労支援」の概念

　難病患者の就労支援は軽症者から重症者までを対象とする．身体障害，知的障害，精神障害のある難病患者は，障害者雇用支援制度・サービスの対象となる．また，治療により症状や障害の進行が抑えられ障害認定の対象とならない軽症の難病患者では就業者は多いものの，無理な就労により体調が悪化する危険性があったり，疲れやすさや痛み等による職業上の困難性がある場合等，就労支援が課題となっている[1-4]．さらに，難病患者には重症すぎて従来の障害者雇用支援制度・サービスを活用しても企業での就業が困難な場合もあり，より先進的な就労支援の開発も課題である（**1**）．

　また，難病は治療を必要とする「疾病」であるとともに，生活上の支障を有する「障害」でもある．従来の固定した障害とは異なり，全身的疲れやすさ等の体調変動があることが，難病患者の就労困難性の最大の要因になっている．このため，難病患者の就労支援においては，難病患者による治療と仕事の両立に向けた取組みを保健医療と労働の両分野から効果的に支えることにより，深刻な就労問題に至ることを予防し，早期発見・早期対応することが第一に重要である（**2**）．また，難病患者の就労問題が悪化すると，医療・生活問題と複合し，ハローワーク等だけでは支援困難になりやすい[5-7]．そ

Keywords

「障害」
世界保健機関 WHO の ICF 国際生活機能分類では，健康上の問題に起因する生活機能上の問題や困難状況を広く「障害」と呼ぶことを提唱している．

1 軽症者から最重度障害者までの難病の就労支援

職業上の困難レベル	代表的疾患・症状	同性・同年齢の一般就業率との比較	就労支援の基本的戦略
障害認定はないが，就労支援ニーズあり	重症筋無力症（軽症），多発性硬化症（軽症）	80〜100％（デスクワーク，短時間就業が比較的多い）	障害者差別禁止合理的配慮提供の義務化
障害認定があり，企業での就業実績多い	重症筋無力症（重症），CIDP	50〜80％	障害者雇用率制度等
障害認定はあるが，企業での就業実績が少ない	多発性硬化症（重症），脊髄小脳変性症，パーキンソン病	50％未満	福祉的就労カスタマイズ就業

CIDP：慢性炎症性脱髄性多発ニューロパチー．

2 難病の就労支援における医療と労働の両分野の連携の必要性

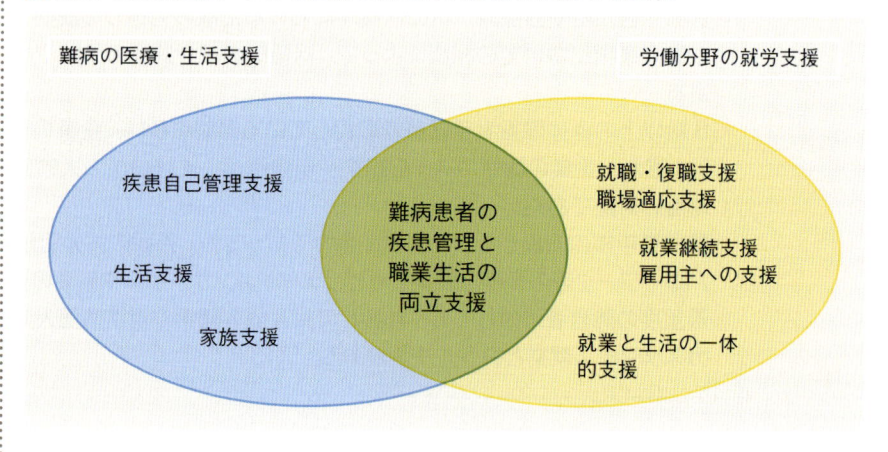

難病の医療・生活支援
- 疾患自己管理支援
- 生活支援
- 家族支援

難病患者の疾患管理と職業生活の両立支援

労働分野の就労支援
- 就職・復職支援 職場適応支援
- 就業継続支援 雇用主への支援
- 就業と生活の一体的支援

のため，全国に500程度設置されているハローワークでは，地域関係機関と連携して多職種チーム支援体制（地域障害者就労支援事業＝チーム支援）がとられている．さらに，2015〈平成27〉年度からは各都道府県の拠点となるハローワークに「難病患者就職サポーター」が配置され，ハローワークにおいて相談や専門支援機関への誘導を実施するほか，難病相談支援センターにおける出張相談や，難病相談支援センターからハローワーク等への誘導等を実施し，就職を希望する難病患者に対する症状の特性をふまえたきめ細かな就労支援や，在職中に難病を発症した患者の雇用継続等の総合的な就労支援が実施される．

診療場面での「就労支援」の実際と課題

診療場面は，将来の大きな就労問題をもたらす悪循環につながる典型的状況への早期対応の重要な機会である．ただし，現実には，これらの取組みには限界があり，労働分野の就労支援との連携促進が課題である[5]．

診断・告知，入院時の退職防止

新たに難病の告知を受けた場合に，難病患者となった本人もその雇用主も，

難病による職業への影響や復職可能性や復職可能時期，また必要な支援等の情報が何もない状態で，性急な退職の決断をしてしまう場合もある．診断・告知時には，患者の性急で不必要な退職の決断を防止する情報提供や相談等の対応が，就労支援として重要な意義がある．特に，休職時の復職支援や就業継続支援が重要であり，復帰する仕事や職場関係者とのコミュニケーションをとり，医師や医療・生活支援スタッフが情報提供や応援する意義が大きい．

安全健康配慮上の情報提供

医学的な観点からの健康安全配慮上の必要性を企業が把握することが，難病患者の就労継続にあたりきわめて重要である．難病患者を雇用する企業にとって，安全健康配慮義務の規定から，就業による病態の著しい悪化の可能性がないこと，病気による業務上の危険性等がないことを確認し，難病患者の就労可能性の判断や必要な配慮事項を検討するにあたり，主治医・担当医の意見は決定的に重要である．

その仕事が「無理のない仕事」であるかの判断は，医学的に各人の体調をふまえつつ，一方，患者の就労する当該の仕事では，疲労回復や体調管理に適切な勤務時間や休日等があるかどうか，体力的に無理であったり症状を悪化させるような作業・業務がないか，また，治療と仕事の両立のための職場での配慮等があるかどうかを総合的に勘案する必要がある[8]．

しかし，難病についてのリスクコミュニケーションは困難なことが多く，企業側では差別の意図はなくても「難病であることを聞かされた以上，無理に働かせて亡くなってしまったら企業責任になる」との懸念の払拭が困難なことが多い．また，現状では，職場への医学的な情報提供は，患者を通して提供されることが多いが，患者は職場の無理解や差別を心配して，病気のことを職場に隠すことが多く，職場には必要な情報が提供されない状況で働いている難病患者が多い．

就労を前提とした治療と体調管理の助言

難病患者の就労支援の大前提は，医療の進歩により症状が十分に安定していることであり，患者が必要な医療を受け，適切な疾患自己管理上の助言や指導を受けていることである．しかし，職業生活においては，医師からの注意や助言に基づく「患者」としての役割行動が職場での「職業人」としての役割行動と矛盾しやすい．このため，患者はいずれかを優先させ一方を犠牲にする行動をとりやすく，体調悪化による退職だけでなく，精神的ストレスや職場の人間関係の悪化から就業継続が困難になる場合も多い．パートやアルバイト等の非正規雇用では退職を選択する場合が多いが，正規雇用の場合で「職場に迷惑になっているのではないか」あるいは「仕事のせいで病状が悪化している」という思いを抱えつつ仕事は辞められないことによる葛藤や悩みが大きい[8]．

Keywords

安全健康配慮義務の規定

労働安全衛生法第68条および労働安全衛生規則第61条：①事業主は伝染病にかかった者や心臓，腎臓，肺等の疾病で労働のため病勢が著しく増悪するおそれのあるものにかかった者の就業を禁止しなければならない，②就業を禁止しようとするときは，あらかじめ，産業医その他専門の医師の意見を聴かなければならない．

現実の職業場面での業務や人間関係をふまえたうえでの治療や自己管理への助言等が，就業継続を支えるだけでなく，治療の効果を高めるための課題となっている．

治療と仕事の両立支援のための労働分野との連携

専門の医師は個々の難病患者の職業上の困難性，就労可能性，必要な配慮事項について意見を求められても，それらは仕事内容や勤務時間や職場の状況等により個別に異なるため，診療場面で得られる情報だけでは検討に限界があると考えられる．患者の安全や健康を守りつつ不必要な就業制限をしないために，常勤の産業医のいない職場では，後述のような労働分野における職場実習やトライアル雇用制度の活用と連携し，実際の職場において，本人，職場，支援者が，本人の職業適性だけでなく，疾患管理上の可能性や課題を確認できるようにする支援が効果的である．

障害者手帳を取得している場合に活用できる就労支援制度

視覚障害，聴覚・平衡機能障害，言語障害，肢体不自由，内部障害（心臓，腎臓等）等の身体障害（6級以上，7級の障害が2つ以上重複する場合を含む）や，高次脳機能障害等の精神障害があり，障害者手帳を所持している難病患者は，社会連帯の精神による障害者雇用義務制度の対象であり，雇用主向けのさまざまな経済的インセンティブがある．これらは，新規就職の場面だけでなく，中途障害者の職場復帰や就業継続にも活用できる．従来，神経難病患者では5級や6級の軽度の障害認定が非常に少ないが，就労支援制度の活用のために認定の可能性を検討する意義は大きい．

> **point**
> 障害者手帳をもつ難病患者は社会連帯の理念により障害者雇用義務制度の対象

> **point**
> 身体障害者手帳の6級以上で障害者雇用率制度の対象

障害者雇用率制度，納付金制度

障害者雇用促進法に基づく，現行の法定障害者雇用率は，常用労働者数に対して，一般の民間企業は2.0％，国・地方公共団体・特殊法人等は2.3％，都道府県等の教育委員会は2.2％である．障害者の雇用に伴う事業主の経済的負担の調整を図るとともに障害者雇用促進を図るため，雇用率未達成の事業主（現行では常用労働者200人以上の企業）は不足1人あたり月額5万円を納付金として徴収される一方，雇用率達成の事業主は超過1人あたり月額2万7千円が調整金として支給される（常用労働者が200人以下の企業へは超過1人あたり月額2万1千円が報奨金として支給される）．また，身体障害者手帳の等級が2級以上の重度障害者は1人を2人としてカウントされる．2013（平成25）年の民間企業の雇用障害者数は41万人弱（身体障害者30万人）で，法定雇用率未達成企業の割合は57.3％で，その62.1％は不足数が1人以下である．国や都道府県はほぼ100％が法定雇用率を達成しているが，市町村，独立行政法人等，教育委員会は60〜80％の達成とやや低い．

3 神経難病による障害者の雇用のための企業への助成金の例[*1]

助成金の例	助成対象の例	助成率（上限額）
障害者作業施設設置等助成金	作業設備，トイレ，スロープ等の作業設備の設置・改善	2/3（障害者1人あたり450万円，賃貸の場合は月13万円）
障害者福祉施設設置等助成金	障害者が利用できるように配慮された保健・給食等の福利厚生施設の設置や整備	1/3（障害者1人あたり225万円）
重度中途障害者等職場適応助成金	中途障害者である2級以上の身体障害者または45歳以上の身体障害者（在宅勤務を含む）の職場復帰を促進するための措置（3年間）	（障害者1人あたり月3万円）
職場介助者の配置または委嘱助成金	障害等級2級以上の視覚障害者や肢体不自由者の事務的業務の遂行の職場介助者の配置を10年間（減額してさらに5年間継続可）	3/4（配置1人あたり月15万円，委嘱1人1回1万円，年150万円まで）
健康相談医師の委嘱助成金	4級以上の内部障害者等の健康管理に必要な医師の委嘱（10年間）	3/4（委嘱1人1回2万5千円，年30万円まで）
在宅勤務コーディネーターの配置または委嘱助成金	2級以上の障害者の在宅勤務者の雇用管理および業務管理を担当するコーディネーターの配置や委嘱（10年間）	3/4（初回制度設計等のため10万円．障害者1人あたり月5万円，委嘱の場合1回3千円）
重度障害者等通勤対策助成金	障害者のための，特別な設備等の住宅の新築・改築・購入，賃貸（10年間）	3/4（世帯用1,200万円，賃貸月10万円，単身者用500万円，賃貸月6万円）
	住宅手当の支給（10年間）	3/4（1人あたり月6万円）
	通勤援助者の委嘱（1か月）	3/4（委嘱1人1回2千円，交通費3万円）
	障害者の自動車通勤のための駐車場の賃貸（10年間）	3/4（障害者1人月5万円）
	障害者の通勤用自動車の購入	3/4（1台150万円，重度の両上肢障害者は250万円）
障害者能力開発助成金	障害者能力開発訓練事業において訓練を受講	3/4（受講期間中受講生1人あたり月8万円）

[*1] 詳しくは，http://www.atarimae.jp/forCompanies/josei/noufu/ 等を参照．

障害者雇用納付金制度に基づく各種助成金

企業による障害者の新規雇用や，中途に障害者となった人の雇用継続にあたって，作業施設や作業設備等の整備や設置，また，職種転換等に伴う能力開発や適切な雇用管理に必要な費用については，申請・審査を経て一部が支給される（3）．

障害者手帳の対象でない軽症の難病患者に対する就労支援

障害者手帳の対象にならない軽症者であっても，身体的に無理のない仕事への制限や職場での業務調整が必要な場合がある．また，雇用主側には「難病では働かせられない」という偏見は根強く，軽症者であっても職場で難病についての理解を得て就職や就業継続をすることが困難となっている．このような軽症で障害者手帳を有さない難病患者の就労問題の実態をふまえた就労支援も整備されつつある．

不合理な差別禁止と合理的配慮（reasonable accommodation）

軽症の難病患者は一定の職業上の制限があっても，逆にいえば，無理のない仕事に就き，職場での一定の理解や配慮があれば，問題なく仕事ができる場合が多い[1]．具体的には，通院や休憩への安全健康配慮にとどまらず，病気や障害があっても同じ職場の仲間として能力を発揮できるように，患者にも企業にもプラスになり，コストも小さい実効性のある配慮のあり方が求められる．たとえば，体調の変動に対して，調子の悪いときの分を調子のよいときに取り返せるように職場での業務調整，また，突然仕事を休む可能性に対して，チームでの仕事の担当や引き継ぎの重視というようなことである．

従来，難病患者が就職面接のときに病気のことを話すと門前払いになったとか，仕事に就いていて難病のことを相談したら退職を求められた，という状況も多い[1,5,6]．これは病気や障害自体による不合理な雇用差別にあたる．わが国にも 2014（平成 26）年に国際連合障害者権利条約に批准し，障害者雇用促進法の改正により，2016（平成 28）年度から障害者手帳の有無にかかわらず，そのような差別が禁止されるだけでなく，企業にとって過大な負担にならない合理的配慮を提供することが義務化される．

> **point**
> 軽症者では患者にも企業にもプラスになる実効性のある合理的配慮が求められる

> **point**
> 2016 年から障害者差別解消法の施行

無理なく活躍できる仕事を探すための支援

全国のハローワークでは一般の職業紹介窓口以外に，個別登録して継続的な支援を受けられる障害者窓口（専門援助窓口）があり，難病患者は障害者手帳の有無にかかわらず登録して無理のない仕事の職業相談や職業紹介を受けることができる．多くの難病患者にとって身体的に無理のない仕事は，デスクワークの仕事や，あるいは，短時間の仕事といった，身体的負荷が低く，休憩が柔軟にとりやすかったり，疲労回復に使える十分な時間や休日があったり，治療等との両立がしやすかったりする仕事である[1,2]．これらの仕事は一般にも人気の高い仕事であるが，ハローワーク等では本人の職業能力や興味分野をふまえた職業相談や職業紹介により，企業にアピールできる就職を目指す．中途障害でこれまでの仕事が困難となった場合，それまでの学歴や職歴により必要な能力が不足し，無理のない仕事に移りたくても移れない場合があり，ハローワークを通したパソコン技能等の職業訓練や資格取得支援を経て職種転換する支援もある．

> **Memo**
> 「難病患者に適した職務」を一概にいうことは適当ではなく，個々の仕事内容をふまえて検討することが重要．
> ・体調管理や疲労回復に十分な休日や休憩がとれるか？
> ・体調に合わせた柔軟な時間や業務の調整がしやすいか？
> ・定時勤務等長時間勤務でないか？
> ・休憩がとりやすいか？
> ・体力的にきつい作業や業務が含まれないか？

就職活動時に企業に病気や必要な配慮を説明するための支援

ハローワーク等では，主治医・担当医の意見書等をふまえ，「難病患者の雇用」への企業側の不安や懸念を払拭するとともに，難病患者に対する就労可能性や必要な配慮事項の整理や職場側への説明の仕方の助言等，さらに同行支援等で企業側にも直接説明する等の支援を実施できる[6,7]．障害者手帳のない難病患者を雇用する企業に対しては，雇用管理に対する助成金制度も設けられている．

また，職場実習や最長3か月のトライアル雇用制度を活用して，実際に難病患者が試験的に働く機会によって企業側の理解を促進する支援，ジョブコーチ支援や障害者就業・生活支援センターも利用できる．その際，医療関係者との情報交換や企業への説明時の助言や同行支援が，企業側の安心につながりやすい．

就職後も治療と仕事の両立が続けられるための支援

本人が職業生活での業務スケジュールや人間関係の中で疾患管理を行うためのセルフマネジメントや対人スキルの訓練，仕事に就いてから何か問題が起こったときの相談対応体制の整備については，就職・復職前の早期から準備しておくことで，本人だけでなく，企業側の不安の解消にもなる．

最重度障害者への就労支援

重度障害者への障害者雇用率制度やさまざまな企業内の環境整備や雇用管理への助成金をもってしても，一般企業では雇用の困難な最重度障害者に対しては，障害者総合支援法により障害者手帳の有無にかかわらず難病患者も福祉的就労の制度を利用できる．病状の進行により一般就業が困難となる場合のソフトランディングのために，これらの福祉的就労を計画的に活用することも可能である．具体的には，雇用契約があり最低賃金が適用される就業継続支援A型事業所と，雇用契約のない訓練や社会参加の場としての就業継続支援B型事業所がある．また，福祉的就労から一般就業を目指す就労移行支援事業所もある．

また，米国労働省が主導している最重度障害者への就労の選択肢として「カスタマイズ就業」[9,10]がある．これは，企業での通常の生産性が期待できない場合でも，就労支援の主眼をむしろ各人と社会との関係の再構築に置くものである．最重度の障害者を一方的な社会的支援の対象とするだけでなく，各人の興味や強みを認識し，それを活かして社会に貢献でき，また，各人の自己実現や生きがいを高めるために，ビジネス関係者などを含むチームにより，各人にカスタマイズされた就労を実現することを目指している．

（春名由一郎）

> **point**
> 各人にカスタマイズされた就労の実現を目指す

文献

1) 春名由一郎．難病のある人の雇用管理の課題と雇用支援のあり方に関する研究．NIVR 調査研究報告書 No.103．千葉：独立行政法人高齢・障害者雇用支援機構障害者職業総合センター（NIVR）；2011．
2) 春名由一郎．難病のある人の就労支援のために．千葉：独立行政法人高齢・障害者雇用支援機構障害者職業総合センター（NIVR）；2011．
3) 厚生労働省職業安定局．難病の雇用管理・就労支援に関する実態調査　調査結果．2006．
4) 春名由一郎．難病等慢性疾患者の就労実態と就労支援の課題．NIVR 調査研究報告書 No.30．千葉：日本障害者雇用促進協会障害者職業総合センター；1998．
5) 春名由一郎．保健医療機関における難病患者の就労支援の実態についての調査研究．NIVR 資料シリーズ No.79．千葉：独立行政法人高齢・障害・求職者雇用支援機構障害者職業総合センター（NIVR）；2014．
6) 春名由一郎．就労支援機関等における就職困難性の高い障害者に対する就労支援の現状

と課題に関する調査研究―精神障害と難病を中心に．NIVR調査研究報告書No.122．千葉：独立行政法人高齢・障害・求職者雇用支援機構障害者職業総合センター（NIVR）；2014.
7）春名由一郎．難病患者の就労支援における医療と労働の連携のために．千葉：独立行政法人高齢・障害・求職者雇用支援機構障害者職業総合センター（NIVR）；2014.
8）春名由一郎．難病の症状の程度に応じた就労困難性の実態及び就労支援のあり方に関する研究．NIVR調査研究報告書No.126．千葉：独立行政法人高齢・障害・求職者雇用支援機構障害者職業総合センター（NIVR）；2015.
9）春名由一郎ほか．カスタマイズ就業マニュアル．NIVR資料シリーズNo.36．千葉：独立行政法人高齢・障害者雇用支援機構障害者職業総合センター（NIVR）；2007.
10）今井尚志，春名由一郎．「難病中の難病」のある人への自立支援と就業の一体的支援．職リハネットワーク 2007；61：29-33.

VII. 神経難病患者・家族の自立支援
患者会の役割

Point
- 患者会の「三つの役割」とは「自分の病気を正しく知る」「患者・家族が励まし合い,助け合う」「病気であっても希望をもって生きられる社会を目指す」ことである.
- 患者会の多くの会員たちは「自分たちが病気になったのは仕方がないが,同じ苦しみを味わう人が一人でも少なくなるように」と願って活動に参加している.
- 患者会は「社会資源」である. 社会資源としての患者会を医療の場においてどのように活用し連携すべきかは,特に難病医療にとってきわめて重要といえる.

日本の患者会の果たしてきた役割

日本の患者会の歴史は戦後間もなく当時の「難病」であった結核とハンセン病患者の療養所から生まれた[1-4]. より良い治療と療養環境の整備,そして患者の生活の支援を求める,という今の難病問題と患者団体の原型である.

日本の患者会は「長期慢性疾患」の患者会と,「難病」の患者会とに大きく分類される. 長期慢性疾患といわれる病気も当時は代表的な難病であった疾患であり,今も実際には完治することはできず,生涯にわたって治療と社会的な支援を必要とすることでは「難病」であるといえるが,「難病対策」の施行のうえでいわゆる「難病」とは区別されている.

それらの団体を含めて,1972年の「難病対策要綱」の実施に前後して多くの難病患者会が疾病単位で,あるいは都道府県の連絡組織として設立され,さらにいくつかの全国連合組織が生まれた[1,7].

今また,新たな難病対策である「難病法」の施行に伴い,希少・難治性疾患の患者会を中心に数多くの患者会が生まれている.

患者会の「三つの役割」と「社会資源としての患者会」

患者会には「三つの役割」がある[5].

① まずその第1は「**自分の病気を正しく知る**」ことである. 自分の体の仕組みと疾患を科学的に理解しなければ,治療や投薬に前向きかつ主体的に対処できないからであり,それはまた現代医療における未だに不十分な部分でもあり,インフォームドコンセントの患者側からの課題でもあることを示している.

「同じ病気の人の治療はどうなのか. 結果はどうなのかを知りたい」と思う患者・家族は多い.

② 第2は「**患者・家族が励まし合い,助け合う**」ことである. 1970年代

日本の患者会 WEB版

疾病別・地域別の患者会（協議会・連合会などを含む）の機関紙誌等をWEB上で提供している．患者・家族の抱えている悩みや苦しみは患者会の創立時の機関誌やニュースに切実な声が掲載されている．患者会の歴史からさまざまなことを学び，これからの患者会活動や社会保障の発展に寄与することを目的としている．2013年，2014年厚生労働省難病患者サポート事業の一つで特定非営利活動法人難病支援ネット北海道が編集を担当している．

（日本の患者会 WEB版　http://pg-japan.jp）

には「病気を苦に…」という不幸な事件が全国的にたくさん発生し，その報道がきっかけとなり「お互いに助け合おう，励まし合おう」とマスコミなどを通じて呼びかけて誕生した患者会も多い．医師から病名を告げられて，一体どうやって家に帰ったか記憶がない，ということを経験した患者も少なくはない．むしろ多くの患者がその体験をしたといってもよい．

また，はっきりと病名を知ったことでかえって安心し，病気に立ち向かう勇気がわいてきた，という感想をもつ患者も多くいる．

病名を知ったことによる絶望の側面だけがクローズアップされるのではなく，あなたと同じ体験をした同じ病気の仲間がいる，同じ病気だからこそ言葉だけではなく通じ合うことができる，ともに涙し共感することができる仲間がいるのだ，というメッセージは患者・家族にとってまさに生きる勇気と希望を与えることができるのである．一方で「傷口をなめ合う患者会は嫌だ」という感情があることにも気づかなければならない．

③第3には「**病気であっても希望をもって生きられる社会を目指す**」こと．病気を知り生きる勇気ももつことができたとしても，社会の理解と支援がなければ病気に立ち向かうことはできない．

たくさんの患者・家族や団体が寄り集まり連帯することによって，より大きなパワーとなって，社会の偏見や差別を正し，人間としての尊厳をもって生きることのできる社会の実現に向けて，社会の理解と支援を求める活動へと進化してきた[2,3,5,6,8]．

社会資源としての患者会の活動

患者会は「三つの役割」を果たすために活動する中で，自分たちだけ，会員だけを対象としたものから，同じ病気の患者・家族を対象とし，やがて地域社会の人たち，そして国民全体を対象としたものへと発展する[8]．

設立初期には会員中心の「交流会・相談会の開催」「機関誌の発行」であったものが，会員以外も対象とする「医療講演会」「HP作成」「メディア宣伝」「講演・講師活動」「冊子発行」そして患者会の意見をまとめあげて「請願・陳情」など社会への働きかけへと変化する場合が多い．また順番が逆で，社会への訴えから始まって会員への支援に広げていく例もみられる．

Memo

患者会の講演・講師について

患者会では医系，福祉系大学や看護学校，各種学校，製薬企業，市民団体などの要請によって患者・家族の実態と生の声を聴いてもらうための講師派遣をしている団体も少なくない．

こういった過程の中で，ただの一人の患者にすぎなかった会員の中から，たくさんの経験を積み，多くの患者・家族から信頼され活動の中核となる患者たちが生まれる．自分の体験を土台として，同じ病気の人たちの悩みや苦しみを共有し，ともに悩み，その課題を見つける支援を行うことで，自らも気づきさらに療養生活の幅を広げていく同病の仲間「ピア・サポーター」として相談・支援活動を行う．

会員にとどまらず，病気で悩み苦しむ多くの患者や地域の人々にも利用される活動や，国の福祉や医療をよくすることを目指す患者会（団体）は重要な「社会資源」の一つである．

難病をめぐる政策決定過程において患者会が果たした役割

難病患者団体は，難病だけではなく，小児慢性特定疾患と長期慢性疾患対策の拡充と生活を守るために国会請願やさまざまな行動を積み重ねてきた．難病を一つずつ対象に入れていく特定疾患対策は限界であることや，難病患者も生活者としてこの社会で生きていくためのさまざまな施策や就労と社会参加が必要であり，研究と医療費助成だけではなく障害者と同じ福祉サービスも含めた「総合的な」難病対策の必要があることを強く訴えてきた．

新しい難病対策の在り方を検討するために2001（平成13）年に「厚生科学審議会疾病対策部会」の「難病対策委員会」が設置されたが，当時の委員会では患者会は正式メンバーとしては参加できなかった．

その後，この委員会は休眠状態が続いていたが，2009（平成21）年2月の第8回委員会から再開され，初めて2名の患者代表が正式に委員として参加し，患者会からの新しい難病対策への提言が糸口となって2011（平成23）年9月の第13回委員会からは難病対策の改革をめざして精力的に開催された．

難病や福祉の研究者，行政，医療関係団体，難病患者団体がさまざまな側面から意見交換を行い，2011年に議論の中間的整理が行われ，「今後の難病対策の検討に当たって（中間的な整理）」が2012年8月に中間報告としてまとめられたことで，患者団体もともに「難病の法律を作ること」の方向を確立することができた．それは2013（平成25）年の難病対策委員会の報告書にまとめられ，厚生科学審議会疾病対策部会で正式に厚生労働大臣へ提出されたことから，難病対策を法律化することが閣議決定され，国会に提出される運びとなった．ここでは終始患者会が活発に発言し，その議論をリードしたという評価を得ている．

一方では国会に超党派の「新しい難病対策の推進を目指す超党派国会議員連盟」がつくられ，厚生労働省への働きかけや，厚生労働省との意見交換会などを通じて新しい難病対策を具体化するための活動を活発に展開した．また，希少・難治性疾患の患者会だけではなく，長期慢性疾患の患者団体や，子どもの難病の親の会，支援団体や企業も含めて2010年につくられた「難病・慢性疾患全国フォーラム」（**1**）は大きな成果を上げる原動力となった．

Keywords

トランジション

小児慢性特定疾患の患者が20歳を超えると医療費助成が受けられなくなるという「キャリーオーバー」問題に加えて，疾患の治療を行いつつ成人期を迎える患者たちへの社会的な支援，小児科医療から成人医療への橋渡し問題などを指す．医学の進歩に伴う今後の大きな課題の一つ．

Memo

研究協力・連携ガイドライン

平成24年度および25年度厚生労働科学研究費補助金で実施した「患者支援団体等が主体的に難病研究支援を実施するための体制構築に向けた研究班」（JPA研究班．研究代表者伊藤たお）の研究成果の一つとして難治性疾患克服研究の各研究班と患者団体へのアンケート調査をもとに，患者会と研究者が協力・連携する際に役立つ情報をまとめた．WEBで紹介している．
http://www.guideline forpatients.info/html

Memo

患者主体の患者レジストリ

JPA研究班，橋本研究班（平成24・25年度「患者および患者支援団体等による研究支援体制の構築に関わる研究班」）でそれぞれ取り組んだ．JPA研究班ではJ-RARE.netで希少疾患のレジストリを構築し，研究と患者の状態の把握，主治医との交流を目指している．橋本班ではWE ARE HEREで生活情報の登録，患者の交流を中心としている．
https://j-rare.net/

Memo

RDD (Rare Disease Day)

2008年スウェーデン発祥．レア（珍しい）にちなんで2月29日（または最終日）に希少疾患対策の充実を求めて世界各地で開催するイベント．日本でも2014年度は全国20か所で開催された．取組みのスタイルは自由．開催した様子をネットで紹介する．

1 難病・慢性疾患全国フォーラム 2013 参加患者団体と日本難病・疾病団体協議会（JPA）加盟団体の一覧

（50音順　法人肩書は省略）

難病・慢性疾患全国フォーラム参加患者会

一般社団法人　日本難病・疾病団体協議会（JPA：Japan Patients Association）

■地域患者団体連合組織

- 北海道難病連
- 青森県難病団体等連絡協議会
- 岩手県難病・疾病団体連絡協議会
- 宮城県患者・家族団体連絡協議会
- 秋田県難病団体連絡協議会
- 山形県難病等団体連絡協議会
- 福島県難病団体連絡協議会
- 茨城県難病団体連絡協議会
- 栃木県難病団体連絡協議会
- 群馬県難病団体連絡協議会
- 千葉県難病団体連絡協議会
- 神奈川県難病団体連絡協議会
- 新潟県患者・家族団体協議会
- 難病ネットワークとやま
- 山梨県難病・疾病団体連絡協議会
- 長野県難病患者連絡協議会
- 岐阜県難病団体連絡協議会
- 静岡県難病団体連合会
- 愛知県難病団体連合会
- 三重難病連
- 滋賀県難病連絡協議会
- 京都難病連
- 大阪難病連
- 兵庫県難病団体連絡協議会
- 奈良難病連
- 和歌山県難病団体連絡協議会
- 岡山県難病団体連絡協議会
- 広島難病団体連絡協議会

- とくしま難病支援ネットワーク
- 香川県難病患者・家族団体連絡協議会
- 愛媛県難病等患者団体連絡協議会
- 高知県難病団体連絡会
- 福岡県難病団体連絡会
- 佐賀県難病支援ネットワーク
- 長崎県難病連絡協議会
- 熊本難病・疾病団体連絡協議会
- 大分県難病・疾病団体連絡協議会
- 宮崎県難病団体連絡協議会
- アンビシャス（沖縄）

- 難病支援ネット北海道
- 新潟難病支援ネットワーク

■患者・家族団体

- おれんじの会（山口県特発性大腿骨頭壊死症患者会）
- がんの子どもを守る会
- 血管腫・血管奇形の患者会
- こいのぼり（ミトコンドリア関連疾患）
- サルコイドーシス友の会
- スモンの会全国連絡協議会
- 大動脈炎症候群友の会（あけぼの会）
- つくしの会（全国軟骨無形成症患者・家族の会）
- 脳腫瘍ネットワーク（JBTA）
- フェニルケトン尿症（PKU）親の会連絡協議会
- ベーチェット病友の会
- ミオパチー（筋疾患）の会オリーブ
- もやもや病の患者と家族の会

- 下垂体患者の会
- 再発性多発軟骨炎（RP）患者の会
- 全国CIDPサポートグループ（慢性炎症性脱髄性多発神経炎）
- 全国パーキンソン病友の会
- 全国ファブリー病患者と家族の会（別称・ふくろうの会）
- 全国筋無力症友の会
- 全国心臓病の子どもを守る会
- 全国腎臓病協議会
- 全国脊髄小脳変性症・多系統萎縮症友の会
- 全国脊柱靱帯骨化症患者家族連絡協議会
- 全国多発性硬化症友の会
- 全国低肺機能者団体協議会
- 全国膠原病友の会
- 側弯症患者の会（ほねっと）
- 竹の子の会（プラダー・ウイリー症候群児・者親の会）
- 日本ALS協会（筋萎縮性側索硬化症）
- 日本IDDMネットワーク（1型糖尿病）
- 日本患者同盟
- 日本間質性膀胱炎患者情報交換センター
- 日本肝臓病患者団体協議会
- 日本喘息患者会連絡会
- 日本プラダー・ウイリー症候群協会
- 日本マルファン協会
- 無痛無汗症の会「トゥモロウ」
- IBDネットワーク（潰瘍性大腸炎、クローン病）
- PADM遠位型ミオパチー患者会
- PAHの会（肺高血圧症）
- SJS患者会（スティーブンス・ジョンソン症候群＝皮膚粘膜眼症候群、重症型多形滲出性紅斑）

認定NPO法人　難病のこども支援全国ネットワーク・親の会連絡会

- あすなろ会（若年性特発性関節炎の子を持つ親の会）
- アレルギー児を支える全国ネット「アラジーポット」
- ウィルソン病友の会
- がんの子どもを守る会
- 魚鱗癬の会
- ゴーシェ病患者及び親の会
- 骨形成不全友の会
- 滑脳症の会 lissangel
- 復生あせび会
- 小児神経伝物物質病家族会
- 人工呼吸器をつけた子の親の会（バクバクの会）
- 腎性尿崩症友の会
- スタージウェーバー家族の会
- つくしの会（全国軟骨無形成症患者・家族の会）
- つばめの会（摂食・嚥下障害児）
- つぼみの会（1型糖尿病）
- 低フォスファターゼ症の会
- 天使のつばさ（全前脳胞症）
- 嚢胞性線維症患者と家族の会

- ポプラの会（成長ホルモン分泌不全性低身長症）
- マルファンネットワークジャパン
- ミトコンドリア病患者・家族の会
- メンケス病の会
- もやもや病の患者と家族の会
- モワット・ウィルソン症候群家族会
- ロイコジストロフィー患者の会
- 小児交互性片麻痺親の会（AHC）
- 全国ファブリー病患者と家族の会（別称・ふくろうの会）
- 全国筋無力症友の会
- 全国膠原病友の会
- 全国色素性乾皮症（XP）連絡会
- 全国肢体不自由児・者父母の会連合会
- 全国心臓病の子どもを守る会
- 全国尿素サイクル異常症患者と家族の会
- 胆道閉鎖症の子どもを守る会
- 竹の子の会（プラダー・ウイリー症候群児・者親の会）
- 日本コケイン症候群ネットワーク
- 日本水痘症協会

- 日本二分脊椎症協会
- 日本トゥレット協会
- 日本ハンチントン病ネットワーク
- 日本ムコ多糖症親の会
- 日本レット症候群協会
- 無痛無汗症の会「トゥモロウ」
- ALDの未来を考える会/A-Future（副腎白質ジストロフィー）
- CAPS患者・家族の会（クリオピリン関連周期性発熱症候群）
- CCHSファミリー会（先天性中枢性低換気症候群）
- CdLS Japan
- CHARGEの会
- Four-Leaf Clover（染色体起因しょうがいじの親の会）
- PIDつばさの会（原発性免疫不全症）
- SMA家族の会
- SMSのこどもをもつ家族の会
- SSPE青空の会（亜急性硬化性全脳炎（SSPE）・親の会）
- TSつばさの会（結節性硬化症）

■地域患者団体連合組織

- 埼玉県障害難病団体協議会
- 東京難病団体連絡協議会
- 板橋難病団体連絡会
- 江東区難病団体連絡会

■患者・家族団体

- アイザックス症候群りんごの会
- アレキサンダー病親の会（白質ジストロフィー）
- ウェルナー症候群患者家族の会（遺伝性早期老化症）
- 褐色細胞腫を考える会
- がん患者支援機構
- 稀少がん患者全国連絡会
- 稀少難病愛知・きずなの会

- キャッスルマン病患者会
- ジストニア友の会
- 周期性acth症候群家族会準備会
- 小児脳腫瘍の会
- シルバー・ラッセル症候群ネットワーク
- 脳外傷友の会コロポックル
- ハーラーマン・ストライフ症候群の会　唯結
- はばたき福祉事業団（薬害エイズ被害者）
- はむるの会（ヒトT細胞白血病ウイルス＝HTLV-1）
- 腹膜偽粘液腫患者支援の会
- ほっとMS（多発性硬化症、奈良）
- むくろじの会（全国内分泌腫瘍症患者と家族の会）
- ゆまにて（神経難病者・障害者の社会参加と貢献を支援する会）
- 眼瞼・顔面けいれんの患者を元気にする会

- 線維筋痛症友の会
- 中枢性尿崩症（CDI）の会
- 日本CFSナイチンゲール友志会（慢性疲労症候群）
- 日本炎症性腸疾患協会
- 日本筋ジストロフィー協会
- 日本ダウン症協会
- 日本てんかん協会（波の会）
- 日本リウマチ友の会
- 表皮水疱症友の会DebRA Japan
- HAE（遺伝性血管性浮腫）J準備会
- J-FOP患者家族会
- PKDの会（多発性嚢胞腎・多発性嚢胞肝）

■上記以外の患者団体

福井県難病団体連絡協議会　　山口県難病団体連絡協議会　　かごしま難病支援ネットワーク　　他疾病個別患者会（調査中）

Column

難病・慢性疾患全国フォーラム

難病や小児慢性疾患，長期慢性疾患対策の確立と充実に向けて，全国の患者会が組織を超えて参加できる全国フォーラム．患者・家族団体を中心として医療関係者，研究者，企業，行政，議員，ボランティアや患者支援組織などが自由に参加している．2010年から開催．2013年度は145団体，約450名の参加（❷）．

❷ 難病・慢性疾患全国フォーラム2013の様子

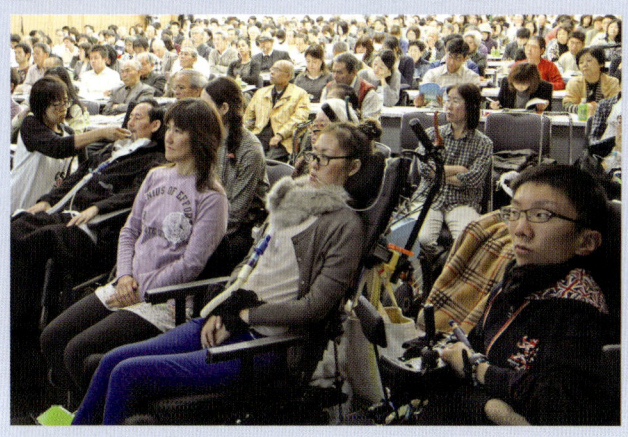

写真は会場で参加者の許諾を得て撮影．

　その活動の中で，医療保険の高額療養費制度の低所得者の負担限度額の引き下げや，障害の固定・永続を原則としてこれまでに難病患者を排除してきた障害者福祉の対象に「難病等」を取り入れさせる成果となった．

難病法とこれからの患者会の役割

　難病法（「難病の患者に対する医療等に関する法律」）は大きく3つのカテゴリーに分けられるが，基本方針では7項目を掲げて取り組むこととなっている．

　患者会にとってとりわけ重要な役割を担わなければならないのは，患者の療養環境の整備に関する項目であり，その中でも難病相談支援センターの運営に関する項目が重要と考える．また，療養環境の整備も含めて地方公共団体の取り組みと，それへの働きかけが患者会にとっては重要な役割になる．

難病相談支援センターと患者会の役割

　難病相談支援センターとは2003年度から各都道府県に設置されることになった相談支援機関であり，患者・家族の支えとなる重要な機関である．難病法の第29条に規定された．ただしこれは難病法の実施主体である都道府県の必置義務ではなく，置くことが「できる」とされ，その費用の2,000万円を限度として1/2を国が補助できるという規定になっている．都道府県の難病対策への理解と態度や自治体の財政に大きく左右されることとなる．

　この難病相談支援センターが，保健所や医療機関ではなく第三者機関として設置されたのは患者たちの体験によるものである．行政機関（県庁などの

Key words

高額療養費制度

日本の医療保険制度は，国民皆保険の下で患者負担は定率（70歳未満で総医療費の3割）とされているが，高額になった場合でも患者の負担は国民の誰もが負担できる金額となるように，自己負担月額が一定以上になった場合に医療保険から高額療養費が給付され，患者は所得に応じて負担上限月額までを負担すればよいしくみとなっている．

Key words

難病法

難病の患者に対する医療等に関する法律（2014年5月20日成立，2015年1月1日施行）
（基本理念）第2条
難病の患者に対する医療等は，難病の克服を目指し，難病の患者がその社会参加の機会が確保されること及び地域社会において尊厳を保持しつつ他の人々と共生することを妨げられないことを旨として，難病の特性に応じて，社会福祉その他の関連施策との有機的な連携に配慮しつつ，総合的に行われなければならない．

Keywords
難病相談支援センター

2003年度より難病対策の予算事業として設立が進められ，現在47都道府県に設置されている．設置主体は都道府県で，運営委託の約半数は患者会であるが，他には庁直営，医療機関，その他団体となっている．2014年の難病法の成立によって法的に位置づけられることになった．医師との協働が必要であり積極的に利用していただきたい．

Memo
自治体の単独事業と患者会

自治体によっては患者団体への活動補助金だけではなく，自治体の単独事業として，医療費助成や交通費助成，見舞金制度などの単独事業を行っている．近年その単独事業は後退しつつある．

Keywords
障害者総合支援法

障害者施策の財政的なしくみを大きく変更し，大きな負担増と事業者への報酬を制限した障害者自立支援法への批判が強まるなかで，それに変わる制度として2013年4月から施行された．「応益」から「応能」へと転換したとされるが，自立支援医療（更生医療）においては他の障害福祉サービスでは無料の低所得者の患者負担は残るなど，今後に課題は残されている．

Memo

難病患者が福祉サービスを利用する際は認定を受けなければならないが，2015年3月に厚生省社会・援護局障害保健福祉部が作成した「障害者総合支援法における障害支援区分 難病患者に対する認定マニュアル」は難病患者に対する福祉サービス認定の在り方を示すだけではなく，今後の日本における障害者の定義にも影響を及ぼす重要な役割を果たすものとなっている．

直営や保健所）による相談はさまざまな規制と限界が見えること，患者としての経験では何の病気かわからないことからくる不安や悩みなどの相談が大事という当たり前のことが行政の相談では大変難しいこと，などがある．また医療機関における相談は，本来その医療機関の患者・家族にとってこそ必要なのであって，他の医療機関の患者の相談は非常に難しいという状況があり，また主治医への不信や医療の内容への疑問を出しにくいという壁がある．それらの意味を含めて患者を主体とする第三者による運営と，患者・家族の経験者による相談こそが望ましいとされた．

難病という幅広く奥行きの深い相談には何をもって専門とするのか，どのような資格をもって専門職とするのかは不明であるが，患者団体では専門職とされる相談員を含めて相談支援員の質の向上と情報の共有を求めて，患者・家族，行政の担当者，専門医や医療職，社会福祉専門職，製薬などの関係企業など幅の広い参加者による「全国難病センター研究会」[11]の研究大会を年2回開催し，また厚生労働省の難病患者サポート事業の一つとして「患者団体役員養成研修」を開催している．

この難病相談支援センターがどのように発展していくかはこれからの患者・家族のみならず，地域における難病問題の周知や理解の促進に大きくかかわるものとして注目されなければならない．また患者会側の研鑽も必要とされる．

地方公共団体の取り組みと患者会の役割

難病法の大きな目的は「難病患者が尊厳をもって地域社会で生活することのできる共生社会を目指す」ことにある．これからは保健所設置自治体の分担も行われることとなっている．障害者福祉においては市町村の事業であり，雇用の促進においてはハローワークの関わりが必要となっている．

これらの自治体や地方議会，地域社会への働きかけは地域の患者会のこれからの重要な役割となる．しかし実際には，市町村までへの働きかけは容易なことではなく，都道府県や専門医の協力，医療機関などの患者団体の活動への支援が必要である．

障害者基本法と障害者総合支援法，障害者差別解消法における難病と福祉施策

2011年の障害者基本法の改正において初めて日本の法律の中に「その他の心身の機能の障害」として「難病」が位置づけられ，障害者自立支援法の見直しで2013年に「障害者総合支援法」の中で実定法として初めて，難病という状態による「障害」として障害福祉施策の対象とすることとなり，それまでの「障害の固定・永続」が障害福祉の対象者としての絶対的条件であった障害者の概念からの大きなパラダイム転換となった．

2013年4月から施行された障害者総合支援法では，症状の変化を特性とした「病気」としての「難病」を障害を判断するカテゴリーとして，対象と

ディベート

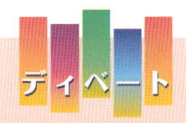

難病法と患者会の課題

　難病法(「難病の患者に対する医療等に関する法律」)は2015年の夏頃をもって完全施行となる．それまでの要綱に基づく予算措置としての難病対策から，この法律の成立によって，自治体の医療費助成と同額の国庫負担が義務経費化し，対象疾患を大幅に増やした．また，難病患者の就労支援なども重要課題とされた．共生社会の実現を目指すという目標が掲げられた．一方で，患者の窓口負担が増えたことや，軽症患者を医療費助成の対象から外すということ，対象疾患の希少性，重症度に焦点を合わせて指定難病が選定されたことなどもあり，必ずしも歓迎はできないとする患者会もある．これらの課題については改善する努力を求める国会の付帯決議がなされた．患者会としてはこれからの運動目標の一つとなる．

　この法律の実施主体は今までと同様に都道府県となっており，対策の地方自治体格差の解消に向けた取り組みも重要となる．保健所単位に設置される地域難病対策推進協議会には患者も参加するとされている．

　患者会としては，活動経験を積み，患者主体の見地から意見を述べることができ，かつ自分の病気以外の疾病についての権利をも代弁し，政策提言を行える人材をこの協議会に送り込む必要がある．

　さらに地域の医療格差の解消に向けた活動ができるのかという課題でもある．地域の医療格差解消，障害者施策・高齢者施策との連携や就労支援，差別解消，障害年金・身体障害者手帳制度の改善など，患者会が取り組むべき課題はますます大きくなっている．

する疾患は当面，難病対策における対象疾患である「特定疾患」56疾患を含めた難治性克服研究事業の対象130疾患(難病患者等居宅生活支援事業の対象疾患である130疾患+関節リウマチを，疾患の読み替えなどにより新たに130疾患に分類した)とした．2015年7月以降さらに大きく対象疾患が拡大され，300を超える疾患が対象となることになっている．また，今後も対象疾患は拡大される予定である．

　しかしながら，身体障害者福祉法の改正は行われず，現時点においては障害者総合支援法の障害福祉サービスは他の障害と同じく利用対象となるものの，身体障害者手帳の所持を前提とする各種サービス，所得税の控除や障害者雇用とか民間のサービスのほとんどは対象とはされていない．

　障害者総合支援法の対象になる疾病かどうかの判定には医師の診断書か意見書でよく，障害支援区分認定にあっては症状に変動のある「難病の特性を考慮」することとなっている．

難病患者が尊厳をもって地域で生きていく共生社会をめざすとは

　新しく成立した「難病法」はその第2条「基本理念」に「地域社会において尊厳を維持しつつ他の人々と共生することを妨げられないことを旨として」とされている．

難病患者の就労と社会参加

　病気の状態にもよるが，今までは難病患者の就労とは「まず病気を治すことが先決」だった．職場でも，主治医に相談しても，ハローワークに行って

Keywords

難病対策の基本的な認識

「希少・難治性疾患は遺伝子レベルの変異が一因であるものも少なくなく，人類の多様性の中で，一定の割合発生することが必然」であり，したがって「希少・難治性疾患の患者・家族を我が国が包含し，支援していくことがこれからの成熟した我が国の社会にとってふさわしい」ことを基本的な認識とした．
(2011年12月「厚生科学審議会疾病部会難病対策委員会中間的な整理」より抜粋し筆者が構成)

Keywords

難病対策の基本理念

難病の治療研究を進め，疾患の克服を目指すとともに，難病患者の社会参加を支援し，難病にかかっても地域で尊厳を持って生きられる共生社会の実現を目指すことを難病対策の基本理念とする．
(2012年8月「厚生科学審議会疾病部会難病対策委員会中間報告」より抜粋)

> **ADLとQOL**
>
> 難病法の指定難病の検討にあたって重症度基準のあり方も議論されている．
>
> ADL（activities of daily living）は病院施設内での計測の場合が多く，患者の社会生活の困難の度合いを表しているわけではない．患者側の立場からすれば，ADLが病気の重症度のすべてを表しているわけではなく，個人差，家族の構成，住まいの構造や土地の状況，住んでいる地域の特性なども患者の社会生活の困難の度合いに大きく関係する．
>
> 難病法の重症度分類等の検討にあたっては，「日常生活又は社会生活に支障がある者」という考え方を，疾病の特性に応じて，医学的な観点から反映させて定めるよう（厚生科学審議会疾病対策部会平成26年度第2回2014年10月8日）留意されることになった．
>
> 難病患者に関してはADLよりQOL（quality of life）に力点をおいて診断，治療に当たるべきである，と主張したい．
>
> また，研究においても，重症化を防ぐという意味においても重症度基準を設けたことには多くの患者・家族は納得はしていない．

もそう言われる．30年前は人工透析の患者たちも「透析をするために生きているようなものだ」という状態が続いていた．今はどうだろう．多くの患者は就労し，結婚し，社会に出ている．科学と医療の発展は間もなく難病患者の上にもそういう状態をつくるに違いない．

患者にとっては，何よりも就労は社会参加なのであり，リハビリテーションの効果もみられるという．

根治が困難な病気に対して完治を目指す無理な医療よりも，まず就労することができる状態を目指す優しい医療であってほしいと多くの患者たちが願う時代が来ている．

患者会はそのような患者・家族の希望のもとに医療者との協働ができる社会を目指す役割をもっている[9,10]．

生活者としての難病患者・家族

「難病患者」という人がいるわけではない．難病患者であろうと家族であろうと，その地域社会で暮らし，買い物をし，食事をして生きている．難病患者も地域で生きる「生活者」なのだという視点からの医療を望んでいる．住み慣れた地域で，家族や友人たちと過ごすことのできる療養生活を望んでいる患者は多い．難病患者も人としての尊厳をもって地域で暮らす「生活者」の一人なのである．

（伊藤たてお，森　幸子，水谷幸司，永森志織）

文献
1) 日本患者同盟40年史編集委員会（編）．日本患者同盟40年の軌跡．京都：法律文化社；1991．
2) 長　宏．患者運動．東京：勁草書房；1978．
3) 川上武（編著）．戦後日本病人史．東京：農山漁村文化協会；2002．
4) 全国ハンセン氏病患者協議会．全患協運動史―ハンセン氏病患者のたたかいの記録．東京：一光社；2002．
5) 北海道難病団体連絡協議会（現一般財団法人北海道難病連）．機関誌「なんれん」No. 23, 1981．

6) 日本の患者会 WEB 版.
   http://pg-japan.jp
7) 日本難病・疾病団体協議会. 新たな難病対策・特定疾患対策を提案する. 厚生科学審議会疾病対策部会第 9 回難病対策委員会資料. 2009. 5. 31.
   http://www.mhlw.go.jp/shingi/2009/07/dl/s0730-13b.pdf
8) 日本難病・疾病団体協議会. 日本難病・疾病団体協議会の結成にあたって（結成宣言）. 2005. 5. 29.
   http://www.nanbyo.jp/sokaihosin/05kesei.pdf
9) 厚生労働科学研究費補助金難治性疾患等克服研究事業（難治性疾患克服研究事業）「患者支援団体等が主体的に難病研究支援を実施するための体制構築に向けた研究」班（JPA 研究班）, 研究代表者 伊藤建雄. 平成 25 年度総括・分担研究報告書. 2014.
10) 財団法人北海道難病連 難病患者等の日常生活状況と社会福祉ニーズに関するアンケート調査実施事務局. 難病患者等の日常生活と福祉ニーズに関するアンケート調査. 厚生労働省 平成 22 年度障害者総合福祉推進事業報告書. 2011.
    http://www.mhlw.go.jp/bunya/shougaihoken/cyousajigyou/dl/seikabutsu1-3.pdf
11) 全国難病センター研究会大会報告集. 全国難病センター研究会；2003-2014 年.

Further reading

- 厚生労働科学研究費補助金難治性疾患克服研究事業「希少性難治性疾患患者に関する医療の向上及び患者支援のあり方に関する研究」班, 研究代表者 西澤正豊. 平成 23〜25 年度総合研究報告書. 2014.
  患者団体が多くの研究者とともに研究に参加している例として

- 厚生労働科学研究費補助金難治性疾患克服研究事業「今後の難病対策のあり方に関する研究」班, 研究代表者 林謙治. 平成 22 年度総括・分担研究報告書. 2011.
- 糸山泰人. 重症難病患者の療養支援のあり方. 保健医療科学 2011；60：94-99.
- 泉眞樹子. 難病対策の概要と立法化への経緯―医療費助成と検討経緯を中心に. 調査と情報― Issue Brief ― 2014；823：1-12.
  上記 3 つの文献：さまざまな研究班が立ち上げられ, 難病対策や療養支援についての研究や討議が行われている例として

- 内藤春子＋難病のこども支援全国ネットワーク（編）. 難病の子どもを知る本 第 7 巻, 神経難病の子どもたち. 東京：大月書店；2001.
  小児の難病への理解を広める取組みの例として

VII. 神経難病患者・家族の自立支援
ピア・サポートの研修と今後の課題

> **Point**
> - ピア・サポートは同じような立場の者同士による支えあいであり，より積極的には「同じような立場にあることを利用した支え合い」であるといえる．
> - ピア・サポート終了後には，エンパワーメント，外見の変化，知識の変化，行動の変化といった概念が引き出される．
> - 神経難病の患者・家族にとって，ピア・サポートは療養生活を支える重要な資源である．
> - 東京都難病相談・支援センターでは平成19年度からピア相談員養成研修を行っている．
> - ピア・サポートは研究の推進にも重要であり，臨床研究参加の勉強会も始まっている．

神経難病におけるピア・サポートとは何か

　ピアとは，"peer" という英語が語源であり，直訳すると，仲間，同僚，同輩など，地位や能力，年齢などの立場が同程度の者を指す．したがって，「ピア・サポート」とは，「同じような立場の者同士による支えあい」であるが，もっと戦略的積極的にとらえれば，「同じような立場にあることを利用した支えあい」となる．がん患者によるピア・サポートの意義を分析したSkeaらによれば，ピア・サポートに含まれる価値として，①理解と共感の受領や行動，②孤独感の軽減，③心配の緩和と「希望」の促進，④実用的なヒントや助言の受領と提供，があるという[1]．神経難病には，治療法が得られにくく，数が少ないものが多いことから，事前の孤独感は相当に深刻なものであろうし，同時に，得られたサポートへの有難味もより深まるものであろうと推測できる．

　他方，ピア・サポートには，十分なマネジメントも必要である．その一例を示す先行研究として，Embuldeniyaらは，さまざまな疾患におけるピア・サポートの論文を検証した結果，肯定的な概念だけでなく，否定的な概念も含めて，**1**に示すような13種類のコンセプトを見出した[2]．ピア・サポートを一つの介入ととらえた場合，ピア・サポート中には，「つながっている感覚」，「経験に基づく知識」，「意味の発見」，「孤独の共有」，「支援」，「互恵性」，「役割満足」，「感情的なもつれ」といった概念が抽出され，ピア・サポート終了後に生じる変化としては，「エンパワーメント」，「外見の変化」，「知識の変化」，「行動の変化」といった概念が抽出されている．Embuldeniyaらは，「メンター（見守る／支援する人）とメンティー（見守られる／支援される人）という力関係の上に成り立っているとはいえ，ピア・サポートは，本来的にシンメトリーな関係性になれる可能性を秘めている」，「ピア・サポートによ

1 ピア・サポートによるインパクトと経験

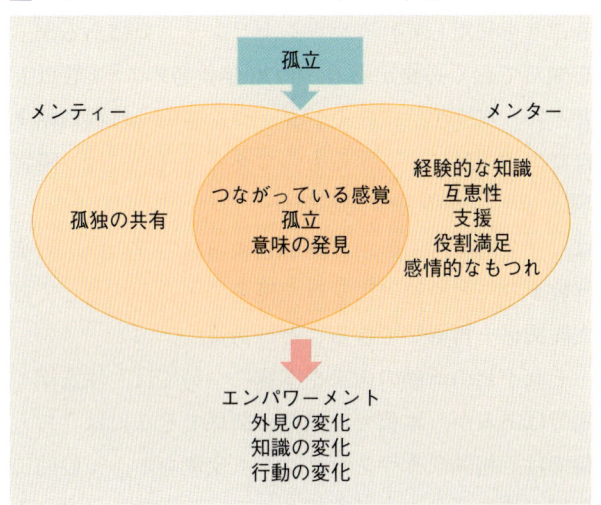

```
                        孤立
                         ↓
    メンティー                    メンター
                 つながっている感覚    経験的な知識
      孤独の共有      孤立          互恵性
                  意味の発見        支援
                                役割満足
                                感情的なもつれ
                         ↓
                    エンパワーメント
                      外見の変化
                      知識の変化
                      行動の変化
```

メンティー：見守られる／支援される人．メンター：見守る／支援する人．

(Embuldeniya, et al. *Patient Educ Couns* 2013[2] より)

る介入には，その人の病いの経験の重さや長さに基づいて生じる階級的な側面と，他方，同じ患者としての平等主義的な側面の両方があり，それらの衝突によって生じうる緊張をいかにマネジメントするかということと，メンターとメンティーの両方に与える影響を熟慮すべきである」と結論づけている[2]．

他の疾患と同じように，神経難病患者と家族にとって，ピア・サポートは療養生活を支える重要な資源である．その一環として従来から，神経難病の当事者団体では，当事者やその家族による相談事業が地道に進められてきており，ピア・サポートの中でも相談事業は当事者団体活動の柱といっても過言ではないだろう．厚生労働省によって，2003（平成 15）年度に難病相談支援センター事業の開始が宣言されたことは，それまでの地道なピア・サポートの取り組みが公的に認められたといってよいのではないかと考えられる．

「全国の難病・相談支援センターにおける特性を活かした取り組み」報告書では，全国の難病相談支援センターのうち，20 のセンターにおける特色ある取り組みが紹介されている[3]．これらの中で，難病のピア・サポートの取り組みは，大きなウェイトを占めている．相談を担当する人を「ピア相談員」や「ピア・サポーター」と呼んでいたり，また取り組み自身を「ピア相談」，「交流会」，「ピア・カウンセリング」，「ピア・サポート」などと呼び，位置づけも多様である．それぞれの地域のニーズに合った取り組みが進められることは望ましいことである．

しかしながら本来，相談，カウンセリング，交流は，それぞれ概念の違う取り組みであり，担当する人の責務や資質も異なるものが求められる．たと

えば，ピア（コゥ）・カウンセリング（peer〈co-〉counseling）は，「同じような立場にあることを利用して行うカウンセリング」ではあるが，そこに込められた理念を知っておく必要がある．1970年代初め，「半数以上のスタッフが障害当事者という自立生活支援センターづくり」を目標に始まったアメリカの障害者自立生活運動に由来するものであり，日本には，障害者の自立生活運動の一環として，安積遊歩氏が紹介した[4]．ピア（コゥ）・カウンセリングの目的は，社会的な抑圧の中で封じ込められてきた泣き・笑い・怒りなどの感情を解放することや過去に受けた傷を癒すこと，そして自分への信頼を回復し，人間関係を再構築できることにある．

そのため，それぞれの活動の由来や本質については，注意深く検討する必要がある問題ではあるが，本稿では紙幅の関係でそこには立ち入らないこととする．本稿では，相談，カウンセリング，交流など，一般的に難病相談支援センターや個々の患者会の中で実施されている活動を包含する，最も広義の活動概念を「ピア・サポート」と呼ぶことにしたい．

ピア・サポートに関わる人たちへの研修

よりよいピア・サポートのために必要な取り組みの一つとして，筆者が長く関わってきた，東京都難病相談・支援センター[*1]での取り組みについて紹介したい．NPO法人東京難病団体連絡協議会（以下，東難連）[*2]では，2004（平成16）年から東京都より難病相談支援センター事業を受託しており，電話相談や面接相談をさまざまな立場の難病患者から受けることが事業の柱となっている．これらの相談は，東難連に所属する疾病団体から派遣されている「ピア相談員」を中心に，専門的な側面から支援員が協力しながら実施されている．

しかし，当事者団体内部による相談事業であればまったく問題にならなかったことが，行政と協働する活動では問題となる．たとえば，相談事業が開始された当初，ピア・サポートのありかた，特に相談やカウンセリングといった，従来，一定の学歴と訓練を受けた専門家によって担われていた領域に，「しろうと」である患者が入り，その役割に似て非なる立場を得ることについては，さまざまな心配や批判もあった．また，ピア相談員を担当するからには，患者であっても一定の資質が必要であり，そのために絶えずスキルを磨かなければその役割を担うことができない，という事実を患者自身にも受容してもらう必要があった．特に，難病相談支援センターでは，国や地域が指定する難病すべてが対象であり，センターで相談にあたる人材には，自己の疾患以外にも幅広く関心をもてる人でなければならず，所属する患者団体への勧誘に執心されては困るからである．

そのため，まず専門家でなければやってはならないことと，患者であるからこそできることの境界線を引き，折り合いをつける必要があった．この境界線を引くのはきわめて難しい作業であり，同じ保健師であっても，「しろうと」に担わせることを容認する範囲を広めにとらえる人から狭くとらえ

[*1] 東京都難病相談・支援センター
http://www.tokyo-nanbyou-shien-yi.jp/

[*2] 東京難病団体連絡協議会
http://www.tounanren.org/

2 東京都難病相談・支援センター　ピア相談員研修テキスト――目次

第一部　基礎編	第二部　応用編
・ピアとは何か？ ・難病相談におけるピアってなんだろう？ ・ピア・サポートのいいところってなんだろう？ ・よりよいピア・サポートをめざすには？ ・ピア・サポートのゴール，ではないこと ・では，ピア・サポートのゴールとは？ ・人の話を聞く際の基本的な考え方 ・心理カウンセリングに関する誤った理解 ・ついついおせっかいしてませんか？ ・相手を否定しないことと，共感的理解 ・返答モードに陥らないこと ・人の話を積極的に聞く技術・共感的理解を相手に伝える技術 ・【コラム】共感できないとき ・練習問題1：難病と診断されて心配だという人に ・練習問題2：薬を飲むのが心配だという人に ・適切な情報提供の仕方 ・情報提供の技術 ・しばしばおかしやすい，情報提供のミス ・練習問題3：情報提供の練習 ・練習問題4：相談者のニーズを知ろう（1） ・練習問題5：相談者のニーズを知ろう（2） ・相談事例のまとめ方とプライバシーの保護	・相談事例の検討①　パーキンソン病の場合 ・相談事例の検討②　膠原病の場合 ・相談事例の検討③　網膜色素変性症の場合 ・【コラム】姿勢・発声・深呼吸 ・相談事例の検討④　C型肝炎の場合 おわりに

人まで，属人的な差が生じていた．

たとえば，電話相談の中で，ピア相談員が回答してよい質問の範囲などが常に揺らぐ協議事項となる．しかし，そもそも相談者は，本当にその質問の答えが聞きたくて電話をしてきているのかどうか，その真意は簡単にはわからない．話のきっかけとして質問を使っているだけかもしれないし，誰かと話ができればよかったのかもしれない．相談者の背景まで見極める必要もあるので，不毛な議論になりかねない事柄の一つである．東京都難病相談・支援センターでは，これまでの約10年間の試行錯誤の中で，保健師とピア相談員の役割分担が固定化してきたように思われるが，この役割分担を他県のセンターとも合意するように求められると，大変な議論になることが予想される．

ピア相談員研修会の取り組み

東京都難病相談・支援センターでは，長年，東難連の事務局長を続けてきた杉田清子理事（当時）の発案で，2007（平成19）年度から「ピア相談員養成研修」を開始することとなった．研修の対象は，センターや各疾患の当事者団体において，面接・電話相談に関わっている人，もしくはこれから関わろうとしている人とし，「初級」と「中級」に分けて実施している．内容は，初級と中級に分けた3日間コース（各日2時間，連続した3か月で毎月1回ずつ）の研修を実施し，修了者にはフォローアップ研修（年2回）を実施している．講師は，順天堂大学遺伝相談外来担当の田村智英子氏（認定遺伝カウンセラー〈米／日〉）と担当理事である筆者が担当している．これまでの研修会の取り組みをまとめたものを，受講者の参考書として2010（平成22）年度に1冊のテキストにまとめている．その目次を2に示した．

「初級」では，ピア相談にあたっての基本的な姿勢を学ぶこととした．具体的には，共感的理解の示し方，情報提供と助言の違い，電話相談の特徴，ピア・サポートの利点と落とし穴，個人情報保護や匿名化の考え方などを身

に付けるようにした．2013（平成25）年度までに，のべ78名の参加者を得て研修会を実施してきた．

また，「中級」では，到達目標として，これまでの自分の相談姿勢を振り返り，さらなる向上を目指すこととした．まず事例の書き方を学んでもらい，参加者から提出してもらった相談事例をもとに意見交換を中心に進めている．そして，終了した相談への振り返り方なども学んでもらっている．2013（平成25）年度までに，のべ48名の参加者を得ている．

研修はできるだけ受講者に発言してもらい，お互いの意見を聞きながら，考えを深める双方向型となっている．研修終了後，「初級」では，研修から学んだことや今後に生かしたいと考えていることを客観的に論述してもらう課題を出している．また，「中級」では，事例の記述と振り返りに関するレポート提出を課題としており，基準を満たしていないレポートには再提出を求めている．いずれも，講師が一定の基準を満たしていると認めた受講者に，「受講修了証」を発行している．

このような研修会の内容や手法が最善かどうかは絶えず検証する必要がある．しかしながら，受講者の多くは，この研修会参加のために，最善の体調に整え，受診やガイドヘルパーの調整も含めて，十分な備えをしたうえで臨んでいることから，これ以上の講義時間を増やすことは考えていない．特に，神経難病の患者にとって負担が大きくなることを避けたいと考えているため，今後検討すべきこととしては，在宅でも参加できるe-learningのシステムや意見交換の仕組みになるであろう．

神経難病のピア・サポートの特徴

以上のような研修会において，さらに神経難病のために考慮すべき事項として，いくつかの論点を提示しておきたい．他の難病の患者からみると，神経難病のサポートは「難しい」という印象が強いようで，ややもすると，かえって神経難病患者を孤立させてしまいかねない．神経難病への理解を深めてもらうためにも，強調しておきたいポイントである．

まず，神経難病患者・家族からのピア相談の内容は，非常に多岐にわたることである．病初期においては，専門的な医療機関の紹介，職場への説明と協力依頼，育児や介護など他の家庭内の課題の再配置と対応などがある．そして，徐々に，あるいは急速に進行する病状に合わせて，地域での関係者（医療，福祉，保健，学校等）とのケア会議の設定，生活環境と福祉サービスの利用に関する相談などが増える．だが，特に在宅療養生活にさまざまな工夫や地域ごとの特性があり，暮らし方に大きな違いがある一方，これらの経験が個人に血肉化していることが多い．そのため，誰もが使える相談資源として蓄積しておくことも大切である．

次に，神経難病には，徐々に，あるいは急速に病状が進行するものが多く，家族も本人と一緒になって病気と闘う必要が生じることから，「ピアとはいったい誰か」という問題が絶えず付きまとう．難病の患者と家族の両方を含

めて，ピアだというとらえ方をする場合もある．他方，「家族はピアではない」，「患者同士であっても，病気の型の違いや深刻さによってはピアではない」など，ピアを狭くとらえなければならない局面もある．たとえば，東京都パーキンソン病友の会では，患者・家族ではない人たちがパーキンソン病について学び，会の相談員として活躍してきた歴史がある．パーキンソン病の療養をめぐる制度については非常に詳しく頼もしい存在だが，ピアならではの価値である「孤独の共有」の力を発揮することは容易ではない．ピアという立場を狭くとらえすぎてはならないが，「私はピアではないけれども，あなたの苦しみに寄り添いたいと思っている」という表明が必要な場合も多々見受けられる．

最後に，神経難病では，事前指示書や呼吸器装着など，本人の価値観や生き方を言語化しながら対応する必要があるような相談や，倫理的な可否判断を迫られる相談も多くみられる．こうした問題においても，患者の家族は，ピアであるとともに，ピアではないというアイデンティティの問題にぶつかる．また，神経難病に多く含まれる遺伝性疾患の場合は，次世代に対する告知，発症前遺伝学的検査に関する選択や，子どもを産むかどうかの意思決定などの話題も加わることが多い．遺伝性疾患では，患者，患者の配偶者，患者の血縁者では，抱えている問題が異なることが多く，相談者の立場や内容によっては，互いに非常に苦しい思いをさせることになってしまう．ピア・サポートの場面においては，同じ選択をしたけれども違う価値をもった人や，異なる選択をしたけれども基盤となる価値観が同じである人と接することになる．対応にあたる人には一定の心構えが必要であり，担当者を入れ替えるなどの配慮が必要となる．一つの考え方は，ピア・サポートにおいて，ピアとなる相談員のほかに，臨床倫理コンサルタントなど，第三者の調整役を交えて対応することである．

おわりに──研究推進にもピア・サポートの力を

難病の患者に対する医療等に関する法律（2014〈平成26〉年5月23日成立）では，難病の医療に関する調査および研究の推進も盛り込まれたところであるが，ピア・サポートは，患者の療養生活だけでなく，未来に向かった力としても重要である．2000年代以降，北米や欧州での臨床研究倫理の議論では，研究開始前の患者コミュニティとの話し合いや研究終了後のケア提供などの重要性が認識されるようになった．そのため，研究者と患者の新たなパートナーシップ構築強化が求められる中，治療との誤解（therapeutic misconception）の回避のみならず，研究デザインに「患者の専門知」を活かすという志向が先進国においても共有され，臨床試験参画のあり方や結果の返却を含めた議論に発展している．

すでに現在，いくつかの患者団体や難病相談支援センターにおいて，ピア・サポートの新たな枠組みとして，臨床研究参加に関する勉強会や倫理審査委員になるための勉強会などが始まっている．被験者や試料提供者として研究

Memo

治療と研究の誤解
Therapeutic Misconception. 臨床試験は将来の患者のために実施する研究であり，その旨を研究対象者に説明しているにもかかわらず，研究対象者は臨床試験を治療と誤解し，効果を期待するという現象．Appelbaumらが1982年に報告した現象であり，倫理的には回避すべき状態を指す．

協力する場合に必要なリテラシーをともに高める取り組みとして，ピア・サポートの中に広がり，「希望」の一つになることが期待されるとともに，筆者としても貢献していきたい．

(武藤香織)

文献

1) Skea ZC, et al. Enabling mutual helping? Examining variable needs for facilitated peer support. *Patient Educ Couns* 2011 ; 85 : e120-e125.
2) Embuldeniya G, et al. The experience and impact of chronic disease peer support interventions : A qualitative synthesis. *Patient Educ Couns* 2013 ; 92 : 3-12.
3) 「全国の難病・相談支援センターにおける特性を活かした取り組み」，平成25年度 厚生労働科学研究費補助金難治性疾患等克服研究事業「希少性難治性疾患患者に関する医療の向上及び患者支援のあり方に関する研究」班（班長：西澤正豊）「難病相談・支援センターの機能向上に関する研究」（班員：岡本幸市）．
http://www.nanbyou.or.jp/upload_files/gunmahoukoku2014.pdf
4) 安積遊歩．癒しのセクシー・トリップ―わたしは車イスの私が好き．東京：太郎次郎社；1993．

Topics
神経難病医療の課題と展望

Topics ◆神経難病医療の課題と展望

神経難病の地域ケアカンファレンス

　神経難病の地域ケアカンファレンスは，病気の診断時，病状進行時，家族の介護状況変化時など，必要なタイミングで行われ，神経難病患者の病状および生活状況と家族の介護状況を確認し，地域ケアの方針を立てる．

　神経難病の地域ケアカンファレンスには，医療側，介護保険側，保健師など多職種が関わるため，神経難病ネットワークなどを通じ，多職種の連携体制を普段から構築しておくことが重要である．岡山県では山陽地区神経難病ネットワーク，岡山県難病医療連絡協議会の活動を通じ，神経難病ネットワークを構築している．

山陽地区神経難病ネットワークの設立と活動

　岡山大学神経内科では，1998年に岡山県内1,223医療機関に神経難病患者，特に筋萎縮性側索硬化症（amyotrophic lateral sclerosis：ALS）と脊髄小脳変性症（spinocerebellar degeneration：SCD）患者の療養状況と療養関係についてのアンケートを行った．その結果，外来患者の25％は非専門医のかかりつけ医が診ている，長期入院可能な非専門病院と連携をとっており専門医へ直接アクセスできる体制はない，地域での専門医が不足している，保険所や行政からの情報への関心は低い，という実情が明らかとなった．また，期待している点は，医療と福祉の連携，長期入院体制の整備，療養患者や家族の経済負担の軽減などであった．一方，岡山県内だけではなく広く山陽地域全般での神経内科専門医の絶対数が少ないこともあり，神経内科専門医・病院との連携がなく，保険所は行政からの支援が得られにくい状況であることも判明した．

　そこで，これらをふまえて，神経内科を専門としない一般かかりつけ医や一般病院と神経内科専門医・病院との連携を簡便かつ緊密にできる体制を確立し，神経難病に対する医療・介護・福祉レベルの質を向上させる神経難病ネットワーク設立を試みた．患者の歴史的行動文化圏を鑑み，岡山県境を越えて兵庫県西部（＝西播地区）と広島県東部（＝備後地区）を包括したほうがネットワークとして意義深いと考えられたため，同地域を一括として山陽地区と定義し，同地域での基幹病院の神経内科医を世話人として，1999年8月「山陽地区神経難病ネットワーク」を設立した．

　山陽地区神経難病ネットワークでは，日常的には医療・療養相談，遺伝子診断と遺伝相談の推進や神経難病検診の協力，神経難病患者の生活・就労支援，緊急入院先の確保，神経難病の啓発活動，各神経難病（脊髄小脳変性症，筋萎縮性側索硬化症，多発性硬化症，ポリオ）の患者会設立および開催の支援などを行っている．また，定期的に神経難病患者の生活・就労状況の実態調査，公開市民講座・シンポジウムでの講演活動を行い，単行本「脊髄小脳変性症の臨床」，「神経難病のすべて～症状・診断から最先端治療，福祉の実際～」の出版，福祉の実際をわかりやすく解説した「福祉の手引き」を第2版まで印刷配布している．

岡山県難病医療連絡協議会の設立と活動

　山陽地区神経難病ネットワーク設立と同時期に，岡山県において行政主導の難病ネットワークとして，「岡山県難病医療連絡協議会」が発足した．協議会には専属の難病医療専門員が配置され，岡山県内の拠点病院および協力病院の

1 山陽地区神経難病ネットワークの概念図

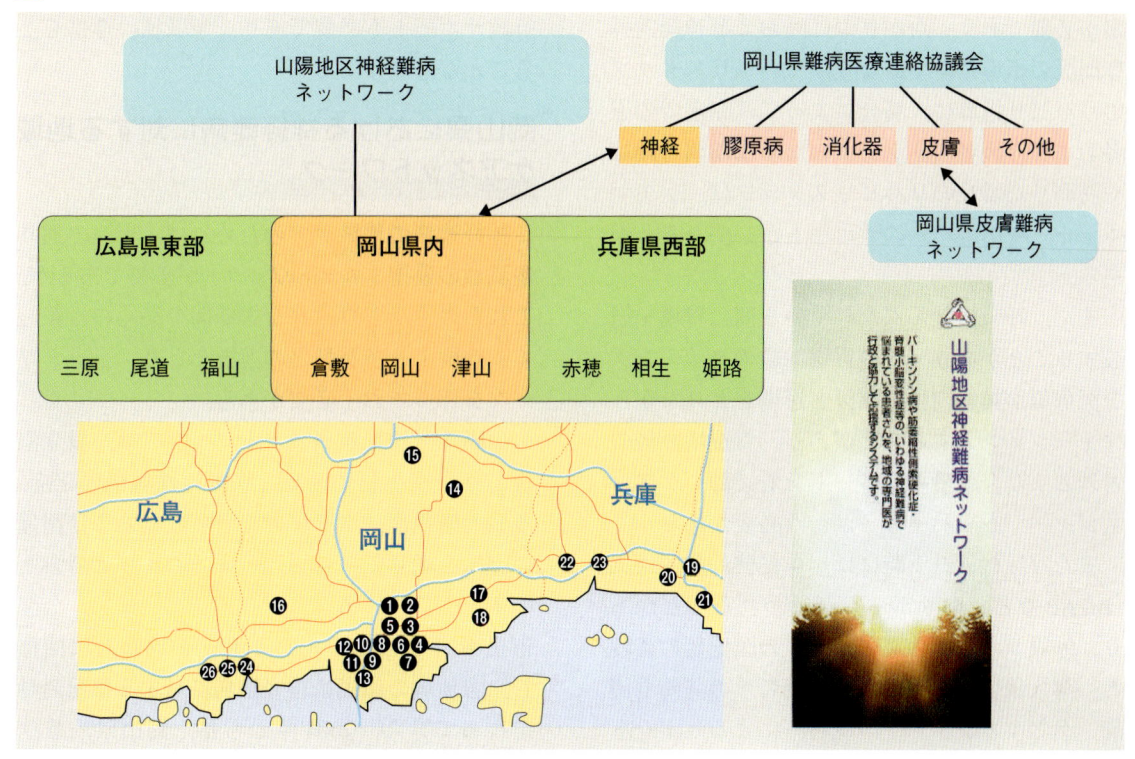

兵庫県西部から岡山県全域，広島県東部にまたがる県境を越えた広域のネットワークが特徴であり，右下のパンフレットを配布している．

連携協力関係を図り，難病患者の地域における受け入れ病院の確保を主体に活動しており，レスパイト入院利用の支援を行っている．また，難病患者や医療従事者，ケアマネジャーなどからの各種相談（診療，医療，在宅ケア，心理ケアなど）に応じ，関係機関への紹介や，拠点病院および協力病院，居宅支援事業従事者などを対象とした難病研究会の開催などを行っている．

1に示す通り，岡山県内の神経難病に関しては，現在まで山陽地区神経難病ネットワークと岡山県難病医療連絡協議会は全面的に協力しながら経過している．2014年4月からは岡山大学神経内科内に岡山県難病医療連絡協議会の事務局が設置され，さらにお互いの連携が強まり，神経難病の地域ケアにあたっている．

神経難病患者に対する地域ケアの難点

非難病の地域ケアは，患者および介護者に対し，通常はかかりつけ医およびかかりつけ病院に，必要に応じてリハビリスタッフや訪問看護師などが加わる医療側と，ケアマネジャーやヘルパーなどの介護保険担当側が連携をとり，行われることが多い．しかし神経難病の場合は，各神経難病に対する知識が求められ，さまざまな症状に応じた管理およびケアが求められるため，専門の知識をもった神経内科専門医および神経難病地域ケアスタッフのサポートが必要である．

ALSを例として

たとえばALSの場合は，経口困難となれば，

Key words

レスパイト入院

レスパイト（respite）とは，「一時休止」，「休息」という意味であり，在宅ケアをしている家族などの介護者の負担を軽減するため，患者が短期間入院することをいう．具体的には，介護者が一時的に休息をとるため，もしくは介護者の事情（冠婚葬祭，介護者の病気，出産，旅行など）で一時的に在宅介護が困難となったときなどに行う．

まずは飲み込みやすい食事に工夫するなどの対応が必要であり，かかりつけ医および神経内科専門医の指導だけではなく，リハビリスタッフのリハビリ指導に，場合によっては在宅での患者および介護者のサポートのために訪問看護師や訪問リハビリのリハビリスタッフに，ケアマネジャーやヘルパーのサポートが必要なことがある．

また，呼吸機能が保たれている間に胃瘻を増設することがあり，その胃瘻増設のタイミングを医療側が神経内科専門医と連携をとりながらマネージメントする必要があり，胃瘻増設後の管理および介護者のサポートを看護師，ケアマネジャー，ヘルパーなどが行う必要がある．

また呼吸機能低下時には，非侵襲的陽圧換気（BiPAPなど）のサポートが行われることがあり，呼吸サポートのタイミングの医療側の管理と，導入後には患者および介護者への訪問看護師，ケアマネジャーやヘルパーによるサポートがあることが望ましい．

また胃瘻および非侵襲的陽圧換気の導入後や，四肢全身機能低下時には介護者の介護負担が大きくなりがちであり，介護者への負担軽減のためにレスパイト入院を利用することが望ましいことがある．患者や介護者に対して医療側およびケアマネジャーはレスパイト入院対応可能な病院との連携をとる必要があるが，その場合に保健師および保健所や各県の保健福祉部などの保健担当側のサポートや指導があるほうが望ましい．

以上の具体例からもわかるように，神経難病の地域ケアには，患者および介護者に対し，医療側はかかりつけ医およびかかりつけ病院に神経内科専門医と，神経内科専門医常勤の病院に訪問看護師，リハビリスタッフにレスパイト入院受け入れ病院のサポートが必要である．また，神経難病患者および介護者をサポートするケアマネジャーやヘルパーなどの介護保険担当者に対しても神経内科専門医および専門知識をもった看護師やリハビリスタッフのサポートが必要である．それに加え，地域の神経難病患者を把握する保健師および保健所や県の保健担当者の行政サポートも必要であり，多職種の連携をとることが重要である．

岡山県における神経難病に対する地域ケアネットワーク

神経難病の地域ケアのためには，上述の通り多職種の連携（ネットワーク）が必要であるが，これらのネットワークを短期間で築くのは難しく，普段より多職種との連携をとり，ネットワークを保っておく必要がある．

山陽地区神経難病ネットワークでは，設立直後より脊髄小脳変性症，筋萎縮性側索硬化症，多発性硬化症，ポリオの患者会設立および開催の支援を通じて，神経難病患者および患者会とのネットワーク構築を行ってきた．また，公開市民講座として難病セミナーを定期的に開催し，各地域の住民に神経難病に対する啓発活動を行ってきた．2004年からは，岡山県内難病ネットワーク連絡会議として，行政，保険所，医療の各難病支援（岡山県難病医療連絡協議会，山陽地区神経難病ネットワーク協議会，岡山皮膚難病支援ネットワーク，岡山県難病相談・支援センター，岡山県保健福祉部）担当者を集めて開催し，1年間の活動状況の情報交換を行い，次年度以降の活動方針を考えるとともに，各担当者との交流を深めてきた（**2**-A）．

岡山県難病医療連絡協議会では，毎年2回，拠点病院である岡山大学病院と県内各地域のレスパイト入院受け入れ協力病院の代表者および岡山県保健福祉部の担当者が集まり，各病院のレスパイト入院への取り組みを報告するとともに，神経難病を含めた各種難病に対する情報を共有し，岡山県内での各地域の病院とのネットワーク構築を行っている．

以上の活動を継続することにより，岡山県内では神経難病患者および家族とそれを支える介護保険関連職に，神経内科専門医・専門病院とレスパイト入院受け入れ可能な地域の病院の医療側と保健所および行政がかかわるネットワークが構築されている．

2 岡山県内難病ネットワーク連絡会議と岡山県内地域ケアカンファレンス

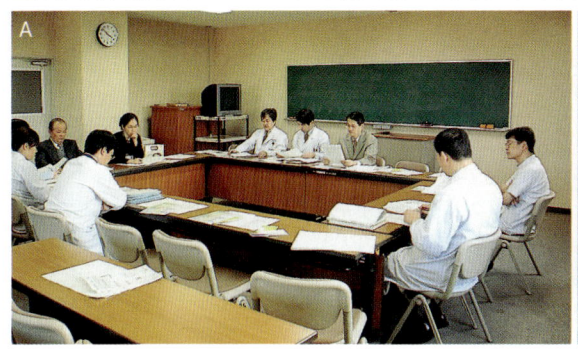

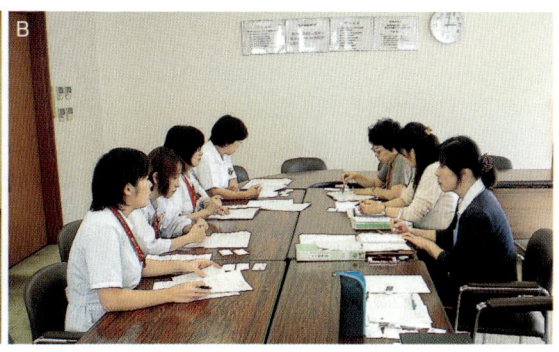

A：岡山県内難病ネットワーク連絡会議．岡山県内では，行政，保健所，医療の各難病支援担当者が集まり，神経難病地域ケアネットワークを構築している．
B：岡山県内地域ケアカンファレンス．岡山県内地域ケアカンファレンスでは，難病ネットワークをもとに，必要な支援担当者が集まり，神経難病患者・家族をケアしている．

課題

　岡山県の問題として，県南部沿岸部では人口，神経難病患者および神経内科専門医が集中し，県北部高原地域では極端に少ないという偏在がある（南北問題）．県南部は面積で41％であるにもかかわらず人口は82％であり，神経難病（パーキンソン病，脊髄小脳変性症，ALS）患者の95％以上，神経内科専門医の95％は県南部に集中している．一方，面積として59％を占める県北部では人口は18％であり，神経内科専門医は5％しかおらず，広大な高原の北部地域では患者も医師も医療機関も散在している．また県北部の特に山村部では人口の高齢化と過疎化が進行しており，同地域における神経難病患者への地域支援は県南部のような都市部における地域支援とは異なり，地域ケアネットワークの確立および維持が難しく，今後の重要な活動課題となる．

神経難病の地域ケアカンファレンスのポイント

　地域で暮らす神経難病患者および家族に対しては，まずは病気の診断がついた時点で，かかりつけ医，神経内科専門医，リハビリスタッフなどの医療側に加え，病状の進行に備え，早期にケアマネジャーやヘルパーなどの介護保険担当側が関わり，必要時にすみやかに介護保険サービスを受けられるようにすることが望ましいことから，各担当者が集まりケアカンファレンスを開き（2-B），患者の病状，生活状況と家族の介護状況を確認し，今後の方針を立てることが望ましい．

　病状の進行に伴い必要な医療サポートは増え，導入される介護保険サービスや支援関係者が増えることから，病状進行時ごとに地域ケアに関わる担当者が集まりケアカンファレンスを開くようにする．そのときには，構築されている地域ケアネットワークを十分に活用し，必要なサービスおよびサポートを担当する関係者が集まれるようにする．病状進行時には患者の生活状況や家庭状況も変化することが多いため，ケアカンファレンスではその都度，患者がおかれている状況について情報を共有し，支援方針を統一することが必要である．また，病状の変化がなくても，家族の介護状況が変化したときや，新たな医療処置や新たなケアメンバーの加入時，ケア内容の見直しが必要なときも，ケアカンファレンスを開き，変化に対して柔軟に対応する必要がある．

　地域ケアカンファレンスにおける，神経難病医療相談員および神経難病ネットワークの役割は大きく，専門の知識および経験に基づいて，各支援担当者にアドバイスおよび指導を行い，必要な地域ケアサービスの提案およびケア担当者への連絡を行う．また地域ケアカンファレン

3 神経難病患者を地域で支援するネットワーク

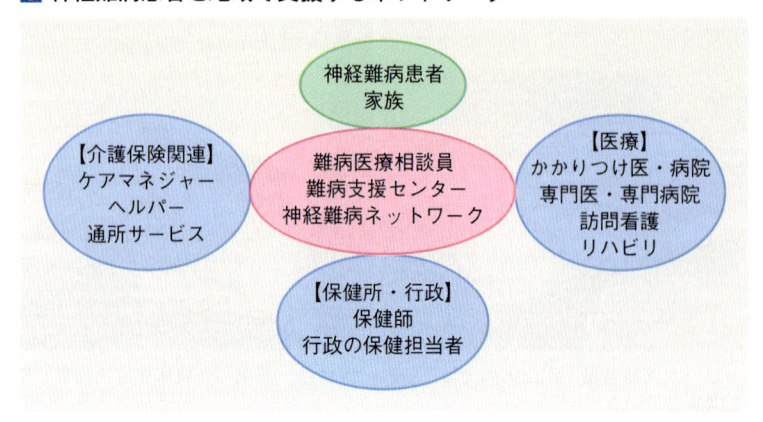

スでの活動を通じて，神経難病地域ケアネットワークの維持および新たなネットワークの構築を行うことができる（**3**）．

以上より，神経難病の地域ケアカンファレンスには多職種が関わるため，各地域に応じた神経難病ネットワーク体制を構築し，普段から各職種の連携をとることが重要である．

（阿部康二，太田康之，中村和子）

参考文献
- 阿部康二（編著）．神経難病のすべて─症状・診断から最先端治療，福祉の実際まで．東京：新興医学出版社；2007．
- 岡山県難病医療連絡協議会（監修）．岡山県難病医療連絡協議会 平成25年度報告書．岡山；2013．

Topics ◆神経難病医療の課題と展望

就労支援の実際

　京都府難病相談・支援センター（以下，センター）は，2005（平成17）年に京都府難病拠点病院である独立行政法人国立病院機構宇多野病院（以下，宇多野病院）が，京都府からの委託を受け，京都府内の患者さんやご家族，支援機関から難病に関する医療，療養，福祉，就労などの相談に応え支援を行っている．スタッフは，センター長が宇多野病院の神経内科医，相談支援員は看護師等と医療従事者が主な構成である（2015〈平成27〉年4月より運営は京都府直営になった）．

　センターの相談内容では近年，就労に関する相談件数が増加しており，全国的にも就労支援の必要性は増しているが，その支援の歴史は浅い．「保健医療機関における難病患者の就労支援の実態についての調査研究」[1]によれば「医療の進歩による難病の慢性疾患化の進展と患者数の急速な増加が顕著になってきたのが最近のことであり，難病対策の中で，就労支援が課題として明確化されたのも最近のことに過ぎない」と記されている．われわれの就労支援はノウハウのない医療従事者がどのような支援ができるのか，試行錯誤の中でのスタートであった．

試行錯誤

顔の見える関係作りのつもりが顔を見るだけの訪問

　就労支援を始めていくにあたり，京都府内の主な労働関係機関へ顔の見える関係作りと難病者の就労支援状況などの情報収集のために，訪問活動から始めた．しかし当時は労働支援機関でも難病者の相談は少なく，またセンターの役割も不透明であり，担当者の顔を見るだけの訪問となった．

たらい回しの支援

　当初は就労支援の経験もないことから，相談内容に応じてハローワークなどの窓口を紹介するにとどまっていた．しかし，別の相談者からは，「ハローワークに相談に行ったところ，難病をおもちなのでまずは難病センターで相談をされては，と言われ相談に来ました」との話から，関係機関同士で窓口紹介だけの支援となり，相談者からみれば言わば「たらい回し」のような支援であった．

センターだけで相談を受ける

　センターのリーフレットなどに就労支援を広報したところ，難病者からの直接の相談だけでなく，医療保健・労働支援機関などの紹介による相談も増加し，当初はセンターだけで電話や面談での相談支援を行っていた．しかし，多くの相談者が就労を可能にするための病状整理や管理，難病の受容など医療的課題を抱えており，相談者によっては労働支援機関との連携だけでは根本的な支援にならない可能性があった．

試行錯誤から見えた「餅は餅屋の支援」を可能にするための難病者就労支援ネットワークの構築

　さまざまな試行錯誤や，何より多くの難病者の就労相談を受ける中から，医療が切り離せない難病者の就労および就労継続のためには，労働支援機関による支援だけではなく，医療保健機関による医療情報の整理や病状管理支援など双方の支援が必要であることがわかった（ **1** ）．

　そこで，医療保健機関・労働支援機関など各

1 各専門機関による「餅は餅屋の支援」

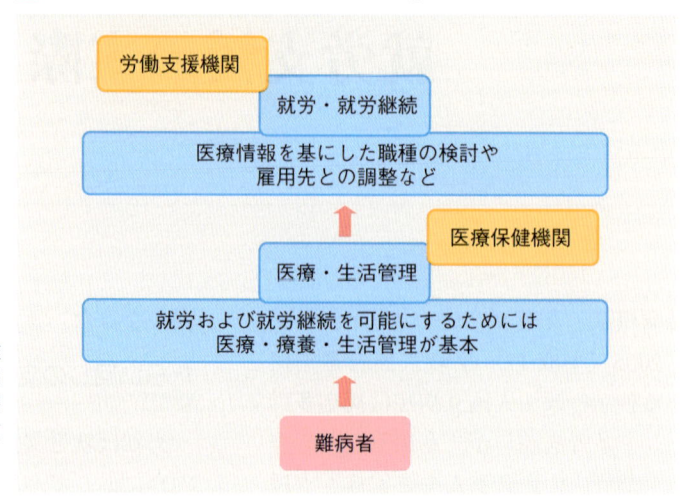

医療が切り離せない難病者の就労支援は，医療保健機関による医療管理のうえで，労働支援機関によるサポートが必要．

2 京都府における難病者就労支援ネットワーク

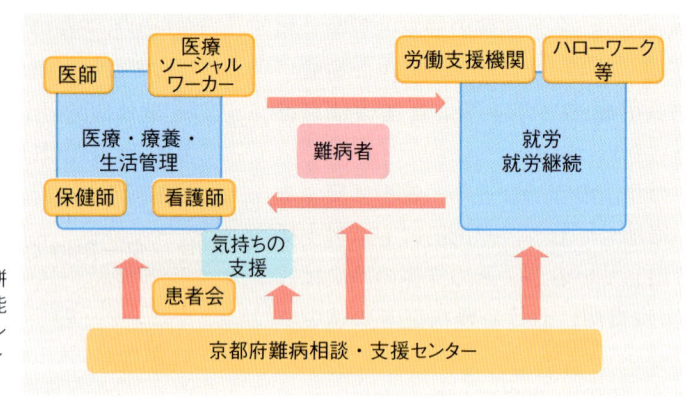

各専門機関による「餅は餅屋の支援」を可能にするためには，センターによるコーディネートが重要．

専門機関による「餅は餅屋の支援」が展開できるようなネットワーク作りのために，センターがコーディネーターとしての役割を担うことが重要であると考えた（**2**）．

保健所との協働

難病者の就労支援は病状管理支援など，地域の医療保健機関からの支援が必要である．そこでセンターだけで相談を受けるのではなく，状況に応じてセンター相談員が保健師とともに相談者の地域保健所で初回の面談を行っている．このことにより，保健師と就労に向けての病状アセスメントや医療上での課題が共有できること，また保健所は地域に根差したネットワークがあることから，福祉サービス等の利用など連携支援がスムーズにいくことが多い．また相談者の病状が悪化する前に，地域の保健師と相談者が面識をもつことにより，早期に病状管理について相談できる支援体制の構築にも繋がっている．

医療機関との協働

就労支援を行うにあたり主治医の見解は重要で，今後の方向性を位置づけるものである．しかし多くの相談者の場合，就労に関する相談まで主治医に聞けないという思いや，確認をしていたとしても就労の可能性の有無だけで，詳細な内容まで聞けていないこともある．そこで相談者の状況に応じて，センター相談員や保健師が外来へ同行受診を行い，直接主治医から現在の病状と就労上での配慮事項などについて支援者の視点で確認を行っている．このことは，病

状の情報収集だけでなく，主治医からの見解を相談者とともに聞くことにより，今後の支援の方向性を共有するのに有効である．また，ケースによってはメディカルソーシャルワーカーや看護師との関わりも増えてきている．

労働支援機関と医療情報を基にした協働

保健師や主治医などとの協働から得た医療情報を基に，センターでは状況に応じて，相談者とともにハローワークをはじめとする労働支援機関に同行支援を行い，病状に応じた職種の検討など依頼を行う．このことは，センターが労働支援機関へ関係作りのために訪問活動を行ったことよりも，はるかに難病者の就労上の課題を理解していただくことができた．

広報活動

個別での関わりの他に，難病者の就労支援における各専門機関の役割について，研修会や講演会などで広報を行っている．医療保健機関には就労および就労継続を可能にするための病状管理支援を，また労働支援機関には病状が固定しない難病者の就労支援は，医療情報を基にした支援の必要性を中心に伝えている．

地域での就労相談会

京都府は縦に長い地形で，センターは中心に近い京都市にある．ゆえに京都市内在住の方からの相談は多いが，遠方などの理由から京都府南部や特に北部在住の方からの相談件数は少ない．そこでセンターで相談を待つのではなく，地域に出向き就労相談会を開催することにした．会場は保健所で行い，相談はセンター相談員だけでなく，保健師や地域の障害者就業・生活支援センターの支援員とで行っている．この相談会は，初回の相談場面から医療保健・労働支援機関における多職種協働の支援が展開できること，さらに地域の関係機関を繋ぐことが可能になるなど，難病者就労支援ネットワーク構築のための大きな位置づけとなっている．

こうした取組みから，「餅は餅屋の支援」が展開できたケースと，難病ゆえの課題で今後の方向性が見出せないケースを紹介したい．

事例 1

患者：A氏，20歳代の男性，両親と同居．
診断名：脊髄小脳変性症．

大学卒業後就職するが，在職中にふらつきと緊張時に出現しやすい振戦が認められ，神経内科受診にて脊髄小脳変性症と診断．その後，徐々に病状が進行し自主退職する．退職後は難病を隠してアルバイトを転々とするが，最近では振戦が頻回に出現するようになり数日で退職に至っていた．本人がセンターのホームページを見て電話で相談をした．

■問題点

① ふらつきや振戦が日によって異なることや，制度説明などに対する理解が乏しい状況など病状課題が多く，雇用側に求める配慮事項の整理が必要．
② 病状から障害者雇用枠の利用の検討や，今後の病状進行を考慮して福祉サービスの利用も視野に障害者手帳の取得の検討．
③ 「まだ20代なのに難病があるからもう仕事はできないのだろうか」など，これまでの失業体験に起因する自信喪失に加え，失業により自宅に籠りがちな生活になっている．

■実際の支援

初回の面談は保健師と保健所で実施．ふらつきや緊張時に出現しやすい振戦など病状の確認を行う．本人からは「主治医には，現在の病状では身体障害者手帳は該当しないと言われた」との報告を受ける．また理解力が乏しいことから，障害者職業センターで職業上の課題を抽出するために職業評価を受けるよう勧める．結果，脊髄小脳変性症からと思われる高次脳機能障害が示唆され，精神保健福祉手帳の取得範囲であるとの結果が出る．本人は可能であれば精神保健福祉手帳の取得を希望するが，両親は「大学も卒業し，難病なのになぜ身体ではなく精神の手帳なのか」と反対した．また，これまでの外来受診は本人だけであり，課題について主治医に伝えられていない可能性が考えられた．

そこで同行受診を行い，相談支援員の立場で病状や就労上の課題などを，詳細に主治医に伝えた．結果，身体障害者手帳を取得．その後，医療情報を労働支援機関と共有し，障害者雇用枠で難病を伝えたうえで衣料店に就職が決定．本人同意のもと雇用先とも医療情報を共有し，振戦は緊張が強くなると出現しやすくなることから，毎日同じ作業内容にすることで慣れた環境を作り，結果，振戦が出現する回数が減少した．また，ふらつきが強いときなどは休憩をはさむなどの配慮が得られ，病状管理下で雇用継続が可能となっている．

事例2

患者：B氏，30歳代の女性，両親と同居．
診断名：クローン病．

高校生のときに発症し，直後に大腸の手術を受けるが，その後も腸閉塞で入退院を繰り返す．これまでは体調のいいときに短期アルバイトを経験したが，病状悪化により退職に至っていた．しかしここ数年でこれまで30 kg台だった体重も40 kg台まで増え，外出や家事手伝いなどが可能になる．今後の経済面の焦りから就労を希望し，センターに電話相談をした．

■問題点

① これまでの病状が不安定であり，在宅療養が中心だった生活から，就労と病状管理の両立がどこまで行えるか不透明である．
② 経済的な自立を希望しているが，病状管理よりも就労に対する焦燥感が強い．

■実際の支援

保健師とともに保健所で初回面談を行う．半日以上の外出で疲労感があることや，水様便が日に5回程度あることからウォシュレットトイレが職場にも必要など，雇用先に求める配慮事項の整理を行った．本人から主治医へ就労に関する助言と身体障害者手帳の取得の可否について確認したところ，「病状から，半日程度で重労働な職種でなければ就労可能」との助言を得た．また身体障害者手帳の取得についても自ら調べたところ，現在の病状では該当しないとの結果であった．その後ハローワークへの同行支援を行う．

結果，現在の病状では，一般就労は負担が大きい可能性があり，準備支援として福祉的な就労支援サービスの一つである，就労継続支援A型（一般企業などで雇用されることが困難で，雇用契約に基づく就労が可能である人などが対象）を検討することになった．本人も理解し，該当する求人でレストラン業務の事業所に応募．面接時にはセンター相談員，保健師，ハローワーク担当者も同席し，本人からは就労に対する意欲が示され，支援者からは病状や配慮事項を伝えた．結果，実習を経て雇用決定となる．現在，病状は依然不安定な側面もあるが，雇用後1年が経過し，本人はさらなる自立のために一般就労への面接を重ねている．しかし身体障害者手帳をもたないことなどもあり，今現在も雇用には至っていない．今後，障害者手帳を取得できない，いわゆる「障害者」ではない「難病者」への制度整備が検討されるべき課題であるといえる．

今後どの地域でも「餅は餅屋の支援」へ

日常生活で自立している難病者は医師以外の医療保健福祉などの支援者が介在していないことが多い．就労という社会との大きな繋がりの一つが難病により途絶え，さらなる病状悪化や精神的課題を抱える難病者は少なくない．今後，そういった難病者がどの地域でも「餅は餅屋の支援」により就労が実現でき，人生の再構築へと踏み出されることに期待したい．

「就労支援の実際」の現場にいて驚くことの一つに，就労が実現できた難病者の表情がある．保健所で初回の面談を行ったときとはまったく異なり，そこには「難病患者」の表情はない．

（戸田真里，水田英二）

文献

1) 障害者職業総合センター（編）．保健医療機関における難病患者の就労支援の実態についての調査研究．資料シリーズ No.79．千葉：独立行政法人高齢・障害・求職者雇用支援機構障害者職業総合センター（NIVR）；2014, p.12．

Topics ◆神経難病医療の課題と展望
遺伝カウンセリング

神経疾患と遺伝カウンセリング

　遺伝カウンセリングとは，何らかの遺伝学的な問題を有する患者，あるいは家族が意思決定を行う際に，医療スタッフ（医師，看護師，臨床心理士，遺伝カウンセラー，など）がその過程を支援していく行為である．具体的には，医療スタッフが当該の遺伝病に関する正確な情報を提供したり，患者や家族の不安や悩みに耳を傾け，適切な助言を行ったりすることである．ここでいう意思決定とは遺伝子診断を受けるかどうか，診断結果の家系内開示をどのように行うか，診断結果をもとに自分自身や家族の将来設計（たとえば結婚や挙児，就業など）をどのように考えていくか，などということである．

　当院遺伝子診療部では2000〜2012年に計7,262名の来談者があったが，そのうち半数弱が成人期遺伝カウンセリングである（**1**）．このうち約20％は神経筋疾患を対象としたものである．施設により若干割合の違いはあると思われるが，小児期の先天奇形や精神発達遅滞，成人期の家族性腫瘍（癌）と並んで，神経筋疾患（このうち多くは治療法や予防法の確立されていない神経難病である）は遺伝カウンセリングにおいては非常に重要な対象といえる．

　ただし，神経内科医にとっても神経難病の遺伝カウンセリングは決して馴染みやすいものではない．それには小児期疾患や癌とは異なる，神経難病特有の難しさがあるからである．本稿では神経難病の特性をふまえて，その遺伝カウンセリングにおける留意点，問題点について述べる．遺伝カウンセリングの基本的知識や技法，実際については，文献[1-3]を参照されたい．

神経難病の遺伝カウンセリング

遺伝的多様性といわゆる"孤発性"

　神経難病の遺伝カウンセリングが難しい理由の一つは，その遺伝的多様性である．すなわち脊髄小脳変性症（spinocerebellar degeneration：SCD），痙性対麻痺（spastic paraplegia：SPG），筋萎縮性側索硬化症（amyotrophic lateral sclerosis：ALS）などにみられるように，原因遺伝子が多数に及ぶ．しかも，日常診療で診ることの多い神経難病では，割合としてはむしろ家族歴のない孤発例が多いため，患者側，医療者側ともに「遺伝」に関わる問題が必ずしも現実感を伴わないことがある．

　ただ，孤発性である（遺伝性でない）ことを見極めることは厳密には不可能である．"一見，孤発性に見える"神経難病患者に遺伝子検査をすると，しかるべき割合で遺伝子異常が見つかる．たとえば，最も遺伝子検査が頻用されるSCDの場合では，孤発性の〜22％程度に既知の優性遺伝性SCDの遺伝子異常が見つかっている[4]（**2**）．このため下の世代に余計な不安や心配をかけまいとして，特に孤発例においては，遺伝子検査を受けない（遺伝性かもしれないことを承知のうえであえてそれを突き詰めないでおく）という選択をする場合が多いように思われる．

遅発性発症と表現促進現象

　神経難病の多くは中年期を過ぎて発症する遅発性疾患である．遺伝カウンセリングにおいて，遅発性発症の問題点の一つは家族歴が不明瞭になりやすいということである．特に核家族化，

1 信州大学遺伝子診療部における来談者の割合（2000～2012年）

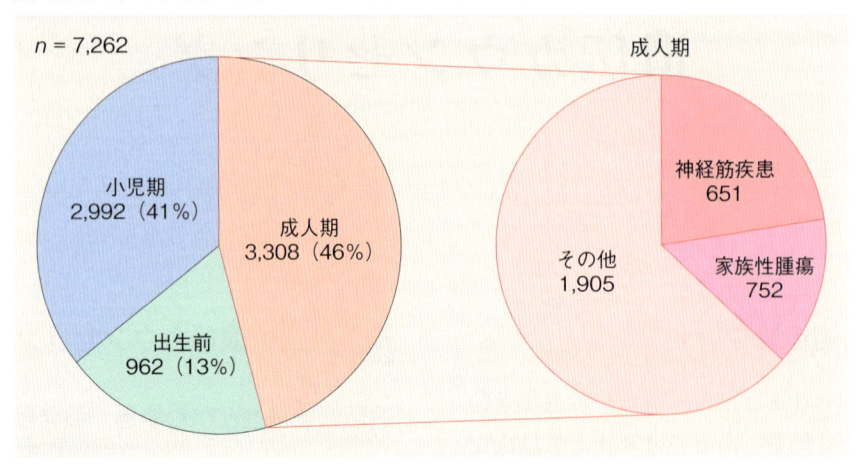

n = 7,262

小児期 2,992（41%）
成人期 3,308（46%）
出生前 962（13%）

成人期
神経筋疾患 651
家族性腫瘍 752
その他 1,905

当院では成人期遺伝カウンセリングのうち，神経筋疾患が約20%を占めている．数字は初診，再診を合わせた実数を示す（n = 7,262）．

2 家族歴が明らかでない脊髄小脳変性症（SCD）患者の遺伝子検査

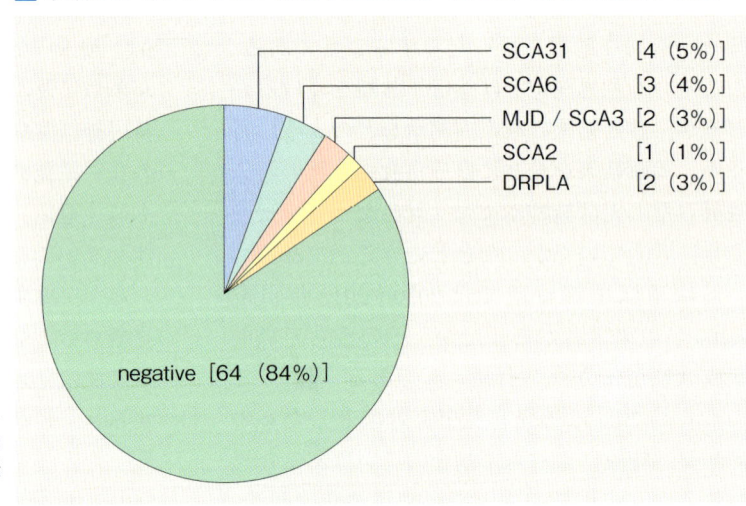

SCA31 [4 (5%)]
SCA6 [3 (4%)]
MJD / SCA3 [2 (3%)]
SCA2 [1 (1%)]
DRPLA [2 (3%)]
negative [64 (84%)]

SCA1，SCA2，MJD/SCA3，SCA6，SCA7，SCA12，SCA17，DRPLA，SCA31の9疾患をスクリーニングしたところ，当院では76名中12名（約16%）に既知の優性遺伝性SCDの遺伝子異常が見つかっている（n = 76）．

　少子化が進む現在においては，家族・家系の情報は不正確，不十分になりがちである．また，加齢に伴うさまざまな他疾患の併発が本来の遺伝性疾患の病状をわかりづらくする可能性がある．正確な家族歴の聴取は遺伝性疾患の診療においてはきわめて重要であるが，神経難病の場合，家族歴に関する情報がうまく得られないことはしばしば経験する．結果として，上記したように遺伝性でありながら，"一見，孤発性に見える"ことになる．

　さらに遅発性発症の場合には，発症の時点ですでに遺伝的リスクが下の世代に伝わっている可能性がある．特に"一見，孤発性に見える"患者および家族には遺伝性の認識がないだけに遺伝子検査に対して，より慎重な対応が求められる．つまり，遺伝子検査に際して，患者のみからのインフォームドコンセントで検査をしてよいのか，結果は誰にどのように伝えるのか，おおいに悩むところである．

　発症年齢の問題をさらに厄介にするのが，表現促進現象である．これはトリプレットリピート病において，異常伸長したリピートが下の世

代に伝わった際にさらに伸長し，結果的に発症が若年化し，かつ症状が重症化する現象である．典型的には，ハンチントン病（Huntington disease：HD）や歯状核赤核淡蒼球ルイ体萎縮症（dentato-rubro-pallido-luysian atrophy：DRPLA）では異常伸長したリピートが父親由来の場合に，筋強直性ジストロフィー1型（myotonic dystrophy type 1：DM1）では母親由来の場合に顕著な表現促進現象がみられる．すなわち，当該疾患の患者にとっては，遺伝子検査で陽性の場合には子や孫が自分よりもはるかに若くして発症するかもしれないというリスクを知ることになる．

逆にDM1やDRPLAでは，表現促進現象ゆえに下の世代が先に診断され，ひるがえってその母親，あるいは父親の罹患が疑われるということがしばしばみられる．意図しなくても結果的に罹患した子どもの診断が，親の発症前診断につながるわけである．

遺伝子検査の臨床的有用性と医師のpaternalism

神経難病に対して遺伝子検査で診断を確定することの意義はしばしば問われる[5]．もちろん，FAP（familial amyloid polyneuropathy：家族性アミロイド多発ニューロパチー）などのように早期の肝移植や薬物治療が有効と考えられる疾患においては，患者にとっての遺伝子検査の有用性は明らかである[5]．では有効な予防法，治療法のない神経難病ではどうであろう？　遺伝子検査による正確な診断は病気の受容に不可欠である．病気の予後予測に有用である．診断（除外診断を含めて）のための余分な検査が省ける，などいくつかの有用性が考えられる．ただし，有効な予防や治療に結びつく，ということに比較すれば，患者・家族に対する説得力がはるかに劣ることは明白である．

神経難病は他領域に比べて診断法が限られる．このためおそらくわれわれの多くは，「診断をつける」という診療における大義名分の下に，（正確な診断が患者・家族にとっての臨床的有用性につながると考えて）遺伝子検査を進めてきた．また，ほとんど学術的な興味，あるいは調査研究目的から半ばpaternalisticに検査を進めてきたという面もあったと思う．これまでは医師が遺伝カウンセリングを行うことが多かったため，このようなpaternalismも半ば黙認されてきた．今後，遺伝カウンセリングの専門性が確立してくれば，医師と遺伝カウンセラーとの立場や考え方の差異が明瞭になっていくものと思われる．実際の患者・家族を前に医師と遺伝カウンセラーがどのように役割分担して遺伝医療を進めていくかが問われる時代になってきている．

高浸透率と発症前診断

遺伝性神経難病は概して高浸透率である．浸透率が高くなるほど，「遺伝子変異の存在＝発病」に近づく．本来ならずいぶんと時空を隔てた事象である両者が発症前診断により身近に意識させられる．代表例がHDである．HDはその高浸透率，遺伝的均一性（ほとんどが*HTT*変異による）ゆえに全世界で最も数多く発症前診断が行われ，かつ検査後の心理的影響や生活変化が調査されている神経難病である[6]．本邦でも数は少ないながらHDをはじめとする神経難病に対して発症前診断が行われている．

TanakaらによるとわがⅡでは発症前診断の実施率はHD 14／52（27％），SCD 24／110（22％），FAP 26／35（74％），DM1 27／69（39％）であった[7]．FAPを除いて，非実施率のほうが高いという事実は遺伝カウンセリングにおいて，来談者自身が「発症前診断を受ける意義」や「診断後の生活の変化」に対して冷静に考える（予備的ガイダンス〈anticipatory guidance〉と呼ぶ）時間と環境が提供されたことを意味していると思われる．発端者の診断確定が，家系内at risk者の発症前診断，さらには出生前診断につながる場合があることは十分に認識しなくてはならない．このためにも結果の家族内，家系内開示をどこまで行うか，いつ行うか，ということは事前に当事者とよく確認しておく必要がある[8]．

神経難病の場合，家族同伴の診療が多い．「遺

伝」に関する何の予備的ガイダンスもなしに，遺伝的リスクが当事者以外の家族（場合によっては，家族以外の親族）に知れわたってしまうような事態は避けなくてはならない．

次世代シークエンシングと偶発的変異

発症前診断に関連して，次世代シークエンシングと偶発的変異について触れておく．次世代シークエンサーの登場は遺伝子検査のあり様を大きく変えた．従来の遺伝子検査は特定の疾患患者を対象に特定の標的遺伝子を調べるものであったが，次世代シークエンサーによる全エクソンシークエンス（whole-exome sequencing：WES）は対象疾患，患者を限定せず，網羅的に全遺伝子を調べるものである．低コスト化，迅速化が進み，今や臨床診断にも応用されている[9,10]．Baylor医科大学からの報告によれば，2012年6月〜2013年11月の連続2,000例（90％弱が18歳以下の未成年者である）の解析では約25％の患者に原因となる遺伝子変異が同定されたとのことである[9]．

一方，WESは網羅的な遺伝子検査であるがゆえに予期しない偶発的な変異が見つかることがあり（incidental findings），その扱いについてもさかんに議論されている[9,11,12]．The American College of Medical Genetics and Genomics（ACMG）は健康被害を回避するために検査を依頼した主治医に開示すべき偶発的変異（medically actionable incidental findingsと呼ばれる）として56遺伝子の変異をあげているが[11]，これらの多くは癌や心疾患に関連した遺伝子である．AmendolaらはACMGの56遺伝子に，独自に選択した56遺伝子を加えて合計112遺伝子について6,503名で検討を行っているが，これらの遺伝子に偶発的変異が見つかる頻度は約1.7％と報告している（ACMGの56遺伝子に限れば，その頻度は約1.4％とされる）[13]．今後，WESにより遅発性神経疾患の原因変異が発症前に見つかった場合，どのように対処すべきか（たとえばFAP，ALSではどのように対応を違えるべきか）という問題はかなり切実な現実味を帯びていると思われる．

遺伝カウンセリングの適応

これまで述べてきたように実際の神経内科診療の中では遺伝子検査に際して遺伝カウンセリングのニーズが生じることが圧倒的に多い．ただし，遺伝子検査を考慮する場合に，そのすべてが専門的な遺伝カウンセリングの適応になるとは思わない．それが理想であっても現実には患者側，医療者側ともにそれだけの時間的，人的余裕はない．むしろ主治医が上記のさまざまな問題点を理解したうえで，日常の診療の中で遺伝子検査を進め，結果を開示していくことで，何ら問題が生じない場合がほとんどであろう．一方で，専門的な遺伝カウンセリングが必要となる事例が確実に存在する．その最たる例が，発症前，出生前診断など非患者の遺伝子検査である．また，患者・家族が検査結果をきちんと受け止められそうにない場合，検査が患者自身の自発的な意思ではない（と思われる）場合などである．神経難病では，認知症や精神症状を伴うことがある．こういう患者に対する遺伝子検査はほとんどの場合，家族の意思，判断による．このような事例では，誰が患者にとってのキーパーソンか，家族構成や家族関係がどうなのか，を見極めることが大切である．家族から出される検査希望の背景に，患者自身に対する診療とはかけ離れた理由（たとえば，家系内血縁者の結婚に際して遺伝性疾患の存在を否定しておきたい，など）があり得るからである．

おわりに──遺伝カウンセリング・マインドをもった神経内科診療

遺伝カウンセリングにおいて，最も重要な点は患者・家族との良好なコミュニケーションを図ることである．このために大切なことは，患者・家族の話をよく聴くこと（遺伝カウンセリングでは「積極的傾聴」と呼ばれる）である．遺伝カウンセリングの基本的態度の中でも，傾聴は患者・家族から信頼を得るいちばんの方法ではないかと思う．これは普段の診療でもいえることである．残念ながら神経難病は未だに有効な予防法や治療法がない病気が多い．そのよ

うな病気を患者・家族がきちんと受容して日常生活を全うしていくことを支援することが，神経難病医療に携わる神経内科医の役割であろう．このためには遺伝カウンセリング・マインドはきわめて有用であることを強調しておきたい．

（吉田邦広）

文献

1) 日本神経学会（監修），「神経疾患の遺伝子診断ガイドライン」作成委員会（編）．神経疾患の遺伝子診断ガイドライン2009．東京：医学書院；2009．
2) 新川詔夫（監修），福嶋義光（編）．遺伝カウンセリングマニュアル，改訂第2版．東京：南江堂；2003．
3) 千代豪昭．クライエント中心型の遺伝カウンセリング．東京：オーム社；2008．
4) Klockgether T. Sporadic adult-onset ataxia of unknown etiology. In：Subramony SH, et al (editors). Ataxic disorders. Handbook of Clinical Neurology, Vol.103 (3rd series). Edinburgh：Elsevier；2012, pp.255-262.
5) 吉田邦広ほか．神経内科専門医の遺伝子診断に対する意識調査．臨床神経学 2013；53：337-344．
6) Paulsen JS, et al. A review of quality of life after predictive testing for and earlier identification of neurodegenerative diseases. *Prog Neurobiol* 2013；110：2-28.
7) Tanaka K, et al. Follow-up nationwide survey on predictive genetic testing for late-onset hereditary neurological diseases in Japan. *J Hum Genet* 2013；58：560-563.
8) Klitzman R, et al. Disclosures of Huntington disease risk within families：Patterns of decision-making and implications. *Am J Med Genet* A 2007；143A：1835-1849.
9) Yang Y, et al. Molecular findings among patients referred for clinical whole-exome sequencing. *JAMA* 2014；312：1870-1879. doi：10.1001/jama.2014.14601.
10) Srivastava S, et al. Clinical whole exome sequencing in child neurology practice. *Ann Neurol* 2014；76：473-483.
11) Green RC, et al. ACMG recommendations for reporting of incidental findings in clinical exome and genome sequencing. *Genet Med* 2013；15：565-574.
12) Burke W, et al. Recommendations for returning genomic incidental findings? We need to talk! *Genet Med* 2013；15：854-859.
13) Amendola LM, et al. Actionable exomic incidental findings in 6503 participants：Challenges of variant classification. *Genome Res* 2015；25：305-315.

Further reading

遺伝カウンセリングをより専門的，実践的に学びたい人のために以下を勧める

- Uhlmann WR, et al. A Guide to Genetic Counseling. 2nd edition. New Jersey：Wiley-Blackwell；2009.
- Harper PS. Practical Genetic Counselling. 7th edition. London：Hodder Arnord；2010.
- 福嶋義光．遺伝カウンセリングハンドブック，遺伝子医学MOOK別冊．大阪：メディカルドゥ；2011．
- Beauchamp TL, Childress JF. Principles of Biomedical Ethics. 3rd edition. New York：Oxford University Press；1989／永安幸正ほか（監訳）．生命医学倫理．東京：成文堂；1997．

日本難病看護学会認定
難病看護師

看護教育

看護師の状況

　看護師は 3 年あるいは 4 年の所定の教育課程を修め，国家資格を取得した後，病院などで就労する．就労した病院の教育体制にもよるが，看護師は入職 1 年目から患者のケアは 1 人で任されることも多い．

　一方で神経難病の看護は，患者個々のセルフケア能力を尊重した高度なケア技術と，医療福祉サービスや制度に関する幅広い知識が求められる．そのために卒業後神経難病の患者が入院する病棟に配属された看護師からは「標準看護が通用しない」「患者さんの前では手も足もでない」「患者や家族の多様なニーズに応えきれない」「一生懸命看護をしても病状や障害が改善せず，看護師としての達成感が得られない」などという感想が聞かれ，関わりの難しさや看護の無力感を味わうことが報告されている[1,2]．

日本難病看護学会の取り組み

　このような状況から，日本難病看護学会では，学会設立当初より，看護師の意欲と能力の向上を目指して，学術集会やセミナーの開催などの教育活動を行ってきた．近年のセミナーでは主に難病患者とのコミュニケーション技術や気道浄化ケアに関する看護技術などを学び直し，学術集会では医師や看護師などの講演や研究発表だけではなく，当事者である患者さんにも登壇を願い，患者さんの声を聞き看護の継続教育に反映させてきた．

　また，2011（平成 23）年度には難病の看護の専門性を明確にするため難病看護の実践知の体系化を行い（ **1** ），「神経難病看護 知の体系化：専門的学習のためのテキスト 概要版」[3]としてまとめた．

看護師の学習ニード

　このように，日本難病看護学会では，神経難病の看護を学ぶための学習内容を集積するとともに，今後の教育内容の充実を目指して，学会員を対象としてどのような学習を必要としているかアンケート調査を実施した．アンケートは先の神経難病看護テキストの概要版から項目を抽出した．

　2 は，学習ニードが高い上位 10 項目で，意思決定支援やコミュニケーション，呼吸管理，家族介護者への援助，症状緩和，患者心理に学習の必要性があることがわかる．逆にいえばこれらの項目に困難性を感じているといえる．

　これらのことから日本難病看護学会では学会主催のセミナー[*1]はアンケートで学習ニーズの高かった項目を選んで開催している．セミナーを受講することによって難病の看護を追求し，行っている看護への自信を深め，難病看護の困難性を克服することが狙いである．

> **Memo**
> 「神経難病看護 知の体系化―専門的学習のためのテキスト 概要版」は日本難病看護学会の HP からダウンロードできる．
> http://nambyocare.jp/results/topics2/pdf/all.pdf

[*1] セミナー
学術集会の前日に行うプレセミナーの他，独立行政法人国立病院機構箱根病院（小森哲夫院長）の協力により，3 回／年定期的に箱根セミナーを行っている．

1 神経難病看護 知の体系化：専門的学習のためのテキスト 概要版の目次

大項目	中項目
Ⅰ. 基礎科目	1. 人権と倫理 2. 難病とは何か 3. 対象の理解 　1）慢性病をもつ人としての理解 　2）難病者が抱える心理・社会的問題 　3）疾病や障がいの受容 　4）QOLの向上 　5）社会参加 　6）家族の理解 　7）発達課題の達成（困難）
Ⅱ. 疾病と治療の理解	1. 疾患の理解 2. 症状と障がい 3. 治療 4. 治療薬の理解
Ⅲ. 看護実践 （共通する方法論）	1. フィジカルアセスメント 　1）難病特有（特定症状）のフィジカルアセスメント 　2）検査（検査データを用いた）によるアセスメント 　3）疾患の特性に応じた病状進行についての看護判断 2. 看護計画の立案と評価 　1）療養環境のアセスメント 　2）看護問題・計画と支援結果の評価 3. 日常生活の援助と医療処置 　1）呼吸症状への看護 　2）栄養症状への看護 　3）循環症状への看護 　4）排泄症状への看護 　5）口腔症状への看護 　6）運動障がいへの看護 　7）皮膚症状への看護 　8）自律神経症状への看護 　9）コミュニケーションの看護 　10）難病症状および合併する精神症状・認知障がいへの看護 4. 生活場面・状況別支援 　1）発症初期の支援 　2）症状進行期の支援 　3）意思決定への支援 　4）安定期（維持期）の支援 　5）終末期の支援 　6）グリーフケア・家族のケア 　7）外出の支援 　8）就労の支援 　9）緊急時の対応 　10）災害時の対応 　11）遺伝看護
Ⅳ. 療養場所による 　看護実践の特徴	1. 在宅 　1）在宅療養実現要因 　2）住環境の整備 　3）家族への看護援助 　　①介護負担 　　②家族への療養上の指導 　　③家族介護者のQOL 　4）独居療養者への支援 　5）在宅・病院・施設間の継続看護 　6）在宅ケアチーム 　7）在宅療養に関する制度とサービス

（次頁へ続く↗）

1 神経難病看護 知の体系化：専門的学習のためのテキスト 概要版の目次（続き）

大項目	中項目
Ⅳ. 療養場所による看護実践の特徴	2. 病院 　1）外来看護 　2）病棟看護 　3）入院時の看護 　4）退院時の看護 　5）在宅・施設との双方向援助 3. 施設 　1）難病療養者が利用できる施設概要 　2）施設看護の特徴 　　①デイケア 　　②ショートステイ 　　③長期療養 　3）療養の場を求める新たな展開
Ⅴ. 難病の地域保健	1. 難病の地域アセスメント 2. 難病における保健所の役割 3. 難病医療ネットワーク 4. 地域ケアシステムの構築 5. 患者会の支援
Ⅵ. その他	1. リスクマネジメント 2. 災害時の対応 3. 教育・コンサルテーション・研究 4. 看護・医療政策

（神経難病看護 知の体系化：専門的学習のためのテキスト 概要版. 平成24年3月[3] より）

2 難病ケアに関わる看護職の学習の必要性を感じる上位10項目

項目
1. 療養生活における意思決定の場面とその支援
2. 難病によるコミュニケーション障害をもつ人の理解と看護
3. 終末期における苦痛の緩和
4. 難病による呼吸障害をもつ人の理解と看護
5. 家族による看護の問題とその支援について
6. 症状と日常生活への影響について
7. 難病特有（特定症状）とその進行におけるフィジカルアセスメント
8. 難病療養者の心理について
9. 難病による嚥下障害をもつ人の理解と看護
10. 疾患特性に応じた症状の進行について

難病看護師認定制度

制度発足までの経過

　難病を専門とする看護師を難病看護師として認定することは，難病に携わる看護師の質の担保やキャリア開発，難病看護師としての矜持を保証することになり，難病看護の発展のために長く望まれていた．

　学会ではまず，難病の看護に携わる臨床現場の看護師に，難病専門の看護師の資格を希望するかどうかを聞いたところ，強く希望する，できれば希望する，を合わせると65人（44％）が希望していた．その理由として，「神経難病の看護を究めて教育やケアに生かしたい」「スペシャリストとしての自負がほしい」「難病看護が好きだから」「専門的に勉強することによって好きな難病の患者さんと関われる」などがあげられた．

　逆に，神経難病の看護師の資格化をあまり希望しない，まったく希望しないは47人（32.2％）であった．その理由として「難病看護は原点であるために資格化する意味がわからない」「難病看護に魅力を感じない」「神経難病の患者とだけではなく幅広く患者と関わりたい」などがあげられた．わからないと19人が答えており，主な理由は「担当が代わると継続できないから」

日本難病看護学会の概要

正式名称：日本難病看護学会（Japan Intractable Illness Nursing Society）

代表理事：本田彰子（東京医科歯科大学大学院）

会員数：511名（2014〈平成26〉年3月現在）
（看護師，保健師，医師，理学療法士，作業療法士，栄養士，教員，研究職員，福祉職員，療養者・家族等）

目的：「難病看護を中心とするケア，ケアシステム，福祉の研究を推進し，これにより，国民の健康な生活の確保に貢献することを目的とする」（日本難病看護学会規約 第3条）

活動：1979（昭和54）年に「難病看護研究会」として発足，1995（平成7）年に「日本難病看護学会」として学会組織へ改組．学術団体として研究活動を推進．
http://square.umin.ac.jp/intrac/index.htm

日本難病看護学会認定難病看護師のマーク

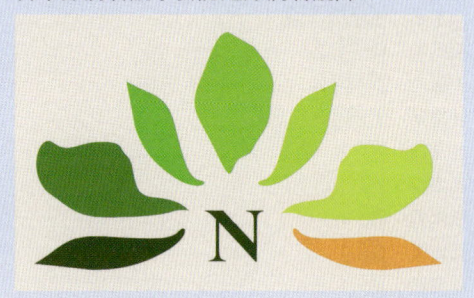

であった．

資格認定の価値がないという意見より，資格化を希望する声のほうが多く，学会員の中にも応募を考えている看護師の存在が確認された．

次に参加可能な教育システムについては，学士の資格をもつものが入学できる大学院教育とするか，看護協会が行っている認定看護師とするか，それぞれの利点が検討された．

日本では，看護師のキャリアアップのためのコースとして，専門看護師，認定看護師等がある．そのうち専門看護師は看護系大学院修士課程（総計26単位または38単位）を修了する必要があり，認定看護師は認定看護師教育機関／課程（6か月・615時間以上）を修了する必要がある．これらのコースは実習単位を含み，教育内容は充実しているが，一時的に休職を余儀なくされ，休職中の補充要員がない病院にとっては大きな負担となる．

難病看護を指向している看護師は経験年数が比較的長いことや，就労しながらの教育の可能性を考慮すると，セミナー参加によるポイント積み上げ方式が適していると考えた．そこで難病を専門とする看護師は日本難病看護学会の学会認定として資格化することとして，2013年には学会において難病看護師制度を発足させた．

学会認定「難病看護師」の役割

創設の目的は，「難病看護の質の向上に主体的に取り組める看護師の育成を通して難病患者の医療およびケアの改善を図り，国民の健康と福祉に貢献すること」であり応募資格は，看護実務経験が通算5年以上かつ難病看護領域実務経験が3年以上であるとした．

難病看護師としての担うべき役割は，①難病の病態・病期に応じた看護判断に基づき，患者の主体的な療養生活を支援する看護実践ができる，②質の高い療養生活を送ることができるよう，難病患者・家族に対して相談・助言を行うことができる，③難病患者・家族の支援について，看護職員・関係職種の職員に対して連携し，助言・支援ができる，④難病患者・家族の生活の質向上を目指した地域としての取り組みに参画し，社会支援システムの向上・創造に寄与できる，である．

難病看護師の誕生

初年度は62名（女性57名，男性5名）の難病看護師が誕生した．平均年齢41歳（SD＝±8）であった．所属は病院50名（81.2％），訪問看護ステーション8名（12.9％），その他4名（6.5％）で，病院所属が多かった．所属都道府県は，東京都14名，神奈川11名，群馬7名，

3 合格者所属都道府県

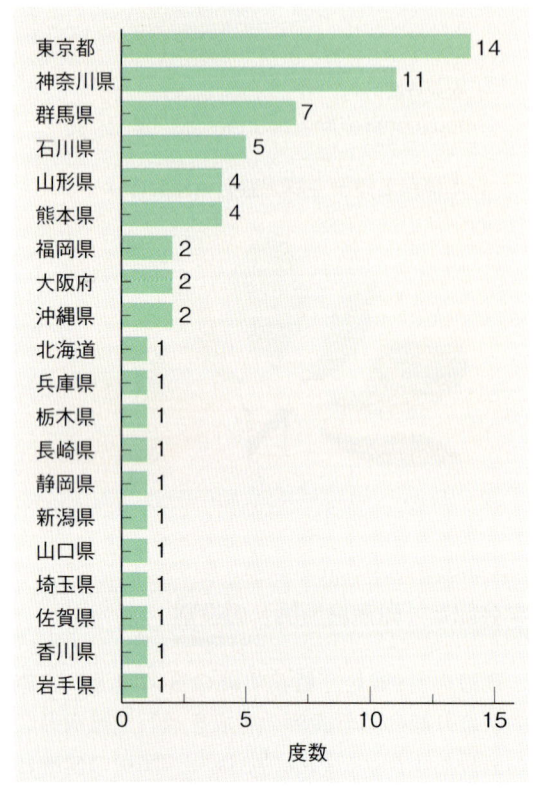

都道府県	度数
東京都	14
神奈川県	11
群馬県	7
石川県	5
山形県	4
熊本県	4
福岡県	2
大阪府	2
沖縄県	2
北海道	1
兵庫県	1
栃木県	1
長崎県	1
静岡県	1
新潟県	1
山口県	1
埼玉県	1
佐賀県	1
香川県	1
岩手県	1

難病看護師62名（女性57名，男性5名）．20都道府県に分布．

石川5名，など約20県に分布していた（3）．

これら，62名の合格者を対象として，難病看護師への応募理由や，今後の活動意向の調査を行った．アンケートの回収率は77.4％（46名），平均看護師経験17.5年（SD＝±8.5），難病の看護経験は平均10年（SD＝±5.3）であった．

難病看護師認定への申請理由として，難病の患者を担当する機会が多く，もっと勉強をして良い看護を提供したいと考えていた，難病看護が好きだから，資格を取ってがんばりたいという気持ちで上司に勧められた，などではなく自主的に応募していた．

今後の難病看護師

2013（平成25）年度に誕生した難病看護師は難病の看護にやりがいを感じており，看護のスキルを資格化したいと考え，経験も能力もある看護師であった．これらの看護師は5年ごとの資格更新のために自らが学会発表やセミナー開催などを行い，難病看護の知の体系化を担う人材である．

今後は各都道府県に偏りがなく毎年一定の人数の難病看護師を認定し，認定看護師を活用した教育体制を整え難病看護の質の向上に努め，難病療養者の生活の質の向上に寄与することを約束したい．

また，難病看護師は難病特別対策推進事業に対応した，難病支援専門員や今後の難病医療コーディネーター（仮称）の一員として難病相談や，病院における退院支援にも幅広く対応できる看護師として発展できるよう支援してゆきたい．

（小長谷百絵）

文献

1) 安東由佳子．神経難病患者をケアする看護師の社会的スキルとバーンアウトの関連．日本難病看護学会誌 2007；12（2）：101-112．
2) 安東由佳子ほか．神経難病患者をケアする看護師におけるバーンアウト因果モデル作成と検証．日本看護科学学会誌 2009；29（4）：3-12．
3) 神経難病看護 知の体系化：専門的学習のためのテキスト 概要版．平成23年度厚生労働科学研究費補助金難治性疾患克服研究事業（希少性難治性疾患患者に関する医療の向上及び患者支援のあり方に関する研究班）．研究代表者 西澤正豊．研究分担者 小長谷百絵，中山優季．平成24年3月．
http://nambyocare.jp/results/topics2/pdf/all.pdf

Topics ◆神経難病医療の課題と展望

人工呼吸器療法の中止

社会的背景

　近年,終末期医療をめぐって,社会的にも「延命治療の差し控え・中止」という倫理的な問題がクローズ・アップされている.また,こうした動向を受けて「尊厳死」の法制化ということも議論されている.しかしながら「尊厳死」という言葉だけが独り歩きし,現場から遊離した法整備になってしまっては何も問題が解決しないばかりでなく,臨床現場にいっそうの混乱を招くのみである.

　確かに本人の「自己決定」を尊重すること,すなわち,どのような医療を受けるか,受けないかを患者自身が「選択できること」は,生命倫理の基本原則に照らしてもきわめて重要である[1,2].しかしながら,その「自己決定」に至る過程において,自らが医療・看護・介護を受けることそのものが,家族をはじめ,周囲への負担になっているのではないかと気に病むという「無言の圧力」によって影響を受けているとするならば,それは真の意味での「自己決定」とはいえない.

自己決定に影響する「無言の圧力」

　患者が人工呼吸器療法の中止を含めた「自己決定」を行った際には,その背景因子として,家族の介護負担や経済的不安などから,患者自身が「自分は皆にとって負担で迷惑な存在だ」などの「無言の圧力」を受けていないかを見逃してはならない.とりわけ人工呼吸器に関しては,十分な社会的資源の整備がなされているとは言い難い状況の中,たとえば,ALSを発症した患者当人が高齢であり,主介護者が同じく高齢の配偶者である場合など,患者本人の本心としては「人工呼吸器を装着して生き続けたい」というニードがあるにもかかわらず,24時間介護を担うことになる妻に対する配慮から,「着けたくても着けられない」という事態が起こっていることは看過できない事態である.

　また,「延命治療の差し控え・中止」を法的権利として積極的に認めてしまうような法制化になった場合,面と向かって言語的に表現せずとも,「法律が積極的に認めている」という事態そのものが,社会全般の「規範」的空気となって,「無言の圧力」を形成する可能性を否定することは難しいと思われる.こうした「無言の圧力」をどのように解決するかについて,それが問題であることを指摘する文献は存在するが[3,4],その解決策について具体的な提言がなされている文献はわずかしか見当たらない[5].

「着ける権利」と「外す権利」

　「人工呼吸器をいったん装着したら外すことがきわめて難しい」という社会状況の中,なぜ「着ける権利」はあるのに,「外す権利」はないのか,という生命倫理の基本原則である「自己決定権」に立脚して矛盾を指摘する意見もある[4].特に,呼吸器を外した後に致死薬を投与して「死期を無理やり早める」のではなく,あくまでも「自然の経過に任せて欲しい」という希望が,決して「死にたいから」呼吸器を外して欲しいという動機からではなく,「自分らしく生き切りたいから」という動機に基づいている場合には,呼吸器を外すことが「自分で生きる力のある限り(≒自分で呼吸する力のある限り)は生きる」という意味である限り,(たとえ結果として死を迎えるとしても)当該患者は「死ぬことそのもの」を求めているとはいえない.また,「い

ったん装着したら外せない」という事態は,「少しでも着けて頑張ってみよう.その中でまた,もう十分頑張ったから外したいと思ったときに外せばいい」という選択肢を奪ってしまい,「外せなくなるなら,着けない」という「自己決定」をその場で強要してしまっているのではないか,という倫理的問題もある[6].

「我慢」して着け続けることを「強いる」?

しかしながら,もし「呼吸器を外す権利」を「法的に認める」ということになった場合,確かに危惧されることとして,「『外す権利』が認められているのだから,あなたがここで一言,『人工呼吸器を外します』と自己決定してさえくれれば,家族をはじめ多くの人が介護負担や経済的負担から自由になれるのに…」といったような「無言の圧力」を与えかねないという問題もある.そこから,「『呼吸器を外す』ことをはじめ,死を帰結するような『自己決定』は一切認められない」とする見解や,「どんなに辛くて苦しくても,人工呼吸器療法を行っている状態の患者は,『無言の圧力』を生み出す原因を作り出さないためにも,人工呼吸器療法を受け続けるよう"我慢すべき"である」とする見解を導き出す文献もある[7].

「着ける」のも「人間らしさ」/「外す」のも「人間らしさ」

だが他方で,精神的・身体的苦痛を抱えたまま,自らの生きる力を越えてまで「生かされ続ける」ことを,自分の「生き方」として望まない患者にとっては,まさしく自分の「人間らしさ」「人間の尊厳」が侵害されているとする主張も,理論的に退けることは困難である.もちろん,人工呼吸器をはじめ,あらゆる先端医療を受けて生きること(ある意味では「サイボーグ化」するような医療行為を含めて,あらゆる治療を受けて生きること)を,自分自身の「生き方」として希望する患者にとって,それは自分の「人間らしさ」「人間としての尊厳」が侵害されているどころか,むしろその姿こそ,自分の「人間らしさ」「人間としての尊厳」を維

持し,謳歌するために必須であるのは当然のことであるだろう.

こうした2つの立場(「着ける権利」と「外す権利」)を,「無関心 indifference」(自分とは意見が合わないから関心をもたない)ではなく,「寛容さ tolerance」(意見が異なることを認め合う)という観点に立って考察するならば,両者は相反するものではなく,対等であり,どちらも等しく「尊重」されるべきであるといいうる.では,「理論的・概念的」にそうであるとしても,いかにして「実践的・社会的」に両者を対等に尊重することが可能となるのか.

人工呼吸器療法中止の「違法性阻却」

社会のルール(規範)である法的観点から考察するならば,人工呼吸器療法中止の違法性阻却要件に関しては,法律専門家の間でも意見の分かれるところであり,法曹界でも統一した見解はない.国内法に関する専門家である法律実務家(弁護士,判事,裁判官など)および研究者である法学者が,現行法制度のもとで人工呼吸器療法中止を実施するとなった場合,その「違法性」を阻却しうると考えているのか,また「違法性阻却が不可能」と考えているのであればその根拠,あるいはまた「違法性阻却が可能」と考えているのであればその根拠ならびに現実的な「手順」について,どのような見解をもっているのかを明確にすることを目的としたアンケート調査がある.その回答内容を定量的にではなく,「違法性阻却」に関わるキーワード抽出を中心とした「質的」解析を行った結果を一例として示しておく.

「違法性阻却」に関する調査研究

アンケート調査票は日本生命倫理学会に所属する法律家・法学者の会員100名に対し,2011年8月に送付し,8月末までに無記名匿名化による返送をもって研究協力の自発的同意とした.(なお,アンケート調査を含む本研究に関しては,国立病院機構宮城病院倫理委員会の審査・承認を受け,「公益財団法人在宅医療助成勇美記念財団」助成金「筋萎縮性側索硬化症患

者の意向の尊重とケアに関する研究」〔研究代表者：伊藤博明〕として実施された．）

概要としては，

A. 実際に国内で起こった事例を基にした「T氏のモデルケース（意思疎通が完全に不可能となったときには「人工呼吸器を外して欲しい」との要望書を倫理委員会に提出し，家族も医師も患者の希望を尊重したいと考えている男性患者のケース）」（※なお，T氏本人からアンケート調査に用いることに関する承諾は得ている）」，

B. 具体性のない「一般論としてのケース（現存するあらゆる手段を講じてもまったくコミュニケーションが取れない状態が続いている ALS 患者本人の事前の意思表示によって，医師が人工呼吸器療法を中止するケース）」，

上記それぞれに関して「もし主治医から助言を求められた場合，どのようなアドバイスを行うか」という設問に対する法律家・法学者による自由記述回答を対象とし，特に「違法性阻却」に関わるキーワード抽出を中心とした質的解析を行った．

「違法性阻却」に関する調査結果

アンケートの有効回答は 17 名（17％）であったが，「A．T 氏のモデルケース」に対する回答は 16 名（16％），「B．一般論としてのケース」に対する回答は 12 名（12％）であった．なお，「B．一般論としてのケース」に対する回答としては，「前問（＝「A．T 氏のモデルケース」）の場合と同様」との記載が多かったため，質的解析の対象としては，「A．T 氏のモデルケース」を中心とし，「B．一般論としてのケース」の自由記述からは，「違法性阻却の要件」を具体的に記載している場合，特徴的に共通する要件を抽出することとした．

■「A．T 氏のモデルケース」に対する自由記述回答の質的解析結果

違法性阻却は「不可能」との見解を示している回答は 5 名であった．その主な理由は以下の通り．

1. 患者の「外して欲しい」という自己決定に基づいたとしても，「嘱託殺人罪（刑法202条）」に抵触する可能性が高い．［2 名］
2. 自発呼吸がない場合，人工呼吸器療法の中止が患者の直接的な死因とみなされる．［2 名］
3. 意識のある状態の患者の生命維持装置を止めるという類型は，「意識もなく回復の見込みもない」という条件が違法性阻却要件とみなされるなら該当しない．［1 名］

その一方で，違法性阻却が「可能」と考えられる見解を示している回答は，8 名であった．主な理由は以下の通り．

1. 判断能力のある患者が文書にも示した「自己決定権」を尊重すべきであり，むしろ患者の意思に反して人工呼吸器療法を継続することは，パターナリスティックな行為であり「人間としての尊厳」を毀損する．［2 名］
2. 一度装着した人工呼吸器を外して欲しいと要望することは，インフォームドコンセントを得て装着したが，それを「撤回した」とみなされるものであり，違法とはいえない．［1 名］
3. 家族とも何度も話し合い，医師が独善に陥らないよう工夫をし，カウンセラー等にも協力を得て，患者の意思決定のプロセスが慎重なものであったことを，外部委員も含めた倫理委員会にも諮ったうえであれば，違法性が阻却される可能性はある．［5 名］

しかし，違法性阻却に関しては，「可能」とも「不可能」とも答え難いとする見解も，3 名あった．最終的には無罪となるかもしれないが，起訴される可能性を覚悟して実施すべきであるという意味で，「現時点では法的責任が生じないことを保証できない」との記載があった．具体的には以下の通り．

1. 法的には認められない可能性が高いが，

すべての中止を犯罪と考えるのは社会的に妥当ではない．[1名]
2. 法的にも中止が許容される余地はあると思うが，現時点では法的責任の問題が生じないことを保証することはできない．（刑事的に有罪判決を受ける可能性は非常に低いと思われるが，捜査対象となることはありうる．）[1名]
3. 刑事法上の責任を追及されることを覚悟のうえで中止するべきである．もし司法当局により刑事責任を問われたとしても，完全に停滞しているこの問題に関するブレイク・スルーの役割を果たし得る．[1名]

■「A．T氏のモデルケース」に対する自由記述における「違法性阻却要件」に関する特徴的記載

次に，違法性阻却が「可能」であるとの見解を示している回答において，具体的にその「要件」を示している特徴的記載を抽出した結果は，以下の通り．
1. 本人の自発的意思の確認．特に，その意思決定に至った背景にいかなる強制や圧力もないことを確認できる客観的資料（本人が自発的に記した書面など）の検証．[7名]
2. 家族背景の検証．本人と家族，および家族間での話し合いの経過の確認，特に介護負担や経済的理由などが背後に影響を与えていないかの精査．[3名]
3. 主治医1人で判断するのではなく，複数の医師および多職種の医療チームによる検討．[4名]
4. 外部委員（非医療系のメンバー，法律の専門家など）を含む倫理委員会による審議．[3名]

■「B．一般論としてのケース」に対する自由記述における「違法性阻却要件」に関する特徴的記載

「B．一般論としてのケース」に対する回答としては，「前問（＝「A．T氏のモデルケース」）の場合と同様」との記載もあり，総じて「違法性阻却要件」に関する記述も「A．T氏のモデルケース」の場合と類似したキーワード抽出となった．
1. 本人の自発的意思の確認（本人が自発的に記した「事前の意思表示」文書等の検証）．[6名]
2. 家族背景の検証（介護負担や経済的理由等が影響を与えていないことの確認）．[3名]
3. 複数の医師および多職種から成る医療チームによる検討．[2名]
4. 倫理委員会による審議・承認．[1名]

「違法性阻却」に関する考察

回答率が17％と低いため，定量的には違法性阻却に関する「可能」「不可能」のあいだに有意差を認めることはできない．しかしながら，回答率が低いとはいえ，人工呼吸器療法の中止という社会的にも大きな議論を呼んでいる問題に対し，国内の法律を専門とする実務家・研究者を対象とした調査としては初めてのものであり，定量的な解析は困難であるとしても，「質的」には法律を専門とする国内の関係者が，この問題に対し具体的にどのような考え方を有しているのかを考察するうえでは，きわめて貴重な基礎資料である．

①わずか17％の回答の中でも，やはり「違法性阻却」が「可能か否か」をめぐっては，意見が分かれていることが再確認された．
②一見すると数のうえでは，「可能」とする見解が「8名」（不可能：5名）と多いようにも見えるが，これは先述したように回答率がきわめて低いため，定量的には有意差を認めることはできない．
③一方で，「可能とも不可能とも答え難い」とする3名においても，「違法性が阻却されると断定はできない」という趣旨の記載である．
④しかしながら，総じて「法的に問題視されることは避けられないにしても，最終的には有罪となる可能性は低い」ことを指摘している点に特徴がある．

違法性阻却が「可能」との回答において記載されていた具体的な「要件」に関しては，「A．T氏のモデルケース」，「B．一般論としてのケース」のいずれにおいても特徴的なキーワード抽出を試みた結果，以下の4点が共通していることが浮かび上がった（［　］内はA，Bを加算した人数）．

1. 本人の自発的意思の確認（本人が記した「事前の意思表示」文書等の検証）．［13名］
2. 家族背景の検証（介護負担や経済的理由等が影響を与えていないことの確認）．［6名］
3. 複数の医師および多職種から成る医療チームによる検討．［6名］
4. 倫理委員会による審議・承認．［4名］

「違法性阻却」に関する一定の結論

したがって，①自己決定プロセスの検証（特に介護負担や経済的理由を背景とする「無言の圧力」の精査），②多職種から成る医療ケア・チームでの検討，③外部委員を含む倫理委員会による審議，以上3点が「手続的正義（procedure justice）」を担保するための最小限の必要条件としての「違法性阻却要件」であるといいうる．

上述の3要件が満たされたうえでならば，人工呼吸器療法の中止という行為は，法律学的見地においては確かにまだ確定的な見解が定まっていないため，人工呼吸器療法の中止に伴う死亡には「違法性を疑いうる余地」がある（そのため警察介入があると「書類送検」される可能性は否めない）ものの，刑事的に有罪となる可能性は低く，あらたに尊厳死法等の法律を制定せずとも，「違法性を阻却しうる可能はある」と結論づけることができるであろう．

「違法性阻却」のための具体的提言

上記の調査をふまえ，ここでは以下の方策を一つの「提言」としたい．

1. ある患者から「延命治療の差し控え・中止」に関する希望が提示された場合，特にそれが人工呼吸器療法の中止を含むものである際には，主治医はじめ当該患者に関わる医療・ケアスタッフだけで検討するのではなく，当該医療機関の検討委員会（病院倫理委員会，臨床倫理委員会等）に審議申請を行う．
2. 検討委員会の構成員は，当該医療機関の内部関係者だけでなく，利害関係のない外部委員によっても構成されることとする．
3. 審議の主要なポイントとしては，人工呼吸器療法の中止を希望する当該患者の「自己決定」の背景に，家族等の介護負担や経済的負担などに起因する「無言の圧力」が影響を与えていないかを中心に精査を行う．もし，そうした問題が背景因子にあることが推察される場合には，社会的資源の活用のあり方などを，医療ソーシャルワーカー（MSW）や難病医療相談員等をはじめとする多職種で改善に向けてアプローチするよう積極的に働きかけを行う．
4. そうした「無言の圧力」が背景因子として確認されず，なおかつ患者当人が「死そのものを求めている」のではなく，自身の人生のあり方として，最後まで自分らしく「生き切る」ことの延長線上に，呼吸器療法の中止を希望していることが審議の結果認定された場合には，それを最終答申としてまとめる．
5. 最終答申書は，可能であれば国レベル（たとえば省庁管轄下において）もしくは地方自治体レベルで設置された「倫理問題検討委員会（仮称）」に提出する．

- 「倫理問題検討委員会（仮称）」の構成員は，医師，看護・介護スタッフ，MSW，難病相談員等の他に，法曹・司法関係者，臨床倫理専門家等によって構成されるものとする．
- 国や行政では設置が難しいのであれば，各県の国立大学法人や私立大医学部における倫理委員会などが，その役割を担うように，関係省庁・行政が指導，統括，管理する．
- 第2段階の倫理委員会が国・行政レベルで

❶「2段階委員会」の検討による「違法性阻却」手順のイメージ図

1. 延命治療の差し控え・中止
（人工呼吸器療法も含む）に関連する事案の発生

【医療ケア・チームで検討】

- 主治医だけで判断せず，必ず「多職種」によること．
- 病棟スタッフだけでなく，当該患者に関わるスタッフなら，MSWやOT，PT等，可能な限り多職種で行うこと．
- 当該患者が在宅療養中であれば，在宅医や訪問看護スタッフ等からも情報を収集し，共有すること．

- 厚生労働省，日本医師会等の終末期関連指針に準拠．
- 必要に応じて，関連諸学会のガイドラインも参照する．
- 検討に際しては，当該医療機関において倫理相談員を配置する等，「臨床倫理コンサルテーション・チーム」による倫理サポートの体制が整備されることが望ましい．

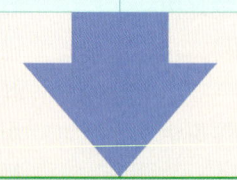

↓

2.「第1段階」の委員会
病院倫理委員会（臨床倫理委員会）へ審議申請

2-1. 患者の「自己決定」の背景に，家族等の介護負担や経済的負担などに起因する「無言の圧力」が影響を与えていないかを中心に，「医療・ケアチーム」による報告に基づきながら，さらに精査を行う．

2-2.「無言の圧力」があると危惧される場合は，MSWや難病医療相談員等をはじめとする多職種で，改善に向けてアプローチをするよう積極的に働きかけを行う．

2-3.「無言の圧力」が背景因子として確認されず，当該患者が「死そのものを求めている」のではなく，自分の人生のあり方として，最後まで自分らしく「生き切る」ことの延長線上に，呼吸器療法の中止を希望していることが審議の結果として確認された場合には，それを「最終答申」としてまとめる．

- 「病院倫理委員会」構成員は，医療機関の内部関係者だけでなく，利害関係のない外部委員によっても構成されることが望ましい．
- また委員会構成員は，法的・倫理的指針等に関する教育とトレーニングを受けておくこと．
  ⇒関連諸学会等による「教育プログラム」構築必要．

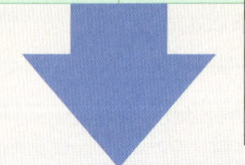

↓

3.「第2段階」の委員会
「倫理問題検討委員会（仮称）」へ審議申請

- 人工呼吸器療法の中止は，「法的権利」として合法化するのではなく，「2段階の委員会」による検討を踏まえたということをもって「違法性を阻却する」事由とする．
- 法律専門家を交えて作成された「委員会見解答申書」を，主治医による死亡診断書に添付することにより，異状死報告届出義務の適応範囲外とする．

- 構成員は，医師，看護・介護スタッフ，MSW，難病相談員等の他に，法曹・司法関係者，臨床倫理専門家等によって構成されるものとする．
  ⇒あくまでも個別事案を精査し，「特例」として違法性を阻却するという方策により，「法的権利」とする「合法化」によって懸念される「無言の圧力」を予防する．

設置されず，国立大学法人・私立大学医学部等の倫理委員会となる場合で，当該事案がその大学病院のものであるときには，第1段階の倫理委員会と重複することになるので，その際には，他大学の倫理委員会に審議申請することで客観性を担保する（❶）．

6.「倫理問題検討委員会（仮称）」における審議によっても，当該医療機関の検討委員会と同様，自発的な自己決定に問題がないことが認定されるならば，患者当人の希望を尊重することを結論とする．

- 人工呼吸器療法の中止は，「2段階の倫理委員会」による検討をふまえたということをもって「違法性を阻却する」事由とする．
- 法律専門家を交えて作成された「委員会見

解答申書」を，主治医による死亡診断書に添付することにより，異状死報告届出義務の適応範囲外とする．
- あくまでも個別事案を詳細に精査し，「特例」としてその違法性を阻却するという方策を採ることで，呼吸器療法中止を「法的権利」として明文化する「合法化」によって懸念される「無言の圧力」を予防する．

ただし，上記の手続きによって違法性が阻却されうるとしても，実際に人工呼吸器療法を中止する場合には，以下の点につき，さらに検討を重ねる必要がある．
1. 「主治医が実施しなくてはならない」とするのではなく，他の医師が行うことも許容するか否かの検討．
- 医師もまた一人の人間であり，個人の考え方・価値観を有している．したがって，「主治医なのだから，必ず担当患者の人工呼吸器療法を中止すべき義務がある」等として強要することは適切ではない．実際に人工呼吸器療法の中止を行う医師には，大きな心理的負荷がかかることも無視できない課題である．
2. 人工呼吸器療法中止を実施した場合に予測される患者の「呼吸苦」を，いかにして緩和するか．
- この問題は「中止」の場合だけでなく，「差し控え（人工呼吸器療法を導入しない）」の場合にもすでに直面している課題である．また，いわゆる末期癌患者おいては，塩酸モルヒネ等のオピオイドの使用やセデーションによる「緩和的鎮静」等もすでに実施されており，これらのスキルを神経難病や慢性期にわたる呼吸器系疾患等の非悪性腫瘍患者における人工呼吸器療法の差し控え・中止においても医療者が安心して導入できるガイドライン等を早急に整備する必要もある．

（板井孝壱郎）

文献

1) Lo B. Resolving Ethical Dilemmas：A Guide for Clinicians. 2nd edition. Philadelphia：Lippincott Williams & Wilkins；2000，pp.94-110.
2) Bernat JL. Ethical Issues in Neurology. 2nd edition. Boston：Butterworth-Heinemann；2001，pp.88-95.
3) 飯田亘之ほか（編）. 終末期医療と生命倫理. 東京：太陽出版；2008.
4) 辰井聡子. 治療不開始／中止行為の刑法的評価—「治療行為」としての正当化の試み. 明治学院大学法学研究 2009；86：57-104.
5) 児玉聡ほか. 富山県射水市民病院事件について—日本の延命治療の中止のあり方に関する一提案. 日本医事新報 2006；4281：78-83.
6) 水野俊誠，横野恵. 日本における生命維持治療の中止と差し控え. 生命倫理 2006；16（1）：84-90.
7) 立岩真也. ALS 不動の身体と息する機械. 東京：医学書院；2004.

Topics ◆神経難病医療の課題と展望

東日本大震災と神経難病

2011年3月11日に発災した東日本大震災により，宮城県では沿岸部だけでも多くの病院が壊滅的な被害を受け，この地域で残った災害拠点病院である2病院（石巻赤十字病院および気仙沼市立病院）に被災患者が殺到した．神経内科関連ではこの他に石巻地域は齋藤病院，気仙沼地域では大友病院，県南の沿岸部では山元町にある国立病院機構宮城病院が特に神経難病医療の拠点病院になるが，幸いにこれらの病院は被災を逃れ，厳しい状況の中で奮闘した．

特に齋藤病院は病院周辺がすべて水没して，ライフラインおよび通信のすべてが途絶，完全に孤立した状況が長期に継続して，入院患者の食料の手配もままならぬ状況となった．発災の当日に診療応援に行っていた医局員とも数日間にわたり連絡が取れず，非常に心配した．

今回の大震災への対応として，大きな課題を2つ指摘すれば，①通信手段の確保，および②広域医療搬送があげられる．東北大学神経内科は東北大学病院と協力して，これらの病院へいち早く救援物資を送るとともに診療応援にあたる医師の派遣を行った．ガソリン不足の中で東北大学病院の災害対策本部によって公用車を手配していただいたことに感謝申し上げたい．

重症患者の受け入れ

神経内科病棟は被災地からの患者受け入れのために夜間も3名の当直体制で対応を行った．里見病院長（現・東北大学総長）の判断で被災地の医療機関からは「紹介状なし」かつ「無制限」で重症患者の受け入れを行い，①石巻，気仙沼地域からの最重症者の受け入れ，それと同時に仙台市内では停電が長時間継続したために，②バッテリー切れの筋萎縮性側索硬化症

1 震災直後の東北大学神経内科の状況

1. 被災地の最前線の病院（石巻赤十字病院・気仙沼市立病院）からは無条件で患者を受け入れることに
   ⬇
   最大 100名の重症患者が毎日ヘリなどで搬送される

2. バッテリー切れの人工呼吸器使用患者が殺到

3. 仙台市内の中核病院も被災して患者の受け入れ要請
   東北厚生年金病院（現・東北薬科大学病院）400床

   あっという間に 当科は重症者で満床に

東北大学病院は被災地から多くの重症患者を受け入れると同時に，県内の各地に医療チームや医師の派遣も行った．

(amyotrophic lateral sclerosis：ALS）などの在宅人工呼吸器使用患者が来院した．さらには③仙台市内で被災した東北厚生年金病院（現・東北薬科大学病院）などからの患者の受け入れを行い，病棟はまさに野戦病院さながらの状況となり，重症者および高度の要介護者で満床となった（ 1 ）．

津波の被災者で昼夜問わずの集中治療を行ったのにもかかわらず救命することが叶わなかった症例もあり，スタッフの疲労は極限に達した．このような状況にもかかわらず，医師のみならず病棟看護師の奮闘は感謝に堪えないが，災害医療に関する神経内科の役割の大きさを改めて認識させられた[1-4]．

人工呼吸器使用患者の広域医療搬送

このように東北大学病院をはじめとする仙台市内の基幹病院はあっという間に満床になった．その一方で，病院としては在宅人工呼吸器使用患者などを受け入れていく必要がある．私たちとしては仙台市内の病院だけでは対応が困

2 日本神経学会および難病医療ネットワークによる受け入れ可能病院のリスト作成

人工呼吸器使用のALSなど神経難病患者の広域医療搬送

日本神経学会　56病院
難病医療専門員のネットワーク　31病院

（3月18日現在）

- すぐに名乗り上げていただき,リストをお送りいただく
- 厚労省疾病対策課が窓口となり官邸に交渉

―本当に感謝

3 広域医療搬送に協力いただいた神経難病患者（一部）

3月15日　東北大 → 山形大学 2名
3月18日　国立病院機構宮城病院
　　　　　　→ 東京大学 1名,東京医科歯科大学 1名
3月19日　国立病院機構宮城病院
　　　　　　→ 国立病院機構新潟病院 4名
3月24日　福島県 いわき共立病院 → 北里大学 5名
3月25日　福島県 松村病院
　　　　　　→ 新潟県 国立病院機構さいがた病院 2名

いずれも搬送要員の手配が最も困難であった
ヘリは天候により飛べないことが多い

東京大学神経内科（辻 省次教授）は福島県立医大からの患者の受け入れを行っている.

難であると判断して，日本神経学会および難病医療ネットワークを通じて患者受け入れの要請を行ったところ，すぐに受け入れ可能病院のリスト（**2**）が作成された．日本神経学会では理事長（当時）である水澤英洋教授の東京医科歯科大学，難病医療ネットワークでは九州大学（吉良潤一教授）が中心となり呼びかけを行っていただいた．

ここまでは順調であったが，この後が大変であった．後で知ったことになるが，広域医療搬送という都道府県を越えた患者の搬送は政府官邸の災害対策本部が担当した．平時には県知事からの他県への依頼が必要になるが，そのような状況ではなかった．もちろん移送に必要な自衛隊のヘリコプターなどが不足していた状況もあったが，同時に情報も混乱し，なかなか手続きが進まずに気を揉んだ．これについては厚生労働省健康局の疾病対策課が窓口になって担当し，政府の災害対策本部であった官邸に直接交渉していただいたことで解決の方向に進んだ．実際に広域搬送に協力いただいた患者の一部を**3**に示すが，いちばんの問題はいかに搬送に関わる人員を確保するかであった．まず，3月15日に2名の患者を自衛隊ヘリで山形大学病院第三内科（加藤丈夫教授）へ搬送させていただいたが，この搬送は2台の別々のヘリが担送し，そのために当科医師1名ずつがそれぞれの搬送に付き添う必要があった．しかも帰路は自分で確保せよとの話であった．搬送ではヘリなどの輸送手段の確保もさることながら搬送に添乗す

る医師などの確保が必要であり，今後検討する必要がある[2,3,5-7]．

福島県いわき市にある国立病院機構いわき病院は津波の直接被害により，関 晴朗院長が入院患者の「全患者避難」を決断した．この避難の過程でまずはいわき市内の他の病院（いわき市立総合磐城共立病院および松村総合病院）に転院となった患者も搬送が必要になった．この搬送には添乗する医師などが確保できず，受け入れ先である北里大学病院のチームが現地に乗り込んでいただいた．ヘリの運航は天候に左右され，いわきから北里大学への搬送は2日間足止めになった[8]．このため広域医療搬送には航空機（固定翼）が有利であるが，「空飛ぶICU」呼ばれる航空自衛隊のC-130輸送機も搬送手段として候補にあがったものの，実現はしなかった（**3**）．

他の患者のために広域搬送にご協力いただいた患者，受け入れていただいた医療機関の皆様には本当に感謝申し上げたい．

東日本大震災時のALS患者の状況

東日本大震災発災時，当県のALS認定患者数は155名あり，在宅で気管切開下における人工呼吸器装着療養者は62名，そのうち在宅療養者は49名あった（**4**）．津波の直接被害を受けたのは5名で，そのうち3名は当日や翌日に自衛隊により救助され病院に避難入院し，2名

4 東日本大震災発災時の宮城県 ALS 患者

	宮城県 (仙台市以外)	仙台市	計
気管切開下による 人工呼吸器装着者	29 名	33 名	62 名
在宅	22 名	27 名	49 名
長期入院・入所	7 名	6 名	13 名

*宮城県における ALS 認定患者数 155 名（平成 23 年 3 月）．

5 気管切開下による在宅人工呼吸器装着 ALS 療養者の震災時の状況*

	仙台市以外	仙台市	計
在宅	22 名	27 名	49 名
津波の直接被害者 （死亡）	4 (1：亘理町)	1 (1)	5 (2)
震災直後避難入院 （津波直接被害救助者）	12 (3)	11	23 (3)
数日在宅→避難入院	2	0	2
在宅待機者	3	11	14
入院中（レスパイト・治療・ 在宅療養移行，調整目的）	4	4	8

*筆者らおよび宮城県・仙台市の調査による．

は亡くなられた．震災時に医療機関への避難入院者は 23 名，在宅で過ごした後に入院した患者は 2 名，最後まで在宅で過ごした患者は 14 名であった（5）．

宮城県神経難病連絡協議会（現・宮城県神経難病医療連携センター）では，2000（平成 12）年度から在宅療養を続ける一助として「神経難病患者療養手帳"さぽーと"（以下，手帳）」の発行と，宮城県沖地震への備えとして 2006（平成 18）年度から人工呼吸器装着難病患者用「災害時対応ハンドブック作成指針」ならびに「災害時対応ハンドブック（以下，ハンドブック）」の作成を宮城県疾病・感染症対策室と共同で進めてきた（6）．

2011（平成 23）年 5 月から 8 月にかけて宮城県神経難病医療連携センターは仙台市を除く宮城県 7 保健所 2 支所管内に居住する HMV（home mechanical ventilation：在宅人工呼吸器療養）ALS 患者 22 名のうち承諾が得られた 13 名を対象に患者自宅・保健所を訪問して調査を行った．調査項目は以下の通りである．①患者背景，使用中の人工呼吸器機種，②災害時の日頃の準備：装備，③災害時の日頃の準備：対応の話し合い等，④震災時の状況，⑤困ったこと，⑥震災後，追加して準備したこと．

調査結果をまとめると以下のような結果となった．

■患者背景

年齢は 35～83 歳．平均年齢 65.3 歳．性別は男性 9 名，女性 4 名であった．HMV 期間は 1 年以内が 1 名で在宅に移行中の患者であった．3 年以上が 12 名あり，最長は 11 年で 2 名あった．人工呼吸器の使用機種は LTV（フィリップス製）が 9 名，レジェンドエア（IMI 製）が 2 名，PLV（フィリップス製）が 2 名であった．

■災害時の日頃の準備――装備

アンビューバッグは対象者 13 名全例で所持していた．専用のバッテリーを所持している 5 名は，LTV 使用が 4 名と，PLV 使用が 1 名あった．予備の吸引器は，内部バッテリー搭載のものと足踏み式吸引器など複数準備していた家庭もあった．

■災害時の日頃の準備――対応の話し合い等

対応についての話し合いは全例で実施されていた．ハンドブックを作成したのは 6 名で，作成中が 1 名，未作成は 4 名であった（7）．

■災害時の状況

3 つの行動パターンがあった．①最後まで自宅で待機した患者が 3 名，②自宅で数日間待機した後に入院した患者が 2 名，③震災後即入院した患者が 8 名あった．最後まで自宅で待機した 3 名の患者のうちハンドブックを作成したのは 2 名，作成中が 1 名であった．最後まで自宅待機した患者は専用の外部バッテリーの他，シガーライターケーブル，発電機など複数の対応方法を準備していた．数日間，自宅で過ごした後，近くの病院に入院した患者 2 名は，自宅で自家発電機を使用し過ごしたがガソリンがなくなり自家発電機の作動が困難となったため，やむを得ず入院した．ガソリンの購入はできなくなり，ガソリン切れが入院のきっかけになった

6 「神経難病患者療養手帳さぽーと」と在宅人工呼吸器使用患者用の「災害時対応ハンドブック」

平成12年度から
在宅神経難病患者支援の一助として**神経難病患者療養手帳（さぽーと）**を発行し，データベースとして活用

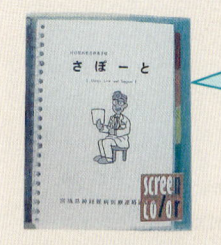

〈内容〉
①個人情報 ②医療情報 ③社会制度の活用状況 ④看護・介護情報
⑤医療機器情報 ⑥日常生活動作 ⑦使用中の薬剤 ⑧情報のページ
⑨療養の記録 ⑩私の意思表示

平成18年度から
宮城県沖地震への備えとして人工呼吸器装着難病患者用「**災害時対応ハンドブック作成指針**」と「**災害時対応ハンドブック**」を県疾病・感染症対策室と共同で作成した．

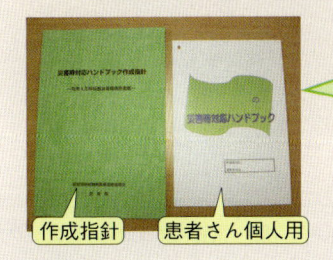

〈内容〉
①災害時の心構え ②避難方法や連絡体制
③予備の電源（接続方法等）④療養に必要な物品
⑤医療機器情報（人工呼吸器等の詳細）⑥医療情報
⑦緊急時連絡票（個人情報等）

作成指針　患者さん個人用

「神経難病患者療養手帳さぽーと」とALSなどの在宅人工呼吸器使用患者用の「災害時対応ハンドブック」は，宮城県神経難病医療連携センターにより在宅療養を続ける一助として発行されてきた．

7 震災後に行った訪問調査による患者アンケート ─在宅人工呼吸器使用ALS患者への訪問調査

災害時の日頃の準備		震災時の状況		
対応の話し合い	災害時対応ハンドブック	自宅で対応	自宅→入院	即入院
本人・家族支援者での話し合い 11名	作成済 6名	2	1	3
	作成中 1名	1		
	未作成 4名			4
本人・家族の話し合い 2名	未作成 2名		1	1

宮城県神経難病医療連携センターによる調査．$n = 13$．

と話された．即入院した8名の患者のうちハンドブックを作成したのは3名であった．そのうち2名は，あらかじめ緊急受け入れ病院を決めていたが，津波と地震の影響により移送ができないとして，近くの病院に緊急搬送された．しかし，初めて入院する病院に不安も大きかったと語る．ハンドブックが未作成であった4名は即病院に入院した．4名の状況は，往診中，または往診直後でまわりの支援によりそれぞれの病院に緊急入院をした．

■困ったこと（具体例を列挙）

内部バッテリー搭載の吸引器が予定時間より相当短い使用時間であった．エアマットの電源確保を忘れていた．発電機の音が大きすぎて近所の迷惑になる．発電機のかけ方がわからなかった．ガソリンがない．通信手段がない．ヘルパーや訪問看護ステーションの車が緊急車両扱いにならず訪問が困難になった．

■災害後，追加して準備したこと（具体例を列挙）

足踏み式吸引器の給付を受ける（ALS協会宮城県支部から），常に車のガソリンを満タンにしておく，10L携帯缶にガソリンを常備し管理する．インバーターを追加購入した．近所の方に声掛けをしている．

震災前に災害時の対応についてハンドブックを活用し，意識的に話し合いを実施し，対応を決めていた患者も少なくなく，あらかじめ検討

8 新・災害時対応ハンドブックの概要

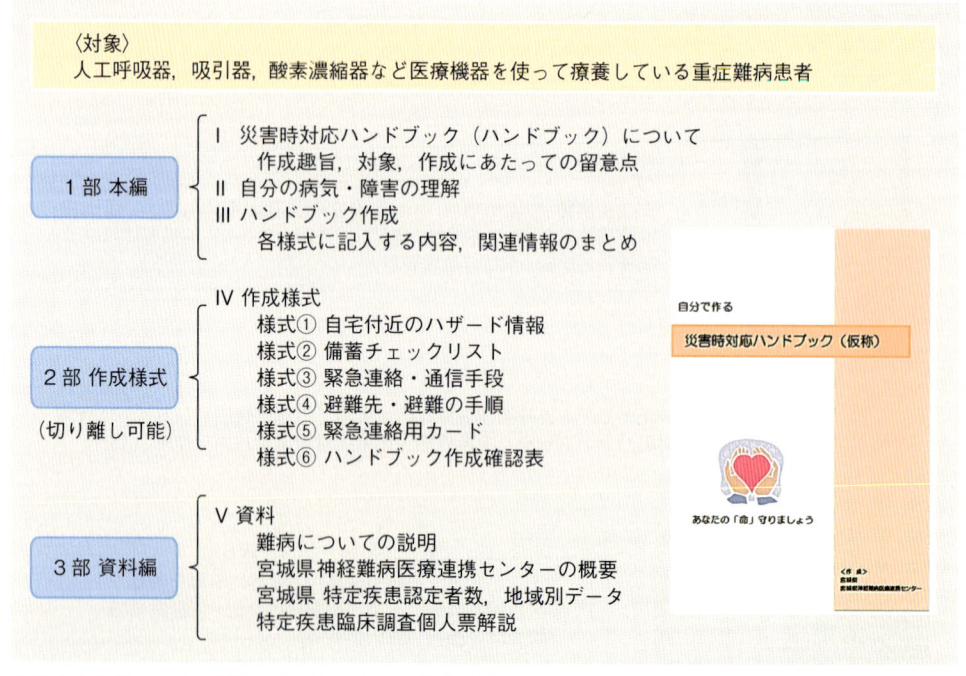

〈対象〉
人工呼吸器，吸引器，酸素濃縮器など医療機器を使って療養している重症難病患者

1部 本編
- I 災害時対応ハンドブック（ハンドブック）について
  作成趣旨，対象，作成にあたっての留意点
- II 自分の病気・障害の理解
- III ハンドブック作成
  各様式に記入する内容，関連情報のまとめ

2部 作成様式（切り離し可能）
- IV 作成様式
  - 様式① 自宅付近のハザード情報
  - 様式② 備蓄チェックリスト
  - 様式③ 緊急連絡・通信手段
  - 様式④ 避難先・避難の手順
  - 様式⑤ 緊急連絡用カード
  - 様式⑥ ハンドブック作成確認表

3部 資料編
- V 資料
  難病についての説明
  宮城県神経難病医療連携センターの概要
  宮城県 特定疾患認定者数，地域別データ
  特定疾患臨床調査個人票解説

東日本大震災における経験に基づき，新しい災害時対応のハンドブック（新・災害時対応ハンドブック）の作成を行った．

したことが行動に活かせたとの意見が多く聞かれた．自宅待機者は専用の外部バッテリー，シガーライターケーブル，発電機など複数の対応方法をあらかじめ準備をしていたことで，72時間以上の停電にも対応することができていた．

今後の災害に備えた準備「新・災害時対応ハンドブック」の作成

2012（平成24）年9月から10月には「『手帳』と『ハンドブック』の作成状況」，「患者・家族の周知状況」，および「東日本大震災時の活用状況」について郵送によるアンケート調査を実施した．これらの調査の結果から，在宅で72時間は対応できる準備を推奨し，自助力を高める支援が課題であることが明らかとなった．現状課題や意見を参考に，患者および家族を含めたワーキンググループを設置し，新しい災害時対応のハンドブック（新・災害対応ハンドブック）(8) 作成の検討を行った．

対象は，在宅で人工呼吸器，吸引器，酸素濃縮器など医療機器を使って療養している重症難病患者（ALS，多発性硬化症，脊髄小脳変性症，パーキンソン病関連疾患，多系統萎縮症）とした．内容は三部構成とし，第1部本編には，「I.災害時対応ハンドブックについて」，「II.自分の病気・障害の理解」，「III.ハンドブック作成」として作成様式の関連情報をまとめた．第2部には「III.ハンドブック作成」の作成様式①〜⑥の様式原本とし，切り離して使用ができる形式とした．第3部は資料編で「難病についての説明」，「当センターの概要」，「地域別データ」，「特定疾患臨床調査個人票の解説」になっている(8)．

新・災害時対応ハンドブックの特徴は3つあり，特徴①は，特定疾患個人調査票から，患者自身の状態を把握できるように，重症難病の5疾患について難病医療ネットワーク拠点病院の医師5名の協力により解説書を作成した．特徴②は，東日本大震災を経験した患者・家族が，今後，また震災が起きた場合に，不安なこととしてあげた「電源確保」，「人材確保」，「連絡方

東日本大震災と神経難病 | 367

⑨ 東日本大震災患者・家族の体験——ピアの視点から（「新・災害時対応ハンドブック」より）

電源確保の一例（JALSA-miyagi ゆつける 3.11 震災特集号より）
仙台市在住　女性　人工呼吸器療養者　主介護者：夫
大きな被害はありませんでしたが，停電が 2 日ばかり続きましたので，呼吸器の電源が心配でした．昼は，外部バッテリーと発電機とアンビューで，夜はインバーター内蔵の自家用車から電源をとって，何とか在宅のまま乗り切ることができました．車は 2 日連続の運転だったので，ガソリンがなくならないか心配でしたが，早めに電気が回復したのでホッとしました．

平成 23 年 3 月 11 日（1 日目）		人工呼吸器の電源
14:46	大地震発生！まもなく停電	内部バッテリー
15:10	バッテリー不足で人工呼吸器の表示が消える（機能は正常）外部バッテリーに切り替える	外部バッテリー
22:15	外部バッテリーが切れ，発電機に切り替える	
22:30	自家用車から外部バッテリーに充電を開始する	発電機
23:15	自家用車から人工呼吸器に電源供給を開始する（発電機は夜うるさいので止める）	自家用車
3 月 12 日（2 日目）		
8:00	外部バッテリーに切り替える	外部バッテリー
	自家用車のエンジンを停止する（ガソリン残量半分）	
13:40	節電のため，外部バッテリーとアンビューを交互に利用する（30〜50 分おき）	アンビュー・外部バッテリー
15:25	発電機に切り替える	発電機
17:40	発電機がガス欠となり，外部バッテリーに切り替える	外部バッテリー
19:10	節電のため，外部バッテリーとアンビューを交互に利用する	アンビュー・外部バッテリー
22:00	自家用車に切り替える　外部バッテリーの充電	自家用車
3 月 13 日（3 日目）		
7:00	自家用車のエンジンが停止する（ガソリン残量表示 E）外部バッテリーに切り替える	外部バッテリー
7:40	節電のため，アンビューに切り替える	アンビュー
10:00	外部バッテリーとアンビューを交互に利用する（30 分おき）	外部バッテリー・アンビュー
11:25	外部バッテリーに切り替える	外部バッテリー
14:40	電気復旧！！	

大きな被害はありませんでしたが，停電が 2 日ばかり続きましたので呼吸器の電源が心配でした．昼は，外部バッテリーと発電機とアンビューで，夜はインバーター内蔵の自家用車から電源をとって，何とか在宅のまま乗り切ることができました．

電源確保に準備したモノの特徴を生かし，状況に合わせた使い方の工夫

＊昼は，節電のためにアンビューバッグを活用する

＊夜間は，騒音を考慮し発電機ではなく，自家用車を使用する

人工呼吸器を使用して療養中の ALS 患者にご協力いただき，患者・家族によるピアの視点から東日本大震災の患者・家族の体験などを示している．

法」について各対策を入れた内容にした．特徴③は，患者家族によるピアの視点を患者・家族が実際に行っている災害時対策や東日本大震災の患者・家族の体験などを入れ（⑨），作成する患者・家族が事前の備えや災害時の対応をより身近に感じられるように工夫し作成した．今回作成した新・災害時対応のハンドブックは，患者・家族が主体となり考え準備ができ，災害時の「自助」「共助」「公助」のうち，「自助力」を高める支援につながるものと考えている．

今後の課題

今回の震災では研究室では約 1 週間通電ができず，フリーザー内に保管してあった臨床検体がすべて溶解した．これは教室にとっては痛恨の極みである．今後の課題を以下にまとめる．

①今回の震災での経験を忘れないうちに，次の大規模災害への対応を進めるべきである．特に難病などの災害時要支援者に対する支援計画を，各自治体の災害時支援計画の作成（改訂）および個別患者ごとの対応計画の作成（改訂）を通じて急ぐ必要がある[9-12]．

②各医療機関および行政は大規模災害時の通信手段の確保に対する検討を行う必要がある．

③さらには人工呼吸器使用患者等に関する広域医療搬送計画の策定および搬送に関与する人員の養成を急ぐべきである．

日本神経学会では今回の東日本大震災での経験に基づき，重症神経難病患者を対象として，災害時の迅速かつ組織的な患者の受け入れ体制の確保，患者搬送・医療提供を実現するため，専門医・専門病院間・医薬品および医療機器関連企業の情報ネットワーク（日本神経学会災害支援ネットワーク）の構築を開始した[13]．

謝辞

東日本大震災に際して本当に多くの方々の支援をいただいた．まずは危険をかえりみず，多くの医療関係者やその他の方々が救援のために現地へ向かっていただいた．医局あてにも多くの関係者から食料や義援金をお送りいただき，さらには日本ALS協会などの患者さんの団体からも被災地の患者，その支援者である医療関係者あてにさまざまな物資をお送りいただき，本当に助かりました．この場を借りて感謝を申し上げます．

また，本研究は厚生労働省難治性疾患克服研究事業（研究代表者 新潟大学 西澤正豊教授）の支援により行われた．

（青木正志）

文献

1) 青木正志. 東日本大震災の医療現場とその教訓. 難病と在宅ケア 2011；17（6）：8-11.
2) 青木正志. 東北大震災後8ヶ月における課題. 神経治療学 2012；29：193-196.
3) Okano H. The first clinical trial in Tohoku University Hospital after the Great East Japan Earthquake : The heroic efforts of my friend, Professor Masashi Aoki. *Keio J Med* 2012；61（1）：3-9.
4) Tsuboi H, et al. Retrospective analysis of Guillain-Barré syndrome and Fisher syndrome after the Great East Japan Earthquake. *Brain Behav* 2014；4（4）：595-597.
5) 今井尚志ほか. 人工呼吸器装着ALS（筋萎縮性側索硬化症）患者の遠隔地避難. 難病と在宅ケア 2011；17（6）：17-20.
6) 中島孝. 神経難病患者の災害時の対応―二回の地震と東日本大震災への支援経験から. 神経治療学 2012；29：207-211.
7) 青木正志. 人工呼吸器使用患者の広域医療搬送. 日本内科学会雑誌 2014；103：613-616.
8) 荻野美恵子. 後方支援の経験からの問題点. 神経治療学 2012；29：227-230.
9) 西澤正豊. 災害時難病患者支援計画を策定するための指針. 厚生労働科学研究費補助金難治性疾患克服研究事業「重症難病患者の地域医療体制の構築に関する研究」班. 災害時難病患者支援計画策定検討ワーキンググループ. 2008.
10) 和田千鶴ほか. 災害医療における難病対策. 祖父江元（編），アクチュアル 脳・神経疾患の臨床, すべてがわかるALS（筋萎縮性側索硬化症）・運動ニューロン疾患. 東京：中山書店；2013, pp.329-334.
11) 青木正志. 在宅人工呼吸器使用患者への対応をどうするか. 臨床神経学 2013；53（11）：1149-1151.
12) Nara M, et al. The clinical utility of makeshift beds in disaster shelters. *Disaster Med Public Health Prep* 2013；7（6）：573-577.
13) 日本神経学会災害支援ネットワーク．
http://www.neurology-jp.org/network/index.html

Topics ◆神経難病医療の課題と展望

広域医療搬送

広域医療搬送とは

　大規模震災時，被災地では，重傷を含む多数の負傷者が発生するほか，医療施設の被災による診療機能の低下や医療従事者の負傷などにより，十分な医療を確保できないことが予想される．そこで，重傷者の救命と被災地内医療の負担軽減を図るため，重傷患者搬送に従事する災害派遣医療チーム（Disaster Medical Assistance Team：DMAT）・救護班を被災地外から派遣し，重傷患者を被災地内の病院や広域搬送拠点臨時医療施設（Staging Care Unit：SCU）から，被災地外の災害拠点病院等へ搬送し救命あるいは診療継続を確保することが必要であり，これら一連の活動が広域医療搬送である（**1**[1]）．

東日本大震災での対応（**2**）

　2011年3月11日午後発生した東日本大震災

1 広域医療搬送のイメージ

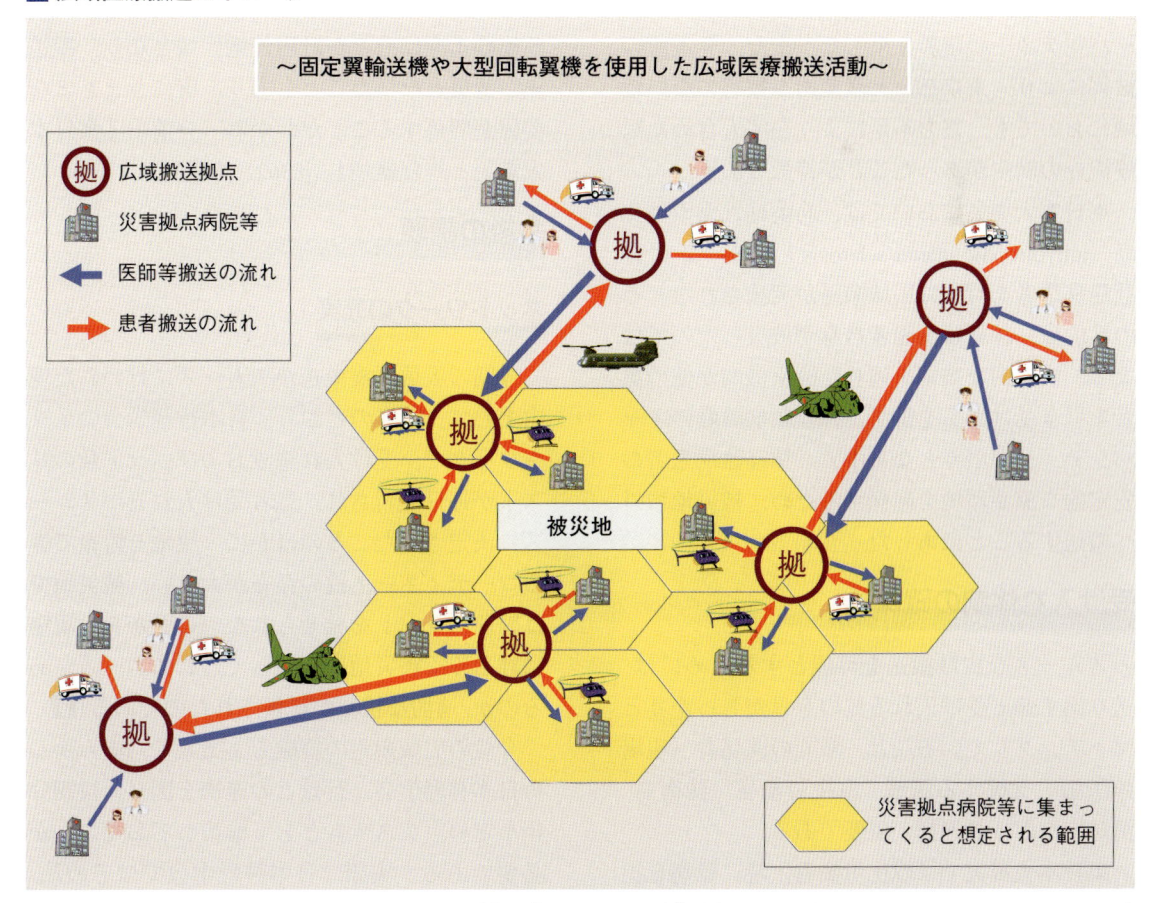

～固定翼輸送機や大型回転翼機を使用した広域医療搬送活動～

- 拠　広域搬送拠点
- 災害拠点病院等
- 医師等搬送の流れ
- 患者搬送の流れ

被災地

災害拠点病院等に集まってくると想定される範囲

（内閣府ホームページ[1]より http://www.bousai.go.jp/oukyu/kouiki.html）

2 東日本大震災後の状況

【岩手・宮城・福島】
- 大震災による病院機能のマヒ（ライフライン）
- 多くの被災者に対応するため病院機能のキャパシティーの限界

↓

- 医療機関に入院している ALS 患者等の療養環境確保が困難
- 被災していない地域への移送（広域搬送）が必要

【それ以外の地域】
- 計画停電による電力不足

↓

- 在宅療養の環境確保が必要

における医療体制への影響としては，被災地である岩手県，宮城県，福島県では，震災による直接的な被害（建物の倒壊，電気・水道の断絶）のほか，病院機能が残存した数少ない医療機関では，多くの被災者を受け入れざるを得ず，キャパシティーの限界を来した．また，発電所の被害により，東京都など直接的な被害のない地域においても，電力不足により在宅も含めた医療機能の制限があったことが特徴である．

東日本大震災においては，筋萎縮性側索硬化症（amyotrophic lateral sclerosis：ALS）など神経難病患者を対象に広域搬送が実施された．その目的は，神経難病患者自身が被災したのではなく，直接的な被害を逃れた医療機関が他の患者を引き受けざるを得ず，神経難病診療のキャパシティーが限界となる中で，神経難病患者の安定的な療養環境を確保するため，被災地域外へ搬送することにあった．

受け入れ体制の確保

スムーズな広域搬送を可能とするためには，送り出す側と受け入れる側の意思がしっかりとマッチングしていること，多くの関係者（現場の医師，支援する医師，厚生労働省，防衛省，消防庁など）の連携が重要である．

東日本大震災では厚生労働省，特に難病を担当している健康局疾病対策課と日本神経学会が連携して，広域医療搬送の対応を行った．具体的には，まず日本神経学会では，本部と事務局がメール連絡可能な全国の学会員に対して，神経難病患者の受け入れを要請し，病院名，連絡先，受け入れ可能患者数，人工呼吸器の有無などの要件を記載したリストを作成し，随時アップデートし，それを搬送希望施設担当者と共有することにより，直接連絡がとれる環境を整えた．

受け入れ可能施設は，日々増加し全国で50を超える施設のリストが完成した．神経難病患者を送り出す医療機関側の要望については，厚生労働省健康局疾病対策課が窓口となり，総理大臣官邸危機管理センターを介して自衛隊に連絡して広域医療搬送に必要な航空機の調整を行った．その結果，まず2名のALSの患者が東京の大学病院に1名ずつ搬送され，その後，関東地区の大学病院，北陸の国立病院などに多くの患者が航空機や車両にて搬送された．この経過中，東京都下の病院への搬送が計画されるも，前述のようにそこが計画停電区域となり，搬送先が変更となったこともあり，実にさまざまな要因が関係することがわかる（→前項「東日本大震災と神経難病」〈p.362〉も参照）．

今後の課題

ネットワークの充実

今回の広域医療搬送がスムーズに行われた理由として，前述のとおり，日本神経学会のネットワークで，受け入れ施設およびベッド数のリストが毎日更新され，患者受け入れ先がスムーズに決定されたことのほかに，現地を俯瞰できるコーディネート役の存在が大きい．被災地では緊急アラートを発せられないことから，現場に詳しく，被災地に代わってどこにニーズがあるのか，適切な情報が提供されたのである（ 3 ）．

今般の広域搬送の経験をふまえて，あらかじめ日本神経学会と行政との連携を図り，役割分担を定め，システムとして構築しておくことが必要である．実際，日本神経学会ではその後，災害対策小委員会を経て災害対策委員会を設立

3 東日本大震災時に難病患者の広域搬送がスムーズに行われた要因

①神経内科の強いネットワークと調整機能
日本神経学会のネットワークで，受け入れ施設およびベッド数のリストが毎日更新された．患者受け入れ先がスムーズに決定された．

②コーディネート役の存在
被災地では緊急アラートを発せられない．現場に詳しく，被災地に代わってどこにニーズがあるのか，適切な情報が提供された．

し，災害時の対応体制を定めるとともに，受け入れ可能施設の情報を整備し常にアップデートするシステムを構築した．実際，そのシステムを活用して防災訓練も実施している．また，普段から患者さんや家族と災害時の対応について十分に話し合っておくことも大切である．その際には，日本神経学会の災害対策委員会と各疾患ごとのセクションが話し合って，わかりやすいマニュアルなどを準備しそれに基づいて，主治医や患者が準備できるようにすることが望ましい．

患者に随行する医師等の確保

航空機の中では，地上搬送と比べて，気圧等の環境が異なることや電源がない場合が多いので，万一のバッテリー切れへの対応など，特殊な対応が必要となる．また，被災地の医師が随行した場合に，当該地域の医療機能がダウンするため，それ以外の随行医師等の確保が課題となる．一言でいうと「受け入れる」という感覚ではなく，「迎えに行って付き添って戻る」といった考え方で対応する必要がある．特に難病患者の広域医療搬送に関しては，専門である神経内科医等が随行することは大きなメリットであるが，航空機搬送に随行するに際して，特殊な環境（制限された空間，爆音による意思疎通の困難）で医療行為を行う技能の習得が望まれる．これには，災害医療の訓練の中に，搬送時の診療に関する事項を盛り込む必要があることを物語っている．

関係者との役割分担，認識共有

激甚災害では，航空機は大変貴重な存在であるので，陸上輸送でも可能か，航空輸送とすべきかの判断が重要である．その適切な判断にあたっては，あらかじめ現場における関係者の役割分担や認識共有を図っておくことのほか，日頃の災害訓練の場でも確認していくことが必要である（4）．

（中田勝己，水澤英洋）

4 広域医療搬送のポイント

- 激甚災害では，航空機は大変貴重な存在であるので，陸上輸送でも可能か，航空輸送とすべきかの判断が重要．

　　▼

✓ 広域搬送のための航空機手配の調整は非常に大変．貴重な資源を有効活用するため，患者選定の見極めが重要

- さまざまな関係者がいるので，スムーズな搬送のために関係者の役割分担，認識共有が重要．

　　▼

✓ 特に受け入れ医療機関の事務窓口を置くことが重要（病院全体として受け入れ体制の構築，地元自治体〈消防の協力〉との調整）

文献

1) 内閣府「広域医療搬送」
http://www.bousai.go.jp/oukyu/kouiki.html
2) 厚生労働省「災害医療等のあり方に関する検討会」報告書．2011年10月．
http://www.mhlw.go.jp/stf/shingi/2r9852000001tf5g-att/2r9852000001tf6x.pdf

若手神経内科医の難病への取り組み

若手医師は難病診療に興味がないのか

神経内科の若手医師には難病診療に興味をもつ者が少ない，といわれる．

私自身は学生時代の神経内科の研修で難病に興味をもち，筋ジストロフィーの専門病院で初期研修を受け，その後も主に難病を中心として研修させていただいたので，そのような実感が少ない（平成20年卒）．だが，実際に難病診療に積極的に関わっている若手医師は多くなく，難病診療に興味はあるが機会がない，と話す者もいる．

では，なぜ若手医師たちは難病診療に関わる機会が少ないのか？ 私自身と周囲の数名の若手医師たちの意見をまとめる．

難病診療（特に在宅医療）に携わる機会が少ない

若手医師たちの意見から

在宅医療を含めた難病診療についてどのように感じているか尋ねると，「興味があり携わっていきたい」「もっと学びたい」と答える者が大半であった．

実際の診療経験としては，神経難病の診断・告知はほとんどが経験していたが，以後のフォローは専門病院や在宅医療機関に任せている施設も多く，人工呼吸器の導入や在宅への移行・終末期のケアの経験は少なかった．専門病院で研修を受けていても，数年単位で施設を異動するために，自分で診断した患者を最後まで診ることができないことも多い．

在宅療養研修の経験は，初期研修で地域医療研修の1か月間に往診や訪問看護に同行したことがある程度で，実情を知る機会はほとんどない．後期研修に入ってからは受け持ち患者の退院前の在宅調整やカンファレンスにほぼ限られ，さらに在宅医療に触れる機会は減っていく．

在宅医療機関での研修については，機会があれば受けてみたいと答える一方で，実際にどのような研修が受けられるのかわからないという声や，指導体制・以後の進路への不安も聞かれた．また，半年・1年間と一定期間を区切っての研修ではなく，自分が入院中に受け持った患者の退院後の地域での生活について定期的に関わりをもっていきたいと考えている者が多かった．

また，難病診療に従事することで急性期医療の現場から離れることに抵抗を感じ，将来的には学びたいが今すぐには希望しない，と答える者もいた．

在宅医療研修の実際

地域で難病の在宅医療に携わっている在宅医は，若手医師が地域医療に携わることにどのような意見をもっているのか？ 数名の在宅診療に携わる医師にご意見をいただいた．在宅医療研修の必要性を感じているとの声が多いものの，実際に行われている研修は初期研修での一定期間の研修のみで，後期研修以降の受け入れは希望者が短期間の休暇を利用して行う程度というのが実情であった．

また，在宅医療機関と専門病院の連携としては，退院時のケアカンファレンスや問題が生じた際，あるいは外来受診時に連携をとることはあっても，患者の今後の見通しや方針について意見を共有する機会が乏しいとの声も聞かれた．

若手医師・在宅医ともに在宅医療機関での研修が重要と感じていながら機会がないために行われていないことに問題を感じていた．在宅療養している患者の療養環境を定期的に確認しながら，地域と専門病院との連携を図っていくこと，そしてその中に若手医師たちが入っていけるような環境があれば，「興味がない」という誤解は解けるのではないかと感じた．

難病診療は難しい

また，難病に積極的に関わっていかない理由として「難病診療は難しく敬遠してしまう」という声も聞かれた．

告知や意思決定

特に不安を感じる場面として多くあげられたのは難病の告知とその後の患者とのかかわり方についてであった．知識や経験の不足から必要な情報を過不足なく伝えられているのか，不用意に患者・家族を傷つけているのではないか，と不安になる．ガイドラインにもSPIKESに沿った告知の指針やチェックポイントが示されている[1]し告知やコミュニケーションのより具体的な指針を示した本[2]もあり，それらは大きな助けになる．しかし，実際の現場でそれらをどのように活かすのかは，上級医の方法をみて学ぶ以外にない．多くの施設では，はじめの頃は上級医と一緒に告知を行うが，後期研修2年目以降は診断した医師が一人で告知をすることとなり，他の人がどうしているのか，自分のやり方が正しいのか確かめる機会がほとんどない．医療スタッフに同席してもらったとしても十分なフィードバックをもらえることは少ない．

その他に苦手意識をもつ者が多かったのは，人工呼吸器・胃瘻など医療処置の導入に対する意思決定の場面で，患者と家族の意見が一致しないとき，「決められない」「任せます」と言われたとき，認知機能障害のある患者の意思をどう尊重するか，など悩むことが多い．在宅移行に際しても，介護者の高齢化や家族以外の介護を受け入れない家庭の難しさに加え，自分たちの医療福祉に対する知識不足などから苦慮することが多い．

信頼関係を築くことの難しさ

また，難病診療が難しい点として，患者・家族との信頼関係を築くことの難しさも大きいと感じる．病気を治せないということ，その不良な予後を告げられることで患者・家族は大きなショックを受けているが，それを告げる医師も大きな不安とストレスを感じている．怒りや絶望をぶつけられることもあり，「早く死にたい」と泣きながら訴えられることもある．また，心の内を聞かせてもらえないことも多く，元気そうに見えていた患者が他のスタッフには思いの丈を打ち明けていることも多い．自分以外はみんな患者と良好な関係を築いているように見え，人間性の至らなさのために円滑な関係を築けないのではないかと感じることも多い．

役立ったこと

私自身が難病診療にかかわっていく中で助けになったと感じたことがある．

緩和医療研修会

後期研修の2年目に西澤班の難病緩和ケア研究研修会に参加する機会があった．日本全国から，研修医からベテラン医師まで難病医療にかかわる医師が多数集まり，ロールプレイを中心としてそれぞれの日常診療や抱えている問題について話し合うことができた．それぞれが，グループのメンバーに見守られる中で医師や患者・家族の役割になって患者-医師関係，嚥下障害への医療処置，終末期意思決定，告知に対して用意されたシナリオに沿ってロールプレイを行った．患者や家族の役になったときには，医師の説明に混乱してしまい，ほとんど説明を理解できないものだと痛感した．また，経験を積んだベテラン医師でも，個々の患者に向き合うたびに，悩み・考えながら対応しているとの話を聞いた．

難病診療の過程でぶつかる問題を整理して教えてもらえたこと，日常診療で感じている不安

や悩みを共有できたことは，診療を続けていくうえで大きな安心感となった．

ナラティブ・ベイスト・メディスンとSEIQoL-DW

学生時代の研修で，ナラティブ・ベイスト・メディスン（Narrative Based Medicine）という考え方を教わった．

「『患者が主観的に体験する物語』を全面的に尊重し，医療者と患者との対話を通じて，新しい物語を共同構成していくことを重視する医療」であるとされる[3]．難病患者は，自らが体験した物語である「ナラティブ」を書き換えることで，病とともに生きることを受け入れていく．医療者は，患者が語るナラティブを聴き，共有することで，患者自身によるナラティブの書き換えを手助けすることができる．そんなとのできる医師になりたいと思ったのが神経内科に興味をもった一因でもあった．しかし，実際の診療では，思いを打ち明けてもらうことすら容易ではない．

そんな中でSEIQoL-DW（Schedule for Evaluating of Individual Quality of Life -Direct Weighting：生活の質ドメインを直接的に重み付けする方法）というQOLの評価尺度を知った．患者自身が現在の生活で重要な5分野をあげて名前をつけキューとする．それぞれについて現在満足しているかうまくいっているかを評価したレベルを決める．さらにパイチャートに見立てた円盤でキューの重みを決め，レベル×重みの総和をSEIQoL-DW indexとする．

「個人の生活の質評価法」と翻訳されるpatient reported outcome（PRO）の評価方法の一つである．

何らかの治療やケアなど医療的介入の前に行うpre test，介入後に行うpost testおよび介入後に以前の状態を振り返って再評価するthen testを行うことで，その介入が患者のQOLにどのような影響を与えたかを客観的に解釈することができる[4]．

実際には，不慣れな人間がやっていると，5つのキューが出てこなかったり，感情的になってしまい最後までできないことも多い．それでも，日常診療の場ではなかなか聞くことのできない思いやこれまでの人生・家族関係について話をしてもらうためには，有用な手段だと思っている．

ある患者の話

後期研修3年目で担当したある患者に，SEIQoL-DWをもとに，自分の生活についての話を聞いた．妻と二人暮らしの60代の筋萎縮性側索硬化症（ALS）の男性で，治験のために毎月一定期間の入院をしていた．

■ 1回目（7月）

車椅子での移動で，軽度の嚥下障害があるも軟菜食を補助具を使用して食べることができていた．生活において大事に思うこととしてあげた5つのキューは，妻・自分の体のこと・希望・兄弟・友人であった．

妻へは感謝とつらく当たってしまうことへの後悔を述べた．自分の体のことに関しては，できなくなっていくことのつらさを考える時間が長いとのことであった．病状が回復するのではとの希望を抱いており，歩いている夢をよく見ると話した．兄弟・友人には今の自分の姿を見せたくないために会えないことが寂しいと話した．病気になる前にしておきたかったことへの後悔や，もう一度散歩をしたいという希望も聞かれた．全体に満足度であるレベルは50％前後でSEIQoL-DW indexは55.5点であった．

この時点では，人工呼吸器の装着も胃瘻造設も希望しないとのことであった．

その後，徐々に構音障害・嚥下障害も進行した．食事に時間がかかるようになり，摂食量も減ってきたために胃瘻造設の最終的な意思決定が必要と考えられた．この時期に2回目の質問を行った．

■ 2回目（10月）

5つのキューは，妻・友人・兄弟・近所の人・なくなった両親で，特に家族や亡くなった両親への思いを多く語った．妻への思いは感謝の念が多く聞かれた．兄弟・友人には会ってはいないが定期的に電話をしており，気にかけてくれ

ていることに感謝していると話した．子ども時代の話が多く，両親が自分にしてくれたことに対して感謝している，と述べた．前回キューの一つであった自分の体のことについては，希望がないので考えないようにしていると話した．今まで自分が関わってきた人たちへの感謝の気持ちが大きくなっているとのことであり，SEIQoL-DW index score は 97 であった．前回の質問時をふりかえった Then Test は index score が 55.2 点とほぼ変わりない結果であった．

　2回目の質問の際には，病状は確実に進行し介助量も明らかに増えて，客観的には QOL は低下しているように見えていた．この間，医療的に特別な介入はなかったが，入院を繰り返すことで病棟スタッフと患者・家族の間に信頼関係ができていたと感じる．また，患者・家族同士での交流もあり当初不安を訴えていた妻から前向きな発言が聞かれるようになった．これらのことが，患者自身の病気に対する思いを書き換える助けになっていたのではないかと感じた．この際に，それまでは拒否的であった人工呼吸器や胃瘻造設について考え直してみる，との発言があった（**1**）．

難病診療にかける思い

　若手医師は難病診療に興味がないのではなく，関わり方や入口がわからず二の足を踏んでいるうちに苦手意識をもってしまうだけなのではないかと思う．

　難病診療を専門に志そうとすると，急性期医療からは離れてしまうことが多く，そのことにも不安を感じる．成果は目に見える形であらわれることがほとんどなく，自分たちのしていることが正しいのか，わからないまま終わることも多い．系統立った学びの場も少なく，手探りで進んでいく感覚が強いので余計に不安になる．

　ただ，その過程で私たちは一人きりで診療にあたることはない．病棟や地域のスタッフ，上級医や家族・患者本人までがチームとなり一緒に進んでいくことができる．そういった人生の先輩たちの生き方やこれまでの人生を垣間見せ

1 SEIQoL-DW でみる患者の変化の一例

① Pre test

キュー	レベル	重み	キュー×重み
妻	66	50	33
体	40	12.5	5
希望	42	11	4.6
兄弟	46	14	6.4
友人	52	12.5	6.5
SEIQoL index score			55.5

② Post test

キュー	レベル	重み	キュー×重み
妻	100	50	50
友人	100	15	15
兄弟	100	19	19
近所の人	40	5	2
両親	100	11	11
SEIQoL index score			97

③ Then test

キュー	レベル	重み	キュー×重み
家族	75	50	37.5
体	44	12	5
希望	37	7	2.5
兄弟	42	8	3.3
友人	30	23	6.9
SEIQoL index score			55.2

てもらうこともできる．

　難病における緩和ケアとは，患者に「普通です」と言ってもらえることを目指すこと，と教えていただいた[5]．多くの難病患者は，難病とともに生きていくということをそれぞれの方法で受け入れていく．そういった人間の強さを見せてもらえることが，私が難病診療に対して感じる最大の魅力である．

謝辞

　貴重なご意見をいただきました在宅医の先生方，若手医師の皆さんに深謝いたします．

（松井未紗）

文献

1) 日本神経学会(監修). 筋萎縮性側索硬化症診療ガイドライン2013. 東京:南江堂;2013.
2) Buckman R. How to Break Bad News: A Guide for Health Care Professionals. Baltimore: The John Hopkins University Press;1992／恒藤暁ほか(訳). 真実を伝える―コミュニケーション技術と精神的援助の指針. 東京:診断と治療社;2008.
3) 齊藤清二. 医療におけるナラティブとエビデンス―対立から調和へ. 東京:遠見書房;2012, p.74.
4) SEIQoL-DW日本語版―QOL評価の新しい実践. 新潟:SEIQoL-DW事務局. 日本語版SEIQoL-DWユーザ会事務局 独立行政法人国立病院機構新潟病院.
http://seiqol.jp/
5) 中島孝. 治らない病気を診ることが医学の神髄だ―人はナラティブによって生きている. SYNODOUS JOURNAL, 2014. 3. 31.
http://synodos.jp/intro/7675

Topics ◆神経難病医療の課題と展望
利用できる資源

「利用できる資源」は「利用すべき資源」

まさに今，難病法の成立と，それに先立つ障害者総合支援法の施行により，難病患者の支援体制は，飛躍的に向上する可能性があり，絶好のチャンスである．一方，従来より利用可能であった制度とを合わせると，きわめて広範で複雑なしくみにならざるを得ない．実際の利用にあたっては，複数の専門家の知識と経験を要するものも少なくない．

そこで，本項では，まず，これら制度・機関の俯瞰図を提示した（ 1 ）．この俯瞰図では，制度ごとの縦割りではなく，患者，家族，医師が抱く具体的なクエスチョンに対応するような項目（カテゴリー）を選択し，その中に制度・機関を配置した．したがって，一つの制度・機関がいくつかのカテゴリー内に重複して配置されていることがある．次に，本文内で，それぞれの制度・機関の概略を紹介した．当該担当者との相談につなげていただきたい．

難病診療にあたる医師には，ぜひ本書を外来の机上に置いていただきたいと思う．医師は，患者と，支援担当者（機関）との「橋渡し」を積極的に進めていかなければならない．俯瞰図は，そのためのナビゲーションマップである．

また，患者あるいは家族にとっては，本項が，「支援体制にはどのようなメニューがあるのか」，「どこにコンタクトを取ったらよいのか」といった疑問への道案内に役立つと思う．

「利用できる資源」は，「利用すべき資源」である．

難病患者の医療

難病法（難病の患者に対する医療等に関する法律）と改正児童福祉法（児童福祉法の一部を改正する法律）が2015年1月1日から施行され，難病患者に関わる制度が大きく変更になった．

難病患者は，知事が指定した難病指定医による診療を受ける．必要に応じて二次医療圏に設置される難病医療地域基幹病院や三次医療圏の新・難病医療拠点病院（総合型・領域型）への紹介を受けることになる．国立高度専門医療研究センター，難病研究班，それぞれの分野の学会等が連携し，難病医療支援ネットワークを形成し，全国規模で正しい診断ができる体制整備が進められている．

新・難病医療拠点病院には難病医療コーディネーターが複数配置され，さまざまな医療，福祉支援が複合的に必要で対応が困難な難病患者に対する広域的な医療資源等の調整，専門的な立場からの助言等の役割を担う．

2013年から日本難病看護学会が認定する難病看護師の制度が始まり，専門的知識を有し，所定の研修を受けた看護師も増加している．多職種，各機関のさらなる連携が期待される．

経済的な支援

医療費の支援

■難病法の指定難病の医療費助成

難病法施行により医療費助成の制度は大幅な変化があった．指定難病のうち，重症度基準の

Keywords 難病法
正式名称は「難病の患者に対する医療等に関する法律」．1972（昭和47）年の難病対策要綱で実施してきた難病対策を初めて法制化したもの．対象疾患が56から約300疾患に増加した．医療費の助成，研究だけでなく，就労・就学，生活の支援等も含んだ総合的な難病患者支援の法律．2015（平成27）年1月1日施行．

Topics 神経難病医療の課題と展望

1 難病患者の支援体制――使える制度と相談機関（2015年1月現在）

医療

〈難病医療〉
難病医療地域基幹病院
新・難病医療拠点病院（総合型）
新・難病医療拠点病院（領域型）
難病医療コーディネーター
難病医療支援ネットワーク
難病指定医
協力難病指定医
難病保健医療専門員
難病看護師

〈在宅医療〉
訪問診療
訪問看護
訪問リハビリテーション

就学・就労の支援

〈就学〉
特別支援学校
特別支援学級
特別支援教育就学奨励費
就学援助

〈就労〉
就労移行支援
就労継続支援（A型・B型）
難病患者就職サポーター
発達障害者・難治性疾患患者
　雇用開発助成金
障害者職業センター
ハローワーク

生活の支援

〈介護〉
居宅介護（ホームヘルプ）
重度訪問介護
訪問入浴介護
行動援護
生活介護
同行援護
短期入所（ショートステイ）
重度障害者等包括支援
施設入所支援

〈訓練〉
自立訓練
共同生活援助（グループホーム）

〈補装具〉
補装具

〈地域生活〉
コミュニケーション支援
日常生活用具給付
移動支援
社会福祉協議会
地域活動支援センター
各種支援ボランティア

経済的な支援

〈医療費〉
難病法の指定難病の医療費助成
小児慢性特定疾病
自立支援医療
　（育成医療・更生医療）
医療保険
高額療養費
医療扶助（生活保護）
自治体の難病医療費助成等

〈生活費〉
傷病手当金
失業給付
障害年金
生活福祉資金
生活保護
自治体の各種手当
　（通院交通費・見舞金等）

難病患者・児

情報収集・相談

〈情報〉
難病情報センター
難病研究班，学会等
全国難病センター研究会
日本の患者会 WEB 版

〈相談〉
医療機関（相談窓口）
保健所
難病相談支援センター
難病相談支援員
難病医療コーディネーター
難病対策地域協議会
難病保健医療専門員
障害者総合支援センター
障害者就業・生活支援センター

〈患者会〉
疾病別患者会
都道府県難病連
日本難病・疾病団体協議会（JPA）
難病のこども支援全国ネットワーク
ピア・サポート関連団体

機関：ゴシック体，制度：明朝体，職種：明朝体・斜体．

対象になる患者が医療費公費負担の対象となる．大きく変わった点は下記の3点である．
　①月額自己負担限度額の金額・算定方法の変更
　②指定医療機関・指定医の指定
　③対象疾患の拡大（56疾患から300疾患以上に．今後も随時拡大予定）

2014（平成26）年12月31日まで特定疾患治療研究事業の対象者は「既認定者」として，3年間はこれまでと同じ自己負担額となる経過措置が適用される．

　新制度に基づく臨床調査個人票を記載することができるのは，都道府県が指定した難病指定医に限定される．更新の書類は協力難病指定医でも作成可能である．日常の医療や継続申請でも主治医に指定医になっていただく必要があるが，必ずしも専門医ではなくても一定の研修を受ければ指定医になることができる．都道府県が指定した指定医療機関等（病院，診療所または薬局）のみ医療費助成の対象となり，未指定ならば払い戻し請求はできないので注意が必要である．

■小児慢性特定疾病

　改正児童福祉法（児童福祉法の一部を改正する法律）が2015（平成27）年1月1日から施行され，対象疾患が514から704に拡大された．小児慢性特定疾病児童等，その保護者その他の関係者に対する相談支援，必要な情報提供，助言等が必須事業として位置づけられた．任意事業として，レスパイト（医療機関等における一時預かり），相互交流支援，就労支援，家族支援等が規定されている．

■自立支援医療（更生医療）（障害者総合支援法）

　18歳以上の身体障害者の障害を軽減し，回復させる手術を行う等，身体障害者の更生に必要な医療を指定医療機関に委託して行う．保険給付の自己負担分を公費負担する．身体障害者手帳所持が条件である．

■自立支援医療（育成医療）（障害者総合支援法）

　18歳未満の身体に障害のある児童，またはそのまま放置すると将来障害を残すと認められる疾患がある児童で，治療によって確実な治療効果が期待できるものに対し，その育成に必要な医療の給付を行う．保険給付の自己負担分を公費負担する．後天的な心臓疾患の場合など，身体障害者手帳を取得していなくとも，指定育成医療機関の医師の意見書で適用可能である[1]．

■医療保険と高額療養費制度

　すべての国民が公的医療保険に加入することになっている．65歳未満は各種健康保険，65歳以上が高齢者医療，75歳以上は後期高齢者医療制度に加入する．各制度には高額療養費制度があり，一定以上の自己負担額を超えると還付される．

■医療扶助

　困窮のため最低限度の生活を維持することのできない場合は生活保護法による医療扶助を受けられる場合がある（生活保護法第15条）．福祉事務所に申請し，医師による医療要否意見書によりその必要性が審査される．生活保護を受けている指定難病の患者も難病法優先となり制度の対象となる．ただし自己負担額は0円である．難病法以前には生活保護受給者は特定疾患の申請をしない場合も多く，患者数，治療の内容の把握が難しかったが，今後は指定医がそれらを把握することが可能となる．

■自治体の難病医療費助成等

　自治体によっては，指定難病以外にも疾患を追加して医療費助成を行っている場合がある[2]．

> **Memo　介護保険と特定疾病**
> 介護保険のサービスを受けられる人は基本的には65歳以上の要介護状態の人であるが，40〜64歳で特定疾病（筋萎縮性側索硬化症や関節リウマチなど16の疾患）が原因で要介護認定を受けた場合は，サービスを利用することができる．主治医意見書の記載内容に基づく介護認定審査会の審査が必要である．

> **Memo　障害者総合支援法と難病患者**
> 2013（平成25）年4月1日から「障害者自立支援法」が廃止され「障害者総合支援法（障害者の日常生活及び社会生活を総合的に支援するための法律）」が施行された．障害者の定義に難病等を追加し，身体障害者手帳をもたない難病患者もサービスを受けられるようになった．医師意見書等に基づく障害支援区分の認定を受ける必要がある．症状が変動する人については「できたりできなかったりする場合におけるできない状況（支援が必要な状態）」に基づいて判断する．

難病患者と身体障害者手帳

2011年の難病患者等の日常生活状況と社会福祉ニーズに関するアンケート調査[3]によると，難病患者の中で身体障害者手帳をもっている人は56.7％，精神障害者保健福祉手帳が2.0％，療育手帳6.7％，そして何ももっていない人が32.1％[3]であった．

障害者福祉施策の対象は基本的に身体障害者手帳をもっている人であり，2013年からの障害者総合支援法によって難病患者に一部の福祉サービス利用が可能となったとはいえ，手帳のない人には利用できないサービスはたくさんある．失業保険の身体障害者向け特例の優遇策，法定雇用率などの雇用関連の施策や，NHK受信料の減免，税金の減免，鉄道などの交通費の割引，駐車禁止の適用除外，その他民間会社の障害者向けサービスなどである．

手帳の等級によって受けられるサービスには違いがあり，1級から7級まであるうち，1級，2級は非常に多くのサービスを受けられる．7級では手帳は交付されず，7級相当の障害が複数あれば6級になり，手帳が交付され，サービスが利用できる．

もちろん，難病患者の中にはさまざまな理由で身体障害者手帳の取得を希望しない人もおり，その意思は当然尊重されるべきである．

ただ，身体障害者手帳を取得したいと思っていながら，主治医の賛成が得られずに意見書を書いてもらえない，という例も残念ながら存在することがわかっている．上記調査によると，「医師が手帳の制度に消極的だった」3.8％，「医師に身体障害者手帳等の手帳は必要ないと言われた」7.9％，「医師に1・2級以外は役に立たないと言われた」1.8％などの結果が出ている．

患者の側も主治医には強く要望することができず，諦めているケースがあるかもしれない．しかし病気により医療費がかさみ，収入は激減し，少しでも多くの支援を得たいと思っている難病患者は多い．

身体障害者手帳の認定基準も年々変化しているため，医師の側も，どういう身体状況で何級の身体障害者手帳が取れるかを今一度確認してみてはいかがだろうか．低い等級の手帳であっても取得できれば，患者のQOLが大幅に向上するきっかけになるかもしれない．

生活費の支援

■傷病手当金

病気のために会社を4日以上休んだ場合，最長で1年6か月まで健康保険から給付を受けられる場合がある．金額は1日につき標準報酬日額の2/3相当である．この制度を知らずに，休職せずに退職してしまう患者は非常に多く，26.4％に上るというデータもある[3]．発病当初には医療機関以外の社会資源に結びついていない患者が大半であるため，医療者がこの制度を知って，助言できることが望ましい．

■失業保険

雇用保険の被保険者だった人が離職した後，新たな職を求めるまでの間に支払われる給付金が失業保険である．

年齢，離職理由，加入年数等によって支給期間が異なり，身体障害者手帳，精神障害者，知的障害者等の「就職困難者」とされる人は給付日数が長くなる特例がある．しかし障害者手帳をもたない難病患者はこの特例の対象外であり，制度の改善が期待される．

■障害年金

障害，病状の程度によって障害年金を受給することができる．学生，主婦，自営業者他が加入している国民年金加入者が申請する障害基礎年金は1級，2級と比較的重篤な障害が対象であるが，会社員，公務員等が加入している厚生年金，共済年金加入者が申請する障害厚生年金，障害共済年金には1級，2級に加えて3級まであり，労働に制限がある程度の障害，病状で3級に該当する場合がある．初診日から1年半たつと申請可能である．申請の際には初診日の証明など非常に複雑なケースもあるため，医療ソーシャルワーカーや社会保険労務士などに相談することが望ましい．

■生活福祉資金貸付制度

失業等により，日常生活全般に困難を抱えた世帯へ，生活費および一時的な資金を融資し自立を支援する生活福祉資金貸付制度がある．市町村の社会福祉協議会が窓口である

■生活保護

生活に困窮する人に対し，その困窮の程度に応じて必要な保護を行い，健康で文化的な最低

限度の生活を保障するとともに，自立を助長することを目的とする生活保護制度がある．福祉事務所が窓口となっている．

■自治体の各種手当

自治体独自の通院交通費制度や見舞金，福祉手当等の制度を設けているところがある[2]．

就学・就労の支援

就学

病気の治療中の子どもで通常の学校に通えない場合は，特別支援学校や特別支援学級で教育を受けることができる．知的障害，肢体不自由，病弱・身体虚弱，弱視，難聴，言語障害，自閉症・情緒障害等の別がある．義務教育段階の児童・生徒のうち3.11％が上記の学校に通っている．特別支援学校1,080校中，病弱・身体虚弱児対象の学校は143校と非常に限られており（2013〈平成25〉年5月1日現在，文部科学省調べ），病気の子どもの教育機会が保障されているとは言い難い．

特別支援学校・学級等に通うには，元の学校からの転籍手続きが必要となり，私立の学校に通っている児童・生徒は元の学校へ戻れないケースもあり，転校をためらう例も多い[4]．制度，手続きの改善が望まれる．

就労

難病患者は病状が安定せず，症状の変動（日単位，月単位，年単位）が大きく，痛みで困っている人が多いこともあり[3]，就労に困難を抱える人が多い．

身体障害者手帳をもっている難病患者は56.7％にとどまる[3]というデータがある．身体障害者手帳をもつ人は障害者枠での雇用も可能だが，それ以外の患者は2013年4月の障害者総合支援法の施行により，就労移行支援，就労継続支援A型，就労継続支援B型等の利用が可能になった．しかし就労系福祉サービス事業所で難病患者が利用した割合は2013年で16％[5]とまだ少ない．身体障害者手帳がなくても医師の診断書があれば利用可能であることの周知が望まれる．

労働局の障害者雇用対策における就労支援として，国内15か所のハローワークに難病患者就職サポーターが置かれ，難病患者の就労支援に取り組んでいる．難病患者は障害者雇用率には算定されないこともあり，就労においては身体障害者手帳の有無で選択肢が変わってくる．患者が就労を希望する場合は，身体障害者手帳取得が可能かどうか，今一度確認する必要があると思われる．

難病患者と発達障害者を雇い入れた事業主に対する発達障害者・難治性疾患患者雇用開発助成金（発難金）がある．要件さえ満たすことができれば，事業主にとっては助成金が得られ，難病患者は仕事を得られる有用な制度である．

情報収集・相談

相談

難病患者が普段の生活での悩み・困りごとを相談する相手は家族，友人に次いで医療機関（医師・看護師・相談員等）が多い[3]．しかし医療ソーシャルワーカーを置いている医療機関は必ずしも多くはなく，医師・看護師も病気以外のさまざまな相談を受ける可能性があるため，幅広い知識が求められる．

指定難病の申請を受け付ける都道府県の保健所も相談先としては割合が高い．2015年から保健所を中心に難病対策地域協議会が設置され，難病保健医療専門員が配置される．また新・難病医療拠点病院に難病医療コーディネーターが置かれ，難病患者の受け入れや退院調整を行う．

生活や患者会等に関する相談は各県難病相談支援センターの難病相談支援員，神経筋疾患の治療や転院等は難病医療専門員，福祉サービスや地域での生活に関する相談は地方自治体，障害者総合支援センター，障害者就業・生活支援センターや地域活動支援センター等を利用できる．

情報収集

疾患に関する医療情報は難病情報センター[6]

のウェブサイトで個々の疾患・疾患群ごとに公開されている．難病の研究班の情報も得ることができる．

患者会との連携・協力を深めている学会・研究班も増加している．研究協力・連携ガイドライン[7,8]には連携・協力にあたって気をつけるべき点，情報の取り扱い，成果報告のあり方などが記載されており，研究者側と患者会側双方にとって参考になると思われる．

各地域の医療・福祉・就労等の相談事例や実践については全国難病センター研究会の報告集で情報が得られる．日本の患者会WEB版[9]には全国の難病患者の団体の機関誌，実態調査など50年ほど前からの資料が収められており，検索して利用することができる．

患者会

疾患別患者会，都道府県難病連等で同じ病気の人と交流することができる．ピア・サポートに力を入れている団体も多い．これらの疾患別患者会と都道府県難病連等82団体（2014年9月現在）が加盟する一般社団法人日本難病・疾病団体協議会（JPA：Japan Patients Association）では個別の団体だけで解決できないような問題，社会に訴えかける活動を行っている．子どもの難病には特定非営利活動法人難病のこども支援全国ネットワークが支援を行っている[10]．

生活の支援

介護等の支援は，年齢や身体障害者手帳の有無等によっても利用できるサービスが違っており，複雑である．基本的には65歳以上であれば介護保険のサービスが優先となり，身体障害者手帳があれば，障害者総合支援法のサービスを追加できる場合がある．40歳以上で介護保険の特定疾病であれば介護保険サービスを利用できる．65歳未満で身体障害者手帳がある人は総合支援法の介護・訓練・補装具・地域生活支援等が受けられる．身体障害者手帳がない難病患者はこれまで福祉サービスの対象外となっていたが，2014（平成26）年4月より総合支援法の対象となり，障害支援区分の認定を受ければサービスが受けられる．

介護

最も利用が多いのが居宅介護（ホームヘルプ）である．重い障害があり常に介護を必要とする人は重度訪問介護が利用できる．

人工呼吸器装着者をはじめとして最重度の障害のある人のために，居宅介護，重度訪問介護，短期入所，共同生活介護，自立訓練等のサービスを必要に応じて組み合わせ包括的に提供する重度障害者等包括支援がある．事業者は24時間利用者と連絡が取れるようにし，各種サービスを提供するために各機関等と調整を行う必要があり，実施事業所数や利用者数は，ごくわずかにとどまっている[11]．

訓練

■自立訓練

知的障害または精神障害のある人は，入浴，排泄，食事等に関する自立した日常生活を営むために必要な訓練，生活等に関する相談および助言などの「自立訓練」を受けることができる．

■共同生活援助（グループホーム）

障害のある人を対象に，主に夜間において，共同生活を営む住居で相談，入浴，排泄または食事の介護，その他の日常生活上の援助を行う．2014年4月より共同生活介護（ケアホーム）は共同生活援助（グループホーム）へ一元化された．

補装具

身体障害者手帳をもつ人と障害者総合支援法に定める難病患者は必要に応じて車椅子，義肢等の補装具を作ることができる．

地域生活

■日常生活用具給付

身体障害者手帳をもつ方と障害者総合支援法に定める難病患者は必要に応じて特殊寝台，入浴補助用具，電動たん吸引器，情報・意思疎通支援用具等の日常生活用具の給付を受けることができる．医療保険により給付される治療用装

具や介護保険により貸与等される福祉用具もあって非常に複雑であるため，制度の整理が必要と思われる[12]．

おわりに

1で示した「難病患者の支援体制」には，難病患者がよく利用するものを中心に掲載したが，実際にはもっと多くの機関や制度があり，すべてを載せることは到底できなかった．介護保険法，健康保険法，障害者総合支援法，難病法，改正児童福祉法など，法律ごとに対象者と制度が異なるために，非常に複雑となっている．

相談機関の専門職であっても，すべての制度に精通することは容易ではないだろう．これらの制度は基本的には利用者が自分で申請しないと使えないため，知らないことで不利益を被っている人が大勢いると推測される．

患者・家族は発病後の早い時点で，親身になって相談に乗ってくれる相手を見つけ，自分に合った支援を見つけていく必要があるだろう．この図がナビゲーションマップとなって，より良い療養生活を送る一助となるよう願っている．

（永森志織，菊地誠志）

文献

1) NPO 法人日本障害者センター（編）．2013 年版 患者・障害者の福祉医療 重度心身障害者（児）医療費助成制度全国実施状況調査報告．東京：NPO 法人日本障害者センター；2013，p.17．
2) 難病支援ネット北海道（編）．自治体の難病対策と地域難病連の概要．札幌：日本難病・疾病団体協議会（JPA）；2009，pp.50-54．
3) 難病患者等の日常生活状況と社会福祉ニーズに関するアンケート調査実施事務局．厚生労働省平成 22 年度障害者総合福祉推進事業 報告書 難病患者等の日常生活と福祉ニーズに関するアンケート調査．札幌：財団法人北海道難病連；2011，p.47，p.19，p.22，p.55．
4) 福島慎吾．障害児支援の在り方に関する検討会への意見．東京：認定 NPO 法人難病のこども支援全国ネットワーク；2014．
5) 「難病のある人の福祉サービス活用による就労支援についての研究」班 研究代表者深津玲子（編）．厚生労働科学研究費補助金障害者対策総合研究事業（身体・知的等障害分野）難病のある人の福祉サービス活用による就労支援についての研究．平成 25 年度総括・分担研究報告書．2014，p.11．
6) 難病情報センター．
   http://www.nanbyou.or.jp/
7) 厚労科研 JPA 研究班調査研究グループ．研究協力・連携ガイドライン（患者会向け）．2013．
   http://www.guidelineforpatients.info/html
8) 「患者支援団体等が主体的に難病研究支援を実施するための体制構築に向けた研究」班（JPA 研究班）研究代表者伊藤建雄（編）．厚生労働科学研究費補助金難治性疾患等克服研究事業「患者支援団体等が主体的に難病研究支援を実施するための体制構築に向けた研究」．平成 25 年度総括・分担研究報告書．2014．
9) 平成 26 年度厚生労働省難病患者サポート事業補助金 日本の患者会 WEB 版．
   http://pg-japan.jp/
10) 小林信秋．わかちあい，育て合う親の会—病気や障害のある子と家族のために．東京：大月書店；2005．
11) 遠山真世ほか．これならわかる〈スッキリ図解〉障害者総合支援法．東京：翔泳社；2014，p.66．
12) 生活支援技術革新ビジョン勉強会．支援機器が拓く新たな可能性—我が国の支援機器の現状と課題．厚生労働省社会・援護局．2008，p.27．

Further reading

- 吉良潤一（編）．難病医療専門員による難病患者のための難病相談ガイドブック．改訂 2 版．福岡：九州大学出版会；2011．
  神経難病の相談事例が豊富で，Q&A 形式で社会資源の活用方法を紹介している．神経難病医療・相談に携わる人が基礎知識を身につける際に参考になる
- 障害者総合支援法における障害支援区分 難病患者等に対する認定マニュアル．東京：厚生労働省社会・援護局障害保健福祉部；2015．
  難病患者の認定調査（訪問調査）を行う際の注意事項や医師意見書で留意すべき事項が記載されている．疾患ごとの特性，注意すべき点が簡潔にまとめられており，医療者のみならず患者・家族も活用できる内容

索引

太字のページは詳述箇所を示す

和文索引

あ

アイカメラ	227, 229
安全健康配慮義務の規定	313
安否確認	276, 291

い

意見書	192, 246
維持期リハビリテーション	193
意思決定支援	146, 157
意思伝達装置	205
医師のコンピテンシー	299
医師の役割	259, 298
異状死	147, 361
遺伝カウンセリング	**345-349**
——における患者・家族との良好なコミュニケーション	348
神経疾患の——	345
遺伝カウンセリング・マインド	348
遺伝子検査	62, 103, **345-348**
——の臨床的有用性	347
非患者の——	348
遺伝性神経難病	**103-108**, 347
——医療・療養相談会	107
——ケア研究会	107
——の在宅療養	**104-106**
——へのかかわり	**103-108**
遺伝的多様性	345
「医薬品, 医療機器等の品質, 有効性及び安全性の確保等に関する法律」(薬機法)	235
医療機器の臨床応用	235
医療経済学	**50-57**
医療材料	15, 43
医療情報の共有化	44
医療処置の選択	148, 304
医療ソーシャルワーカー	92, 99, 342
医療体制	**110-115**
——の整備の必要性	110
医療チーム	291, 306, 369
医療的ケア	169
医療のかかわり	**83-91**
医療費助成制度	32, 144
医療費の支援	377
医療扶助	379
医療保険 (制度)	33, 36, 98, 116
——と高額療養費制度	379
胃瘻	136-138
——の管理	177
——ボタン	179
インテリジェントハウス	229
インテリジェントホスピタル	229
インフルエンザ	178

え

栄養管理と胃瘻	**133-138**
栄養障害	135
嚥下リハビリテーションの効果	216
エンディングノート	305
延命処置	305
延命治療の差し控え・中止	355, 360

お

オーファンネット	59, 63
岡山県難病医療連絡協議会	336

か

介護	98, 167, 378, 382
介護サービス	119, 167
介護支援専門員	93, 166
介護者の高齢化	43, 373
介護職員による, 痰の吸引・経管栄養の提供	124
介護保険	120, 166
——が第2号被保険者に適用される特定疾病	119
——サービスの計画	171
——と特定疾病	379
介護保険施設	41, 193
介護保険制度	36, 41
介護保険法	95, 114
介護老人福祉施設 (特別養護老人ホーム)	41, 47, 95
介護老人保健施設	41, 48
改正児童福祉法 (児童福祉法の一部を改正する法律)	379
回復期リハビリテーション	193
外来医療	44
外来通院	50, 56, 156
喀痰吸引	43, 170, 177
——装置	184
拡張現実技術	229
カスタマイズ就業	317
家族性アミロイド多発ニューロパチー	347
「家族等」	306
カテーテル留置	90, 178
カフアシスト	144, 221
環境制御装置	231
看護教育	350
看護師の学習ニード	350
患者会	94, **319-327**, 381
患者会の役割	**319-327**
地方公共団体の取り組みと——	324
難病相談支援センターと——	323
難病法と——	323
患者会 WEB 版	320
患者 (家族) のナラティブ	78
患者支援団体等が主体的に難病研究支援を実施するための体制構築に向けた研究班	321
患者団体役員養成研修	324
患者の権利	303
患者レジストリ	321
がん診療に携わる医師のための緩和ケア研修会	74
関節可動域	125, 188, 203
感染症対策室	364
感染対策	178
完全閉じ込め状態	207, 232
緩和医療研修会	373
緩和ケア	**145-152**

き

気管切開下陽圧換気療法 (TPPV)	88, 115, 123, 141, 147, 175, 181, 204, 276
——の気道ケア	183
気管内喀痰吸引	184
希少医薬品法 (米国)	59
希少・難治性疾患	27, 319
気道の浄化	176
機能維持のための介入	199
機能的自立度評価表	203
キノホルム	10, 25
急変	146, 149
——時の対応	147

共助	**280-286**
行政機関の保有する個人情報の保護に関する法律	283
共同生活援助	382
協力難病指定医	114
ギラン・バレー症候群	252
筋萎縮性側索硬化症（ALS）	
——患者の医療費	56
——患者の広域医療搬送	370
——患者の終末期の経過と症状	162
——患者の東日本大震災での状況	363
——患者の福祉のかかわりの例	99
——患者の SEIQoL-DW の例	374
——患者への地域ケア	337
——患者を対象とした BMI システムの実証評価	231
——診療ガイドライン 2013	68, 189
——治療ガイドライン 2002	68
——における病期と医療のかかわり	86
——の「新しい ALS 観」	308
——の栄養障害	135
——の嚥下障害	88
——の介護	167
——の緩和ケア	88
——の呼吸管理	88
——の呼吸リハビリテーション	223
——の告知	67, 87
——のコミュニケーション障害	88
——のコミュニケーション障害の評価方法	203
——の災害時の準備	366
——の災害時の状況	364
——の在宅医療の展開	123-125
——の事前指示	308
——の震災後アンケート	365
——の摂食嚥下障害	133, **212-215**
——の地域医療ネットワーク	245
——の任意代理人指名	304
——の薬物治療	87
——の PEG 造設	137
筋強直性ジストロフィー 1 型	347
筋ジストロフィーの呼吸リハビリテーション	224
筋ジストロフィーの摂食嚥下障害	217

く

グループホーム	382
クローン病の就労支援	344

け

ケアマネジャー	93, 166-174
——の役割	171
神経難病の介護と——	**166-174**
経管栄養	45, 68, 171, 214, 276
経済的な支援	377
経腸栄養剤	178
ケースワーカー	92, 121, 245
健康危機管理	272
減災	280, 292

こ

広域医療搬送	290, **369-371**
——における受け入れ体制の確保	370
——における自衛隊による搬送	370
人工呼吸器使用患者の——	362
震災時における ALS 患者の——	370
高額療養費制度	323, 379
口腔ケア	149, 169
口腔内の分泌物の調節	183
公助	**287-295**
——としての災害発生前の対策	292
災害発生時の——	290
高浸透圧	347
交通手段の確保	291
公的年金	36, 259
高頻度観血的陽圧換気装置	177
声でのコミュニケーション	207
誤嚥性肺炎	68, 178, 214
誤嚥対策	214
誤嚥予防	182
呼吸管理	**139-141**, 175
——と福祉のかかわり	98
呼吸筋麻痺	149
——に球麻痺を伴う場合	150
——に NPPV を用いる場合	150
呼吸障害	139, 140, 219
——の評価方法	140
——をきたす疾患	220
呼吸リハビリテーション	**219-225**
筋萎縮性側索硬化症の——	223
筋ジストロフィーの——	224
国際連合障害者権利条約	316
告知	67, 87
（→病名・病期の告知）	
——と福祉のかかわり	97
——におけるコミュニケーション・スキル	84
心語り（こころがたり）	206
個人情報の取り扱い	283
個人の生活の質評価法	79, 374
孤発性	345
コーピング支援	78
個別避難支援計画	**280-286**
コミュニケーション	80, **202-210**
——支援	39, **202-210**
——手段	98
——と福祉のかかわり	98
声での——	207
IT 機器による——	205, 208
TPPV 導入後の——	208
固有受容性神経促通法	236
婚姻	105

さ

災害医療コーディネーター	288, 291
災害基本法	281
災害時難病患者支援計画を策定するための指針	285
災害時の備え	185
災害時の対策	186
災害時の難病患者対応マニュアル策定についての指針	278
災害弱者	287
災害時要援護者	281
——の避難支援ガイドライン	283
災害想像ゲーム	278
災害対策	**274-295**
——の啓発	292
——への取り組み	272
神経難病の——	**274-295**
災害ネットワークの活用	292
災害派遣医療チーム	291, 369
災害派遣精神医療チーム	292
災害発生後の各関係機関の役割	288
災害フェーズと自助・共助・公助	287-290
最大吸気圧	223
在宅医療	43, 112, **116-126**
——研修	372
——におけるリハビリテーション	44
在宅気管切開下人工呼吸器	293
在宅支援チームの役割	43
在宅神経難病患者	119-126
在宅人工呼吸器装着者の都道府県別全国調査	294
在宅人工呼吸器の選択	182
在宅人工呼吸器療法	**139-144**
——患者の緊急時体制	143
——とケア	**181-186**
——に関わる診療報酬	144
——に特化した災害対策マニュアル	285
在宅における医療行為と難病ヘルパー	**175-180**
在宅療養	56, 104-106
——支援計画策定・評価事業	267
——指導管理料	45
——指導料	44
——への移行の難しさ	43
サイバニクスの利用	236
サイバニックインターフェース	241
サイバニック随意制御	236
サイバニック・スイッチ	209
山陽地区神経難病ネットワーク	336, 338

し

視覚刺激	228
視覚誘発性脳波	227
資源	**377-383**
自己決定	303, 309
自己実現を支える看護	160
自殺	105
自殺企図	105
精神症状と――	106
自助	**274-279**
歯状核赤核淡蒼球ルイ体萎縮症	347
と在宅介護	106
事前指示	148, 303
の2類型	305
視線入力装置	209
自治体の各種手当	381
自治体の難病医療費助成等	379
失業保険	380
指定医療機関	113, 114
指定難病	27, 114, 381
とすべき疾患（110疾患）17-20	
の5要件	38
の分類	42
神経難病と――	27, 28, 41, 42
児童福祉法	379
社会参加	160
社会的入院	129
社会福祉協議会	94, 283, 378
社会保障制度	**35-40**
社会保障の定義	35
自由意志	309
就学の支援	381
重症患者の受け入れ	362
重症筋無力症	11, 12, 17, 22, 42, 117, 220
の摂食嚥下障害	134
重症障害者入院時コミュニケーション支援制度	124
重症難病患者入院施設確保事業	111
重症難病患者レスパイト事業	128
集団的支援	79
集中リハ後の機能維持のための介入	199
終末期医療の決定プロセスに関するガイドライン	306
終末期のケア	171
終末期の迎え方	148-151
就労支援	94, **311-318**, 381
制度	314
における医療機関との協働	342
における保健所との協働	342
の実際	**341-344**
就労相談会	347
障害者基本法	324
障害者雇用納付金制度に基づく助成金	315
障害者雇用促進法の改正	316
障害者雇用率制度	314
障害者差別解消法	324
障害者総合支援法	21, 37, 95, 324, 379
と難病患者	379
の対象疾病	38
障害者手帳	260, 314
障害者の権利に関する条約（障害者権利条約）	38
障害年金	36, 96, 259, 380
小児慢性特定疾患治療研究事業	20, 21
小児慢性特定疾病	379
小脳性運動失調の臨床的評価	200
傷病手当金	380
食事	168
書字	203
自立訓練	378, 382
自立支援医療	379
自立支援に向けた理念	**298-302**
神経筋疾患・脊髄損傷の呼吸リハビリテーションガイドライン	189, 223
神経筋疾患の呼吸障害	139
神経疾患の遺伝子診断ガイドライン	103, 106
神経難病	
と医療経済学	50-57
と在宅医療	43
と社会保障制度	35-40
と診療報酬	41-49
におけるケアマネジャーの役割	171
に対する全国医療支援ネットワーク	110
の移行期の看護	157
の維持・安定期の看護	157
の遺伝相談	108
の医療体制	109-152
の栄養障害	135
の介護	**153-186**
の合併症	149
の看護	**153-165**
の気管内吸引	170
の災害対策	**274-295**
の在宅療養	171
の終末期の看護	161
の進行期の看護	156
の診療ガイドライン	85
の摂食嚥下障害	133-135
の地域ケアカンファレンス	336-340
の地域支援	**243-295**
の発症期の看護	155
のリハビリテーション	**187-241**
神経難病医療の課題と展望	**335-383**
神経難病看護　知の体系化：専門的学習のためのテキスト　概要版	350-352
神経難病患者	35, 66-108, 297-310
・家族の自立支援	**297-334**
・家族へのかかわり	**65-108**
が必要とする介護行為	168
に対する胃瘻造設後サポート	338
に対する呼吸サポート	338
に対する地域ケア	337
の経済的負担	50, 56
の在宅療養における連携	173
の代理人指名	304
の入院受け入れ病院	54
の避難行動要支援者名簿作成	284
の包括的ケア	116
療養手帳	364
神経難病専門医	114
神経難病地域ケアネットワーク	340
神経難病ネットワーク	336, 340
人工呼吸器	
使用患者の広域医療搬送	362
中止の違法性阻却	**356-361**
の予備電源	277
を「着ける権利」と「外す権利」	355
人工呼吸器療法	141, **355-361**
中止の自己決定	355
に関連する機器	177
の嚥下指導	182
の気道ケア	183
の中止	**355-361**
新・災害時対応ハンドブック	366
新・難病医療拠点病院	111, 250
新・難病医療地域基幹病院	111
心理的支援	79
診療報酬	**41-49**
算定が認められている在宅医療	116
介護保険施設における――	47
在宅人工呼吸器療法と――	143
入院医療と――	45
病院施設における――	44-49
リハビリテーションの――	192

す

随意運動の改善治療	236
スピリチュアル	164
スピリチュアル・ペイン	88
スーフル	222
スモン	8-13, 25

せ

生活の支援	382
生活の質ドメインを直接的に重み付けする方法	374

生活費の支援	380			難病医療費助成制度	114
生活福祉資金貸付制度	380	**ち**		難病医療連絡協議会	248, 336
生活保護	96, 380	地域医療ネットワーク	**244-247**	難病外来指導管理料	44
生産物賠償責任保険	235	——の維持発展	246	難病看護	154, 155, 157, 161
精神科病院	105	——の運用	245	——における合併症・随伴症状への対応	159
生体現象方式	206	地域医療連携	94	進行期の——	156
生体電位スイッチ	209	地域医療連携(クリティカル)パス	113	難病看護師	**350-354**
成年後見人	96	地域支援ネットワーク	113	難病患者	
咳介助	221	地域支援包括センター	93, 94	——在宅療養支援ネットワーク	270
機械による——	144	地域のケアシステム	265	——支援フローチャート	172
脊髄小脳変性症	22, **196-201**	地域福祉連携	94	——データベース	28
——患者の遺伝子検査	346	地域包括ケアシステム	128	——等居宅生活支援事業	37
——に対する短期集中リハビリテーション	**196-201**	治験	86	——と身体障害者手帳	380
——の介護	168	遅発性発症	345	——に適した職務	316
——の就労支援	343	長期療養	98	——に適用される制度	122
脊髄性筋萎縮症2型へのHALの臨床効果	240	長期療養者の終末期と看護	161	——の医療	377
摂食嚥下障害	**133-135**	超重症児(者)入院診療加算・準超重症児(者)入院診療加算	45	——の災害対策	280
摂食嚥下リハビリテーション	**211-218**	「治療と研究の誤解」	333	——の支援体制	378
説明と合意形成	**66-75**	治療の選択	99	——の就労支援	311
全国医療支援ネットワーク	110			——の就労と社会参加	325
全国難病センター研究会	324	**つ・て**		難病・希少疾患	**58-63**
「全国の難病・相談支援センターにおける特性を活かした取り組み」報告書	329	通信・情報手段	291	難病指定医	29
		定常視覚誘発電位	228	協力——	114
全身性エリテマトーデス	11, 12, 18, 42			難病者就労支援ネットワークの構築	341
前頭葉機能評価	204	**と**		難病情報センター	278, 303, 381
専門医の理念	300	東京都在宅人工呼吸器使用者災害時支援指針	285	難病診療	**372-375**
専門職(プロフェッション)	298-302	特定施設	48	——と若手神経内科医	372
		特定疾患	14	——における信頼	373
そ		特定疾患治療研究事業の対象疾患	12	難病相談支援センター	30, 94, **254-263**, 330, 341
相談支援専門員	94	特別養護老人ホーム→介護老人福祉施設		——の全国ネットワーク構築	262
ソーシャルワーカー	44, 92, 252	徒手筋力検査	203	——の相談事例	259
促通反復療法	236	突然死	88	——の役割	**254-263**
尊厳死の宣言書	305	トランジション	321	難病対策事業	12-14, 268
		トリフローⅡ	222	難病対策(制度)	**8-64**
た		努力性肺活量	222	——の国際比較	**58-63**
体外式人工呼吸器	177			——の国際比較関連法規	60
対処(コーピング)支援	78	**な**		——の歴史的展開	**8-24**
代理人指名	304	ナラティブ	78	難病対策地域協議会	268
多系統萎縮症		ナラティブ・ベイスト・メディスン	374	難病対策要綱	8, 11
——における病期と医療のかかわり	88	難治性疾患	8, 14, 25	難病地域支援事業	269
——の栄養管理	90	難治性疾患克服研究事業	14-16, 198	難病の患者に対する医療等に関する法律(難病法)	16, 33, 94, 95, 326, 377
——の嚥下障害	88	難治性疾患克服研究事業における神経・筋疾患の研究班一覧(1972〜2014年度)	22, 23	——と患者会の課題	325
——の介護	168			——と補装具・福祉機器	191
——の呼吸管理	89	難病医療コーディネーター	111	——における難病医療コーディネーターの役割	250
——の在宅医療の展開	121	——の役割	**248-253**	——に示された保健所・保健師の役割	268
——の病名告知	87, 89	難病医療ネットワーク	112, 248, 363, 366	——の指定難病の医療費助成	377
多職種連携	43			難病の対象疾患の範囲	59
多発性硬化症	12, 17, 22, 42, 53, 117, 212, 220, 246, 312			難病の定義	27, 28, 59
短期集中リハビリテーション	**196-201**			難病の特徴	27
				難病ヘルパー	**175-180**
				難病・慢性疾患全国フォーラム	321-323

に

日常生活自立支援事業	96
日常生活用具	95, 191
日常生活用具給付	382
日米EU医薬品規制調和国際会議	235
日本神経学会	303
――災害支援ネットワーク	294
――の広域医療搬送でのネットワーク	370
日本尊厳死協会	305
日本難病看護学会	350, 353
入院医療	51
入浴	169
尿路感染症	178

の

濃厚流動食	178
納付金制度	314
ノーマライゼーション	2-4

は

排泄	169
――に必要な介護	98
排痰ケア	183
排痰能力の維持	221
排痰補助装置	177
肺内パーカッションベンチレーター	141
排尿の管理	178
肺のコンプライアンスの維持	220
排便の管理	179
パーキンソン病	
――患者におけるLSVT®LOUDの効果	190
――治療ガイドライン2011	189
――における医療費	52
――の介護	167
――の在宅医療	121, 125
――の事前指示	308
――の摂食嚥下障害	134, 215-217
――理学療法診療ガイドライン	189
発災時の医療・避難体制	291
発災時のインフラ管理	290
発症前診断	103, 347
――と偶発的変異	348
――と次世代シークエンシング	348
ハローワーク	94, 316, 341
反射階層理論	236
ハンチントン病	347
――と在宅療養	104-106
――の病名告知	105

ひ

ピア・サポート	261, **328-334**
――の研修と今後の課題	**328-334**
ピア相談員	330
――養成研修	331
東日本大震災	**362-368**
――患者・家族の体験	367
――での広域医療搬送	369
――と神経難病	**362-368**
――のALS患者の状況	363
鼻腔吸気圧	223
非侵襲的陽圧換気療法（NPPV）	124, 130, 141, 175, 181
――患者の気道ケア	183
――の禁忌	181
――の相対的な禁忌	141
――の導入の検討	222
ビデオ嚥下造影検査	212
避難行動要支援者	282
――の個別計画	281, 283
――名簿作成	283
避難支援等関係者	283, 285
避難施設	291
皮膚状態の管理	179
ピーフレックス	222
病期に応じた医療のかかわり	**83-90**
病期に応じた福祉のかかわり	**92-102**
表現促進現象	345
病態修飾療法	307
病棟看護師と訪問看護師の連携	43
病名・病期の告知	68, 70, 87, 97, 105
ビリーブメントケア	161

ふ

フォーリーカテーテル留置	90
福祉機器	189-191
福祉施設	105
福祉のかかわり	**92-102**
疾病の経過と――	96-104
フリードライヒ運動失調症	198

へ

ベーチェット病	11, 12, 19, 42, 322
ヘッドマウントディスプレイ	229
ヘルパー等が行う医療行為	169
ヘルパーによる気管カニューレ内吸引	180

ほ

ホイスト	239
訪問看護師	43
訪問看護ステーション	47
保健師	265
保健所	30-32, 264
保健所保健師	264-273
――による難病の保健活動	266
――の役割	**264-273**
保健福祉事務所	93
歩行速度改善率	198
補装具	95, 189-191, 382

ま・み・む

マクトスModel WX	206
看取り	**145-152**
無呼吸低呼吸指数	222

も・や・よ

文字盤	204
モルヒネ	151
――導入方法	152
病いの語り	261
要援護者安否確認名簿の作成・登録	293
要配慮者	282
予後予測	145

ら・り

ライフラインの確保	290
リスポンスシフト	301
（→レスポンスシフト）	
リハビリテーションの診療報酬	192
リハビリテーションの提供施設	194
リビングウィル	305
療養介護事業所	101
療養型病院	105
療養病棟入院基本料	45
臨床試験	76, 86, 235, 333

れ

レスパイトケア	113, 127-132
レスパイト入院	123, **127-132**, 337
計画的――	129-131
レスポンスシフト	79
（→リスポンスシフト）	

ろ

ロボットスーツの臨床応用	**235-241**
ロボットスーツHAL-HN01	237
（→HAL）	
――が有効と想定される疾患	238
ロボットリハビリテーションの可能性	236

わ

若手神経内科医の難病への取り組み **372-376**
「悪い知らせ」 66, 67, 74, 84
　――を伝える手順（→ SPIKES）

欧文索引

A

activities of daily living（ADL） 326
Advance Care Plannning（ACP） 148, 304
Advanced directives 304
Advanced life planning 304
ALS →筋萎縮性側索硬化症
ALS functional rating scale（ALSFRS-R） 203
ALS Functional Rating Scale swallowing part（ALS FRSsw） 212
　――の各重症度における対策（リハビリテーション） 213

B

body mass index（BMI） 135
Brain-Machine Interface（BMI） 207
　――研究の臨床応用 **226-234**
　――によるワープロ・環境制御 227
　視覚誘発性―― 232

C・D

constraint-induced movement（CI）療法 196
Disaster Medical Assistance Team（DMAT） 291
Disaster Psychiatric Assistance Team（DPAT） 292
Do Not Attempt Resuscitate（DNAR） 307
Do Not Resuscitate（DNR） 307

F・G

Frontal Assessment Battery（FAB） 204
Functional Independence Measure（FIM） 203
Genetic Alliance UK 62

H・I

HAL との複合療法 239
HAL による歩行治療プログラム 239
HAL の臨床効果 283
International Rare Disease Research Consortium（IRDiRC） 59, 63

L・N・O

LSVT®（Lee Silverman Voice Treatment） 190
narrative based medicine（NBM） 76
noninvasive positive pressure ventilation（NPPV） 124, 130, 141, 175, 181
Norris Scale（四肢症状尺度・球症状尺度） 203
Orphan Drug Act 59
Orphanet 59, 63

P・Q・R

paternalism 347
patient reported outcome（PRO） 76, 374
PDCA サイクル 265
quality of life（QOL） 77, 300, 326
　――の WHO による定義 116
Rare Disease Day（RDD） 321

S

Scale for the Assessment and Rating of Ataxia（SARA） 198
schedule for evaluating of individual Quality of Life（SEIQoL） 79
Schedule for Evaluating of Individual Quality of Life -Direct Weighting（SEIQoL-DW） 79
　――にみる ALS 患者の変化 161, 375
SHARE 84
SPIKES 67-75, 84

T・U

TDP-43 検査 36
therapeutic misconception 333
tracheostomy positive pressure ventilation（TPPV） 88, 115, 123, 141, 147, 175, 181, 204, 276
Trial for Cerebellar Ataxia Rehabilitation（CAR trial） 198
use-dependent plasticity 196

中山書店の出版物に関する情報は，小社サポートページを御覧ください．
http://www.nakayamashoten.co.jp/bookss/define/support/support.html

アクチュアル　脳・神経疾患の臨床
すべてがわかる 神経難病医療

2015年6月10日　初版第1刷発行 ©〔検印省略〕

シリーズ総編集 ……… 辻　　省次

専門編集 ……………… 西澤正豊

発行者 ………………… 平田　　直

発行所 ………………… 株式会社 中山書店
　　　　　　　　　　　〒113-8666　東京都文京区白山 1-25-14
　　　　　　　　　　　TEL 03-3813-1100（代表）　振替 00130-5-196565
　　　　　　　　　　　http://www.nakayamashoten.co.jp/

本文デザイン ………… 藤岡雅史（プロジェクト・エス）

編集協力 ……………… 株式会社学樹書院

DTP作成 ……………… 有限会社ブルーインク

装丁 …………………… 花本浩一（麒麟三隻館）

印刷・製本 …………… 図書印刷株式会社

Published by Nakayama Shoten Co., Ltd.　　　　　　　　　Printed in Japan
ISBN 978-4-521-73447-7
落丁・乱丁の場合はお取り替えいたします

・本書の複製権・上映権・譲渡権・公衆送信権（送信可能化権を含む）は株式会社
　中山書店が保有します．

・ JCOPY ＜(社)出版者著作権管理機構 委託出版物＞
本書の無断複写は著作権法上での例外を除き禁じられています．複写される場合
は，そのつど事前に，(社)出版者著作権管理機構（電話 03-3513-6969，FAX
03-3513-6979，e-mail: info@jcopy.or.jp）の許諾を得てください．

本書をスキャン・デジタルデータ化するなどの複製を無許諾で行う行為は，著作
権法上での限られた例外（「私的使用のための複製」など）を除き著作権法違反と
なります．なお，大学・病院・企業などにおいて，内部的に業務上使用する目的で
上記の行為を行うことは，私的使用には該当せず違法です．また私的使用のためで
あっても，代行業者等の第三者に依頼して使用する本人以外の者が上記の行為を
行うことは違法です．

神経内科医としてのプロフェショナリズムを究める！

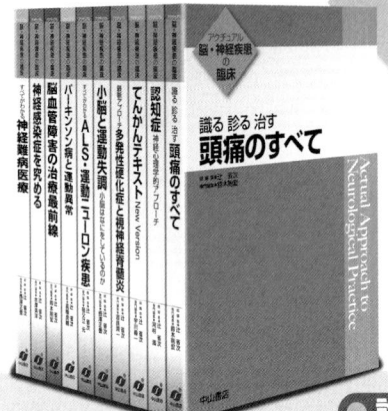

アクチュアル 脳・神経疾患の臨床

●総編集
辻　省次
（東京大学教授）

●B5判／並製／各巻320〜500頁

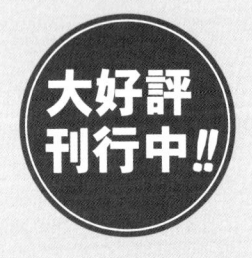

大好評刊行中!!

● 診療上のノウハウを満載！
▶ 最新の進歩・知識の全体をバランスよくカバー．検査法，診察法，治療法はベーシックサイエンスを踏まえて記述．

●「考える力」をつける
▶ 実地臨床で必要とされる，患者の特徴(variance)を把握して最適な診療を進める考え方(individual-oriented medicine)を重視．従来の教科書的な記載以外の話題も盛り込んだ「ケーススタディ」「ディベート」などで，臨床の現場で本当に役立つ「考える力」を身につける．

● 視覚に訴える実用書
▶ 診断アルゴリズムをとりいれつつ，患者の特性に応じて使いこなせるよう，具体的な記述を目指しシェーマ，写真，フローチャートを積極的に収載．

シリーズの構成と専門編集

● 識る 診る 治す 頭痛のすべて	鈴木則宏（慶應義塾大学）	定価(本体9,500円+税)
● 認知症 神経心理学的アプローチ	河村　満（昭和大学）	定価(本体10,000円+税)
● てんかんテキスト New Version	宇川義一（福島県立医科大学）	定価(本体10,000円+税)
● 最新アプローチ 多発性硬化症と視神経脊髄炎	吉良潤一（九州大学）	定価(本体11,000円+税)
● 小脳と運動失調 小脳はなにをしているのか	西澤正豊（新潟大学）	定価(本体12,000円+税)
● すべてがわかる ALS・運動ニューロン疾患	祖父江元（名古屋大学）	定価(本体12,000円+税)
● パーキンソン病と運動異常(Movement Disorders)	髙橋良輔（京都大学）	定価(本体13,000円+税)
● 脳血管障害の治療最前線	鈴木則宏（慶應義塾大学）	定価(本体12,000円+税)
● 神経感染症を究める	水澤英洋（国立精神・神経医療研究センター病院）	定価(本体12,000円+税)
● すべてがわかる 神経難病医療	西澤正豊（新潟大学）	定価(本体12,000円+税)

【以後続刊】

中山書店　〒113-8666　東京都文京区白山1-25-14　TEL 03-3813-1100　FAX 03-3816-1015
http://www.nakayamashoten.co.jp/